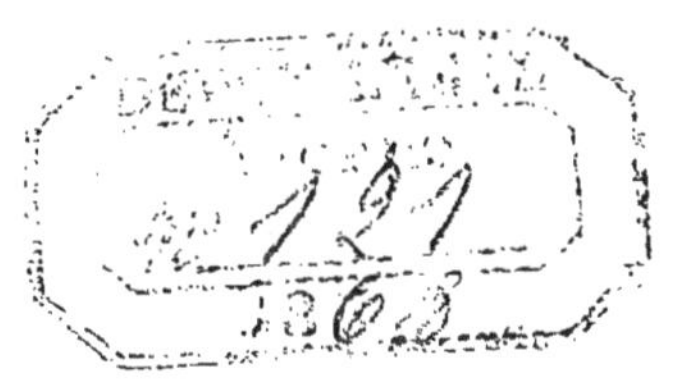

ANATOMIE

DESCRIPTIVE

ET DISSECTION.

ANATOMIE

DESCRIPTIVE

ET DISSECTION

CONTENANT

UN PRÉCIS D'EMBRYOLOGIE,
LA STRUCTURE MICROSCOPIQUE DES ORGANES
ET CELLE DES TISSUS

PAR

LE DOCTEUR J.-A. FORT

ANCIEN INTERNE DES HOPITAUX, PROFESSEUR LIBRE D'ANATOMIE.

DEUXIÈME ÉDITION, CORRIGÉE ET CONSIDÉRABLEMENT AUGMENTÉE.

TOME PREMIER

CONTENANT DES NOTIONS D'ANATOMIE GÉNÉRALE
ET DE PHYSIOLOGIE AVEC APPLICATIONS PATHOLOGIQUES
ET L'OSTÉOLOGIE

AVEC 220 FIGURES INTERCALÉES DANS LE TEXTE.

PARIS

CHEZ L'AUTEUR

ET CHEZ ADRIEN DELAHAYE, LIBRAIRE-ÉDITEUR

PLACE DE L'ÉCOLE-DE-MÉDECINE, 23.

1868

PRÉFACE

La première édition d'un ouvrage peut être considérée comme un essai, mais on est en droit d'exiger des suivantes un travail plus complet, et pour ainsi dire, un perfectionnement de la première. Convaincu de cette obligation, je me suis efforcé de modifier, d'améliorer l'*Anatomie descriptive et dissection* que j'ai publiée en 1867 et qui a été rapidement écoulée. J'ai mis à profit les conseils de savants profondément versés dans l'étude de l'anatomie et de la chirurgie ; je me suis souvenu des critiques qui n'ont pas été épargnées à ma première édition ; enfin je n'ai point négligé d'étudier les besoins et les désirs des élèves en médecine, si fréquemment en rapport avec moi dans mes cours ou dans les amphithéâtres de l'École pratique.

La deuxième édition que je livre au public médical se distingue de la première par de nombreuses modifications et par des additions qui m'ont paru nécessaires.

Je dois d'abord des explications sur l'extension considérable qui paraît avoir été donnée à cet ouvrage.

Lors de la publication de la première édition, j'eus soin de faire remarquer que je ne voulais pas publier un simple Manuel, mais un exposé succinct et complet d'anatomie. Je n'ai point tardé à m'apercevoir des lacunes sans nombre et des imperfections de mon œuvre, qui a eu, néanmoins, un succès incontestable.

Les progrès incessants des sciences médicales en général, et de celle qui fait l'objet de ce livre en particulier, m'ont bien vite démontré qu'il y avait des vides à combler. Je me suis efforcé de le faire. Le public sera mon juge et appréciera, je l'espère, les efforts auxquels je me suis livré pour me montrer digne de son suffrage. Mon livre, plus complet, pourra être considéré désormais comme un petit *compendium* anatomique comprenant principalement *l'anatomie descriptive* et la *dissection*, et accessoirement *l'anatomie topographique*, *l'anatomie générale*, *l'histologie*, la *physiologie* et même des *aperçus pathologiques*.

. Ce sont surtout les nombreux articles de dissection, le grand nombre de figures intercalées dans le texte et les notions d'anatomie générale qui ont nécessité l'extension de l'ouvrage.

1° La *dissection* a reçu des développements considérables; l'étude de chaque région, de chaque organe, de chaque tissu, est précédée du mode de préparation ou de dissection applicable à la région, à l'organe ou au tissu. J'ai apporté le plus grand soin dans la rédaction de ces articles, pour lesquels j'ai eu souvent recours au *Manuel de l'anatomiste* de Lauth.

J'ai consacré un chapitre spécial à la dissection en général et à la fabrication des pièces sèches pour les musées et les concours. Des articles ont été réservés aux *injections conservatrices*, aux *injections fines et communes*, aux *injections générales* et *partielles*, aux *injections par corrosion* et *par macération*. J'ai largement puisé, pour la dissection et la fabrication des pièces sèches, dans l'excellent ouvrage de Lauth, ouvrage rare et trop peu connu des élèves.

Tout ce qui a rapport à la dissection ou aux pièces sèches a été placé au commencement du deuxième volume, dans lequel j'ai réuni toutes les parties de l'anatomie qui sont plus généralement étudiées à l'amphithéâtre : *myologie, arthrologie, angéiologie* et *névrologie.* C'est pour cette raison que j'ai désigné ce volume sous le nom de *Manuel d'amphithéâtre.* Il est peu embarrassant, et l'élève pourra l'emporter avec lui dans les pavillons de dissection.

2° On m'a reproché sur tous les tons, — et je reconnais la justesse de cette critique, — d'avoir été trop sobre de figures explicatives. De 182 j'en ai porté le nombre à 662. Quelques-unes, déjà publiées, m'ont été cédées par les auteurs ou éditeurs, mais le plus grand nombre a été dessiné par M. Léveillé et gravé par M. Badoureau sur des préparations faites avec le plus grand soin par mes élèves ou par moi-même dans l'amphithéâtre de l'École pratique.

3° A chaque pas, dans l'étude de cette science difficile, l'élève est arrêté par des termes d'anatomie générale et d'histologie.

C'est pour cette raison et aussi parce que l'anatomie générale est un excellent moyen d'introduction à l'anatomie descriptive que j'ai cru à propos de placer en tête du livre un exposé succinct d'anatomie générale et d'histologie avec applications pathologiques. Cet exposé comprend 292 pages et 116 figures. Il est immédiatement suivi de l'étude des principaux liquides de l'économie.

J'ai revu, corrigé et augmenté les diverses parties qui composaient la première édition.

1° L'*ostéologie* est accompagnée de 100 figures. Sauf quelques additions, le texte a subi peu de modifications. J'ai conservé les divers tableaux d'insertions musculaires et des trous et fentes de la base du crâne.

2° La *myologie* a reçu d'importantes additions. Chaque groupe de muscles est précédé de la dissection de la région à laquelle ces organes appartiennent. La description de chaque muscle en particulier a été revue et complétée. J'ai mis à contribution les travaux de M. Duchenne de Boulogne dans l'étude de l'action des muscles.

3° J'ai présenté *l'arthrologie* d'après l'ancien système, c'est-à-dire en suivant de haut en bas les diverses articulations du corps humain. Ce n'est pas que je sois convaincu de la supériorité de ce système sur celui que j'avais d'abord adopté ; j'ai cédé à une vieille habitude. J'ai persisté toutefois à placer l'arthrologie après la myologie, persuadé que je suis qu'il est illogique de procéder autrement.

4° *L'angéiologie*, qui présentait quelques lacunes, a été complétée. J'ai insisté surtout sur la dissection des diverses artères de l'économie.

5° La *névrologie* a été complétement revue. J'y ai ajouté un grand nombre de figures. J'ai mis à contribution les récentes découvertes de MM. Stilling, Schrœder Van der Kolk et Luys, pour présenter une étude plus complète des centres nerveux et de l'origine des nerfs crâniens.

6° La *splanchnologie* et les organes des sens ont été corrigés et augmentés.

Je répéterai ici ce que j'ai dit dans ma première édition :

« J'ai fait suivre l'étude de chaque organe important d'un chapitre particulier : *Applications pathologiques*. C'est la première fois qu'un livre d'anatomie descriptive renfermera des chapitres de pathologie. L'idée n'est pas neuve, et déjà M. le professeur Richet, dans son *Anatomie médico-chirurgicale*, a fait suivre la description de chaque région de déductions pathologiques. Je suis persuadé que cette manière de procéder n'a pas peu contribué au grand succès de cet ouvrage.

si intéressant d'ailleurs , et dans lequel la clarté et la méthode ne laissent rien à désirer.

« Voici le but que je me suis proposé en faisant suivre la description des organes de quelques explications pathologiques. D'abord , la splanchnologie , que les élèves étudient ordinairement après toutes les autres parties de l'anatomie, constitue , pour ainsi dire , un point de transition entre l'anatomie et la pathologie. Ensuite , personne n'osera le nier, il est des rapports de viscères , des particularités de structure que des applications pathologiques gravent facilement dans l'esprit. Lorsque vous dites, par exemple, à un élève que des calculs biliaires peuvent passer de la vésicule biliaire dans le côlon transverse à travers les parois de ces deux organes , vous lui fournissez un moyen de retenir les rapports de la vésicule biliaire avec le côlon. On objectera peut-être que nous aurions pu imiter M. le professeur Cruveilhier, qui a souvent recours à la pathologie et qui dissémine les applications pathologiques peu nombreuses du reste , dans les descriptions anatomiques. J'aime mieux les grouper après la description de l'organe , et par plusieurs raisons. D'abord ce chapitre pourra servir de résumé de pathologie à ceux qui débutent. Ensuite, en lisant, après avoir étudié l'organe sain, le résumé pathologique qui suit, l'élève pourra , pour ainsi dire , repasser sous une autre forme l'étude qu'on vient de faire.

« Pour les descriptions , j'ai largement puisé dans le *Traité d'anatomie* de M. le professeur Sappey. Cet habile anatomiste n'a-t-il pas, de l'avis de tous , renouvelé , pour ainsi dire, la splanchnologie ? On peut certainement avancer , sans blesser pour cela la modestie de M. Sappey, que l'anatomie des organes génitaux des deux sexes n'est bien connue que depuis les travaux de ce savant. Son *Traité d'anatomie* est et restera l'ouvrage le plus complet sur ce sujet. »

Quoique l'anatomie topographique ne soit pas complétement traitée dans cet ouvrage, j'ai cru bien faire en ajoutant ou en complétant quelques-unes des plus importantes régions de l'économie, telles que le *creux axillaire*, les diverses régions de la *paroi abdominale*, le *pli de l'aine*, le *triangle de Scarpa*, le *périnée*, le *creux poplité*, la région du coude, etc.

Quelques articles qui avaient reçu l'approbation générale ont été cependant revus et ornés de figures explicatives. De ce nombre sont le *périnée*, le *péritoine*, etc.

Je dois des remercîments aux habiles artistes qui ont contribué à l'impression de ce travail, à MM. Léveillé et Nicol, dessinateurs, et Badoureau, graveur.

Je remercie sincèrement mes excellents amis B. et A. de B. et M. de L. F. d'avoir bien voulu me consacrer une partie de leurs loisirs pendant leur séjour aux Pyrénées et concourir à l'achèvement de l'ouvrage.

Septembre 1868.

Dr FORT.

TABLE ALPHABÉTIQUE

DES MATIÈRES CONTENUES DANS LES TROIS VOLUMES.

A

a

sacrée moyenne, t. 2. 405 ; — scapulaire inférieure, t. 2, 452 ; — supérieure, t. 2, 448 ; — postérieure, t. 2, 449; — sous-cutanée abdominale, t. 2, 421 ; — sous-clavières, t. 2, 439; — sous-orbitaire, t. 2, 483 ; — sous-mentale, t. 2, 475 ; — spermatique, t. 2, 400 ; — sphéno-palatine, t. 2, 481 ; — spinales antérieure et postérieure, t. 2, 445 ; — splénique, t. 2, 395 ; — style-mastoïdienne, t. 2, 476 ; — sus-orbitaire, t. 2, 491 ; — sus-scapulaire, t. 2, 448; — temporale superficielle, t. 2, 485 ; — temporales profondes : antérieure, t. 2, 481 ;—moyenne, t. 2, 486 ;—postérieure, t. 2, 481 ; — thyroïdiennes : inférieure, t. 2, 446 ; — supérieure, t. 2, 473 ; — tibiale antérieure, t. 3, 427 ; — tibiale postérieure, t. 2, 433 ; — tibio-péronière, t. 2, 430 ; — tympanique, t. 2, 481 ; — transverse antérieure du carpe, t. 2, 465; — transversale de la face, t. 2, 485 ; — utérine, t. 2, 412 ; — utéro-ovarienne, t. 2, 401 ; — vaginale, t. 2, 412 ; — vaisseaux courts, t. 2, 396; — vertébrale, t. 2, 443 ; — vésicale, t. 2, 412 ;—vidienne, t. 2, 485.

ARTHRODIES, t. 2, 274.

ARTHROLOGIE, t. 2, 267.

ARTICULAIRES (artères), t. 2, 424.

ARTICULATIONS en général, t. 2. 268. — Articulations en particulier, t. 2, 277.—Articulation acromio-claviculaire, t. 2, 309 ;—calcanéo-cuboïdienne, t. 2, 347 ; — carpienne, t. 2, 321 ; — carpo-métacarpienne, t. 2, 326 ; — coccygiennes, t. 2, 295 ; — costo-transversaires et costo-vertébrales, t. 2, 299 ;—coxo-fémorale, t. 2, 331 ;—crico-aryténoïdienne, t. 3, 13 — crico-thyroïdienne, t. 3, 12 ; — chondro-sternales, t. 2, 301 ; — des apophyses articulaires, t. 2, 285 ;—des corps des vertèbres, t. 2, 283 ;—des lames et des apophyses épineuses, t. 2, 285; — de l'atlas, de l'axis et de l'occipital, t. 2, 291 ; — des phalanges (main), t. 2, 330 ; — des phalanges (pied), t. 2, 352 ; — du coude, t. 2, 311 ; — du genou, t. 2, 337 ; — du larynx, t. 3, 12 ; — du sternum, t. 2, 306 ; — métacarpo-phalangiennes, t. 2, 328 ; — métatarso-phalangiennes, t. 2, 352 ; — radio-carpienne, t. 2, 317 ; — radio-cubitale inférieure, t. 2, 315 ;—radio-cubitale supérieure, t. 2, 314 ; — sacro-coccygienne, t. 2, 286 ;— sacro-iliaque, t. 2, 295 ; — scapulo-humérale, t. 2, 303 ; — sous-astragalienne, t. 2, 346 ; — sterno-claviculaire, t. 2, 306 ; — tarso-métatarsienne, t. 2, 350 ; — tibio-tarsienne, t. 2, 342 ; — trapézo-métacarpienne, t. 2, 324.

ARYTÉNO-ÉPIGLOTTIQUES (replis), t. 3, 20.

ARYTÉNOÏDES (cartilages), t. 3, 11.

ARYTÉNOÏDIEN postérieur (muscle), t. 3, 15.

ASTRAGALE, t. 1, 460.

ATLAS, t. 1, 384.

ATLOÏDO-AXOÏDIENNE (articulation), t. 2, 292.

ATLOÏDO-OCCIPITALE (articulation), t. 2, 291.

ATLOÏDO-ODONTOÏDIENNE (articulation), t. 2, 293.

AUDITIF (nerf), t. 3, 511.

AURICULAIRES (artères) postérieure, t. 2, 476 ; — antérieure, t. 2, 485.

AURICULAIRES (muscles) antérieur, supérieur, postérieur, t. 3, 491.

AURICULAIRE (nerf) postérieur, t. 2, 672 ; — (branche), t. 2, 706.

AURICULES du cœur, t. 2, 364.

AURICULO-TEMPORAL (nerf), t. 2, 661.

D

E

O

P

INTRODUCTION.

L'anatomie est la science qui s'occupe de la structure des corps organisés.

On distingue plusieurs espèces d'anatomies qui ont reçu chacune un nom particulier. C'est ainsi qu'on divise l'anatomie en *animale*, *végétale*, *comparée*, *philosophique*, *générale*, *chirurgicale*, de *texture*, *anormale*, *pathologique*, *fœtale* et *descriptive*. Nous nous occuperons, dans cet ouvrage, de l'anatomie descriptive, de la dissection et de la préparation des pièces ; nous étudierons aussi l'anatomie générale, et nous intercalerons dans les descriptions des aperçus physiologiques et pathologiques, ainsi que les régions les plus importantes du corps.

Avant d'aborder les descriptions, nous donnerons quelques principes généraux indispensables aux élèves.

Nous dirons quelques mots des principes immédiats, des éléments anatomiques, des tissus, des systèmes, des appareils et des fonctions. Nous parlerons aussi des altérations des éléments anatomiques, de leur origine et de leur nutrition.

Ces notions générales seront exposées aussi brièvement et aussi clairement qu'il nous sera possible de le faire. Elles pourront être lues et comprises, même par les commençants, qui aborderont ensuite avec fruit l'étude de l'anatomie générale et descriptive.

I. Des principes immédiats.

Dans les descriptions anatomiques, physiologiques et pathologiques, on rencontre souvent l'expression de *principes immédiats*. Il est bon d'être fixé sur ce qu'on doit entendre par ces mots. Les principes immédiats ne sont ni des éléments anatomiques, ni des organes, pas plus que des principes élémentaires, comme l'oxygène, l'hydrogène, etc., entrant dans la combinaison des substances organiques. Les principes immédiats sont des substances composées, c'est-à-dire susceptibles elles-mêmes d'analyse chimique, et formant, par leur réunion, leur combinaison, la matière organisée.

Il est difficile de donner une définition courte et précise des p[r]inc[?]
cipes immédiats : quelques exemples feront mieux comprendre [?]
nous prenons, par exemple, le sang, nous voyons qu'il est const[i?]
par la combinaison de plusieurs principes immédiats, qui so[nt?]
l'eau, l'albumine, la fibrine, etc. Pour séparer ces substances[?]
n'est besoin de recourir à aucun procédé chimique, car on p[?]
extraire la fibrine par le battage, l'albumine par la chaleur, et l['?]
par l'évaporation. La séparation de ces substances, sans décomp[?]
tion chimique, est le caractère essentiel des principes immédiats.

Ils sont eux-mêmes composés de parties élémentaires, et on p[?]
par exemple, décomposer l'albumine et la fibrine en oxygène, h[y]d[?]
gène, carbone et azote.

Nos tissus et nos organes sont donc formés, de même que [?]
liquides de notre corps, par la réunion de principes immédiats d[?]
nous donnons ici quelques exemples : fibrine, albumine, casé[in?]
globuline, sucre de lait, stéarine, margarine, cholestérine, ur[?]
acide urique, phosphates et sulfates, principes qu'on rencontre a[?]
dans les végétaux.

II. Des éléments anatomiques.

Les éléments anatomiques, formés par la réunion de princi[?]
immédiats, sont des parties presque toujours microscopiques et [?]
montrant sous la forme d'éléments figurés et d'éléments non figu[?]
ou matière amorphe.

On appelle *éléments figurés*, c'est-à-dire à forme distincte, [?]
petits corps microscopiques, arrondis, allongés, etc., qui ont u[?]
forme et une structure déterminées et qui se comportent avec [?]
réactifs chimiques d'une manière invariable pour chaque élément.

Les matières amorphes ou *éléments non figurés* sont des su[b?]
tances liquides ou solides, sans structure, et situées entre [?]
divers éléments anatomiques figurés.

On range encore parmi les éléments non figurés les granulati[ons?]
moléculaires, petits grains microscopiques analogues à une f[?]
poussière et se rencontrant au milieu des substances amorphes [?]
jusqu'au centre des éléments figurés.

Division des éléments anatomiques figurés.

Ces éléments peuvent affecter quatre formes différentes. Ils [?]
rencontrent sous forme de cellules, de fibres, de tubes, et aussi so[?]
la forme d'une substance homogène creusée de cavités.

Tous les éléments anatomiques qui entrent dans la constitution [?]
nos tissus présentent une des formes précédentes. Dans un tissu, [?]

trouve en général un élément qui prédomine et qui lui donne ses propriétés ; exemple : la fibrille musculaire, qui donne ses propriétés au muscle, et qu'on nomme pour cette raison *élément fondamental.*

On appelle *éléments accessoires* ceux qui entrent dans la constitution du tissu et qui servent à protéger, à nourrir, etc., l'élément anatomique fondamental.

Il est utile de se rappeler cette division, car ces termes se rencontrent à chaque pas dans l'étude des tissus.

On divise encore les éléments anatomiques en *éléments constituants* et *éléments produits.* Les premiers, les plus importants, parmi lesquels se trouvent la plupart des éléments fondamentaux, sont souvent sensibles, vasculaires et quelquefois contractiles. Les éléments produits forment des tissus dépourvus de vaisseaux et de nerfs, et ne servent qu'à favoriser les actes des éléments constituants qu'ils recouvrent presque toujours. Ils sont, pour la plupart, déposés sur les surfaces cutanée, muqueuses ou séreuses, et affectent, sauf quelques exceptions, la forme de cellules. Ces éléments possèdent, plus que tous les autres, la propriété de se développer et de se reproduire. Aussi voit-on beaucoup de tumeurs constituées par la multiplication, la prolifération exagérée de ces éléments. Les tumeurs qu'ils forment se développent rapidement, compriment et envahissent les tissus normaux au milieu desquels elles se sont développées. Relativement aux tumeurs, nous rencontrerons souvent des expressions qu'il est nécessaire d'expliquer. La multiplication anormale des éléments anatomiques est désignée sous le nom *d'hypergenèse.* Lorsque cette hypergenèse se montre au sein d'un tissu dans lequel l'élément anatomique qui en est le siége n'existe pas à l'état normal, on dit qu'il y a *naissance* ou *genèse hétérotopique.* On dit qu'il y a *érosion* des tissus lorsqu'ils sont comprimés et atrophiés par la substance de la tumeur. Enfin, lorsque l'élément anatomique morbide prend la place, se substitue au tissu normal sans le détruire, il y a *envahissement*; exemples : un névrome (tumeur fibreuse des nerfs) amène quelquefois à la longue l'érosion des tubes nerveux par compression et atrophie ; le tissu des tumeurs cancéreuses se substitue aux tissus normaux qu'il envahit.

Les éléments épithéliaux sont les plus répandus parmi les produits.

Des cellules. — Les cellules sont des éléments anatomiques plus ou moins arrondis, répandus dans les tissus et renfermant ordinairement un noyau.

On les appelle aussi cellules élémentaires, cellules primitives, vésicules organiques.

Ces éléments ont une forme arrondie, ovale, polyédrique ou apla-

tie, quelquefois allongée. Leur volume varie depuis 0mm,005
qu'à 0mm,1. Les cellules sont formées par une masse fondamen
pleine ou creusée d'une cavité. Leur *paroi* est ordinairement t
mince et apparaît au microscope sous la forme d'une ligne circula
Quand elle est épaisse, on voit deux lignes concentriques très-
prochées. Elle est formée d'une matière organique azotée. Cont
rement à ce qu'on croyait autrefois, la plus grande partie des cell
ne possède pas une cavité, et le contenu a une densité égale à c
de la paroi. Cette opinion, qui appartient à M. Robin, est en con
diction avec celle de plusieurs micrographes distingués.

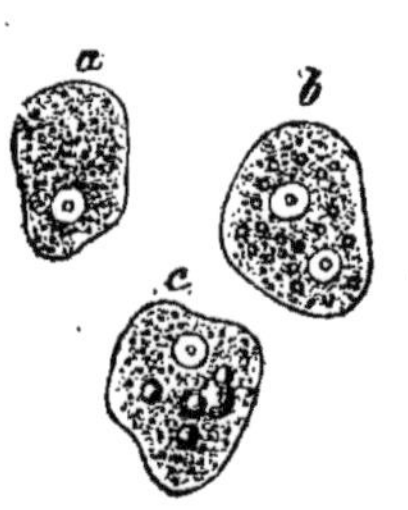

Fig. 1. — Trois cellules.

A. Cellule avec un noyau, un nucléole et des granulations. — B. Cellule avec deux noyaux nucléolés, des granulations et quelques gouttelettes graisseuses. — C. Cellule avec un noyau nucléolé, des granulations et des gouttelettes graisseuses plus volumineuses.

Le contenu, rarement liquide, le plus souvent solide, est q
quefois visqueux. Il renferme un ou plusieurs *noyaux* ou *cytobla*
et des granulations de diverses natures. Le noyau d'une cellule p
manquer, qu'elle se soit développée sans noyau, ou que ce
ci ait disparu par suite du développement ou du dépôt de gou
lettes graisseuses dans la cellule. De là deux variétés de cellul
à noyau et *sans noyau.*

Ces deux variétés se rencontrent dans les cellules de presque
les tissus.

Le *noyau*, découvert en 1833 dans les cellules végétales par
Brown, est un petit corps ovoïde, sphérique ou aplati ; sa m
est granuleuse, transparente et solide, excepté dans l'ovule. Il r
ferme un, deux ou trois nucléoles.

Le *nucléole* est plus gros et plus brillant que les granulations
noyau ; il est sphérique, homogène, ses bords sont nets et fonc
il renferme quelquefois un nucléolule. Dans tous les cas, l'apparit
du nucléole suit celle du noyau, opinion de M. Robin, contrair
celle de Schwann. Le noyau, dans les cellules à cavité distin
de la paroi, fait partie de l'enveloppe et détermine une saillie
l'une de ces parois, quelquefois sur les deux à la fois. Dans
cellules à cavité distincte, on trouve un liquide le plus sou
granuleux. On trouve quelquefois dans les tissus des noyaux lib
Les propriétés chimiques des cellules varient dans chaque esp

Leur composition chimique est encore très-obscure. On sait qu'elles sont formées d'une substance azotée, qui est protéique dans les jeunes cellules et qui se rapproche de la substance élastique dans les anciennes. On ne sait rien de la composition du noyau et du nucléole.

L'eau exerce presque sur toutes la même action ; elle les gonfle, et, si l'intérieur est liquide, les granulations moléculaires sont agitées du mouvement brownien. (On appelle mouvement brownien, du nom de Brown, les oscillations rapides qui se manifestent dans les granulations au contact d'un liquide.)

Les cellules que l'on rencontre dans les tissus de l'économie sont : 1° des cellules spéciales à l'embryon et dont nous parlerons bientôt ; 2° les cellules adipeuses ; 3° les cellules de la moelle des os ou médullocelles ; 4° les cellules nerveuses ; 5° les cellules ou globules du sang ; 6° les cellules épithéliales et quelques autres moins importantes.

Des fibres. — Les fibres sont de petits filaments microscopiques allongés. Quoique moins nombreux que les cellules, ils forment des masses considérables. Dans les tissus qu'elles constituent, les fibres sont presque toujours l'élément anatomique fondamental. On ne peut rien dire qui s'applique à toutes les fibres à la fois. Chaque espèce a des caractères très-tranchés qui seront connus quand nous décrirons les tissus qu'elles constituent.

Dans ce groupe, on trouve les fibres de tissu conjonctif, les fibres musculaires de la vie animale et de la vie organique, les fibres élastiques et quelques autres moins importantes.

Des tubes. — Ces éléments anatomiques sont creusés d'un canal dans toute leur étendue, canal plein de substance liquide ou demi-solide. — On les trouve dans le tissu nerveux et dans la plupart des organes glandulaires ; ils constituent les capillaires et le myolemme des muscles.

De la substance homogène creusée de cavités. — Elle ne se rencontre que dans le tissu osseux et le tissu cartilagineux qui seront décrits plus tard (Voy. *ces tissus*).

Division des éléments anatomiques non figurés.

Ces éléments comprennent les granulations et les matières amorphes.

Des granulations. — Désignées aussi sous les noms de *granulations moléculaires, granules moléculaires, corpuscules moléculaires*, ces éléments sont constitués par de petits grains sans forme déterminée, suspendus dans les liquides de l'organisme, interposés aux autres éléments anatomiques, emprisonnés dans ces mêmes éléments, ou répandus dans la matière amorphe. Leur diamètre varie depuis 0mm,0005, jusqu'à 0mm,0030.

Les granulations n'ont pas toutes les mêmes propriétés; nous verrons dans l'étude des tissus que les granulations graisseuses, par exemple, n'ont aucune analogie avec les granulations pigmentaires. Nous verrons aussi les granulations agitées du mouvement brownien dans les cellules pleines de liquide, et ce mouvement plus énergique dans les unes que dans les autres.

Des matières amorphes. — Les matières amorphes sont des substances interposées aux éléments anatomiqnes. Elles n'ont aucune forme déterminée; elles sont liquides ou solides. En général, le nom de matière ou de substance amorphe s'applique à celles qui sont solides ou demi-solides.

Lorsqu'elles ont une consistance liquide, on les désigne plus particulièrement sous les noms de *blastème* et de *plasma*.

Blastèmes.—Les blastèmes sont des liquides d'existence transitoire, dans lesquels se développent des éléments anatomiques qui en prennent la place. Ces liquides sont homogènes, quelquefois granuleux. On les trouve décrits, par certains auteurs, sous les noms de *cytoblastème*, *substance fondamentale* ou *substance conjonctive*.

La question de savoir s'ils fournissent les matériaux des éléments figurés, ce qui est probable, ou s'ils ne servent que de milieu à ces éléments, n'est pas encore résolue.

Les blastèmes sont toujours en dehors des vaisseaux, ils baignent les éléments anatomiques. Dans le corps de l'embryon, ils sont fournis par exsudation des cellules et par la liquéfaction des cellules qui le constituent; chez l'adulte, ils naissent par exhalation des vaisseaux. On les rencontre aussi à la surface des plaies et partout où naissent des éléments anatomiques.

La lymphe plastique est un blastème accidentel.

Plasma.—Le plasma est la matière amorphe liquide qu'on rencontre dans les vaisseaux et qui tient en suspension de petits corps microscopiques, les globules. Il diffère des blastèmes en ce que ceux-ci sont toujours placés en dehors des vaisseaux. On distingue deux espèces de plasma : celui de la lymphe et celui du sang.

Quelques auteurs désignent le plasma sous le nom de *protoplasma*.

Parmi les *matières amorphes solides*, nous trouvons plusieurs espèces qui présentent quelques différences : dans la moelle des os, dans la substance cérébrale, dans le derme et les muqueuses, dans le tissu fibreux, dans le tissu conjonctif et dans les séreuses.

Toutes ces matières amorphes présentent au microscope un aspect homogène, sans forme ; quelques-unes sont granuleuses. Elles seront étudiées avec les tissus qu'elles concourent à former.

III. Des Tissus.

Par tissus, on entend des parties solides du corps, formées par la réunion d'éléments anatomiques dont quelques-uns ont entre eux des rapports invariables pour chaque tissu. Il résulte de cet assemblage des éléments anatomiques, que, avec une certaine habitude du microscope, on peut arriver à déterminer certains tissus par les rapports que les éléments affectent entre eux, lors même que l'élément anatomique fondamental viendrait à manquer.

Tous les auteurs ont cherché à donner une classification des tissus. Elles sont toutes défectueuses parce qu'elles sont basées sur des hypothèses. Les tissus ne se prêtent pas à une classification, ils sont trop variés. Aussi, pour ne point surcharger la mémoire des élèves, nous décrirons les tissus de l'économie par ordre alphabétique. Cette classification n'est ni meilleure ni pire que les autres, mais elle a l'avantage d'être simple et de ne point embarrasser le lecteur.

Nous ne pouvons rien dire de général sur les tissus, qui soit de quelque utilité ; nous les avons tous décrits avec beaucoup de soin, et nous avons fait précéder l'histoire de chacun d'eux du mode de préparation le plus convenable à son étude. La description de chaque tissu est suivie d'un aperçu physiologique et de quelques applications pathologiques.

IV. Des organes, des fonctions, des systèmes et des appareils.

Organes. On donne le nom d'organe à une certaine masse de parties élémentaires ayant une forme et une fonction déterminées. Ainsi l'os, le muscle, le nerf sont des organes.

Systèmes. Les organes se groupent de deux manières. Envisagés ensemble comme organes semblables, ils constituent un système. C'est ainsi que la réunion de tous les os forme le système osseux. Le système glandulaire comprend la réunion de toutes les glandes. On nomme *organes similaires* ceux qui sont formés du même tissu et dont l'ensemble constitue un système. — Les muscles sont des organes similaires, les nerfs, etc. Dans nos descriptions, nous avons procédé par systèmes et non par tissus, l'étude de ceux-ci rentrant nécessairement dans celle des premiers.

Appareils. On observe un autre assemblage d'organes bien différent de celui qui constitue les systèmes. Ce groupement est nommé *appareil.* L'appareil est formé par un groupe d'organes concourant à la même fonction. L'appareil digestif comprend une foule d'organes dont le but commun est la digestion. On distingue ainsi une foule d'appareils : l'urinaire, le respiratoire, le nerveux, le vasculaire, etc., etc.

Fonction. Une fonction est un acte spécial exécuté par un appareil ou un organe. Car, s'il est vrai que les organes du même appareil concourent à une même fonction, il faut dire aussi que chacun d'eux a son action spéciale. Par exemple : les organes urinaires ont pour fonction générale l'urination, mais chaque organe joue un rôle individuel ; le rein sécrète, l'uretère conduit le produit sécrété, la vessie tient l'urine en réserve, et l'urèthre est un conduit excréteur. Dans les systèmes, chaque organe possède également sa fonction individuelle ; un muscle a pour fonction la contraction, etc.

V. Origine, genèse des éléments anatomiques chez l'embryon.

Œuf. Tous les éléments anatomiques de l'embryon se développent dans l'ovule modifié par la fécondation. Avant l'époque où il est fécondé, l'ovule est un élément anatomique ayant la forme d'une cellule microscopique dont la paroi est épaisse, homogène et transparente (fig. 2). Le contenu de la cellule est granuleux et présente à son centre une petite vésicule parsemée de taches.

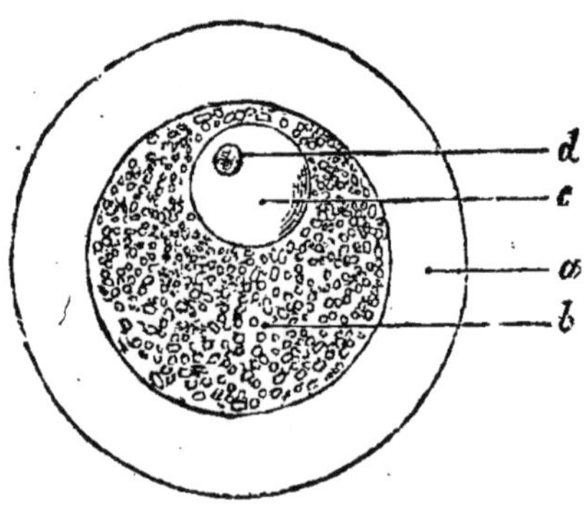

FIG. 2.

a. Membrane vitelline, ou paroi de l'ovule. — *b.* Vitellus, ou contenu granuleux. *c.* Vésicule germinative. — *d.* Tache germinative.

Aussitôt après la fécondation, des modifications considérables vont s'opérer dans le contenu de l'ovule, sous l'influence du contact du spermatozoïde dont la substance s'est fusionnée avec celle de l'œuf.

Segmentation de l'œuf. Sous l'influence de la fécondation, il se forme au centre du vitellus un petit corpuscule sphérique, homogène et transparent qu'on appelle *noyau vitellin*. Un nucléole ne tarde pas à se montrer dans ce noyau.

Une heure après, on voit le noyau s'allonger, s'étrangler au milieu, en même temps que la masse du vitellus se divise en deux portions qui entourent chaque moitié de noyau. La même segmentation

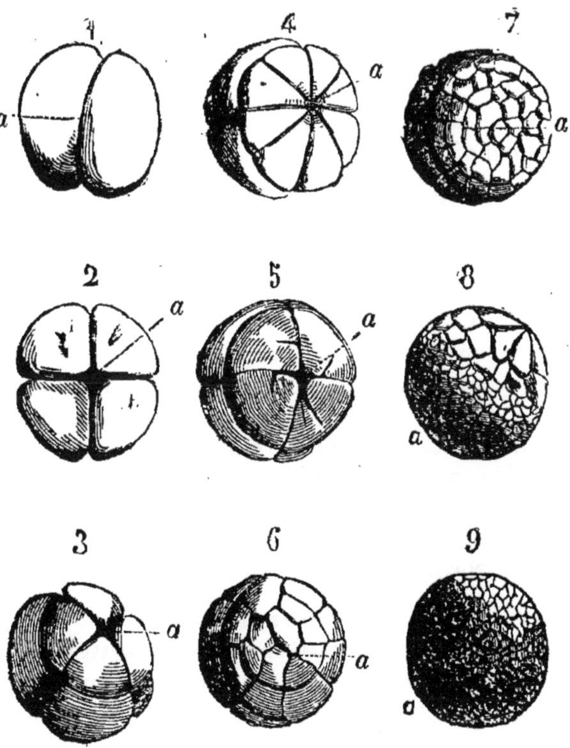

FIG. 3.

Dans cette figure, les chiffres montrent le vitellus, sous forme de neuf masses ayant passé par des segmentations successives. Les lettres *a, a, a,* montrent les sillons de segmentation du vitellus. — 1. Premier degré de segmentation.— 2. Deuxième degré, etc.

s'opère sur chacune des parties contenues dans l'œuf, de sorte qu'il existe quatre noyaux au lieu de deux et par conséquent quatre masses vitellines. La segmentation se continue jusqu'à ce que l'intérieur de

l'ovule soit rempli de petites masses arrondies et granuleuses, da
chacune desquelles se trouve un noyau. C'est la succession de tout
ces transformations qu'on désigne sous le nom de segmentation
l'œuf (fig. 3). (*Voy.* embryologie.)

FORMATION DES ÉLÉMENTS DE L'EMBRYON.

Chacune des petites masses résultant de la segmentation de l'œ
arrivée à sa dernière période, subit une modification et se trans
forme en cellule. Une partie de ces éléments celluleux s'applique
la surface interne de la membrane vitelline pour y former une sur
face continue à laquelle on donne le nom de *blastoderme* ou vé
sicule blastodermique. L'autre partie des cellules se groupe sur u
point quelconque de la paroi de l'œuf pour former les rudiments d
l'embryon, c'est-à-dire la *tâche embryonnaire*. Les cellules don
nous venons de parler s'appellent cellules blastodermiques ou cel
lules embryonnaires.

Cellules embryonnaires. — Au début de la vie embryon
naire, ces éléments forment presque uniquement le corps de l'em
bryon. Les cellules embryonnaires mesurent de 0^{mm}, 010 à 0^{mm}, 01
de diamètre; elles renferment un ou deux noyaux sans nucléole
de 0^{mm} 004 à 0^{mm} 006 de diamètre.

Ces cellules sont gonflées par l'eau qui ne détermine pas de mou
vement brownien dans leur contenu. L'acide acétique les dissou
lentement. A mesure que l'embryon grandit, les cellules embryon
naires disparaissent. Lorsqu'il a huit millimètres de longueur, o
trouve ces éléments sous l'épiderme et aux moignons. Parvenu
douze millimètres, l'embryon ne présente plus de cellules embryon
naires que sous l'épiderme. Enfin, on n'en trouve plus lorsqu'il
atteint la longueur de seize millimètres.

**Cellules et noyaux embryoplastiques, corpuscules
du tissu conjonctif, cellules plasmatiques.** — Les cellule
embryonnaires diminuent progressivement jusqu'à ce qu'il n'en
reste plus de trace chez l'embryon de seize millimètres de longueur
Cette disparition est une liquéfaction de ces cellules qui les trans
forme en un blastème dans lequel vont apparaître des élément
nouveaux appelés embryoplastiques. Ces nouveaux éléments, qui
peuvent se montrer sous forme de cellules ou simplement de noyaux,
ce qui est beaucoup plus commun, naissent de toutes pièces dans
le blastème qui résulte de la liquéfaction des cellules embryon
naires.

Les noyaux se développent en quantité considérable au centre
de ce blastème; ils mesurent de 0^{mm}, 004 à 0^{mm}, 006 de diamètre et

doublent rapidement de volume. Ils sont ovoïdes, présentent un contour régulier, un centre transparent, et renferment rarement un nucléole. L'acide acétique les contracte en les déformant.

Les cellules sont peu abondantes, ovoïdes, grisâtres, granuleuses et contiennent un noyau central semblable aux noyaux libres.

Lorsque toutes les cellules embryonnaires ont disparu, les éléments embryoplastiques réunis par une substance conjonctive ou amorphe forment la totalité du corps de l'embryon. Cette masse est appelée par M. Robin *tissu embryoplastique.*

Ce savant micrographe admet que les éléments embryoplastiques deviennent le centre de formation des éléments anatomiques qui persisteront définitivement dans les tissus, de sorte que, chez l'embryon, les fibres musculaires, les fibres de tissu conjonctif, les tubes nerveux, etc., auraient pour centre d'origine les éléments embryoplastiques prenant des formes variées, aux dépens de la matière amorphe qui les entoure.

Tous les éléments dont nous nous occupons ne donnent pas naissance à des éléments anatomiques définitifs; quelques-uns persistent, à l'état de noyau, jusqu'à l'âge adulte.

Les noyaux embryoplastiques, qui persistent après la naissance, se rencontrent dans presque tous les tissus, à l'état d'élément accessoire. On leur donne aussi le nom de *noyaux ovoïdes fibro-plastiques, noyaux* ou *corpuscules du tissu conjonctif* (fig. 4).

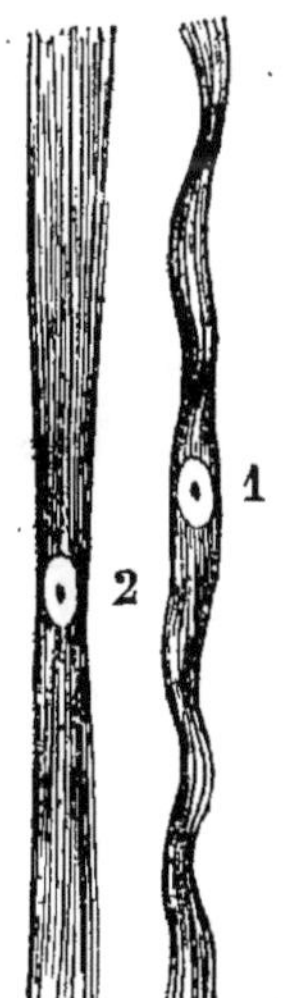

FIG. 4.

Corpuscules du tissu conjonctif ou noyaux embryoplastiques. — 1. Fibrilles de tissu conjonctif naissant par segmentation de matière amorphe qui s'est condensée autour du noyau. — 2. Les mêmes, plus développées et plus distinctes.

Il est probable qu'on n'a pas dit le dernier mot sur ces éléments,

car tous les auteurs ne les envisagent pas aussi simplement qu^e.
M. Robin. Pour M. Virchow qui les appelle corpuscules du tissu cón-
jonctif, ces éléments représentent quelquefois des cellules à prolongements qui leur donnent l'aspect de *cellules étoilées*, dénominatio
qu'on leur applique quelquefois. Cet auteur a, le premier, émis l'o-
pinion que ces cellules sont creusées d'une cavité, de même que leur
prolongements qui s'anastomosent entre eux, et qu'ils servent
charrier les sucs et à favoriser la nutrition. Cette manière de voi
est partagée par M. Kölliker qui donne aux corpuscules le nom d^e
cellules plasmatiques et celui de *tubes plasmatiques* aux prolongements. (Fig. 4 et 5.)

La cornée, par exemple, contient, d'après ces auteurs, des cellule
et des tubes plasmatiques, de sorte que le tissu cornéen, dépourvu d
vaisseaux, puiserait dans ce système de cellules et de tubes ses éléments de nutrition. M. Robin rejette d'une manière absolue cett
manière de voir, et pour lui ces cellules, de même que les filament
du tissu conjonctif qui forment les prétendus tubes plasmatiques, n
sont pas creux, ne contiennent par conséquent aucun liquide.

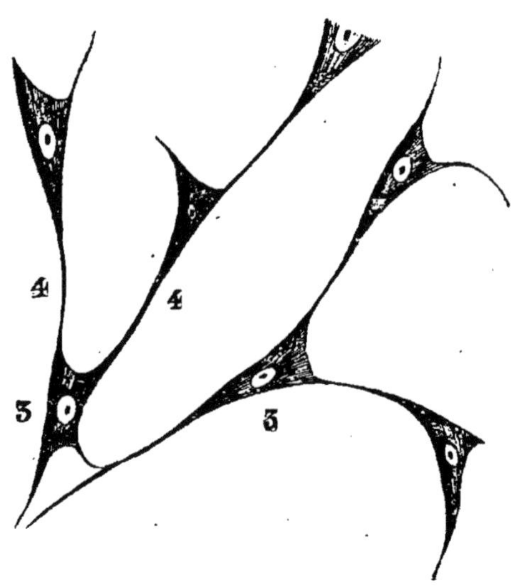

FIG. 5.

Cellules étoilées ou plasmatiques. — 3, 3, Cellules plasmatiques avec leur noyau et leur
nucléole. — 4, 4, Prolongements anastomosés des cellules étoilées, ou tubes plasmatiques.

La cornée se nourrirait selon lui, par l'exsudation des vaisseau^x
voisins, c'est-à-dire de la conjonctive, de la sclérotique et de l^a

choroïde.—(Voyez Robin, 1867. Leçons sur les humeurs, page 278.)

Indépendamment de ces cellules étoilées, les auteurs que nous venons de citer admettent aussi des cellules sans prolongement, qui constituent pour eux les corpuscules du tissu conjonctif proprement dits. Les cellules étoilées se montrent surtout dans les parties où devront se développer des éléments élastiques. (Fig. 5.)

VI. Nutrition, multiplication des cellules.

Accroissement des éléments anatomiques. — Nous parlerons de la cellule, point de départ des autres éléments qui, une fois formés, s'accroissent et se nourrissent de la même manière que tous les tissus.

Nous savons déjà que les cellules peuvent être formées par le développement d'une membrane autour d'une substance amorphe plus ou moins compacte. La plupart de ces cellules se développent par la formation successive du nucléole, du noyau et de la membrane enveloppante qui s'applique sur le noyau. — En suivant la vie de ces cellules, on remarque que leur accroissement est assez rapide, et qu'il se fait par épaississement de la membrane des cellules ou par augmentation du liquide contenu entre le noyau et la paroi. Le noyau augmente également de volume.

L'accroissement des noyaux libres ne se fait pas, et, s'il a lieu, il est inappréciable.

Schwann a donné à la membrane des cellules la propriété spéciale d'exercer une influence d'attraction sur les liquides au sein desquels elle est plongée; les molécules seraient attirées et viendraient s'ajouter à celles qui sont déjà formées. Ce serait là un phénomène analogue à celui qui se passe dans la cristallisation.

Cette cristallisation, cet accroissement des cellules n'est pas toujours régulier, on voit souvent les molécules s'accumuler en des points déterminés et donner naissance à des prolongements. Quelquefois, pendant l'augmentation en longueur de la cellule, elle se rétrécit par résorption.

Phénomènes qui s'accomplissent à l'intérieur des cellules. — Ces phénomènes, placés sous l'empire des forces chimiques et physiques, consistent dans l'*emprunt*, la *métamorphose* et la *restitution* des matières.

Les cellules *attirent* de deux manières les substances qui les environnent. Il faut dire d'abord que le phénomène d'endosmose participe à faire pénétrer des matériaux dans les cellules, et il est facile de voir des cellules se gonfler dans les liquides par suite de la pénétration par endosmose à travers leur paroi. Indépendamment de cette propriété physique qui fait pénétrer des liquides dans la cellule, celle-ci est douée d'une attraction spéciale pour certaines parties du blastème. Chaque cellule choisit pour ainsi dire, au milieu de la masse liquide où elle est plongée, les éléments qui conviennent le mieux à sa nutrition. Ce qui prouve du reste que tous ces phénomènes ne sont pas régis seulement par les lois physiques, c'est que le contenu de la cellule est chimiquement différent du blastème qui l'entoure. S'il n'en était pas ainsi, comment expliquerait-on certains phénomènes ? Comment, par exemple, pourrait-on expliquer l'assimilation spéciale du fer par les globules du sang, etc. ?

Les cellules ont, par conséquent, une vitalité propre : aussi les auteurs ont-ils de la tendance à considérer les cellules comme des *corpuscules vivants*.

Les matières venues du dehors *pénètrent* les cellules et leur font subir des métamorphoses. L'épaississement et la dureté des vieilles cellules en est une preuve : c'est ainsi que les capsules de cartilage, la paroi propre des tubes nerveux, le myolemme, etc., acquièrent plus de consistance à mesure que ces éléments vieillissent. Les métamorphoses qui s'accomplissent au centre des cellules nous sont encore prouvées par la transformation des globules de la lymphe en globules du sang dont la matière colorante les imprègne insensiblement ; par la formation de la pepsine dans les cellules des glandes gastriques ; par la formation de la matière grasse dans la membrane d'enveloppe des cellules graisseuses dont le contenu peut disparaître et être remplacée par de la sérosité lorsque le fluide nutritif manque, etc.

Les cellules *restituent* les matières qu'elles ont empruntées aux liquides. Les unes opèrent la restitution de ces substances sans les avoir modifiées, comme les cellules épithéliales des canalicules du rein qui se laissent pénétrer par l'urine qu'elles restituent ensuite aux canalicules ; d'autres restituent ces matériaux après leur avoir fait subir des transformations : c'est ainsi que la bile est formée par les cellules qui tapissent les éléments glandulaires du foie, le mucus par les cellules des glandes muqueuses, etc., etc.

Multiplication des cellules. — Une fois formées, les cellules s'accroissent comme nous venons de le voir, et elles se multiplient. Leur multiplication se fait de deux manières : ou par *scission* ou par *formation endogène*, c'est-à-dire par la division des cellules existantes, ou par le développement de nouvelles cellules dans leur propre cavité.

Multiplication des cellules par scission. — Ce mode de

multiplication des cellules s'observe facilement sur les globules du sang d'un embryon de poulet, sur le tissu des larves de grenouille et sur l'épithélium cylindrique de l'intestin. Admise sans contestation par Remak, Kölliker, etc., la division des cellules s'opère comme dans la figure 6. Le noyau se divise d'abord en deux parties, et la

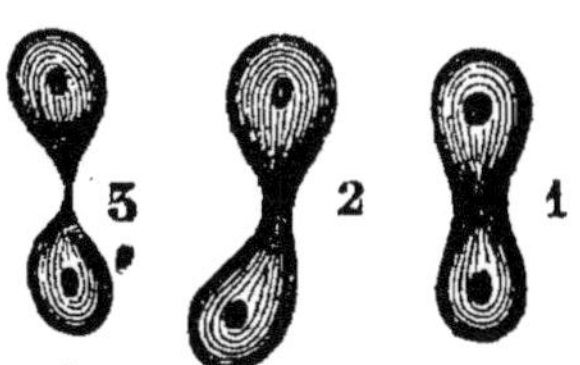

FIG. 6.

Phases de la scission dans un globule du sang d'un embryon de poulet. — 1. Premier degré de l'étranglement. — 2. Degré plus avancé. — 3. L'étranglement est prêt à se rompre.

cellule présente un étranglement correspondant à l'espace qui sépare les deux moitiés du noyau. L'étranglement augmente incessamment et la séparation s'opère. Chacune des moitiés de la cellule peut se diviser à son tour de la même manière, et ainsi de suite. Ce mode de formation des cellules n'est pas facile à constater dans tous les tissus, dans beaucoup d'épithéliums par exemple.

On suppose que les cellules peuvent quelquefois se multiplier *par bourgeonnement*. On verrait dans ces cas sur la paroi de la cellule une excroissance finissant par se détacher et jouissant d'une vie indépendante de la cellule-mère.

Multiplication des cellules par formation endogène. — On voit souvent le contenu d'une cellule se diviser en plusieurs masses autour desquelles se forme une membrane de cellule. L'enveloppe primitive, dans laquelle cette segmentation se produit, constitue la cellule-mère ; les autres s'appellent cellules-filles. C'est ce mode de formation endogène qu'on observe pour les cellules embryonnaires, dans l'ovule (Fig. 3), et dans les vésicules spermatiques pour le développement des spermatozoïdes. Les cellules des cartilages se développent aussi par formation endogène. La cellule primitive de quelques cartilages est formée de deux membranes, comme les cellules végétales, l'une, externe, solide, résistante, ou capsule limitant le chondroplaste ; l'autre, interne, molle, de nature albumineuse, se segmentant en plusieurs cellules plus petites.

VII. Formation libre des cellules.

Toutes les cellules ne naissent point par la division de celles qui existent déjà ou par formation endogène. Quelques-unes se forment librement au milieu de la matière amorphe liquide ou solide ; c'est ainsi que naissent les corpuscules du chyle et de la lymphe, etc. On ne saurait nier la formation libre des cellules qui apparaissent dans les exsudations solides fibrineuses. Il faut reconnaître toutefois que ce mode d'origine est plus rare que les deux autres. Remak le rejette, et Virchow le considère comme très-limité.

Lorsque les cellules naissent spontanément, le noyau se montre toujours le premier. On n'est pas bien certain qu'il soit précédé ou non par le nucléole. Le noyau étant formé, il peut arriver deux choses : ou bien qu'une membrane se développe autour du noyau, pour en être éloignée plus tard par une couche de liquide ; ou bien qu'une masse de blastème plus ou moins solide vienne entourer le noyau pour s'entourer plus tard elle-même d'une membrane de cellule, comme cela a été observé dans l'œuf de quelques animaux.

Quelques cellules peuvent se développer spontanément, sans noyau, à côté d'éléments semblables qui en possèdent. On observe aussi quelquefois la formation de noyaux libres sans apparition de membrane ou de blastème périphérique.

M. Robin admet un autre mode de formation libre des cellules, pour certains épithéliums, par exemple : une matière amorphe demi-solide se montre sur une surface, des noyaux apparaissent, et la substance amorphe se fendille et se divise en petites sphères solides qui constituent les cellules épithéliales.— On pourrait dire qu'il y a ici *formation libre, par segmentation* de matière amorphe.

VIII. Transformation des cellules.

Quelques cellules, après leur formation, persistent dans les tissus : telles sont la plupart de celles qu'on trouve dans les glandes ; d'autres se modifient ou se transforment.

La modification principale des cellules consiste dans l'augmentation de densité de la paroi, qui tend à prendre le caractère des tissus élastiques ; on observe souvent en même temps leur aplatissement, comme dans les ongles, à la surface de l'épiderme et de l'épithélium pavimenteux stratifié.

Leur modification est quelquefois telle, qu'elle devient une véritable métamorphose : tantôt les cellules métamorphosées conservent encore une partie de leur forme, malgré le changement qui s'est opéré en elles, c'est ce qu'on voit dans les cellules pigmentaires anastomosées, les cellules étoilées du tissu conjonctif, les cellules anastomosées du cerveau, etc. ; tantôt toute trace de cellules disparaît, et ces éléments, en se fusionnant, perdent leur individualité. C'est ainsi que les cellules, en se plaçant bout à bout, forment les fibres et les canaux ; elles se juxtaposent quelquefois en grand nombre et se confondent, suivant des modes variés, pour former des réseaux, des membranes, etc. Aussi ne trouve-t-on plus trace des cellules dans les fibrilles musculaires et dans les tubes nerveux.

IX. Théorie cellulaire, pathologie cellulaire, genèse.

En parcourant les divers traités d'anatomie et de pathologie, les élèves sont souvent embarrassés par les expressions de *théorie cellulaire*, de *pathologie cellulaire* et de *genèse*.

Théorie cellulaire. — On appelle théorie cellulaire celle qui admet la formation libre des cellules au milieu d'un blastème et la métamorphose de ces éléments en éléments définitifs. Cette théorie, développée et habilement soutenue par Schwann, est imitée de celle que Schleiden avait, avec raison, adoptée pour les végétaux.

Certains éléments de nos tissus se développent d'après les lois de Schwann ; mais un grand nombre d'éléments, parmi ceux que nous avons appelés, dès le commencement de ce chapitre, constituants, naissent de toutes pièces dans un blastème, sans être précédés par des cellules. Ce mode de génération des éléments est appelée *genèse* par M. Robin, et l'on peut dire avec lui que la théorie cellulaire de Schwann est fausse.

C'est une erreur de croire que la théorie cellulaire a été imaginée en Allemagne. Elle est née en 1825, et elle appartient à Raspail, qui disait, dans son mémoire sur le tissu adipeux (*Répertoire d'anatomie et de physiologie de Breschet, 1827*) : *Donnez-moi une vésicule dans le sein de laquelle puissent s'élaborer à mon gré d'autres vésicules, et je vous rendrai le monde organisé.*

Jamais doctrine ne fut plus nettement formulée. Les travaux de Schwann et de Schleiden ne parurent qu'en 1837 et 1838.

Nous avons puisé ces renseignements dans le traité des tumeurs de M. le professeur Broca, dont nous recommandons la lecture. Avec la plus entière indépendance, nous ajouterons que ce traité, œuvre remarquable, plein de style et d'érudition, donnera aux lecteurs l'idée la plus complète et la plus précise de l'état actuel de la science sur l'histologie, sur les éléments homéomorphes et hétéromorphes. Dans une saine critique où perce l'ironie, le brillant écrivain combat ce qu'il appelle les conceptions délirantes de quelques auteurs allemands, de M. Virchow entre autres (Broca, 1866, *Traité des tumeurs*).

Pathologie cellulaire. — Virchow, généralisant les applications de la théorie cellulaire à la pathologie, a créé ce qu'il appelle la *pathologie cellulaire* ; et cette manière d'envisager la science des

maladies a l'avantage de lui donner une direction nouvelle qui peut
conduire à la découverte de faits importants. Pour ce pathologiste,
la cellule est un élément vivant, ayant une vitalité propre et une vie
indépendante. L'action vitale ne doit pas être recherchée dans des
parties plus éloignées que la cellule. Lorsque les molécules se sont
rassemblées pour donner naissance à la cellule, ce phénomène s'est
produit, d'après l'opinion de Schwann adoptée par un grand nombre de micrographes, en vertu d'une sorte de cristallisation. Les molécules exerceraient les unes sur les autres une véritable attraction,
pour arriver à la formation de la cellule.

D'après Virchow, le contenu est la partie importante et active de
la cellule, l'enveloppe servant seulement à limiter l'élément, et le
noyau à sa formation. C'est ainsi que dans les cellules pigmentaires
le noyau ne contient pas de pigment; que dans la cellule musculaire lisse, la partie contractile est la substance située entre le
noyau et l'enveloppe. L'auteur allemand attache beaucoup d'importance à cette distinction; et, pour lui, cette portion de la cellule,
située entre la membrane et le noyau, exerce une influence plus
ou moins étendue dans le voisinage : en sorte que chaque cellule domine sur son territoire et qu'elle exerce son empire sur la
substance intercellulaire qui les entoure. D'après cette théorie, on
voit que Virchow n'est point de l'avis de Schwann, pour qui la
substance intercellulaire est destinée au développement de nouvelles
cellules. Imbu de ces idées, le micrographe allemand a divisé le
corps humain en *territoires cellulaires*. Que cette théorie soit vraie
ou qu'elle soit fausse, il est probable qu'elle conduira à des résultats pathologiques satisfaisants.

X. Théorie de l'enveloppement.

Pendant quelques années, cette théorie a été en faveur. D'après
certains faits tirés de l'embryologie, Arnold a prétendu que le blastème contenait des globules élémentaires dispersés. Sous l'influence
de causes variées, ces globules se seraient réunis en petits tas plus
ou moins condensés, au centre desquels un noyau aurait pris naissance. L'enveloppement du tas aurait eu lieu ensuite par la formation d'une membrane périphérique. Inutile de dire que toutes les
observations sont contraires à cette manière de voir. Nous en avons
parlé dans le seul but de faire comprendre aux élèves la signification
de l'expression : *théorie de l'enveloppement.*

XI. Altération des cellules. Cancer.

Les cellules présentent de fréquentes altérations et forment souvent des tumeurs de nature variée. M. Robin soutient que ces tumeurs, cancéreuses ou autres, quelles qu'elles soient, sont formées par l'hypergenèse (multiplication exagérée) d'éléments normaux, et, pour lui, il ne se développe aucun élément hétéromorphe, c'est-à-dire qui n'ait pas son analogue dans les tissus du corps vivant. Examinons la théorie de M. Robin, nous verrons en quoi elle diffère de celle de quelques auteurs.

On entend généralement par *cancers* des tumeurs qui envahissent et désorganisent les tissus normaux en se substituant à eux, tendent continuellement à s'accroître, récidivent lorsqu'elles ont été enlevées, se généralisent et amènent fatalement la mort. Selon l'aspect de ces tumeurs, on dit : cancer *squirrheux, encéphaloïde, colloïde, mélané*, etc. Beaucoup de médecins et de chirurgiens ont voulu voir dans ces tumeurs cancéreuses un tissu qu'ils ont appelé *hétéromorphe* et qui posséderait des caractères spéciaux. Ainsi, d'après eux, il y aurait dans le cancer une cellule volumineuse, plus ou moins déformée, à noyau central, volumineux, etc., etc. Nous n'insisterons pas sur ces caractères qui n'ont certainement aucune valeur. L'erreur de ces hommes distingués vient de ce qu'ils ont étudié des tissus malades, sans connaître profondément les tissus sains, car, s'ils avaient eu une connaissance approfondie de ceux-ci, ils auraient vu que ces cellules cancéreuses, ces noyaux cancéreux n'étaient que des cellules et des noyaux d'un des éléments anatomiques accessoires du tissu au sein duquel ils faisaient leurs recherches. Et s'ils avaient su qu'aux diverses périodes de son existence le même élément anatomique peut présenter des aspects différents, que l'hypergenèse d'un élément s'accompagne presque constamment de son hypertrophie, ils n'auraient point commis d'erreur et ils n'auraient point vu de tissu hétéromorphe là où il n'existe que des éléments normaux. Aux mots squirrhe, encéphaloïde, etc., il ne faut pas non plus attacher plus d'importance qu'ils n'en méritent. Les divers aspects de ces produits morbides dépendent, en effet, de la prédominance de tel ou tel élément dans ce tissu, du degré de séparation des cellules et de la plus ou moins grande quantité de matière amorphe interposée entre elles. (*Voyez* fig. 30 et 31.)

Virchow soutient aussi la même opinion, et pour lui la marche des *néoplasmes* (tumeurs) est identique aux *processus* (marche, mode de formation) physiologiques. Il n'y a pas plus de raison, dit-il, pour admettre la spécificité du cancer que pour accorder la spécificité du pus.

D'autres savants, MM. Lebert, Broca, Follin et plusieurs autres soutiennent une opinion contraire à celle de **MM.** Robin et Virchow. Le tissu cancéreux serait, pour eux, formé d'*éléments hétéromorphes*, sans analogues dans l'économie. **M.** Lebert ajoute même, dans son traité des maladies cancéreuses, qu'il suffit d'avoir les notions les plus élémentaires d'anatomie générale pour voir que le tissu cancéreux est sans analogue parmi les tissus normaux de l'économie. Dans son traité de pathologie, Follin dit que des études sérieuses lui ont démontré dans les tumeurs cancéreuses la présence d'un élément commun, nettement distinct, et dont on ne saurait sérieusement mettre en doute la spécificité. On sait que dans une tumeur cancéreuse il existe un tissu renfermant un liquide qui en infiltre les mailles et qu'on nomme *suc cancéreux*. C'est précisément dans le suc cancéreux, dit Follin, obtenu par la pression du tissu morbide qu'on trouve les éléments caractéristiques du cancer, cellules et noyaux cancéreux. Lorsqu'on place sous le microscope une goutte de ce suc, on constate la présence de cellules à noyau, de noyaux libres et de globulins.

La *cellule cancéreuse*, large de 0^mm,010 à 0^mm,040 de diamètre, de forme assez variable, est sphérique, ellipsoïde ou ramifiée, et prend quelquefois la forme d'une raquette. Le contour de la cellule est ordinairement peu marqué ; elle renferme un grand nombre de granulations qui altèrent sa transparence.

Les *noyaux cancéreux* jouent dans le cancer un rôle important, et si l'on trouve des cancers sans cellules, il n'en existe jamais sans noyaux. Ces derniers mesurent de 0^mm,010 à 0^mm,015 de diamètre (dimension des leucocytes ou globules blancs de sang). Leur forme varie, mais le plus souvent ils sont arrondis, obscurs et remplis de granulations. Ils se font remarquer par leur uniformité. Les noyaux sont nucléolés, et le nucléole mesure de 0^mm,002 à 0^mm,003 de diamètre.

Les *globulins* sont de petits globules semblables, pour l'aspect et les dimensions, aux nucléoles contenus dans les noyaux. Follin donne à ces globulins une grande importance et croit qu'ils sont le centre de génération des noyaux et des cellules cancéreuses.

On peut trouver dans les cancers des cellules sans noyaux, à plusieurs noyaux et concentriques ; on en trouve aussi en voie de formation par scission ou par formation endogène (*Voir* ces mots plus haut). Quelques cellules se montrent incomplétement développées, d'autres sont infiltrées de granulations graisseuses et calcaires (Follin).

Les éléments cancéreux se dessèchent sous l'influence de l'air. L'eau les distend au point de les rompre, l'acide acétique dissout la paroi et n'attaque pas le noyau. Une solution concentrée de potasse caustique dissout les noyaux et les cellules. L'acide nitrique coagule le suc de certains cancers et dénote ainsi la présence de l'albumine. (*Voy.* fig. 30 et 31.)

Tels sont, d'après Follin, les caractères anatomiques et chimiques des éléments cancéreux. Dans sa description, nous ne voyons aucune circonstance de forme, d'évolution, de constitution ou de réaction chimique qui ne puisse avoir lieu pour les éléments des tissus normaux. Nous ne croyons pas qu'on puisse affirmer que les éléments cancéreux aient un cachet particulier. Nous sommes étonnés que Follin ne soit pas revenu de cette opinion qu'il avait émise depuis longtemps.

D'après M. Robin, qui admettait autrefois la spécificité des éléments cancéreux, on se laisse très-facilement tromper par l'hypertrophie et la déformation des éléments anatomiques qui accompagnent toujours leur hypergenèse.

Il résulte de cet exposé qne les tumeurs cancéreuses, fibro-plastiques, épithéliales, etc., présentent toutes des caractères analogues au microscope. Actuellement, il ne faut donc point compter encore, d'une manière certaine, sur le microscope pour connaître la bénignité ou la malignité d'un néoplasme. De même que pour les liquides, les virus, etc., on ne peut pas dire que leurs propriétés dépendent des éléments anatomiques qu'ils tiennent en suspension. La malignité de toutes ces substances dépend, comme M. Robin l'admet avec raison, de la partie liquide seulement. L'étude microscopique de ces tissus morbides pourra servir à distraire des tumeurs dites cancéreuses, certains néoplasmes bénins, comme cela s'est produit dans ces dernières années pour les tumeurs à myéloplaxes que l'on confondait avec le cancer des os, etc.

Nous n'hésitons pas à nous ranger complétement à l'avis de M. Robin et de M. Virchow.

Un jeune micrographe fort distingué, M. Cornil, n'admet pas non plus l'existence d'éléments cancéreux.

Il ne nous est pas permis de nous étendre plus longuement sur ce sujet, le lecteur trouvera de plus amples détails aux articles Tumeurs et Cancer du premier fascicule de notre *Manuel de pathologie externe.*

PREMIÈRE PARTIE.

NOTIONS PRÉLIMINAIRES D'ANATOMIE GÉNÉRALE ET DE PHYSIOLOGIE

AVEC APPLICATIONS PATHOLOGIQUES.

Nous avons déjà dit que des auteurs modernes ont voulu établir une classification des divers systèmes anatomiques.

Nous n'adopterons point leurs divisions, parce qu'elles sont basées sur des hypothèses et qu'elles ne présentent aucun intérêt ; elles ne servent qu'à surcharger inutilement la mémoire. Nous croyons plus conforme à la méthode de décrire successivement les divers systèmes anatomiques, en suivant l'ordre alphabétique :

Système adipeux.	Système musculaire.
» cartilagineux.	» nerveux.
» conjonctif.	» osseux.
» élastique.	» séreux.
» épithélial.	» tégumentaire.
» fibreux.	» tendineux.
» glandulaire.	» vasculaire.

Nous ferons suivre l'étude de ces divers systèmes de celle des liquides de l'organisme.

CHAPITRE PREMIER.

DU SYSTÈME ADIPEUX.

Préparation. — Le tissu adipeux ne réclame aucune préparation spéciale. Son étude n'offre d'intérêt qu'au point de vue du microscope. Les lobules se voient à l'œil nu ; ils se présentent sous la forme de grains plus ou moins volumineux. Pour étudier les vésicules graisseuses qui composent le lobule, il faut se servir d'un instrument grossissant. Avec un grossissement de 20 diamètres environ, le lobule se présente sous l'aspect d'une petite masse, du volume d'un petit pois, formée par l'agglomération

d'une foule de corpuscules brillants, d'un demi-millimètre environ.
augmentant le grossissement, on voit ces corpuscules augmenter de
lume et prendre une forme polyédrique résultant de leur pression ré-
proque. Pour bien voir ces corpuscules isolés ou *vésicules graisseuses*,
faut dilacérer le lobule; on saisit alors quelque vésicule libre qui, à
grossissement de 300 diamètres, présente une surface d'environ un cen
mètre carré (fig. 7, 8, 9 et 10).

On pourrait conserver des vésicules graisseuses dans la glycérine
dans du vernis transparent. Pour étudier les capillaires, il faut, ava
d'inciser l'animal sur lequel on opère, faire une injection fine. (*Voy.*
jections.)

---

§ **1. — Disposition générale.**— Le *tissu adipeux* ou *grai
seux* ne se rencontre que dans les régions où il existe du tis
cellulaire ou conjonctif. Ces deux tissus sont tellement inséparabl
que, souvent, on dit tissu *cellulo-adipeux.* Cependant il est quelqu
régions où il ne s'accumule jamais, et où il n'existe qu'en fort peti
quantité : paupières, peau de la verge. Le tissu adipeux· est trè
répandu dans l'économie. On le trouve principalement sous la pea
on le rencontre aussi sous les aponévroses, où il sépare les muscle
les vaisseaux, les nerfs, etc. Dans les cavités splanchniques, il s
montre aussi en plus ou moins grande quantité.

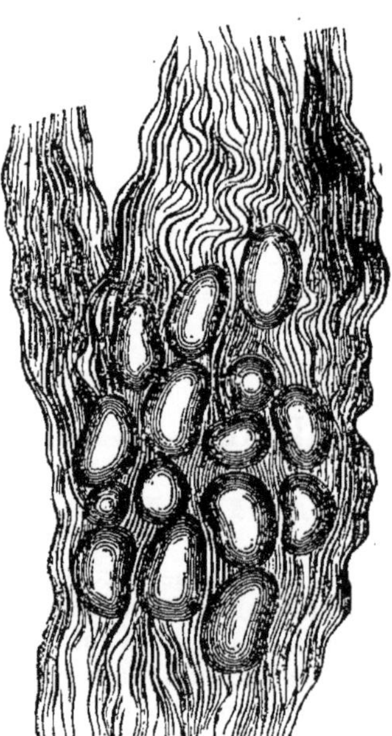

Fig. 7.

Amas de cellules adipeuses, au
milieu de fibres de tissu conjonctif,
vues à un grossissement de 320
diamètres.

Il existe chez tous les sujets. Dans les cas d'émaciation considérable, dans le choléra même, destructeur si rapide du tissu graisseux, il ne disparaît jamais complétement, et l'on en trouve des vestiges au fond de l'orbite et dans l'épaisseur de la joue, au niveau de l'angle que forment par leur réunion le masséter et le buccinateur.

Dans l'embonpoint, il se fait, sous la peau, une accumulation de graisse beaucoup plus considérable que dans les autres points du corps. Pendant que le tissu adipeux se dépose ainsi sous la peau, les formes s'arrondissent. Au visage, il se développe entre la peau et les muscles qui concourent au jeu de la physionomie. Aussi dans cette région la peau doublée de tissu adipeux est-elle plus épaisse et se plisse-t-elle plus difficilement : voilà pourquoi l'homme dont le visage est amaigri possède toujours une grande mobilité des traits et une physionomie très-expressive.

§ 2. — Propriétés physiques. — Le tissu adipeux présente une couleur jaunâtre. Les lobules dont il est formé lui donnent un aspect granulé.

Dans certains points il est jaune rougeâtre et très-mou, comme le paquet adipeux de l'articulation coxo-fémorale.

Il est facile de confondre les ganglions lymphatiques avec les lobules graisseux. Les premiers sont plus rouges et plus homogènes ; ils n'existent que dans des points déterminés. Certaines glandes en grappe, la glande sous-maxillaire et surtout la glande parotide, ont une grande analogie avec le tissu graisseux, au milieu duquel elles sont situées. On se rappellera que le tissu glandulaire de ces organes est grisâtre et possède une teinte un peu rosée, tandis que dans ces mêmes régions la graisse est d'une couleur jaune.

§ 3. — Structure. — A la coupe, on voit manifestement que le tissu adipeux est parcouru par des traînées de tissu cellulaire ou conjonctif, constituant des cloisons entre-croisées qui limitent de grands espaces ou aréoles. On remarque dans ces aréoles des grains jaunâtres du volume d'un grain de millet, d'un petit pois (de 1 à 6 mm.) : ce sont les *lobules graisseux*. Je ferai remarquer, en passant, que la dénomination de lobules est fort impropre, attendu qu'en anatomie le lobule rappelle l'idée d'un organe sécréteur.

§ 4. — Texture. — Si, armé d'un microscope, on veut pénétrer plus avant dans l'étude du tissu adipeux, on voit que le lobule est formé par un amas de petits corpuscules ou vésicules et par des vaisseaux ; le tout est entouré par une enveloppe de tissu conjonctif.

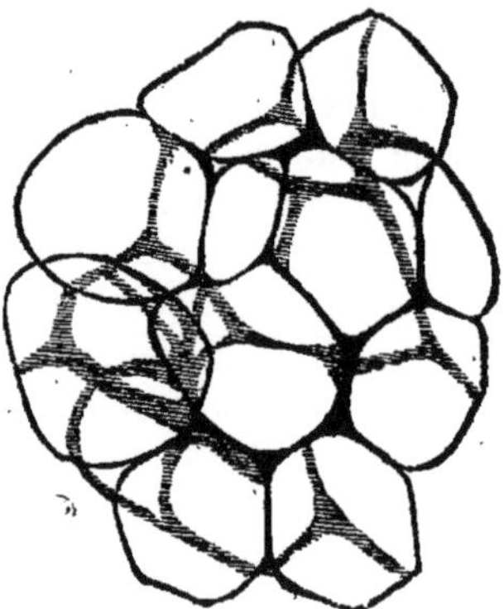

FIG. 8.

Amas de grosses cellules adipeuses superposées, se comprimant réciproquement, vues à un grossissement de 350 diam.

Les *vésicules ou cellules graisseuses* ont un volume qui varie selon l'âge et l'état d'embonpoint des individus ; elles mesurent de 0mm,022 à 0mm,135 (visible à l'œil nu). De forme arrondie ou ovale chez les sujets gras, les vésicules s'affaissent pendant l'amaigrissement, et le contenu disparaît avant la paroi. Chaque lobule est formé par l'agglomération d'un nombre plus ou moins considérable de vésicules (50 à 60).

La vésicule vue au microscope représente une petite masse solide brillante. Elle se dissout dans l'éther et dans l'alcool bouillant. L'eau est sans influence sur elle.

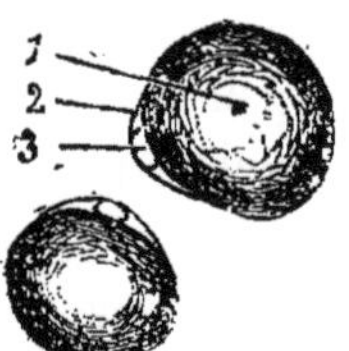

FIG. 9.

Deux cellules adipeuses isolées, vues à un grossissement de 350 diam. — 1. Contenu. — 2. Paroi. — 3. Noyau.

La vésicule graisseuse est constituée par une enveloppe azotée de 0mm,004 d'épaisseur, et par un contenu liquide, huileux, transparent. La paroi serait pourvue d'un noyau, difficile à rendre visible (selon M. Kölliker), se montrant pendant la résorption du contenu (selon M. Robin).

FIG. 10.

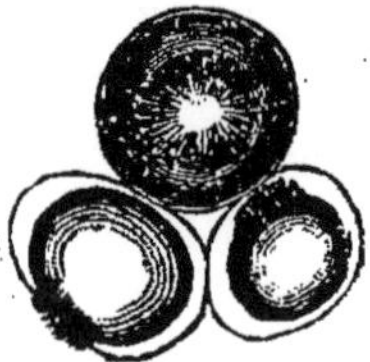

Trois cellules adipeuses isolées. Elles contiennent des cristaux radiés de margarine et de stéarine. Ces cristaux sont vus de face dans la vésicule supérieure, et de côté dans les deux autres. En outre dans ces deux dernières le contenu graisseux s'est rétracté, et il s'est interposé un peu de liquide entre la paroi et le contenu.

La margarine et la stéarine contenues dans les vésicules se séparent quelquefois de l'oléine et forment des cristaux, comme on le voit dans les parties enflammées (fig. 10).

Des vaisseaux capillaires abondants existent dans les cloisons qui séparent les lobules graisseux; quelques-uns se portent sur la paroi même des vésicules.

§ 5. — Développement. — C'est dans le pli de l'aine, au fond de l'orbite et en dehors du buccinateur que se montre d'abord le tissu adipeux. Il commence à paraître à la fin de la deuxième semaine de la vie embryonnaire. Au milieu du tissu cellulaire se montrent de petites goutelettes de graisse liquide qui s'entourent d'une membane mince lorsqu'elles ont acquis le volume de $0^{mm},03$ à $0^{mm},05$. Chez l'adulte, les vésicules graisseuses se développent de la même manière. La matière huileuse, primitivement libre, est déposée par les vaisseaux dans les mailles du tissu cellulaire, et l'on n'admet plus aujourd'hui que la graisse soit le produit d'une sécrétion, car il n'y a pas de sécrétion sans glande. M. Robin propose ce mode de développement des cellules adipeuses. M. J. Béclard et les auteurs allemands disent que les vésicules graisseuses ne sont autre chose que les cellules plasmatiques ou corpuscules du tissu conjonctif qui se remplissent de graisse, tandis que d'autres se transforment en fibres élastiques, etc., ou restent libres (fig. 15).

§ 6. — Propriétés physiologiques. — On sait positivement que le tissu adipeux constitue une provision emmagasinée par l'économie qui s'en sert au besoin. En effet, pendant l'inanition, la graisse est reprise et sert à fournir une partie de l'acide carbonique de la respiration; elle joue, en ce cas, le rôle d'un aliment non azoté ou respiratoire. Le tissu adipeux est le résultat de la digestion des matières féculentes, grasses et sucrées qui servent à former la graisse et l'acide carbonique de la respiration, tandis que les autres tissus sont formés principalement par les substances azotées, chair des muscles, etc. C'est de ces connaissances physiologiques que découle le principe d'engraissage des animaux que l'on gorge d'énormes quantités de féculents.

§ 7. — Applications pathologiques. — Le tissu adipeux devient quelquefois le siége de tumeurs auxquelles on donne le nom de *lipomes*. Ce sont des tumeurs graisseuses, uniquement formées par la multiplication, l'hypergenèse des vésicules graisseuses. Ces tumeurs ont la texture du tissu adipeux normal, avec cette seule différence que les vésicules sont souvent plus volumineuses. Il existe des *lipomes durs*, des *lipomes mous* et des *lipomes infiltrés*.

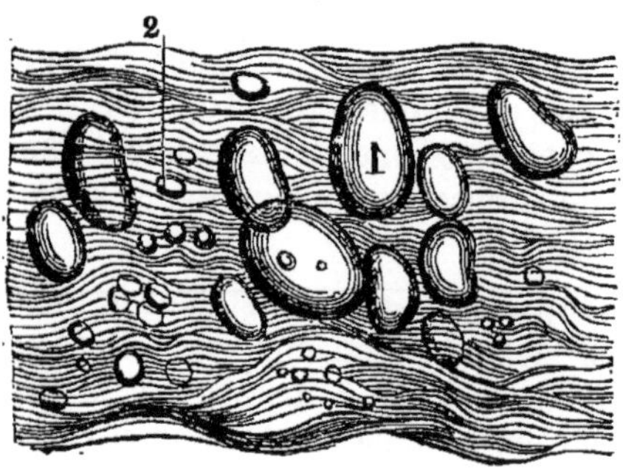

FIG. 11.

Structure du Lipome. — 1. Vésicule graisseuse. — 2 Gouttelettes graisseuses, disséminées au milieu du tissu conjonctif.

Les premiers sont durs, parce qu'ils contiennent une quantité
plus ou moins considérable de cloisons de tissu cellulaire ou
conjonctif. Sessiles ou pédiculés, d'un volume variable, faciles
à reconnaître, ils présentent les caractères suivants : développement lent; pas de douleur; pas de changement de couleur de la
peau; mollesse résistante; la main, à la palpation, perçoit quelquefois l'existence des cloisons celluleuses; la base de la tumeur se
perd sous la peau avec la graisse du voisinage; on n'y constate pas
ce bord induré qui existe souvent dans l'abcès.

Les lipomes mous contiennent peu de tissu cellulaire. Ils donnent
lieu aux mêmes symptômes, mais ils ont de plus une grande mollesse
et ils présentent une fausse fluctuation qui les a souvent fait prendre
pour des abcès froids. Pour éviter l'erreur, il faut interroger avec
soin les antécédents du malade, et rechercher le bourrelet dur qui
manque dans le lipome. Autour de l'abcès ce bourrelet est formé
par l'inflammation qui développe une infiltration fibrineuse dans les
mailles du tissu cellulaire.

Le lipome ne forme pas toujours des tumeurs limitées, il se ré-
pand quelquefois, il s'infiltre. On remarque souvent cette infiltration graisseuse entre les muscles de la nuque et du dos. J'en ai vu
un exemple en 1866 à l'hôpital de Bordeaux; et, en 1867, *la Gazette
des Hôpitaux* a rapporté l'observation d'un lipome opéré par
M. Jallet, de Poitiers, qui a suivi avec acharnement cette infiltration
graisseuse en disséquant les muscles, jusqu'au moment où il a mis à
nu les vertèbres et les côtes. Le malade mourut le jour même de l'o-
pération.

On voit quelquefois des lipomes formés par du tissu graisseux et
des cristaux de stéarine et de margarine qui forment des couches
concentriques. Muller leur a donné le nom de *cholestéatomes*.

CHAPITRE II.

DU SYSTÈME CARTILAGINEUX.

Préparation. — Le tissu cartilagineux est certainement l'un des plus faciles à étudier; il suffit de faire des coupes minces, au moyen d'un rasoir ou d'un instrument particulier, celui de M. Bourgogne, par exemple. Pour rendre plus visibles les chondroplastes, on peut plonger pendant 24 heures des lamelles cartilagineuses dans la liqueur suivante ·

℞ Eau distillée.	15 gr.	
Iodure de potassium.	4 gr.	
Iode.	0 50 c.	

Faites dissoudre et conservez dans un flacon bouché à l'émeri.

Après l'immersion, le cartilage prend une teinte jaunâtre, et les chondro. plastes ont une couleur plus foncée.

Les lamelles cartilagineuses se dessèchent rapidement; il est préférable de les étudier dans un véhicule, eau ou glycérine.

Le système cartilagineux comprend deux sortes de cartilages : les *cartilages* proprement dits et les *fibro-cartilages*.

Les *cartilages* proprement dits sont formés par une substance élastique, d'une couleur blanchâtre particulière ; ils se distinguent par leur structure spéciale et par le rôle important qu'ils sont destinés à jouer. Les cartilages proprement dits comprennent : le cartilage du fœtus précédant la substance osseuse, et destiné à être envahi par elle; tous les cartilages articulaires ; les cartilages du nez, du larynx, de la trachée et des bronches; les cartilages costaux ; la poulie du muscle grand oblique de l'œil, la portion cartilagineuse de la trompe d'Eustache, etc.

Les *fibro-cartilages* ont une structure et des propriétés différentes ; nous les examinerons séparément. Parmi eux, on trouve le fibro-cartilage du pavillon de l'oreille, les cartilages de Wrisberg et de Santorini, l'épiglotte, les cartilages tarses, les disques inter-vertébraux, le disque inter-articulaire de l'articulation temporo-maxillaire, celui de l'articulation sterno-claviculaire et les disques semi-lunaires de l'articulation du genou.

Il est difficile d'établir une limite précise entre le cartilage et le fibro-cartilage. Nous voyons, en effet, M. Robin rejeter dans le tissu fibreux les disques inter-articulaires du genou, de la clavicule, de la mâchoire inférieure et de la colonne vertébrale, et comprendre dans les fibro-cartilages la substance lisse et polie qui constitue les deux surfaces articulaires de l'articulation temporo-maxillaire. La portion cartila-

1***

gineuse de la trompe d'Eustache serait un fibro-cartilage pour M. Robin.

D'un autre côté, la plupart des auteurs rangent, avec raison, je crois, tous les disques inter-articulaires parmi les fibro-cartilages. Dans la première édition de cet ouvrage je m'étais rangé à l'opinion de M. Robin ; mais une observation plus attentive, après la lecture des recherches récentes de M. le professeur Sappey, sur les fibro-cartilages, m'a fait changer d'opinion.

A. Des cartilages proprement dits.

Il existe deux ordres distincts de cartilages : les uns recouvrent les surfaces articulaires des os, ils constituent *le cartilage articulaire* ; les autres sont destinés à former les parois résistantes et élastiques de certaines cavités, comme les cartilages du larynx. Ces derniers diffèrent des cartilages articulaires en ce qu'ils sont entourés d'une membrane qui rappelle le périoste des os et qu'on nomme *périchondre*. Nous étudierons donc séparément *les cartilages périchondrés* et les *cartilages articulaires ou non périchondrés*.

1º *Cartilages périchondrés.*

Ces cartilages, qui comprennent tous ceux qui ne revêtent pas les surfaces articulaires, sont caractérisés par la présence d'une membrane immédiatement appliquée à leur surface. Cette membrane ou *périchondre* est l'analogue du périoste, et, comme celui-ci, elle est formée de tissu fibreux et renferme un grand nombre de vaisseaux.

D'un blanc terne, ces cartilages jouissent d'une résistance et d'une élasticité considérables. Leur structure est des plus simples. Ils sont formés par une substance homogène, amorphe, connue sous le nom de *substance fondamentale*. Dans cette substance sont creusées de petites cavités appelées *chondroplastes* ou cavités de cartilage. Ovoïdes, ou arrondis, ces chondroplastes, qui ont de 0^{mm},03 à 0^{mm},06 renferment des cellules (de 1 à 20), pressées les unes contre les autres. Vers 40 ou 50 ans, on rencontre fréquemment, dans les cellules des chondroplastes, des gouttelettes d'huile qui peuvent déterminer la résorption du noyau. Dans les cartilages costaux, même chez les jeunes sujets, les gouttelettes graisseuses sont constantes et fort abondantes.

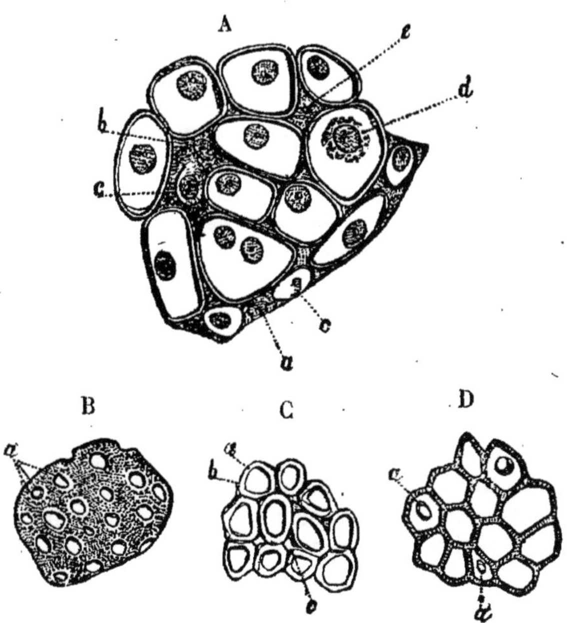

FIG. 12. — Tissu cartilagineux.

A. Substance homogène avec de grandes cavités ou chondroplastes, contenant une ou plusieurs cellules de cartilage, *a*, *b*, *c*, *d*. — B. Cartilage des couches d'accroissement des os. Substance homogène contenant des chondroplastes sans cellules ni corpuscules. — C. Cartilage avec chondroplastes plus volumineux, sans cellules ni corpuscules, tels qu'on les rencontre souvent dans l'enchondrome. — D. Substance cartilagineuse avec chondroplastes polygonaux, et trois cellules ou corpuscules de cartilage.

La substance de ces cartilages est dépourvue de nerfs, de l'avis de tous les auteurs. Quant à savoir si elle contient ou non des vaisseaux, la question est plus difficile à résoudre. M. Sappey [1] dit que ces cartilages possèdent des vaisseaux, et ils diffèrent si peu des cartilages d'ossification, dit-il, qu'on peut les considérer comme des os que la nature, dans un but d'utilité spéciale, maintient à l'état cartilagineux pendant toute la durée de la vie. D'autres auteurs, M. Robin principalement, prétendent que ces cartilages ne deviennent vasculaires qu'au moment de leur ossification. C'est, du reste, ce qui se passe dans les cartilages du fœtus qui ne sont point vasculaires dès le principe; lorsqu'il se forme des points osseux, on voit d'abord la matière calcaire se déposer au centre du cartilage et des vaisseaux se montrer consécutivement autour de ce point.

1. *Anatomie descriptive*, 2e édition, t. I, p. 449.

Les cartilages périchondrés s'ossifient fréquemment, comme on l'observe chez l'adulte et surtout chez le vieillard, dans les cartilages costaux et laryngiens.

2º *Cartilages articulaires ou non périchondrés.*

Les cartilages articulaires intéressent au plus haut degré le physiologiste et surtout le chirurgien. Ils revêtent les surfaces articulaires des os, ils glissent incessamment les uns sur les autres, et ils font partie des cavités articulaires.

§ 1. — Dispositions générales. — Résistants et élastiques, les cartilages articulaires sont disposés sous forme de lames plus ou moins minces, dont l'une des faces adhère à l'os, la face opposée étant libre dans la cavité articulaire. On admet que l'adhérence de la substance cartilagineuse à l'os est immédiate. Il est également reconnu aujourd'hui par la plupart des anatomistes que la substance cartilagineuse est complétement libre dans la cavité articulaire et en contact direct avec la synovie.

L'épaisseur des cartilages articulaires est réglée par la loi de pression. M. Sappey l'a démontré par des expériences et des chiffres. Nous avons répété les unes et retrouvé les autres. Plus une surface articulaire reçoit de pression, plus son cartilage est épais, et si l'on prend une surface articulaire isolée, on remarque que le point qui supporte la plus grande pression est celui qui correspond à la plus grande épaisseur du cartilage. Ainsi, le cartilage est beaucoup plus épais à la partie supérieure de la tête du fémur et de la cavité cotyloïde que dans les autres points de ces surfaces, etc.

Le cartilage articulaire s'amincit sur les bords, et au moment où il se termine par un bord très-mince, on voit se montrer le périoste et la synoviale qui empiète de 1 millimètre environ sur le bord du cartilage.

§ 2. — Structure. — De même que tous les cartilages proprement dits, les cartilages articulaires sont formés par une *substance fondamentale* contenant des *chondroplastes*. Ici, la substance fondamentale est granuleuse, les chondroplastes sont deux ou trois fois plus petits que ceux des cartilages périchondrés. Tous les auteurs sont d'accord pour rejeter l'existence de vaisseaux et de nerfs. Leur organisation est donc des plus simples et se réduit à une substance amorphe, solide, creusée de petites cavités, contenant des cellules, uniques dans les couches superficielles du cartilage, multiples dans les couches profondes. Les chondroplastes eux-mêmes diffèrent dans les couches superficielles et dans les couches profondes du cartilage. En effet, leur grand axe est horizontal dans les premières. Tandis que, dans les secondes, il est perpendiculaire à la surface osseuse. La direction de ces derniers détermine l'aspect fibreux de la cassure du cartilage et explique pourquoi les anciens croyaient que le cartilage était formé de fibres qu'ils comparaient aux filaments qui recouvrent le velours. Chez les vieillards, on trouve quelquefois des gouttelettes graisseuses dans les cellules des chondroplastes.

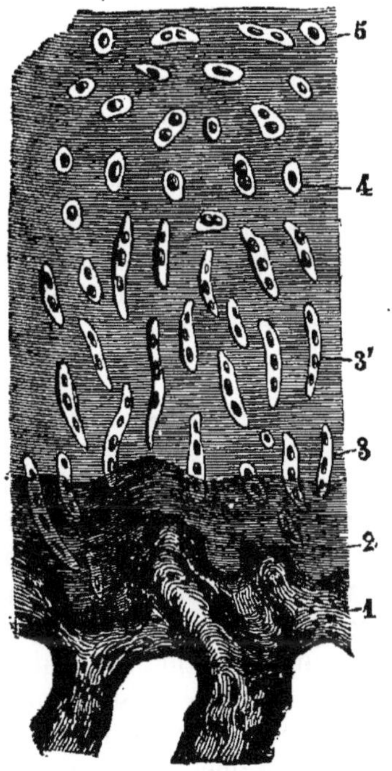

Fig. 13. — Coupe d'un cartilage articulaire à l'extrémité d'un os.

1. Tissu osseux avec ostéoplastes. — 2. Couche intermédiaire au cartilage et à l'os remplie de sels calcaires et contenant quelques chondroplastes.—3, 3, 4, 5. Chondroplastes avec leurs différentes dispositions dans les couches superficielle, moyenne et profonde du cartilage.

La plupart des micrographes admettent une mince pellicule tapissant les parois des chondroplastes. M. Sappey élève des doutes sur l'existence de cette membrane. Cependant MM. Robin et Kölliker l'ont observée. M. Kölliker donne même le moyen de se la procurer : on peut, dit-il, rendre les capsules évidentes en traitant la pièce par les alcalis ou l'acide acétique, qui rendent la substance fondamentale plus transparente. Les capsules du cartilage *s'isolent* facilement par la macération et la coction dans les alcalis et les acides, et cet isolement s'obtient de lui-même dans les cartilages jaunes, surtout chez les grands mammifères. (Kölliker, *El. d'hist. hum.*, p. 297.)

§ 3. — Propriétés chimiques. — L'eau froide, l'alcool, l'éther n'exercent aucune influence sur le tissu cartilagineux. substance de ce tissu, *cartilagéine*, se dissout dans l'eau bouillante et se convertit en *chondrine*. Lorsqu'on le fait dessécher, il raccornit, devient jaune et cassant; mais, au contact prolongé de l'eau, il reprend toutes les propriétés physiques qu'il possédait avant la dessication.

§ 4. — Usages. — Les cartilages articulaires sont-ils destinés à amortir les chocs, à empêcher la brisure des os, jouant le rôle de petits tampons élastiques placés entre les surfaces osseuses? On ne peut s'empêcher d'admettre qu'ils jouent évidemment ce rôle. Mais, à coup sûr, leur principale destination physiologique est de protéger le tissu osseux contre l'usure qui arriverait inévitablement à la suite des frottements répétés qui se passent dans les articulations mobiles. Le cartilage est une substance qui ne s'use jamais, malgré les frottements répétés auxquels il est soumis. M. Sappey a fait justice de cette erreur, qui consiste à dire que le cartilage s'use dans la vieillesse et que les surfaces osseuses finissent par arriver en contact et s'altérer en prenant le caractère *éburné*. Il n'y a point usure, mais bien ossification des cartilages.

§ 5. — Nutrition, vitalité des cartilages articulaires. Nous avons vu la singulière structure des cartilages dépourvus de vaisseaux et de nerfs. On doit préjuger qu'ils jouissent d'une vie fort obscure. Les cartilages sont de vrais parasites qui se nourrissent aux dépens des tissus environnants. Leur nutrition se fait par imbibition, et ils prennent les liquides nécessaires à leur existence dans les vaisseaux de l'os sous-jacent, dont les canalicules sont béants au-dessous de la substance cartilagineuse. Leur imbibition est facile à démontrer sur le cadavre et sur le vivant. En effet, si l'on remplit, sur un cadavre, l'articulation du genou d'une substance liquide fortement colorée, on peut constater au bout de quelques heures que la matière colorante a pénétré dans toute l'épaisseur du cartilage jusqu'à sa couche la plus profonde. Un fragment de cartilage isolé s'imbibe aussi facilement dans un liquide coloré. Sur le vivant, les maladies qui déterminent une coloration particulière des tissus agissent également sur les cartilages, l'ictère, par exemple. On est bien forcé d'admettre ici l'imbibition, puisque le tissu cartilagineux est dépourvu de vaisseaux. C'est M. le professeur Richet qui a le mieux fait connaître ces singulières propriétés des cartilages articulaires, qui en a tiré des déductions pathologiques du plus haut intérêt.

Le cartilage articulaire est d'une insensibilité complète.

§ 6. — Applications pathologiques. — Nous passerons

revue les solutions de continuité, l'inflammation, et les diverses altérations du cartilage, telles que amincissement, érosion, perte d'élasticité, atrophie, usure, hypertrophie, ramollissement, ossification. — Nous dirons aussi quelques mots de l'enchondrome.

Les *solutions de continuité*, les *plaies* des cartilages ne se comportent point comme celles des autres tissus. Dans ce tissu de structure spéciale, on n'observe aucun phénomène inflammatoire. La réparation, qui n'a pas toujours lieu, ne se fait pas par du tissu cartilagineux, mais bien par du tissu fibreux.

L'*inflammation* n'existe pas dans les cartilages articulaires. Aussi ne voit-on jamais une arthrite ou une tumeur blanche prendre son point de départ dans la substance cartilagineuse qui peut, sans s'altérer sensiblément, subir le contact prolongé de parties enflammées.

On peut observer cependant quelques altérations dans les cartilages, mais elles proviennent d'une nutrition anormale, elles ne sont point primitives et sont le résultat de troubles survenus dans les organes qui les alimentent, c'est-à-dire dans les os ou la synoviale. La plupart des chirurgiens adoptent aujourd'hui cette manière de voir, qui a été exprimée à plusieurs reprises par M. le professeur Richet. Au nombre de ces altérations, nous citerons les suivantes, que l'on rencontre particulièrement dans les tumeurs blanches : *amincissement, érosion, perte d'élasticité, atrophie, usure, hypertrophie, ramollissement.*

L'*ossification* des cartilages articulaires existe-t-elle ? C'est ce qu'il est difficile de déterminer. M. Richet, avec un grand nombre de chirurgiens, regarde l'ossification comme fort douteuse. En 1850, M. Broca, à la Société de biologie, s'est prononcé pour l'ossification, s'appuyant sur une pièce pathologique dont l'examen microscopique fut fait par M. Robin. M. Sappey regarde cette ossification non-seulement comme probable, mais comme parfaitement démontrée et très-fréquente. Selon M. Sappey, il existerait une ossification sénile des plus manifestes. On l'observerait dans l'extrême sénilité, 90, 95 ans, et cette ossification commencerait par les membres inférieurs. Ce phénomène aurait été méconnu jusqu'ici, et les auteurs auraient pris cette ossification pour une usure du cartilage, suivie de l'éburnation de la substance osseuse. Pour M. Sappey, le cartilage ne peut pas s'user, mais il s'ossifie, et la cause réelle de cette ossification est le repos auquel les articulations sont fatalement condamnées par l'atrophie des muscles chez les vieillards. Cette ossification s'observe aussi et principalement chez les vieux chevaux.

L'*enchondrome* est une tumeur cartilagineuse. On peut l'observer dans les os, le périoste, les testicules, la parotide, la peau et les muscles. Ces tumeurs, formées de cartilage, présentent de particulier qu'elles ne prennent jamais naissance dans le cartilage même,

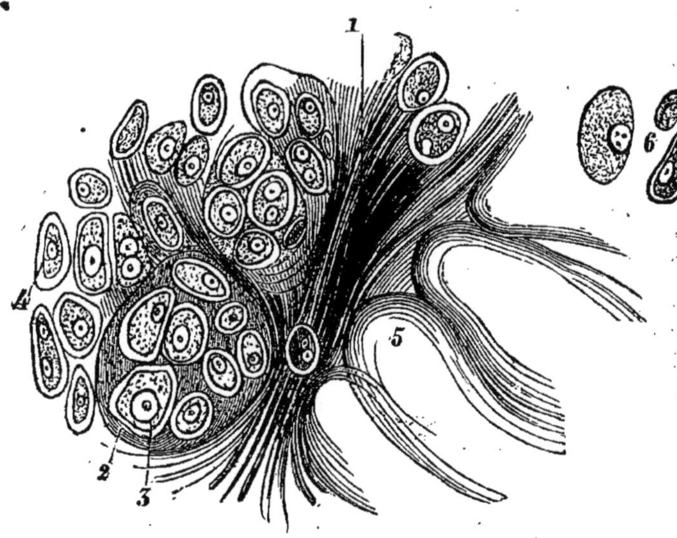

FIG. 14. — Enchondrome.

1. Faisceaux fibreux. — 2. Substance cartilagineuse homogène. — 3. Cellules de cartilage avec son contenu, dans un chondroplaste. — 4. Cellule cartilagineuse avec son contenu, entourée par une ligne indiquant la limite du chondroplaste. — 5. Paquets de faisceaux fibreux entourant les lobules cartilagineux. — 6. Cellules cartilagineuses isolées : à gauche, vieille cellule libre ; au-dessus, cellule jeune ; à droite, vieille cellule avec une ligne indiquant le chondroplaste. — Grossissement de 300 diam.

quoiqu'elles s'en trouvent fort souvent rapprochées. Ces tumeurs ordinairement volumineuses, distendent la peau et présentent des points durs et des points ramollis assez analogues à ceux du cancer. Plus tard, elles peuvent développer des symptômes généraux ayant beaucoup d'analogie avec ceux de la cachexie cancéreuse. D'un pronostic grave, ces tumeurs récidivent assez fréquemment. Elles présentent au microscope la texture du tissu cartilagineux.

B. Des fibro-cartilages.

Si l'on excepte l'épiglotte et le fibro-cartilage du pavillon de l'oreille, qui sont destinés à jouer un rôle spécial, on remarque que la plupart des fibro-cartilages font partie des articulations mobiles. Les uns remplissent l'espace qui sépare, en certains points, les surfaces articulaires ; les autres existent autour des cavités articulaires, sous forme de bourrelets plus ou moins saillants.

§ 1. — Propriétés générales. — Les premiers, qu'on appelle encore disques inter-articulaires, n'ont pas la dureté des vrais cartilages, mais ils en possèdent la résistance et l'élasticité. On les rencontre dans les articulations dont les surfaces ne se correspondent pas exactement, et ils prennent la forme de celles avec lesquelles ils sont en contact.

Les fibro-cartilages inter-articulaires adhèrent par leur circonférence aux ligaments périphériques des articulations, et ils suivent ordinairement les mouvements de l'os le plus mobile, clavicule, maxillaire inférieur, tibia, etc.

Dans la colonne vertébrale, les disques fibro-cartilagineux maintiennent les surfaces articulaires à une distance considérable, et leur grande épaisseur est en rapport avec les mouvements étendus des vertèbres. (*Voy. Art. de la colonne vert.*)

Les bourrelets fibro-cartilagineux se rencontrent autour de la cavité glénoïde de l'omoplate et de la cavité cotyloïde de l'os coxal ; autour de la cavité glénoïde des premières phalanges du pied et de la main, du côté de la flexion seulement ; au-dessous du scaphoïde du pied. Ils augmentent la profondeur de la cavité articulaire et protégent son rebord osseux.

§ 2. — Structure. — Leur structure est plus complexe que celle des cartilages. Il semble que les fibro-cartilages soient formés par un mélange de tissu cartilagineux, de tissu fibreux et de tissu élastique.

Jusqu'à ce jour, M. Sappey est, sans contredit, le premier anatomiste qui ait véritablement décrit leur structure. D'après ce savant anatomiste, on trouve dans ce tissu : 1º des fibres de tissu conjonctif ; 2º des cavités de cartilage ; 3º des fibres élastiques ; 4º des vaisseaux ; 5º des nerfs ; 6º des vésicules graisseuses.

Les *fibres de tissu conjonctif* sont groupées en faisceaux serrés, parallèles ou entre-croisés ; ces faisceaux forment un tissu fibreux plutôt que conjonctif, ils constituent la charpente des fibro-cartilages.

Les *cavités de cartilage*, ou chondroplastes, existent à la surface et dans l'épaisseur des fibro-cartilages. Celles de la surface sont beaucoup plus nombreuses. Les cavités interstitielles sont éparses au milieu des faisceaux fibreux. Quelquefois on trouve des cellules dans ces chondroplastes.

Les *fibres élastiques* existent en très-grand nombre et présentent les aspects les plus variés. En étudiant les fibro-cartilages, M. Sappey a remarqué que les cellules de cartilage sont le point d'origine de toutes les fibres élastiques, et que, dans tous les tissus où l'on rencontre des fibres élastiques, il existe d'abord des cellules de carti-

lage. Selon le même anatomiste, les *cellules étoilées*, *corpuscu*
de tissu conjonctif de Virchow, *cellules plasmatiques* de Kölli
et les *fibres de noyaux* de Gerbe et de Henle ne seraient que
fibres élastiques en voie d'évolution. Nous espérons que les rech
ches de M. Sappey seront confirmées par celles des autres ana
mistes. (*Voy*. Introduction.)

Les *vaisseaux* et les *nerfs* des fibro-cartilages, niés par tous
anatomistes, ont été découverts par M. Sappey ; ils sont très-no
breux. Les artères pénètrent dans les fibro-cartilages avec leurs
tuniques et se réduisent bientôt en capillaires qui croisent en t
sens les autres éléments de ce tissu. Vers l'extrémité libre des bo
relets fibro-cartilagineux et vers la surface des fibro-cartilages in
articulaires, les capillaires forment des anses plus ou moins ré
lières auxquelles font suite des veines. Les bourrelets sont p
vasculaires que les fibro-cartilages inter-articulaires, et, parmi ce
ci, ceux du genou renferment plus de vaisseaux que les autres.

Des nerfs accompagnent les vaisseaux. Ils ne suivent pas régul
rement le trajet des vaisseaux, et ils s'anastomosent fréque
ment entre eux pour former un plexus à mailles souvent tr
étroites.

Certains fibro-cartilages inter-articulaires, clavicule, maxillai
cubitus, présentent leur centre dépourvu de vaisseaux et de ne
Les vaisseaux sont situés sur la circonférence de l'organe et se t
minent par des anses dont la convexité forme une couronne p
ou moins régulière autour du centre qui en est privé.

Des *cellules adipeuses* existent entre les éléments, des fibro-ca
tilages. On ne les trouve que dans les parties vasculaires.

CHAPITRE III.

SYSTÈME CONJONCTIF [1].

Préparation. — En examinant à plusieurs reprises des petits fra
ments bien étalés de tissu conjonctif provenant de diverses régions,
finit par se faire une idée de la disposition des éléments de ce tissu.
peut cependant employer certains artifices pour voir certains éléme
avec plus de netteté.

---

1. Dans la rédaction de cet article, je n'ai point oublié que ce livre d
être un ouvrage élémentaire et destiné à être compris par de jeunes élè
Je me permettrai, toutefois, de faire remarquer l'importance de l'étude
tissu conjonctif, que l'on rencontre à chaque pas dans l'étude de l'an
tomie. Prenant le milieu entre les extrêmes, je me suis efforcé de présen
une description complète du tissu cellulaire ou conjonctif, plus compl

Pour apercevoir les fibres élastiques, par exemple, on plonge la préparation dans l'acide acétique qui transforme les fibres du tissu conjonctif en une masse cristalline, transparente. Dans ce même but, on peut se servir d'un mélange de chlorate de potasse et d'acide azotique étendu, ou bien d'acide sulfurique étendu, ou bien encore d'une dissolution de potasse.

Pour apercevoir les corpuscules du tissu conjonctif, il faut traiter la pièce par une solution étendue de nitrate d'argent.

Pour voir nettement les fibres du tissu conjonctif, on fait tremper la pièce pendant plusieurs heures dans de l'eau de chaux et de baryte, et l'on imbibe la préparation, sous le microscope même, avec l'acide acétique.

Ce système est formé par le tissu conjonctif qui est si abondamment répandu dans l'économie animale. On remarquera que l'expression de système conjonctif est peu ou point usitée ; cependant si l'on veut rester fidèle à la méthode, on ne peut s'empêcher de reconnaître un système conjonctif, comme un système musculaire ou osseux, puisqu'on entend par système anatomique l'ensemble de toutes les parties similaires du corps.

Le système conjonctif est certainement l'un des plus difficiles à exposer, parce que les auteurs ne s'accordent point sur les dénominations à donner au tissu qui le constitue, et principalement, parce qu'ils n'envisagent pas tous de la même manière certains autres tissus dérivés de celui-ci.

Le tissu conjonctif a reçu diverses dénominations qu'il est utile de connaître parce que tous les auteurs ne se servent point du même terme pour le désigner.

Le *tissu conjonctif* des anatomistes allemands et de M. Sappey représente le *tissu cellulaire* de Haller, de Bichat et de la plupart des anatomistes français, le *tissu lamineux* de M. Robin ; on lui donne aussi, quelquefois, le nom de *tissu réticulé, aréolaire, muqueux, connectif* ou *unissant*, et *coalescent*.

Chacune de ces dénominations a sa raison d'être : ainsi, ce tissu est dit conjonctif, connectif ou unissant, parce qu'il réunit entre eux les divers organes de l'économie ; on lui donne le nom de cellulaire, réticulé ou aréolaire, parce que, au moyen de l'insufflation, on développe dans son épaisseur des cavités ou aréoles ; enfin on l'appelle lamineux parce qu'il est composé de lamelles appliquées les unes

et plus riche en applications pathologiques que ne le sont les mêmes descriptions des auteurs, qui ont cru bien faire, probablement, en se restreignant dans des limites étroites. D'un autre côté, je n'ai pas voulu envisager dans son ensemble la substance conjonctive, à cause des détails infinis et des difficultés inouïes que l'élève aurait rencontrés dans cette étude. Pour en donner au lecteur une idée, je le prie de jeter les yeux sur le traité de Kölliker, traduction de M. Sée, *Substance conjonctive*, de la page 57 à la page 89.

contre les autres et limitant les aréoles que détermine l'insufflation
Nous adoptons l'expression de conjonctif, parce qu'elle est la plu
généralement employée par la plupart des micrographes. M. Robin
toutefois, se sert du terme : tissu lamineux.

Le tissu conjonctif est ce tissu blanchâtre qui entoure, qui réuni
entre eux les divers organes constituant le corps de l'homme.

§ 1. — Distribution. — On le trouve partout, non-seuleme
entre les organes, mais encore dans leur épaisseur ; il existe comm
élément accessoire dans un grand nombre de tissus. D'une maniè
générale, on le divise en trois sections : 1o le tissu conjonctif sou
cutané ; 2o le tissu conjonctif profond ou sous-aponévrotique
3o le tissu conjonctif splanchnique.

1o Le tissu conjonctif sous-cutané forme au-dessous de la peau un
couche plus ou moins épaisse, qui est partout en communicatio
avec elle-même. Cette couche, placée entre la peau et l'aponévro
sous-jacente, communique en plusieurs points avec le tissu cellu
laire sous-aponévrotique, particulièrement à la racine des membre
aine, aisselle, et dans tous les points où des vaisseaux et des ner
traversent l'aponévrose.

Velpeau, avec raison, divisait le tissu conjonctif sous-cutané e
deux couches : la *couche aréolaire* et la *couche lamelleuse.* La pre
mière, située immédiatement sous le derme, lui est adhérente e
renferme une plus ou moins grande quantité de graisse. La couch
lamelleuse, plus profonde, constitue le *fascia superficialis* ; elle e
formée par un tissu conjonctif, à fibres lâches, peu résistante
formant une sorte de membrane qui facilite le glissement de la couch
aréolaire sur l'aponévrose sous-jacente.

2o Le tissu conjonctif profond ou sous-aponévrotique est aussi parto
en continuité avec lui-même ; il entoure les muscles, les vaisseau
les nerfs ; il existe aussi dans l'épaisseur des muscles dont il sépare le
divers faisceaux, les faisceaux primitifs eux-mêmes, entre lesquels
porte le nom de *périmysium.* Il forme une gaine aux vaisseau
il constitue la gaîne des nerfs, *névrilème.* A la racine des membr
il entoure les ganglions lymphatiques profonds, et de là il commu
nique avec le tissu cellulaire splanchnique en envoyant une traîné
celluleuse autour des vaisseaux et des nerfs. C'est ainsi que celu
du membre inférieur se confond avec celui de la cavité abdominal
par les traînées celluleuses qui passent : 1o par le canal crural, e
accompagnant les vaisseaux fémoraux et iliaques externes ; 2o par l
grande échancrure sciatique, en accompagnant le muscle pyramida
les vaisseaux fessiers, ischiatiques, honteux internes, et les ner
fessier, honteux interne, grand et petit sciatique ; 3o par le trou
obturateur, en accompagnant le nerf et les vaisseaux obturateur

Celui du membre supérieur communique avec le tissu conjonctif du thorax, par la traînée celluleuse qui accompagne les vaisseaux sous-claviers et le premier nerf dorsal. Enfin, le tissu conjonctif profond des parois du thorax et de l'abdomen entre en communication avec celui que l'on trouve au-dessous de la dure-mère, dans le canal rachidien, en suivant les vaisseaux et les nerfs qui passent par les trous de conjugaison.

3° Le tissu conjonctif des cavités splanchniques est rare dans la cavité crânienne où il concourt à la formation de la pie-mère.

Celui du thorax est situé dans le médiastin, où il entoure tous les organes qui y sont contenus. Il forme une couche plus ou moins épaisse autour du péricarde et de la plèvre. On en trouve une couche mince et très-condensée entre le poumon et la plèvre viscérale, tandis qu'il en existe une plus grande quantité autour du cœur, sous le péricarde viscéral. Le tissu conjonctif du thorax communique avec celui de l'abdomen à travers les ouvertures du diaphragme, particulièrement l'ouverture aortique. Par les vaisseaux sous-claviers, il est en continuité avec le tissu conjonctif profond du membre supérieur ; par la trachée, les artères carotides et les veines jugulaires, il se continue avec celui du cou. Enfin, en suivant le trajet des vaisseaux et des nerfs intercostaux, situés sous la plèvre, il communique avec le tissu conjonctif du canal rachidien.

Le tissu conjonctif de la cavité abdominale est rare et serré autour des viscères, sous le péritoine viscéral ; il est surtout très-abondant à la face profonde du péritoine pariétal, principalement dans les régions lombaire, iliaque et pelvienne.

De la cavité abdominale, le tissu conjonctif sous-péritonéal envoie des prolongements vers le membre inférieur, autour des vaisseaux fémoraux, du nerf crural, du pyramidal, des vaisseaux et nerfs qui traversent la grande échancrure sciatique. Il envoie des traînées celluleuses dans la cavité thoracique autour des organes qui traversent le diaphragme, l'aorte principalement. Il entre en communication avec le tissu conjonctif du canal rachidien en suivant, comme celui du thorax, les vaisseaux qui passent par les trous de conjugaison.

§ 3. — **Propriétés physiques et chimiques.** — Le tissu conjonctif est blanc. Il est souvent chargé de graisse et prend alors une couleur jaunâtre plus ou moins prononcée. On l'appelle souvent tissu cellulo-adipeux, parce que les tissus cellulaire et adipeux sont réunis dans presque tous les points de l'économie.

Le tissu conjonctif se gonfle au contact de l'eau. Exposé à l'air, il se dessèche, devient cassant et translucide. Si on le plonge dans l'eau après dessication, il reprend les caractères qu'il possédait auparavant. L'ébullition le convertit en gélatine.

§ 4. — Structure. — Le tissu conjonctif est formé de lamelles minces, d'une étendue ordinairement peu considérable, limitant des espaces ou aréoles communiquant toutes entre elles. Ces espaces sont virtuels et ne deviennent appréciables, de même que les cavités séreuses, qu'après avoir été insufflés ou remplis de liquide. C'est dans les aréoles qu'est déposée la substance graisseuse. On peut se rendre compte de cette structure aréolaire lorsqu'on insuffle un animal auquel on fait une ouverture à la peau. C'est ainsi que procède le boucher qui veut dépouiller l'animal qu'il vient d'assommer. Le développement de l'emphysème sous-cutané, consécutif à une plaie, montre également la communication qui existe entre les mailles du tissu conjonctif. C'est aussi ce que l'on observe chez certains conscrits qui cherchent à se soustraire à la loi en insufflant de l'air sous leur scrotum.

§ 5. — Texture. — Les lamelles de tissu conjonctif sont elles-mêmes composées de plusieurs éléments anatomiques que l'on ne peut étudier sans le secours du microscope. On y trouve :

1º Une *substance amorphe* transparente, considérable dans les premiers temps de la vie intra-utérine et diminuant plus tard. Cette substance, peu abondante chez l'adulte, manque en certains points ;

2º Des *fibres de tissu conjonctif, fibres lamineuses*, libres ou disposées en faisceaux. Ces fibres sont de petits filaments mous, hyalins, minces, ayant de 0^{mm},001 à 0^{mm},002, et d'un diamètre uniforme dans toute leur étendue. Les faisceaux sont formés par l'assemblage de plusieurs filaments, et mesurent de 0^{mm},01 à 0^{mm},06. Ils sont rubanés et décrivent des ondulations plus ou moins régulières. L'eau les gonfle considérablement. Cette fibre est l'élément fondamental du tissu conjonctif ;

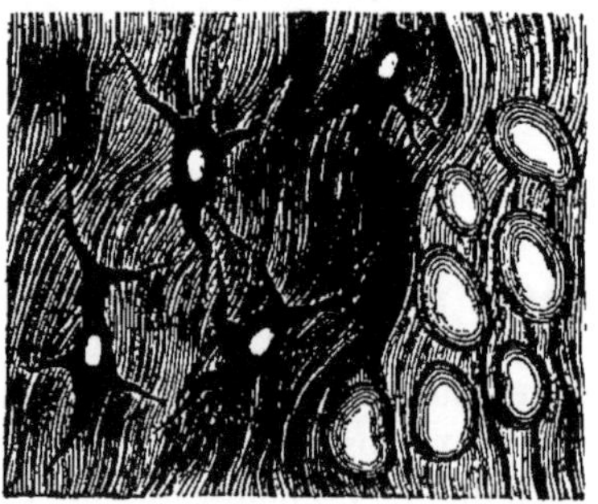

FIG. 15.

Tissu conjonctif au milieu duquel on voit des cellules adipeuses et des cellules pigmentaires, résultant toutes de la transformation des cellules plasmatiques.

3º Des *fibres élastiques* de la variété dartoïque. Ces fibres sont disposées, tantôt irrégulièrement entre les fibres de tissu conjonctif qu'elles croisent sous les incidences les plus variées, tantôt régulièrement en spirale autour des faisceaux que constituent ces fibres. Elles les accompagnent constamment dans les tissus (Fig. 16);

4º Des *vaisseaux capillaires*, très-abondants, suivant la direction des faisceaux de tissu conjonctif et s'anastomosant entre eux autour de ces faisceaux. Les capillaires ne pénètrent pas entre les fibres qui les constituent, et celles-ci se nourrissent par imbibition. Les vaisseaux capillaires sont plus nombreux dans le tissu conjonctif qu'on ne le supposait autrefois;

5º Des *cellules adipeuses*, qui sont répandues sans régularité au milieu des éléments du tissu conjonctif. Dans un grand nombre de points, l'abondance de ces cellules est considérable et forme des masses graisseuses (Fig. 7 et 15);

6º Enfin des *corpuscules* particuliers, désignés, par la plupart des auteurs, sous le nom de *globules* ou *corpuscules du tissu conjonctif*, *cellules plasmatiques* [1], et par M. Robin sous celui de *noyaux embryoplastiques*. Ces éléments sont dispersés çà et là entre les éléments du tissu conjonctif. Pour M. Robin, ces corpuscules sont des noyaux ayant les dimensions d'un globule rouge du sang, un peu ovale. On sait que, d'après la théorie de M. Robin, dans les premiers jours de la vie embryonnaire, l'embryon est uniquement formé par une grande quantité de noyaux ovoïdes dont les uns servent de point de départ aux éléments anatomiques définitifs de nos tissus (fibrilles musculaires, tubes nerveux, etc.), tandis que les autres restent stériles et se dispersent au milieu de la plupart des tissus, principalement du tissu conjonctif. (*Voyez* Introduction.)

Les *vaisseaux lymphatiques* ne prennent aucune origine dans le tissu conjonctif; ceux que l'on y rencontre ne font que le traverser. On en trouve un certain nombre dans la couche aréolaire du tissu conjonctif sous-cutané. L'idée de Mascagni et de Breschet, qui appelaient ce tissu *le sol dans lequel puisent les troncs lymphatiques*, est complétement fausse.

On n'y trouve point de nerfs qui se terminent dans son épaisseur. On rencontre bien des filets nerveux entre les lamelles du tissu conjonctif, mais ces filets traversent ce tissu pour se porter d'un point à un autre et ne lui abandonnent jamais aucun filament.

Le *dartos* est formé par une couche de tissu conjonctif, entre les

---

1. Kölliker a donné le nom de *cellules plasmatiques* aux corpuscules ramifiés du tissu conjonctif, et de *tubes plasmatiques* à leurs prolongements, admettant et approuvant ainsi l'idée de Virchow, que ce système de cellules et de canaux sert à charrier des sucs et à favoriser la nutrition.(*V.* Introd.)

éléments duquel sont disséminées des fibres musculaires de la
organique, croisant sous les angles les plus variés les fibres de te
conjonctif. C'est à ces fibres que le dartos est redevable de ses co
tractions vermiculaires.

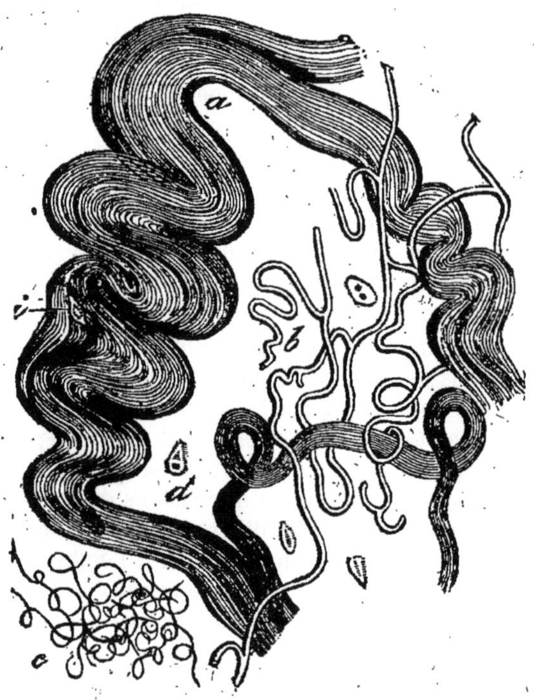

FIG. 16. — Éléments du tissu conjonctif.

a. Faisceau de fibres de tissu conjonctif. — *b.* Fibres élastiques qui accompagnent
faisceaux précédents. — *c.* Fibres élastiques fines agglomérées. — *d.* Noyau embryotique ou corpuscule de tissu conjonctif isolé. — *i.* Corpuscule de tissu conjonctif,
milieu d'un faisceau.

§ 6. — Usages. — Propriétés physiologiques. —

tissu conjonctif sert évidemment à faciliter le glissement de
organes ; il sert aussi de réservoir à la substance graisseuse.

Dans les cavités splanchniques, les viscères très-mobiles son
pourvus de séreuses ; mais certains d'entre eux glissent par l'inter
médiaire du tissu conjonctif qui les entoure, exemple : la trachée
l'œsophage. Ordinairement, le tissu le plus voisin de l'organe qu
est le siége du glissement devient plus lâche.

Le tissu conjonctif sous-aponévrotique facilite le glissement de
organes profonds.

Le tissu conjonctif sous-cutané est destiné à recevoir la substan graisseuse dans sa couche aréolaire, tandis que la couche lamelleuse sert à faciliter le glissement de la peau. Lorsque le glissement de ces divers organes s'effectue, les lamelles de tissu conjonctif se meuvent les unes sur les autres, et leur mouvement est facilité par une couche onctueuse, analogue au liquide qui humecte la surface des séreuses, de sorte que le glissement dans le tissu conjonctif est une vraie locomotion des lamelles les unes sur les autres. Lorsque ces mouvements sont exagérés, ou longtemps répétés, on observe la destruction de quelques-unes de ces lamelles et la réunion de plusieurs aréoles en une seule. Pendant que cette cavité virtuelle se forme, les lamelles des aréoles rompues sont refoulées et constituent une sorte de paroi à cette nouvelle cavité qui peut s'agrandir dans une certaine proportion : c'est ainsi que se forment les bourses séreuses sous-cutanées (*Voy.* séreuses). Les unes se forment par suite des mouvements du fœtus dans la cavité utérine, mais la plupart se développent après la naissance.

Le tissu conjonctif jouit d'une sensibilité fort obscure.

§ 7. — Variétés du tissu conjonctif. — Les auteurs allemands admettent deux autres variétés de tissu conjonctif. Dans l'une, la matière amorphe qui entoure le noyau prend une forme étoilée, et les prolongements qui en partent s'anastomosent en formant une sorte de réseau ; Kölliker l'appelle *tissu conjonctif rétiforme*. (Fig. 17.)

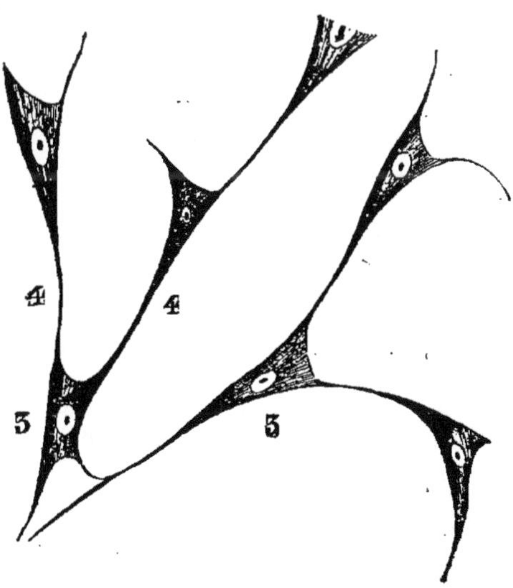

FIG. 17.

Cellules plasmatiques ou cellules formatrices du tissu conjonctif rétiforme. —3,3. Cellules. — 4,4. Anastomoses entre les prolongements des cellules. — Grossissement, 350 diamètres.

Une autre forme consiste en une substance homogène et transparente avec quelques granulations ou des stries, mais il n'y existe pas de fibres : c'est le *tissu conjonctif homogène* ou de Reichert.

§ 8. — Développement. — Le développement du tissu conjonctif est toujours précédé, chez l'embryon, de celui des fibres musculaires ; mais il se montre immédiatement après ces fibres. Les fibres du tissu conjonctif auraient l'origine suivante, selon M. Robin.

De même que les autres éléments anatomiques définitifs, la fibre lamineuse aurait pour point de départ un noyau embryoplastique ou corpuscule du tissu cellulaire. On voit ce noyau prendre un aspect fusiforme par la production de matière amorphe à ses deux extrémités. Les extrémités se divisent en deux ou trois filaments qui deviendront le point de départ d'autant de fibres de tissu conjonctif. Les extrémités du noyau fusiforme s'allongent, le noyau disparaît et une ou plusieurs fibres se trouvent ainsi constituées. (Fig. 18 et 19.)

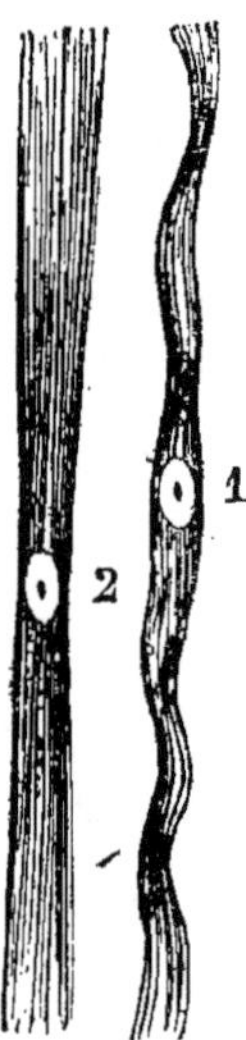

Fig. 18.

Deux noyaux embryoplastiques ou corpuscules du tissu conjonctif ayant donné naissance à deux faisceaux de fibres. — Grossissement, 350 diamètres.

D'après la théorie de Schwann, soutenue autrefois par Kölliker, les fibres de tissu conjonctif résulteraient de la fusion de cellules placées bout à bout.

Selon Henle, et sa doctrine est celle de Virchow, Gerlach, Mandl et Leydig, il existerait des noyaux libres au milieu d'une substance amorphe qui se transformerait en fibrilles.

Aujourd'hui Kölliker admet la segmentation fibrillaire de la matière amorphe sans le concours des corpuscules du tissu conjonctif. Ces corpuscules prennent une forme plus ou moins rameuse et se transforment en *fibres élastiques*. Quant aux cellules qui n'ont pas encore subi la transformation en fibres élastiques, et que l'on rencontre dans le tissu conjonctif, elles forment les noyaux embryoplastiques de M. Robin, les cellules plasmatiques de Kölliker.

§ 9. — Applications pathologiques. — De l'étude du tissu conjonctif découlent des considérations importantes en rapport avec un grand nombre de faits pathologiques. Nous dirons quelques mots des infiltrations gazeuses et liquides, de la suppuration, des bourgeons charnus et de la membrane pyogénique, des cicatrices, des tumeurs fibro-plastiques.

La communication des aréoles du tissu conjonctif entre elles est mise hors de doute par les diverses *infiltrations*. Ne sait-on pas qu'une plaie de poitrine, pénétrante ou non, peut s'accompagner d'une infiltration gazeuse, emphysème, de toute la couche de tissu conjonctif sous-cutané des parois du thorax, de l'abdomen, etc. ? La rupture du poumon, déterminant l'emphysème inter-lobulaire, n'est-elle pas suivie d'un infiltration gazeuse, qui gagne, à travers le pédicule pulmonaire, le tissu conjonctif du médiastin, et qui s'étend vers les régions du cou et des parois thoraciques? Les infiltrations liquides ne se comportent pas autrement. Pratiquez une ponction sur la face dorsale du pied d'un malade affecté d'œdème des extrémités inférieures : le liquide séreux, produit de l'hydropisie, exhalé par les vaisseaux capillaires dans les aréoles du tissu conjonctif, s'écoulera à peu près complétement du membre correspondant par la piqûre et ne permettra pas de douter de la communication des aréoles du tissu conjonctif. Il en est de même du sang qui s'infiltre dans la couche sous-cutanée à la suite d'une contusion, dans les mailles de la pie-mère à la suite d'une hémorrhagie méningée, dans les paupières et sous la conjonctive dans une fracture de la base du crâne.

Le tissu conjonctif est le siége des *phlegmons*, des *abcès*, et par conséquent de la suppuration. Il serait impossible, je crois, de trouver du pus dans un tissu dépourvu de tissu conjonctif. Il semble que ce liquide soit le résultat de la désorganisation de ce tissu et de la fibrine exhalée par les vaisseaux capillaires au moment de l'inflammation. (*Voy.* système vasculaire; inflammation.) Lorsque le tissu conjonctif devient le siége d'une inflammation circonscrite, on dit qu'il y a *phlegmon circonscrit*. Si l'inflammation envahit une grande étendue de ce tissu et qu'en même temps il se développe des symptômes généraux d'une certaine gravité, c'est un *phlegmon diffus*.

L'abcès est une collection purulente dans une cavité accidentelle. Toutefois, on donne assez souvent ce nom aux épanchements de pus dans les séreuses splanchniques et articulaires. L'abcès chaud est constamment la conséquence du phlegmon qui se termine par suppuration. (*Voy.* système vasculaire, inflammation, origine du pus.)

Le *pus* est un bon instrument de dissection , il détruit le t
conjonctif et sépare par conséquent les organes. Dans la cou
sous-cutanée, il se propage avec une rapidité considérable, ravage
sur son passage les cloisons du tissu conjonctif. Les adhérences
derme aux aponévroses apportent un obstacle à cette marche en
hissante du pus, comme on le voit à la paume de la main, à la pla
du pied, et, à un degré moindre, sur la ligne médiane de la pa
abdominale. Les traînées de tissu conjonctif servent ordinairem
de guide à la suppuration. Rien de plus fréquent que de voir le
fourni par la carie vertébrale suivre le trajet de l'artère aorte
plexus sacré et du grand nerf sciatique, pour se montrer sous for
d'abcès dans la région fessière. Plus fréquemment, venu de la rég
lombaire, le pus fuse dans l'épaisseur du muscle psoas, et sui
tissu conjonctif contenu dans ce muscle. Il n'est pas rare de voir
pus des vertèbres suivre le trajet des vaisseaux et des nerfs int
costaux, pour se montrer sur la paroi thoracique, à une distance p
ou moins considérable de la colonne.

Lorsqu'un abcès existe depuis un certain temps, il se forme
ses limites une couche rougeâtre que les anciens auteurs ont nomm
membrane pyogénique : or, cette membrane n'existe pas. Ils
doué cette membrane pyogénique de la faculté de sécréter le pu
Voici ce qu'il faut entendre par membrane pyogénique et sécré
du pus.

Lorsqu'une collection purulente s'est développée dans le ti
conjonctif, le pus, qui était d'abord infiltré dans les aréoles de
tissu, s'est réuni en foyer en détruisant une plus ou moins gra
quantité des cloisons qui séparent les aréoles. Le pus, en augmen
de quantité, refoule excentriquement les tissus environnants. (Rem
quons qu'à ce moment il n'y a pas de membrane pyogénique,
cependant le pus est exhalé.) Ces divers tissus refoulés, muscl
vaisseaux, nerfs, etc., deviennent le siége d'une exsudation fib
neuse (lymphe plastique, exhalée par les vaisseaux) qui forme
les parois de l'abcès une couche d'une épaisseur qui varie entre
et deux millimètres. Dans cette couche se montrent des vaisse
de nouvelle formation qui s'anastomosent avec ceux des tissus v
sins refoulés, et des noyaux embryoplastiques ou corpuscules
tissu conjonctif. Ces noyaux deviennent le point de départ de fib
de tissu conjonctif dont la plupart se trouvent là, à l'état de co
fusiforme, c'est-à-dire en pleine évolution. Telle est la couche fib
neuse, conjonctive et vasculaire qu'on a décrite comme une me
brane spéciale et à laquelle on a donné la propriété de sécrétion
Le pus n'est autre chose qu'un produit exhalé par les vaisseau

1. Hunter appelait cette surface : *Membrane glandulaire.*

cette couche. Quant à savoir pourquoi ce produit est exhalé, quelle est son origine propre, nous le rechercherons à l'article inflammation (*Voy.* système vasculaire).

Des *bourgeons charnus* se trouvent à la surface des plaies qui suppurent. Ces bourgeons ont la même structure que la couche dite membrane pyogénique; ils n'en diffèrent que par leur aspect mamelonné et par leur situation superficielle. Ils sont, par conséquent, formés de fibrine exhalée, de vaisseaux de nouvelle formation et de fibres de tissu conjonctif en évolution (corps fusiformés ou fibroplastiques). La vitalité de ces bourgeons charnus est quelquefois excessive, et l'on est forcé de la réprimér par des cautérisations au nitrate d'argent.

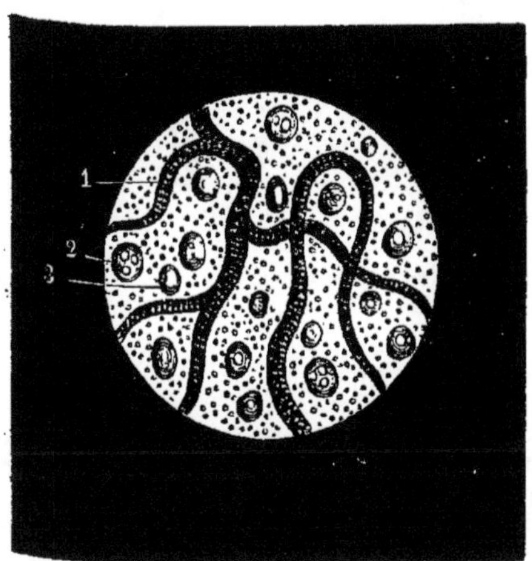

Fig. 19.

Structure des bourgeons charnus et de la couche dite membrane granuleuse.
1. Anses vasculaires. — 2. Globule purulent. — 3. Globule purulent en voie de formation. Entre ces éléments, on voit des granulations.

Les *cicatrices* succèdent aux plaies, aux ulcères et ne se montrent qu'après suppuration. Le tissu cicatriciel qui les constitue est une sorte de modification des bourgeons charnus. Voici ce qui se passe. Lorsque la cicatrice doit se former, une certaine quantité de corpuscules du tissu conjonctif devient le point de départ de la formation de fibres élastiques, et au début on trouve quatre espèces d'éléments dans le tissu de cicatrice : une grande quantité de matière amorphe, des vaisseaux capillaires, des fibres élastiques et des corps fusiformes ou fibro-plastiques; il y a en outre quelques corpuscules de tissu conjonctif à l'état de liberté, et quelques fibres lamineuses complétement développées. Lorsque le tissu cicatriciel est formé, il se recouvre d'une couche d'épiderme moins épaisse que l'épiderme de la peau, les corps fusiformes deviennent fibres de tissu conjonctif, et alors commence le phénomène de rétraction, phénomène qui amène les plus affreuses difformités, et contre lequel la chirurgie est le plus souvent impuissante. La rétraction du tissu cicatriciel est due à la résorption de la matière amorphe qui forme la plus grande masse de la cicatrice. Pendant cette résorption, les vaisseaux capillaires diminuent de calibre, s'atrophient partiellement, mais ne disparaissent pas.

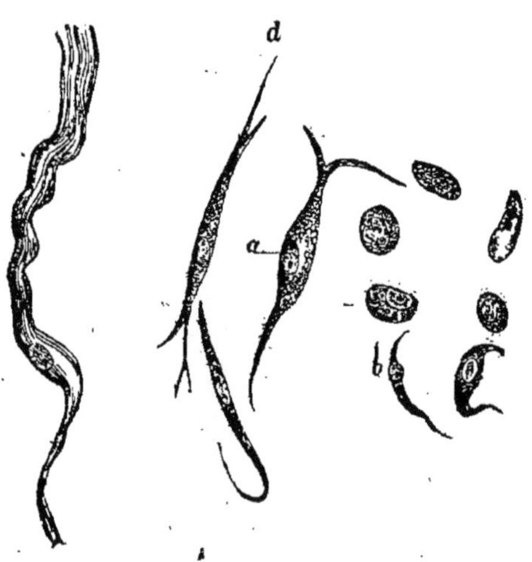

FIG. 20.

Éléments fibro-plastiques. Évolution du tissu conjonctif. On voit dans cette figure, sur le côté droit, cinq corpuscules du tissu cellulaire, noyaux embryoplastiques, entourés d'une certaine quantité de matière amorphe.—*a*. et *b*. La matière amorphe s'allonge, s'effile et se bifurque en *a*. — *d*. Prolongement plus considérable de la matière amorphe. On voit déjà le commencement de la division en fibrilles. Sur le côté gauche de la figure on voit un faisceau de fibres au centre duquel se trouve encore le noyau.

Tumeurs fibro-plastiques. — On a donné ce nom à des tumeurs pouvant se développer sur toutes les parties du corps, et formées par des éléments fusiformes ou fibro-plastiques.

Cet élément fibro-plastique a été pris pour un élément particulier, à existence indépendante. Mais les progrès de l'histologie nous ont démontré que ces prétendues tumeurs fibro-plastiques sont constituées par des fibres de tissu conjonctif en voie d'évolution. Les tumeurs fibro-plastiques sont donc formées par une hypergenèse des fibres de tissu conjonctif dont le développement et la multiplication sont si rapides que la plupart des éléments que l'on examine ne sont pas encore arrivés à leur complète évolution. Les tumeurs fibro-plastiques présentent une grande analogie avec les tumeurs cancéreuses ; elles récidivent peut-être moins fréquemment ; mais, au point de vue théorique, au point de vue microscopique, il n'y a aucune différence à établir entre ces tumeurs et les tumeurs cancéreuses.

Les noyaux fibro-plastiques que l'on trouve au milieu de ce tissu ne sont autres que les corpuscules de tissu conjonctif. Quoique les éléments fibro-plastiques constituent, par leur accumulation, des tumeurs de même nom, on comprend néanmoins que ces éléments se rencontrent comme éléments accessoires dans une foule de tumeurs, les tumeurs fibreuses et autres.

DES TISSUS DÉRIVÉS DU TISSU CONJONCTIF.

Les éléments du tissu conjonctif se rencontrent dans un grand nombre, dans presque tous les tissus. Quelques-uns même sont uniquement formés de tissu conjonctif, mais les éléments s'y trouvent dans un arrangement spécial. Ces tissus sont le *tendineux*, le *fibreux*. Mais les membranes séreuses, les tuniques vasculaires, la peau, les muqueuses, etc., renferment une grande quantité de tissu conjonctif, et je ne sais pas pourquoi on ne les décrirait pas comme des dérivés de ce tissu. Mais il ne faut pas forcer les analogies ; chacun de ces tissus a une structure et des propriétés particulières. Nous les décrirons séparément, laissant à chacun leur individualité. M. Kölliker, abusant de ce système d'analogies, décrit une quantité considérable de tissus, comme dérivant du tissu conjonctif : par exemple, les tissus tendineux, fibreux, cartilagineux, fibro-cartilagineux, les séreuses, le derme, les tuniques vasculaires, la choroïde, l'iris, la capsule du cristallin, les follicules clos des glandes, la graisse, le tissu élastique, le tissu osseux, et bien d'autres encore [1] !

CHAPITRE IV.

SYSTÈME ÉLASTIQUE.

Dans ce système rentrent tous les tissus élastiques que l'on rencontre dans l'organisme.

Le tissu élastique est fort répandu. On le trouve dans presque tous les points du corps où les tissus et les organes jouissent d'une certaine élasticité. Je dis presque tous, parce qu'il existe quelques membranes propres n'ayant point la structure du tissu élastique et pourvues néanmoins d'élasticité ; exemple : le myolemme.

1. La description des *bourses séreuses sous-cutanées* rentre directement dans celle du tissu conjonctif. Je les décrirai au chapitre des séreuses, cédant ainsi à l'usage adopté par tous les anatomistes.

Préparation. — Les réactifs ayant peu d'action sur l'élément élastique, il suffit, pour l'étudier, de dissoudre ou de rendre transparents les éléments qui l'accompagnent. On peut procéder par conséquent de la même manière que pour le tissu conjonctif. (*Voy.* p. 38.) Il est bon de varier les préparations. Pour apercevoir une grande quantité de fibres élastiques, on pourra prendre de petits fragments du derme.

Si l'on veut étudier par tranches minces les organes presque uniquement formés de substance élastique, on pourra avoir recours au procédé de W. Müller. Il plonge la pièce, ligament cervical des animaux, ligaments jaunes, par exemple, dans un mélange d'alcool et d'éther pendant plusieurs heures, et il fait bouillir ensuite la substance dans l'eau, pendant une journée entière, afin de séparer les parties grasses et le tissu conjonctif. Le jour suivant, il fait bouillir la pièce dans l'acide acétique faible, puis, au bout de 15 heures environ, dans l'eau qui enlève l'acide acétique. Enfin, pour avoir un tissu qui se prête complétement à l'étude, il le fait de nouveau bouillir dans une solution de potasse, jusqu'à ce qu'elle commence à le dissoudre. On la lave alors avec l'acide acétique et on pratique des coupes.

§ 1. — **Disposition générale.** — Dans certaines régions, le tissu élastique existe, pour ainsi dire, à l'état de pureté et forme presque à lui seul certains organes, comme les ligaments jaunes des vertèbres, le ligament cervical de quelques animaux, la tunique moyenne des grosses artères. Le plus souvent, il accompagne le tissu conjonctif et donne de l'élasticité aux organes formés par ce tissu, comme le derme, le tissu conjonctif ordinaire, etc., etc.

Le tissu élastique est jaune. Sa propriété principale est d'être élastique ; on peut, en effet, comparer son rôle à celui que joueraient des lames plus ou moins épaisses de caoutchouc placées dans les mêmes points. Il a une consistance assez ferme. Son tissu paraît homogène.

L'élément élastique, vu au microscope, possède un pouvoir réfringent considérable. Ses bords sont nets et foncés ; le centre, plein, est jaune et brillant. Les déchirures de cet élément sont très-nettes et les parties divisées s'enroulent immédiatement sur elles-mêmes. Cet élément est essentiellement élastique ; il s'allonge lorsqu'il est distendu, et peut, dans quelques régions, acquérir le double de sa longueur. Il revient subitement sur lui-même lorsqu'on cesse la traction.

Le tissu élastique contient la moitié de son poids d'eau, qu'il peut perdre par la dessiccation et reprendre rapidement si on le plonge ensuite dans ce liquide.

Les réactifs chimiques sont à peu près sans influence sur le tissu élastique. Ni l'eau, ni l'alcool, ni l'éther, ni les acides, ni les alcalis ne l'altèrent. Il partage cette propriété de résistance aux agents chimiques avec les épithéliums. Je ferai remarquer, toutefois, que l'acide nitrique colore en jaune le tissu élastique, et que ce tissu se dissout dans l'acide acétique après une coction de plusieurs jours. Sa composition chimique n'est pas exactement connue.

§ 2. — Structure. — Ce tissu renferme un élément anatomique fondamental, l'élastique, et quelques éléments accessoires, fibres et cellules du tissu conjonctif, vaisseaux capillaires.

Les *fibres élastiques* peuvent se montrer sous trois états différents : sous forme de fibres fines, anastomosées, ou réunies en lamelles.

1° Les fibres élastiques fines, décrites par M. Robin sous le nom de fibres *dartoïques*, ou fibres *de noyau*, ou fibres de la première variété, sont minces, enroulées, tortueuses, rarement anastomosées ou ramifiées. Leur diamètre est le même dans toute leur étendue, il est de 0mm,004 à 0,003. On rencontre principalement cette variété d'élastique dans le derme et dans le tissu conjonctif. (*Voy.* fig. 19.)

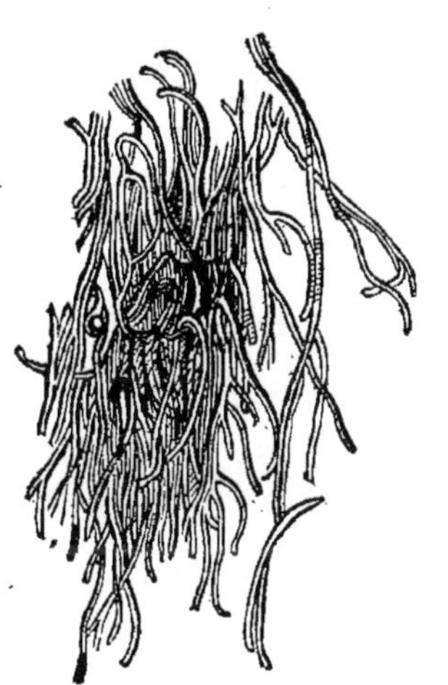

FIG. 21.

Fibres élastiques ramifiées
et anastomosées.

2° Les fibres élastiques anastomosées diffèrent des précédentes par leurs ramifications, leurs anastomoses et leur diamètre un peu plus considérable. Entre leurs anastomoses, sont comprises des mailles quadrilatères ou longitudinales. On rencontre ces fibres dans les ligaments jaunes des vertèbres et à la face profonde des membranes séreuses du cœur. Elles constituent la deuxième variété de M. Robin, qui l'appelle *élastique fibreuse anastomosée.* (Fig. 21.)

3° Les fibres élastiques se réunissent quelquefois en lamelles minces, membraneuses, striées. Ces lamelles présentent de petits orifices, des incisures résultant probablement de la soudure incomplète des fibres. La tunique moyenne des artères présente cette variété d'élastique, que l'on trouve aussi dans la couche sous-épithéliale de la tunique interne. Elle constitue pour M. Robin la troisième variété ou *élastique lamelleuse*. Lorsqu'elle présente des ouvertures, on l'appelle *membrane fenêtrée*. (*Voy.* Tunique moyenne des artères.)

On trouve dans le tissu élastique une plus ou moins grande quantité de *fibres* et de *corpuscules* de *tissu conjonctif.*

Les *vaisseaux capillaires* accompagnent les fibres du tissu conjonctif; ils entourent de leurs mailles l'élément élastique. Dans certains points, le tissu élastique est complétement dépourvu de vaisseaux ; exemple : tunique moyenne des artères. Les vaisseaux existent, mais en petite quantité dans les ligaments jaunes des vertèbres. Enfin le tissu élastique le plus vasculaire est celui qui forme le ligament suspenseur de la verge.

§ 3. — Usages, propriétés physiologiques. — Le tissu élastique est destiné à donner de l'élasticité à certains organes, à certains tissus. Il fait l'office de ressort.

Le tissu élastique constitue au poumon une enveloppe sous-pleurale et forme les parois des lobules : aussi le poumon est-il éminemment élastique et peut-il être comparé à un ressort tendu pendant l'inspiration et se détendant spontanément pendant l'expiration. C'est en vertu de cette élasticité que l'expiration ordinaire se fait sans le secours des muscles.

Le tissu élastique donne aux parois artérielles une grande élasticité, nécessaire à la circulation. (*Voy. Système vasculaire.*)

Les ligaments jaunes placés entre les lames des vertèbres, d'une épaisseur et d'une force considérables, montrent de la manière la plus évidente quel est le rôle du tissu élastique. Dans la station verticale, la colonne vertébrale est sollicitée en avant par le poids des viscères ; mais, d'un autre côté, elle est maintenue en arrière par la contraction des muscles du dos et de la nuque. Or, la contraction musculaire est essentiellement intermittente et ne dure jamais plus de quelques minutes : par conséquent, la force constante des viscères lutte contre la force intermittente des muscles. C'est précisément pendant le relâchement musculaire que les ligaments jaunes élastiques font l'office d'un ressort constamment tendu et luttent contre le poids des viscères.

Nous verrons bientôt que le tissu élastique n'est complétement développé qu'à l'âge de 2 ou 3 ans. Or, on sait que dans la première année qui suit la naissance, la colonne vertébrale de l'enfant est incurvée en avant et que les muscles postérieurs ne sont pas assez puissants pour lutter contre le poids des viscères. Avant cet âge, les courbures de la colonne ne sont pas encore formées, et nous verrons, en étudiant la colonne vertébrale, le rôle que jouent les ligaments jaunes dans la formation de ces courbures.

Les fibres élastiques existent aussi partout où l'on trouve des muscles de la vie organique. Ces muscles, étant par eux-mêmes dépourvus d'élasticité, il est nécessaire que des éléments élastiques les accompagnent, afin de faire reprendre à l'organe contracté la forme qu'il avait avant la contraction.

En somme, le tissu élastique est partout en antagonisme avec l'action de la pesanteur ou de la contraction musculaire. Nous avons déjà dit que, le sarcolemme ou myolemme étant élastique par lui-même, les muscles de la vie animale n'avaient pas besoin du secours du tissu élastique.

Les propriétés vitales de ce tissu sont fort obscures; sa nutrition présente la plus grande analogie avec celle des cartilages articulaires.

§ 4. — **Développement.** — Dans les premiers temps de la vie fœtale on ne trouve pas de tissu élastique. Son évolution commence vers le troisième ou quatrième mois ; elle est terminée vers l'âge de deux ou trois ans. Les anatomistes sont d'un accord unanime pour admettre que les éléments élastiques proviennent des cellules plasmatiques ou corpuscules du tissu cellulaire. Ces corpuscules s'allongent par l'addition de la matière amorphe et en plusieurs sens. Ils prennent une forme étoilée, et leurs prolongements s'allongent et se divisent de plus en plus pour constituer des fibres élastiques. Lorsque les prolongements se soudent par leurs bords, ils forment des lamelles élastiques; si leur soudure est incomplète, il en résulte des fibres élastiques anastomosées. (*Voir* p. 37, l'opinion de M. Sappey.)

Les fibres élastiques sont pleines, d'après MM. Kölliker, Robin et Welcker. M. Frey, s'appuyant sur le mode de formation des fibres élastiques au moyen des tubes plasmatiques ou prolongement creux des corpuscules du tissu conjonctif, s'appuyant en outre sur l'imbibition des pièces dans une dissolution de carmin, croit qu'elles sont canaliculées et comparables à des vaisseaux séreux.

Les fibres de noyaux, que quelques auteurs décrivent à part, ne sont que des fibres élastiques très-fines en évolution ; on les confond aujourd'hui avec les fibres élastiques fines. Elles sont au tissu élastique ce que les corps fibro-plastiques sont au tissu conjonctif.

§ 5. — **Applications pathologiques.** — Le tissu élastique n'est le siége d'aucune espèce de tumeur. On n'a jamais constaté aucune maladie propre au tissu élastique. De même que les cartilages et le tissu fibreux, il peut rester longtemps en contact avec des parties enflammées sans s'altérer. Il ne s'altère pas non plus par la macération.

CHAPITRE V.

DU SYSTÈME ÉPITHÉLIAL.

Ce chapitre est, en partie, l'exposé d'une leçon que je fis en 18..
à l'amphithéâtre de l'Hôtel-Dieu, sur la demande de M. le Professeur
Piorry, leçon qui devait être suivie d'une deuxième. Cette dernière
ne put être faite, par suite de la susceptibilité *Prosectorale* de la Faculté. On s'alarma, en effet, en voyant un Professeur chercher hors
de l'École ce qu'il pouvait trouver dans l'École. Je n'ai jamais su
ce qui advint; je sais seulement que M. Tardieu, alors doyen, pria
M. Piorry de m'inviter à ne pas continuer ma leçon sur les épithéliums ! ! Pourquoi n'ai-je pas eu l'idée de passer par la filière classique ! On ne grandit, *dit-on*, qu'à cette condition.

Préparation. — Les épithéliums réclament une préparation fort simple. Le plus souvent, il suffit de râcler avec le dos d'un scalpel une surface
épithéliale, pour en détacher des cellules. C'est ainsi qu'on étudiera l'épithélium pavimenteux simple; la membrane séreuse d'enveloppe de la rate
convient particulièrement pour cette étude. On étudiera de la même manière l'épithélium pavimenteux stratifié pris sur la langue. Le liquide que
l'on recueille à la surface des séreuses peut servir également.

L'épithélium cylindrique se trouve dans les liquides qui baignent les muqueuses revêtues par cet épithélium. On peut étudier sa disposition au
moyen de coupes d'intestin grêle, pratiquées sur un animal récemment tué.

Dans l'étude de l'épithélium à cils vibratiles, on pratique une coupe
fine sur la muqueuse de la trachée. On verra les mouvements des cils vibratiles sur les bords de la langue d'une grenouille vivante, étalée sous le
champ du microscope. Ces mouvements s'observent fort bien aussi sur les
bords des replis nombreux situés à la circonférence d'une huitre vivante;
on en coupe une fort petite tranche qu'on écrase modérément entre deux
verres.

Enfin, pour examiner l'épithélium sphérique, on place entre deux verres
une petite parcelle de pulpe testiculaire fraîche prise sur un chien ou un
autre animal. L'épithélium sort des tubes avec beaucoup de facilité.

Lorsqu'on veut étudier les cellules épithéliales, il est bon de ne point
éclairer trop vivement le champ du microscope, pour apercevoir ces éléments qui sont d'une grande transparence.

Définition. — Le système épithélial est constitué par l'ensemble
d'éléments anatomiques, ayant forme de cellules ou de noyaux, disposés pour la plupart sur des surfaces libres ou contiguës; on les
appelle *épithéliums*. Leur ensemble forme le *tissu épithélial*.

Dans quelques régions, les éléments épithéliaux, au lieu d'être
disposés en surface, sont groupés par petites masses, comme cela
s'observe dans les glandes.

§ 1. — Disposition générale. — Distribution. — Ces éléments anatomiques, les plus nombreux, sans contredit, dans l'économie animale, présentent une disposition qui varie avec la région qu'ils occupent. Malgré l'apparente différence qui existe entre eux, on peut néanmoins en former un seul groupe, auquel s'appliquent une foule de considérations générales qui, pour quelques-unes d'entre elles, nous paraissent avoir été négligées jusqu'à ce jour par le plus grand nombre des anatomistes.

Les épithéliums représentent une couche uniforme, régulière, à la surface libre de l'enveloppe cutanée, de toutes les membranes muqueuses sans exception, de toutes les membranes séreuses parmi lesquelles nous comprenons la membrane interne du cœur, des artères, des veines et des lymphatiques, de tous les canaux sécréteurs et excréteurs des glandes, à la surface interne des ventricules du cerveau et du canal de la moëlle (épendyme). On les trouvera, tantôt à l'état de membranes, tantôt entassés et superposés au fond des culs-de-sac glandulaires.

Le tissu épithélial n'est composé que d'un seul élément anatomique, la cellule ou le noyau d'épithélium. Ces éléments, fort répandus dans l'économie, sont placés à côté d'éléments semblables pour former une couche mince et régulière. Ils sont organisés, car chacun d'eux prend naissance, vit et meurt ; mais ils manquent des éléments qui appartiennent à tous les tissus dits organisés (vaisseaux et nerfs).

Le plus souvent une matière amorphe, intermédiaire à ces cellules, fait même défaut : en sorte qu'il n'existe dans le système épithélial, et d'une manière absolue, que la cellule épithéliale, complète, ou réduite à son noyau.

Les couches épithéliales, recouvrant les membranes, peuvent être comparées à un vernis protecteur dont les usages seraient de favoriser les actes vitaux qui se produisent dans les couches sous-jacentes.

Selon nous, le rôle des épithéliums serait beaucoup plus important ; et nous croyons qu'ils régissent des phénomènes considérables, sécrétion, absorption, respiration, etc.

Dès maintenant, nous établirons une division importante dans les épithéliums qui formeront deux groupes :

1° Les épithéliums *protecteurs* : épithéliums de la peau, des muqueuses ;

2° Les épithéliums *formateurs* : épithéliums des séreuses, des glandes, etc.

§ 2. — Division. — Forme. — Les éléments épithéliaux ont presque tous la forme de cellules ; quelques-uns sont uniquement formés par des noyaux. Certaines surfaces sont recouvertes d'une couche simple de cellules épithéliales juxtaposées ; d'autres présentent plusieurs couches superposées de ces éléments. Dans le premier cas, on dit que l'épithélium est simple, dans le second cas, on nomme épithélium stratifié, quelle que soit la variété à laquelle cet élément appartienne.

Les cellules épithéliales affectent des formes variées qui les ont fait diviser en plusieurs espèces. L'importance de cette division est fort secondaire, car elle ne porte que sur la forme de ces éléments et nullement sur leurs propriétés.

1° Les éléments qui nous occupent peuvent affecter une forme arrondie, quelquefois un peu altérée par la pression des éléments voisins ; on les nomme *épithélium sphérique*. Si la pression des cellules voisines les a visiblement déformés, on dit *épithélium polyédrique*. Ces deux variétés d'épithélium se rencontrent dans les tubes séminifères du testicule, dans la glande thyroïde et le thymus. Chez quelques animaux, on en trouve dans d'autres organes.

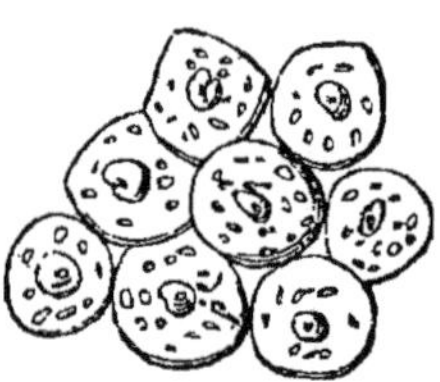

FIG. 22.

Cellules d'épithélium sphérique avec noyau et granulations.

2° Lorsque les cellules épithéliales sont aplaties et qu'elles présentent sur leur contour des bords et des angles, elles constituent l'épithélium *pavimenteux*.

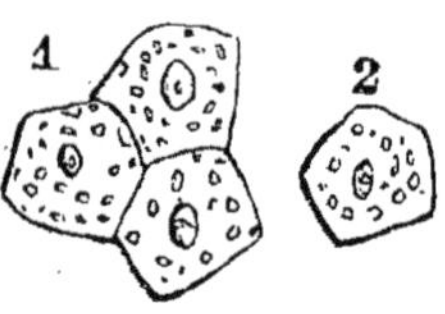

FIG. 23.

Cellules d'épithélium pavimenteux simple avec noyau et granulations.

Cet épithélium, ainsi nommé à cause de la ressemblance qu'il affecte avec une mosaïque ou un pavé, forme quelquefois une couche simple, et dans d'autres cas, plusieurs couches superposées, d'où la division en épithélium *pavimenteux simple* et épithélium *pavimenteux stratifié*.

3° La forme des cellules se rapproche quelquefois de celle d'un petit cône dont le sommet regarde la face profonde de la couche épithéliale, et dont la base concourt à former la surface libre. Lorsqu'on les examine par groupe, si on les aperçoit de côté, elles ont l'aspect de plusieurs cônes juxtaposés, tandis que si on regarde leur base qui est libre, elles ont l'aspect de l'épithélium pavimenteux, à cause de la pression que ces cellules exercent les unes sur les autres. (Fig. 26.)

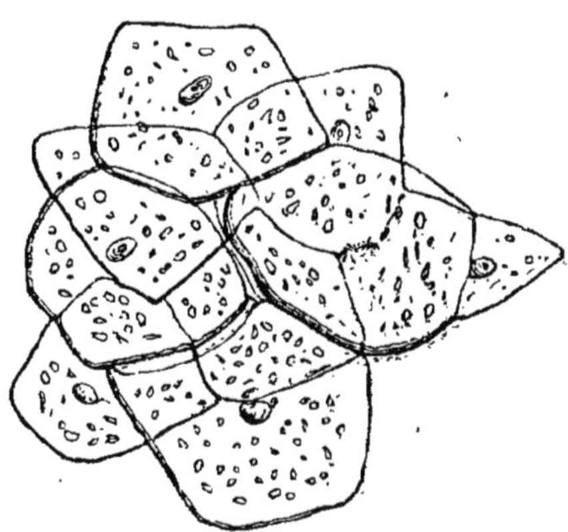

FIG. 24.

Cellules d'épithélium pavimenteux stratifié, prises sur la langue.

On donne à cette espèce le nom d'épithélium *conique* ou *cylindrique*. On l'appelle encore épithélium *prismatique* à cause des petites arêtes qu'on rencontre quelquefois sur leur longueur et qui sont dues à la pression des cellules voisines.

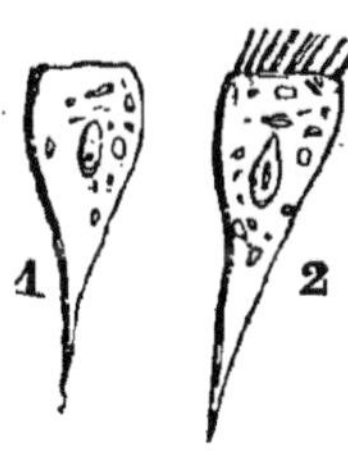
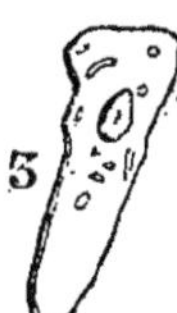

FIG. 25.

Trois cellules épithéliales isolées et complètes. — 1. Cellule d'épithélium cylindrique. — 2. La même, surmontée de cils vibratiles. — 3. Cellule d'épithélium de transition.

4° L'épithélium conique ou cylindrique, dont il vient d'être question, présente quelquefois, sur la base des cellules, de petits filaments, qui jouissent de mouvements d'inclinaison en deux sens opposés et qu'on appelle cils vibratiles. On désigne cette variété sous le nom d'épithélium *cylindrique à cils vibratiles*.

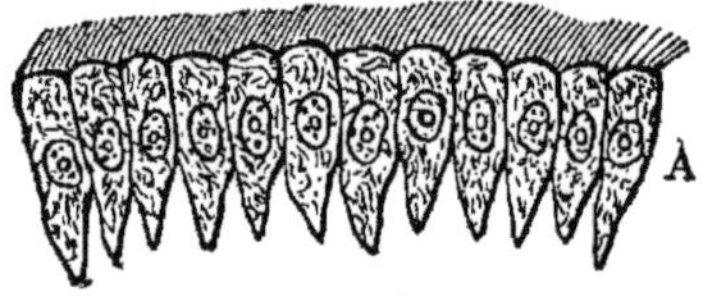

FIG. 26.

Cellules d'épithélium cylindrique à cils vibratiles. On y voit les noyaux et les granulations.

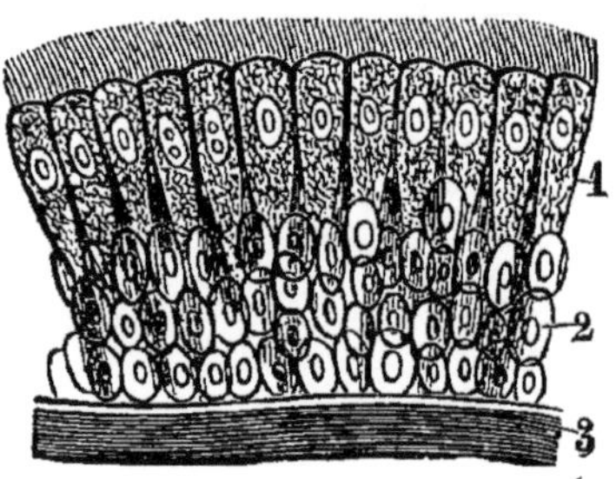

FIG. 27.

Epithélium cylindrique à cils vibratiles stratifié de la trachée-artère. 1. Couche de cellules complètement développées et pourvues de cils vibratiles. — 2. Cellules profondes arrondies et devant prendre la forme conique ou cylindrique à la chute des cellules superficielles. — 3. Derme de la muqueuse (Grossissement 350 diam.).

5º Les surfaces épithéliales ne sont pas toujours constituées par des cellules ; elles sont quelquefois recouvertes de noyaux. Ces noyaux qui représentent des cellules sans parois, sont tantôt arrondis et tantôt ovoïdes. C'est pour cela qu'on les décrit sous le nom d'épithélium *nucléaire sphérique* et *nucléaire ovoïde*.

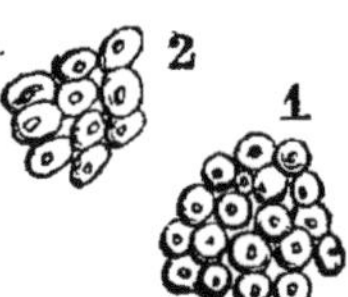

FIG. 28.

Epithélium nucléaire, les noyaux sont pourvus de nucléoles. — 1. Epithélium nucléaire sphérique. — 2. Epithélium nucléaire ovoïde.

6º Il existe des régions dans lesquelles l'épithélium ne présente pas une forme régulière, comme celle des espèces précédentes. Souvent cet élément est intermédiaire à deux des variétés précédentes, sans qu'on puisse le rattacher exactement à l'une ou à l'autre. Cet épithélium, qui indique le passage d'une variété à une autre, reçu le nom d'épithélium *de transition*. (Henle.)

L'existence de cet épithélium fait voir le peu d'importance qu'il faut attacher, au point de vue physiologique, à la forme de tel ou tel épithélium ; on comprend en effet qu'entre deux variétés bien distinctes, il puisse en exister une foule d'intermédiaires qui multiplieraient à l'infini les épithéliums, si chacune d'elles recevait une dénomination spéciale.

L'épithélium de l'estomac et celui de la surface interne du système circulatoire sont un exemple d'épithélium de transition entre le pavimenteux et le cylindrique.

7° Enfin, sous le nom d'épithélium *mixte,* on désigne celui qui consiste dans la réunion sur la même surface de plusieurs espèces d'épithélium, sans prédominance d'aucune variété, comme on le voit dans le bassinet, l'uretère et la vessie.

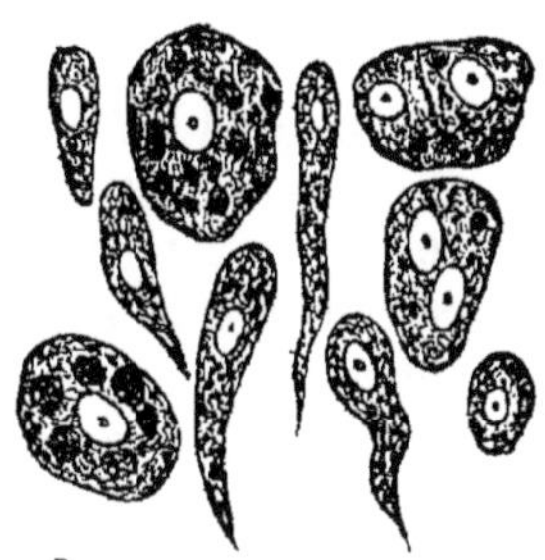

FIG. 29.

Epithélium mixte du bassinet.

§ 3. — Conformation. — Dimensions. — Vues au microscope, les cellules épithéliales sont transparentes et peuvent quelquefois passer inaperçues, si on ne porte à leur examen une grande attention. Leurs dimensions varient avec chaque espèce.

Les noyaux de l'épithélium nucléaire ont le plus souvent le volume d'un globule rouge du sang, 0mm,006 à 0mm,008. Ils sont presque toujours entourés de matière amorphe.

Les cellules de l'épithélium cylindrique présentent 0mm,030 à 0mm,040 de longueur sur 0mm,008 à 0mm,040 de largeur. Le grand axe de leur noyau ovoïde est dirigé dans le sens du grand axe de la cellule.

Les cils vibratiles, inclinés sur la base des cellules cylindriques qui en sont pourvues, mesurent de 0mm,005 à 0mm,006 de longueur sur 0mm,004 de largeur. Chez l'homme et les animaux à sang chaud, les cils n'existent que sur les cellules cylindriques, mais il n'en est pas de même chez les animaux à sang froid qui peuvent présenter des cils sur des cellules pavimenteuses, sphériques, et même sur l'épithélium nucléaire.

Les cellules d'épithélium sphérique mesurent de 0mm,015 à 0mm,020.

Le volume des cellules d'épithélium pavimenteux est fort variable ; les plus petites se trouvent sur les séreuses, 0mm,04, tandis que les plus larges sont celles de la langue, 0mm,05.

§ 4. — Propriétés chimiques. — Des cellules épithéliales réduites en cendre ont donné huit pour cent de cendres, consistant en phosphate et en carbonate de chaux (Tiedemann et Gmelin). D'une manière générale, les réactifs n'attaquent pas les éléments épithéliaux.

§ 5. — Structure. — Nous avons déjà dit que les épithéliums possèdent une structure des plus simples. Ils ne contiennent pas de vaisseaux ni de nerfs, et la substance amorphe qui réunit leurs cellules est si peu abondante qu'il est souvent impossible de l'apercevoir. L'étude de cette structure se réduit donc à celle des cellules épithéliales.

Ces éléments, quelle que soit leur forme, peuvent être divisés en deux espèces : les uns, mous, ayant conservé la forme de véritables cellules (celles de la plupart des parenchymes et les jeunes cellules profondes des couches épithéliales en font partie); les autres, durs, superficiels et se trouvant principalement à la surface de la peau et des muqueuses à épithélium pavimenteux.

1° Les vieilles cellules dures, auxquelles nous venons de faire allusion, sont aplaties et transformées en lamelles cornées ; leur cavité a généralement disparu et elles sont réduites à leur paroi adossée à elle-même, paroi qui présente quelque analogie avec le tissu élastique.

2° Les cellules molles, jeunes pour la plupart, sont pourvues d'une paroi membraneuse, de nature albumineuse, et renferment un contenu variable. Ce contenu est en général un noyau, un liquide muqueux, albumineux, et quelques granulations salines, quelquefois même graisseuses. Quelques cellules possèdent un contenu spécial, comme les cellules pigmentaires de la choroïde, de la peau, etc. Ces dernières ont la même paroi que les cellules épithéliales, mais le contenu est complétement formé par des granulations pigmentaires qui refoulent le noyau contre la paroi ; chez les albinos, les granulations pigmentaires manquent, et la paroi de la cellule représente exactement un épithélium pavimenteux.

Dans l'épithélium pavimenteux stratifié, les cellules profondes ne sont point aplaties et polygonales, comme les superficielles: elles sont polyédriques ; les plus profondes sont complétement arrondies. Il en est de même dans l'épiderme.

Une disposition analogue existe dans l'épithélium cylindrique stratifié. Les cellules superficielles seules ont la forme conique, et à mesure qu'on se rapproche de la couche la plus profonde, elles deviennent de plus en plus sphériques. (Fig. 27.)

Les *cils vibratiles* sont des filaments constitués par une substance homogène, de même nature que celle de la cellule. Ils sont généralement inclinés, et leur inclinaison a lieu du même côté pour tous les cils d'une même muqueuse. On en trouve de 6 à 12 par cellule.

§ 6. —Développement. — Lorsque les cellules épithéliales se forment, elles prennent naissance au milieu d'une matière amorphe ou blastème. Les noyaux se montrent les premiers, puis il se fait une segmentation de la matière amorphe autour d'eux. Petites d'abord, les cellules épithéliales acquièrent rapidement leurs dimensions normales. Exemple : culs de sac glandulaires du pancréas, et quelques épithéliums morbides.

Ce mode d'origine n'est pas le même pour tous les épithéliums. Celui de l'embryon est directement formé par la métamorphose de cellules embryonnaires. La plupart des épithéliums, cylindrique, pavimenteux et sphérique, ont pour centre de développement des noyaux épithéliaux. A mesure que les cellules superficielles tombent, les noyaux situés profondément s'avancent vers la surface. En même temps, ils s'entourent d'une substance homogène qui finit par revêtir la forme caractéristique de l'épithélium.

Lorsqu'une cause morbide ou mécanique vient à détruire ou à détacher l'épithélium, il se reproduit rapidement.

TABLEAU MÉTHODIQUE DES SURFACES ÉPITHÉLIALES DE L'ORGANISME.

1º Surfaces à épithélium sphérique. . . . .
- Canalicules spermatiques.
- Corps thyroïde.
- Thymus.

2º Surfaces à épithélium pavimenteux

simple.
- Urèthre.
- Face profonde de la cristalloïde antérieure.
- Membranes séreuses viscérales, péritoine, arachnoïde, plèvre, tunique vaginale, péricarde, endocarde.
- Tunique interne des veines, des artères et des lymphatiques. Il est presque un épithélium de transition.
- Lobules du poumon et canalicules respirateurs.
- Epiglotte et cordes vocales.
- Périoste de l'oreille interne.
- Surface interne du labyrinthe membraneux.
- Membrane de Demours.
- Iris.
- Choroïde.

stratifié.
- Peau.
- Tube digestif depuis les lèvres jusqu'au cardia.
- Vagin et surface vaginale du col de l'utérus.
- Conjonctive.
- Narines.
- Anus.
- Synoviales (Sappey.)

3° Surfaces à épithélium cylindrique.

simple.
- Intestin grêle.
- Gros intestin.
- Voies spermatiques, c'est-à-dire épididyme, canal déférent, vésicules séminales, canaux éjaculateurs.
- Conduits excréteurs de la plupart des glandes.

à cils. vibratiles
- Voies respiratoires, c'est-à-dire fosses nasales et sinus, tiers supérieur du pharynx, larynx, trachée, bronches, divisions bronchiques et trompes d'Eustache.
- Conduits lacrymaux, sac lacrymal, canal nasal.
- Utérus et trompes de Fallope.
- Conduits excréteurs du foie.
- Conduits prostatiques.
- Ventricules du cerveau.
- Conjonctive palpébrale (Henle).

4° Surfaces à épithélium de transition. . . . . . .
- Estomac.
- Tunique interne des vaisseaux.

5° Surfaces à épithélium mixte.
- Uretères.
- Vessie.

6° Surfaces à épithélium nucléaire.
- Follicules de l'utérus.
- Glandes de la pituitaire.

§ 7. — Physiologie des éléments épithéliaux.

Au point de vue physiologique, nous diviserons les épithéliums en épithéliums *protecteurs* et épithéliums *formateurs*. Les premiers comprennent l'épiderme et les épithéliums que l'on trouve sur les grandes surfaces muqueuses. Les épithéliums formateurs sont constitués par les éléments épithéliaux que l'on rencontre dans l'épaisseur des organes glandulaires et à la surface des séreuses.

1° *Rôle des épithéliums protecteurs.* — Sans aucun doute, l'épithélium protége les tissus sensibles et vasculaires situés au-dessous de lui. Il représente, et pour l'épiderme ceci est incontestable, une sorte de vernis formant une limite aux éléments sous-jacents.

Le rôle protecteur de ces éléments est immense. Nous savons, en effet, que la peau et les membranes muqueuses n'absorbent pas certains principes, venins, virus, si l'épithélium est intact. S'il a été enlevé, au contraire, les vaisseaux sous-jacents sont mis à nu et l'absorption a lieu. C'est ainsi que le virus syphilitique est absorbé lorsqu'il y a une érosion de la partie qui subit le contact. Le même phénomène s'observe pour la bouche, le mamelon, l'anus. Il découle naturellement de ce qui précède, qu'il est imprudent de pratiquer la succion d'une plaie envenimée lorsque la muqueuse buccale n'est pas intacte.

Lorsque deux surfaces pourvues d'épithélium sont mises en contact, on ne voit jamais d'adhérences se produire ; mais, l'épithélium vient-il à disparaître pour une cause quelconque sur les deux surfaces en même temps : on voit aussitôt ces deux surfaces adhérer et leurs vaisseaux se confondre. Il est important de se souvenir du rôle de l'épithélium en pareil cas : il nous explique, en effet, pourquoi, à la suite des brûlures, il se produit si souvent des adhérences. Ne voit-on pas le même phénomène dans l'inflammation des grandes séreuses qui se dépouillent tout d'abord de leur épithélium et qui contractent des adhérences avec ou sans interposition de fibrine ?

D'une manière générale l'épithélium apporte un certain obstacle à l'absorption. N'est-ce pas pour cela qu'on soulève l'épiderme au moyen de la vésication, lorsqu'on veut faire absorber par la peau certains médicaments, la morphine par exemple ? Ne voit-on pas tous les jours des accidents consécutifs à des fomentations narcotiques ou autres, à la surface d'une plaie, tandis que les mêmes fomentations ne produisent aucun effet sur la peau saine ?

D'après ce qui précède, il semble que pour absorber, la muqueuse intestinale doit être dépourvue d'épithélium. Il est certain cependant qu'il existe une couche épithéliale continue dans toute l'étendue du tube digestif. Nous ne sommes pas encore bien fixés sur son rôle dans l'absorption des aliments ; Goodsir admet qu'au moment de l'absorption cette muqueuse se dépouille de son épithélium, et M. Gruby croit que ses éléments sont percés d'un trou pour laisser passer le produit de la digestion.

Selon Henle, l'épithélium de l'estomac se détruit à chaque digestion. En envisageant le rôle physiologique des épithéliums, on est porté à croire que cette destruction se fait réellement dans l'intestin grêle et dans l'estomac, comme dans beaucoup de culs de sacs glandulaires au moment de la sécrétion.

2° *Rôle des épithéliums formateurs.* — Ce rôle est surtout relatif aux sécrétions. Nous savons, en effet, que toutes les surfaces sécrétantes, si petites qu'elles soient, sont pourvues d'éléments épithéliaux. Il est également certain, pour beaucoup de glandes, que la sécrétion n'est que le développement, immédiatement suivi de sa dissolution, d'une cellule particulière qui n'est autre probablement qu'une cellule épithéliale.

C'est ce que nous voyons dans les glandes sébacées, testiculaires, mammaires, salivaires (*Voy.* sécrétions et glandes). Dès à présent, on voit l'importance de la fonction de cet épithélium, et on peut déjà entrevoir que chaque espèce de sécrétion dépend de la nature de l'épithélium qui tapisse les culs de sac de la glande.

Il existe une grande analogie entre la sécrétion et la fermentation,

2***

l'épithélium des culs de sac glandulaires se comporte d'une manière analogue aux globules de ferment.

3º *Fonctions des cils vibratiles.* — Nous avons vu que tous les animaux sont pourvus de ces filaments. On les rencontre à profusion chez beaucoup de mollusques, l'huître par exemple. Il semble que chez ces animaux, les cils vibratiles, très-développés, aient pour fonction de renouveler le liquide qui les entoure et de rejeter au loin les excrétions. Chez l'homme, leur usage est, dit-on, inconnu, ce que je ne puis admettre (*Voy.* poumon et utérus).

Les mouvements des cils vibratiles consistent dans une succession d'inclinaisons et d'élévations. Selon MM. Valentin et Purkinje, il faut distinguer dans les cils plusieurs mouvements : 1º un *mouvement de flexion* dans lequel le cil simule un doigt qui se fléchit et se relève, mouvement très-commun ; 2º un *mouvement en entonnoir* dans lequel l'extrémité libre du cil décrit un cercle complet ; 3º un *mouvement de pendule* dans lequel l'extrémité libre du cil décrit un mouvement de va et vient ; 4º un *mouvement d'ondulation* dans lequel le cil ressemble à un ruban qui flotte au gré du vent. Le nombre de leurs mouvements varie entre 100 et 300 par minute. Ces mouvements, complétement indépendants du système nerveux, persistent pendant plusieurs heures après que les cils ont été séparés du corps. Chez les reptiles, ils persistent plus longtemps et Günther nous apprend qu'il a observé le mouvement des cils pendant plusieurs semaines chez une tortue dont il avait empêché le dessèchement après la mort.

Les mouvements des cils sont excités et même ranimés par les attouchements. Les narcotiques ne les empêchent pas. Ces mouvements sont prolongés par le contact du sérum du sang, de l'urine, du lait. La bile paralyse instantanément les mouvements des cils. L'acide acétique, les autres acides concentrés, l'ammoniaque, agissent de la même manière.

Les cils vibratiles produisent, sur les substances qu'ils sont susceptibles d'agiter, un mouvement inverse de leur mouvement d'inclinaison. Ce n'est qu'en se redressant qu'ils impriment leur impulsion. On peut s'en assurer en plaçant sur une surface vibratile une goutte d'eau contenant des granulations pigmentaires en suspension.

§ 8. — Nutrition des épithéliums. — Dépourvus de vaisseaux et de nerfs, l'épithélium se nourrit à la manière des cartilages, c'est-à-dire par imbibition. Il est probable que dans les cellules de l'épithélium formateur qui fait partie de l'organisme, il y a un mouvement d'assimilation et de désassimilation comme dans les autres éléments anatomiques. Quant aux éléments épithéliaux protecteurs, qui ne sont, pour ainsi dire, que des excrétions, des produits, il est peu probable que ces deux phénomènes y soient aussi marqués.

§ 9. — Mue, renouvellement de l'épithélium. — Un phénomène étrange et qui fait voir la différence qui existe entre l'épithélium formateur et le protecteur, c'est le renouvellement incessant des éléments de ce dernier. La mue de l'épithélium est évidente, personne ne doute de la mue de l'épiderme ; quant à la mue de l'épithélium des muqueuses, on la constatera, en examinant, avec le secours du microscope, les liquides qui sont en contact avec ces membranes. Il suffit, en effet, de placer sous le champ du microscope une portion de crachat bronchique pour y constater la présence des cellules épithéliales à cils vibratiles, une goutte d'urine, de salive, etc., pour apercevoir des éléments épithéliaux qui se sont détachés des surfaces parcourues par ces liquides.

Dans l'utérus, indépendamment du renouvellement incessant des cellules épithéliales, on remarque une desquamation complète et périodique de la muqueuse utérine accompagnant l'écoulement menstruel.

La chute des cellules épithéliales est manifeste chez l'embryon. Ces cellules se détachent pendant que l'embryon est situé au milieu des eaux de l'amnios, se mélangent à la matière sébacée, et forment avec elle cet enduit abondant, *vernix caseosa*, qui est un obstacle à la macération des tissus du fœtus.

L'enduit que l'on constate sur la langue d'une personne à jeun n'est autre chose qu'un amas de cellules épithéliales de la langue, détachées et macérées dans la salive.

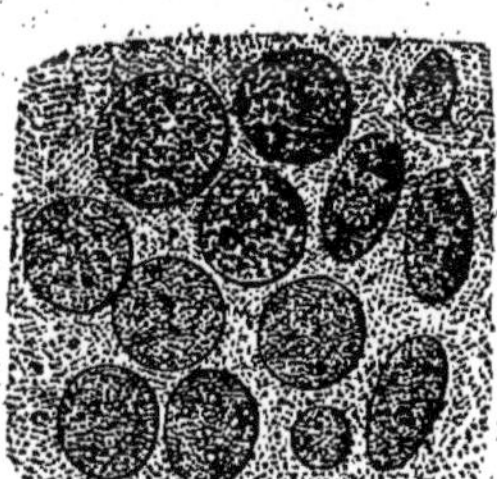

FIG. 30.

Cellules épithéliales empaquetées dans du mucus, et expectorées de l'arrière-gorge. Parmi ces cellules, les unes contiennent un pigment noir ; les autres ressemblent à des globules de pus (Bennet).

§ 10. — Applications pathologiques. — Il n'est pas douteux pour nous que les éléments épithéliaux ne soient fréquemment le siége de maladies. Leurs altérations sont certainement connues, mais trop souvent groupées avec des maladies différentes. Une étude approfondie des tissus épithéliaux considérés d'une manière générale, et de leur physiologie, fera comprendre, nous l'espérons, l'importance de l'étude isolée des lésions morbides qu'ils constituent.

Tous les épithéliums peuvent devenir fréquemment le siége d'hypergenèse. Sous l'influence d'une cause inconnue et cachée au fond de l'organisme, on voit, en un point quelconque, une activité prodigieuse dans la formation de l'élément épithélial : là où dix cellules seraient nécessaires, il s'en développe des centaines, des milliers, et en définitive il en résulte une tumeur. Si cette tumeur siége à la surface d'une muqueuse ou de la peau, ce qui est plus rare, on dit qu'elle est de nature *épithéliale*. C'est l'*épithélioma* ou *cancroïde* ; il est évident que la tumeur peut prendre son point de départ dans l'épithélium des petites glandes situées dans l'épaisseur de la muqueuse. Lorsque cette *prolifération* ou *hypergenèse*, ou plus simplement *multiplication* des cellules épithéliales, se montre profondément, comme cela se voit trop souvent dans l'épaisseur des organes glandulaires, ganglions lymphatiques, mamelles, foie, testicules, parotide, on ne donne plus à ces tumeurs le nom d'épithéliales, mais bien celui de *cancers*, au moins dans beaucoup de cas, lorsque, par exemple, elles revêtent un caractère malin. Ce ne sont pas les seules tumeurs cancéreuses qui existent, comme nous le verrons ailleurs.

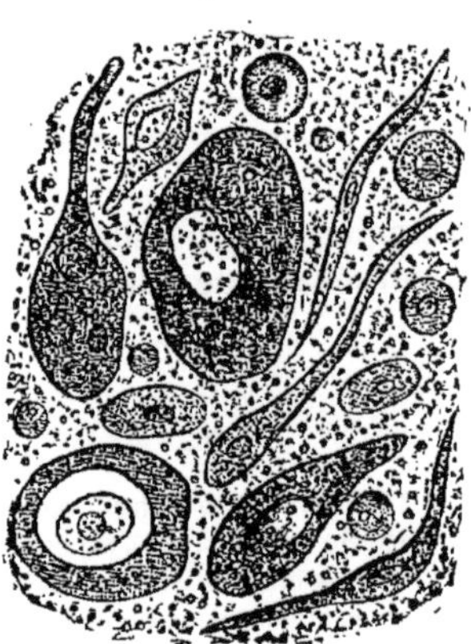

FIG. 31.

Éléments cancéreux en suspension dans le suc extrait par pression d'un cancer de l'utérus (250 diamètres). On voit que ces éléments ne sont que des cellules épithéliales altérées.

Les noyaux et les cellules d'épithélium peuvent s'hypertrophier et se modifier dans leur forme. Ces deux altérations s'observent surtout dans les tumeurs cancéreuses ; elles déterminent la formation de ce que l'on a appelé *cellules en raquette*, cellules *fusiformes*, *cellules excavées* du cancer. Toutes ces variétés de cellules se trouvent dans la figure 31. Les *plaques à noyaux multiples* et les *cellules mères* du cancer sont des segmentations anormales de la substance qui donne naissance aux cellules dans le développement de ces tumeurs.

La fréquence des altérations de ces éléments nous porte à croire que l'épithélium des nombreuses petites glandes et des follicules pileux de la peau doit jouer un grand rôle dans la production des affections cutanées (*Voy*. peau).

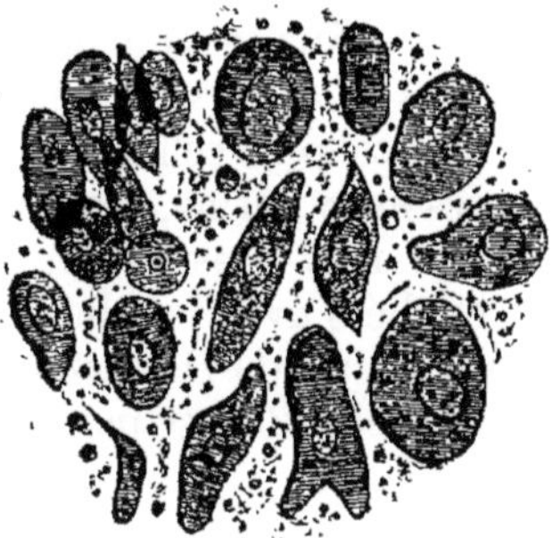

FIG. 32.

Autres éléments cancéreux en suspension dans le suc extrait, par pression, d'un cancer de l'utérus. On voit que ces éléments ne sont que des cellules épithéliales déformées (250 diamètres).

Il n'est pas démontré que les fièvres éruptives ne soient pas des maladies des épithéliums. Quoi de plus légitime, par exemple, que de les considérer comme un trouble survenu dans la formation ou la nutrition de ces éléments ? Que voyons-nous dans la *scarlatine*? Vingt-quatre heures de symptômes précurseurs suivis d'une rougeur écarlate plus ou moins générale de la peau, et plus tard, la chute de l'épiderme.

On pourrait expliquer ces phénomènes de la manière suivante : sous l'influence probable d'une infection spéciale de l'organisme, il va se produire une altération dans la nutrition des éléments épithéliaux. L'infection détermine, au bout d'un temps variable, les troubles qu'on appelle prodromes. L'altération consiste dans une congestion sous-épithéliale déterminant la desquamation.

Ce qui me fait croire que cette explication est fondée, c'est que la maladie n'existe pas seulement sur la peau, mais aussi sur les muqueuses et peut-être même sur les épithéliums plus profondément situés. On trouve, en effet, chez les scarlatineux, une grande quantité de cellules épithéliales dans les produits d'excrétion ; on en trouve dans l'urine, et souvent par groupes qui présentent la forme des tubes du rein. Ne savons-nous pas aussi que les scarlatineux présentent une desquamation complète de la langue qui prend la couleur d'une cerise ?

La même explication peut s'appliquer à la *rougeole*, à la *variole*, etc.

L'altération des épithéliums donne naissance à certaines maladies viscérales parfaitement déterminées : de ce nombre sont la *maladie de Bright* et la *stéatose du foie*. Nous avons vu que les cellules épithéliales (celles du rein et du foie ne font pas exception) renferment, en outre du noyau, des granulations salines et graisseuses. Une cause morbide spéciale agissant, les granulations graisseuses augmentent de nombre et se confondent entre elles de sorte que la cellule se trouve remplie de matière grasse. Sous l'influence de cette accumulation graisseuse, les cellules augmentent considérablement de volume. Elles sont prisonnières dans le foie, et comme l'altération se répète sur presque toutes les cellules de cet organe, elle en détermine l'hypertrophie. Dans le rein, beaucoup de cellules se détachent des tubes urinifères et sont entraînées avec l'urine, tandis que quelques-unes restent dans l'épaisseur du rein. Ces altérations graisseuses du foie et du rein ont été étudiées avec le plus grand soin par M. le D\u1d63 Lancereaux, article Alcoolisme du *Dictionnaire Encyclopédique des Sciences médicales*, 1865. Elles se montrent le plus souvent sous l'influence de l'alcoolisme.

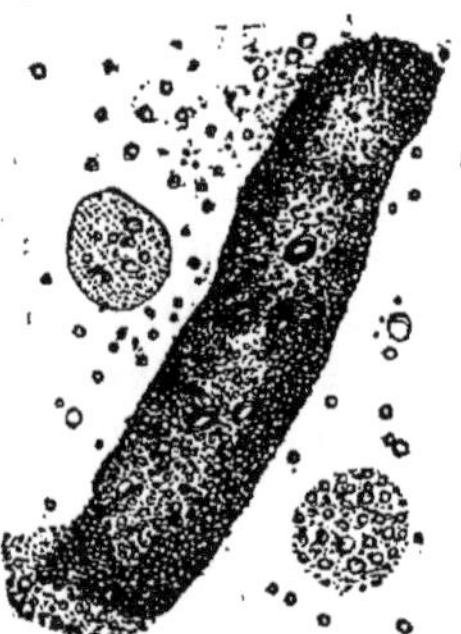

Fig. 33.

Contenu d'un tube urinifère, formé principalement par des granulations huileuses, avec une cellule épithéliale à l'état graisseux, et des granulations huileuses (graisseuses) libres. — (Urine dans un cas de maladie de Bright. 250 diam.)

Nous verrons, dans l'étude des organes glandulaires, pourquoi et comment nous considérons le poumon comme une glande en grappe, en tout semblable au pancréas et aux autres glandes de la même espèce. Puisque dans la plupart des organes glandulaires l'épithélium joue un rôle très-important, nous ne voyons pas pourquoi il n'en serait pas de même pour le poumon. Nous avons déjà exposé ces idées dans un mémoire sur l'anatomie et la physiologie du poumon[1]. Cette supposée altération épithéliale ne servirait-elle pas de point de départ à des recherches sur l'origine de quelques affections pulmonaires ? Les beaux travaux de MM. Hérard et Cornil sur la *pneumonie caséeuse*, prise autrefois pour du tubercule, ne viennent-ils pas à l'appui de ces idées ?

CHAPITRE VI.

DU SYSTÈME FIBREUX.

Dans le système fibreux sont compris tous les organes formés de tissus fibreux, ligaments, aponévroses, etc.

1. *Anatomie et Physiologie du Poumon.* Un mémoire de 106 pages avec 40 planches dans le texte, chez Delahaye.

On entend par tissu fibreux un tissu blanc ou blanc grisâtre, résistant, dépourvu d'élasticité et de contractilité, et servant presque toujours d'enveloppe ou de liens aux organes.

Préparation.—Pour la préparation des ligaments, voir les articulations; pour celle des aponévroses, voir la myologie. Les préparations microscopiques de tissu fibreux sont faciles à faire : il suffit de prendre de petits lambeaux d'un tissu fibreux quelconque, et de les étaler sous le champ d'un microscope. Du reste, les procédés employés pour la préparation du tissu conjonctif sont applicables à ce tissu. (Page 38.)

§ **1. — Siége, disposition générale.** — Le tissu fibreux est très-répandu dans l'économie. Il réunit les os dans les diarthroses et constitue les *ligaments*; il forme aussi les ligaments des amphiarthroses, et de plus, en s'interposant à leurs surfaces articulaires, il concourt à former les fibro-cartilages. Indépendamment des ligaments périphériques, il forme une sorte d'enveloppe fibreuse aux articulations mobiles. Il entre dans la constitution du *périoste*, il forme le *périchondre*. Telle est sa distribution sur le squelette.

On trouve ce tissu disposé sous forme de membranes qu'on appelle *aponévroses*. Elles se rencontrent au-dessous du tissu conjonctif sous-cutané, où elles constituent les aponévroses d'enveloppe des membres. Elles existent aussi sur le tronc, où elles sont plus minces et moins régulières. De leur face profonde, les aponévroses d'enveloppe envoient des cloisons, d'une épaisseur variable, qui divisent le membre en un certain nombre de compartiments ou régions ; on les désigne sous le nom d'aponévroses inter-musculaires ; elles entourent chaque muscle dont elles constituent la gaîne fibreuse. Cette gaîne elle-même fournit des prolongements intérieurs qui se portent dans l'épaisseur des muscles pour en séparer les faisceaux; mais déjà l'amincissement progressif de ces prolongements est devenu tel que le tissu fibreux n'est plus que du tissu conjonctif.

Au niveau des tendons, le tissu fibreux forme des *gaînes* qui se continuent avec celles des muscles, dont elles se distinguent par leur épaisseur plus considérable et par la présence d'une séreuse qui les sépare des tendons.

Dans certaines régions, ce tissu forme des membranes destinées à protéger ou à maintenir certains organes : c'est ce qu'on voit pour les *aponévroses* du cou, du périnée, de la région inguinale et de la région inguino-crurale.

Le tissu fibreux forme aussi des membranes qui doublent les grandes *séreuses*. Autour de l'arachnoïde, il forme la dure-mère; il constitue le sac fibreux du péricarde, la membrane fibreuse qui double la vaginale; on le trouve sous forme d'un mince feuillet fibreux au-dessous de la plèvre costale. Sous le feuillet pariétal du péritoine, il est réduit à l'état de tissu conjonctif.

Beaucoup de viscères sont entourés par une membrane fibreuse, exemple : capsule fibreuse du foie, du rein, du testicule, etc.

Le tissu fibreux forme la tunique externe des artères, des veines et des lymphatiques.

Dans le tube digestif, il existe une membrane continue de tissu fibreux entre les tuniques muqueuse et musculeuse. C'est ici surtout qu'on voit la transition insensible du tissu fibreux au tissu conjonctif, car cette membrane, évidemment fibreuse dans le pharynx, dont elle constitue l'aponévrose, s'amincit dans l'œsophage, dans l'estomac et surtout dans l'intestin grêle, où elle est absolument réduite à l'état conjonctif.

Le tissu fibreux entoure les nerfs sous le nom de *névrilème*.

Il forme aussi la *sclérotique* et la *cornée*.

§ 2. — Caractères du tissu fibreux. — D'une blancheur plus ou moins accentuée, le tissu fibreux se fait remarquer par sa résistance et par sa ténacité. Il est absolument dépourvu d'élasticité. Dans toutes les régions, il est en continuité avec lui-même, et les anciens s'étaient imaginés que toutes les aponévroses du corps partaient d'un point central qu'ils plaçaient dans le centre phrénique.

Le tissu fibreux, soumis à une ébullition prolongée dans l'eau, se transforme en gélatine. Il est peu hygrométrique, sa matière amorphe maintient les fibres appliquées exactement les unes contre les autres et empêche la pénétration des liquides. Aussi ce tissu ne participe-t-il à l'œdème que dans des limites extrêmement restreintes.

Les membranes fibreuses ne forment point des séparations complètes entre les régions et les organes. On voit, par exemple, que les aponévroses d'enveloppe des membres présentent des ouvertures à travers lesquelles passent des vaisseaux, des nerfs et des traînées de tissu conjonctif. C'est par ces mêmes ouvertures que l'inflammation peut se propager de la face superficielle de ces membranes à leur face profonde.

§ 3. — Structure. — Les ligaments sont quelquefois très-épais, par exemple la partie antérieure de la capsule fibreuse coxo-fémorale, qui mesure cinq à six millimètres d'épaisseur.

Les aponévroses, ordinairement minces et d'une épaisseur qui varie entre un demi-millimètre et un millimètre, sont quelquefois plus fortes, comme cela s'observe sur le côté externe de l'aponévrose fémorale, au cou-de-pied et au poignet, où elles constituent les ligaments annulaires du carpe et du tarse. Ces ligaments ne sont que des moyens de protection destinés à maintenir les tendons sous-jacents, contre l'action desquels une aponévrose ordinaire n'eût pas suffi. Les aponévroses présentent des stries verticales et transverses les régulièrement entre-croisées et indiquant le trajet des faisceaux fibreux.

Le tissu fibreux peut être considéré comme formé de tissu conjonctif condensé. On trouve dans sa composition des faisceaux fibreux qui en constituent l'élément fondamental ; on y rencontre aussi des corpuscules de tissu conjonctif, des fibres élastiques, une matière amorphe particulière et des vaisseaux.

Les *faisceaux fibreux* sont formés par des fibres de tissu conjonctif ; ils sont volumineux, très-résistants, rectilignes, visibles à l'œil nu, sous forme de stries ou de filaments blanchâtres. Ils s'entre-croisent dans tous les sens, comme dans le périoste et la dure-mère ; quelquefois, cependant, ils sont parallèles, comme dans les disques intervertébraux et la sclérotique. Leurs fibres adhèrent entre elles par l'intermédiaire de la substance amorphe.

Les *fibres élastiques* qu'on y rencontre sont petites et peu nombreuses, on en trouve une ou deux par chaque faisceau de fibres de tissu conjonctif.

Quelques *corpuscules de tissu conjonctif* se montrent çà et là au milieu des faisceaux fibreux ; la plupart s'anastomosent par leurs prolongements. (Voy. *fig.* 17.)

Les *vaisseaux* du tissu fibreux sont peu abondants dans les ligaments, tandis que certaines parties fibreuses, le périoste et la sclérotique, en sont abondamment pourvues.

Les *nerfs* font défaut dans ce tissu.

Telle serait la structure du tissu fibreux d'après les auteurs. M. Sappey est loin de partager cette manière de voir ; il a fait du tissu fibreux une étude très-approfondie, et, dans un mémoire couronné que cet habile anatomiste a présenté aux Sociétés savantes, on voit que le tissu des ligaments est tout différent de ce que l'on croyait.

D'après M. Sappey, on trouve dans le tissu des ligaments : fibres et corpuscules de tissu conjonctif, cellules de cartilage, fibres élastiques, artères et veines fort nombreuses, nerfs très-multipliés, cellules adipeuses.

1o Les *fibres de tissu conjonctif* ont la même disposition que nous avons indiquée plus haut.

2o Les *corpuscules de tissu conjonctif*, ou cellules étoilées, s'anastomosent par leurs prolongements, ordinairement perpendiculaires à la direction des faisceaux. Ces corpuscules, d'après M. Sappey, ne seraient que des cellules de cartilage déformées.

3o Les *cellules de cartilage* ont été constatées par M. Sappey dans presque tous les ligaments, surtout au voisinage de leurs insertions. Ces cellules sont nombreuses dans les ligaments interosseux ; on peut les observer très-nettement sur les ligaments latéraux de l'articulation tibio-tarsienne, le ligament rotulien et le ligament latéral interne du genou.

4° Les *fibres élastiques* se montrent sous forme de fibres de noyaux (fibres élastiques en voie de développement) et sous forme de fibres élastiques fines. Les plus volumineuses se trouvent dans les ligaments qui sont les plus riches en cellules de cartilage : ligaments croisés du genou, ligaments inter-épineux. Les fibres élastiques représentent à peine la centième partie du tissu ligamenteux ; elles coupent perpendiculairement la direction des faisceaux fibreux qu'elles semblent entourer comme des liens.

5° Les *vaisseaux* des ligaments sont si nombreux, que ces organes sont aussi vasculaires que le périoste. Les artères pénètrent dans le tissu fibreux, se divisent et se subdivisent pour donner naissance à des réseaux capillaires qui entourent les faisceaux de ce tissu. On peut constater, sur les artères qui pénètrent dans les ligaments, les trois tuniques de ces vaisseaux. Chaque artère est accompagnée par une seule veine, rarement par deux.

6° Les ligaments reçoivent un grand nombre de *nerfs*, comme le périoste. Ces nerfs accompagnent les artères, se divisent dichotomiquement sur certains points, émettent ailleurs de simples rameaux et s'anastomosent avec les nerfs voisins. Les ligaments du genou, l'interne surtout, est remarquable par l'abondance des rameaux nerveux.

7° Les *vésicules adipeuses* occupent les interstices des faisceaux fibreux et les entourent souvent.

Il va sans dire que M. Sappey n'admet pas les idées généralement reçues sur la physiologie et sur quelques points de l'anatomie pathologique des ligaments. Pour ce savant, la *sensibilité* des ligaments est très-vive, mais d'une nature spéciale, bien différente de celle des parties superficielles du corps. Cette sensibilité est très-obtuse à toutes les irritations mécaniques ; elle est, au contraire, réveillée par la torsion ou la distension des ligaments. Les douleurs de l'entorse ne tiendraient pas au tiraillement des nerfs périphériques articulaires, mais bien à celui des ligaments eux-mêmes. M. Sappey admet encore, ce qui est plus difficile à démontrer, que les phlegmasies articulaires aiguës ou chroniques exaltent cette sensibilité, qui passe à l'état de douleur la plus atroce. Il en serait de même de la goutte.

Dans les tumeurs blanches, les capillaires veineux offrent un état variqueux très-prononcé. Au bout d'un certain temps, ils exhalent de la lymphe plastique, se déchirent et laissent échapper quelques parcelles de sang (Sappey).

§ **4.** — **Développement.** — Le tissu fibreux n'étant qu'un tissu conjonctif compacte, il est évident que son développement ne diffère pas de celui de ce tissu.

§ 5. — Physiologie du tissu fibreux. — Le tissu fibreux fait, pour ainsi dire, partie du squelette, en ce sens qu'il en fixe les diverses pièces et il sert de moyen de contention à la plupart des tissus.

Très-résistant et dépourvu d'élasticité, le tissu fibreux jouit d'une insensibilité complète ; on peut, en effet, tordre en tous sens les ligaments et les aponévroses d'un animal sans déterminer chez lui la moindre douleur. Selon M. Flourens, le tissu fibreux deviendrait sensible lorsqu'il est modifié par un état pathologique. Ce que M. Flourens considère comme la règle n'est qu'un exception très-rare ; les expériences de Jobert sur les animaux et l'observation journalière des chirurgiens prouvent jusqu'à l'évidence que les tissus fibreux sont insensibles, même à l'état pathologique. Nous venons de voir les conclusions contraires de M. Sappey. L'avenir nous éclairera.

§ 6. — Applications pathologiques. — *a.* Des lésions graves peuvent résulter du défaut d'élasticité du tissu fibreux. En effet, lorsqu'il est soumis à une pression lente et continue, il finit par céder, il se distend et ne revient plus sur lui-même : c'est ainsi que se développent les *staphylômes* de la cornée et de la sclérotique.

b. Dans certains cas, cette distension devient excessive ; c'est ce que l'on observe dans les *tumeurs anévrismales* dont le sang refoule la tunique externe des artères pour s'en former une enveloppe ou *sac*.

c. La plupart des membranes fibreuses ne cèdent point aussi facilement à la distension, elles opposent aux liquides une barrière presque infranchissable. Il suffit de voir ce qui se passe au périnée, dans les *infiltrations urineuses*, dont on peut indiquer mathématiquement la marche par la seule disposition anatomique des aponévroses de cette région. Il en est de même, dans les *infiltrations sanguines* sous-aponévrotiques, qui mettent toujours un temps plus ou moins considérable avant de se montrer sous la peau ; c'est pour cela que l'ecchymose des paupières, dans les fractures de la base du crâne, est toujours tardive et précédée de l'ecchymose sous-conjonctivale (l'obstacle est ici une mince membrane fibreuse appelée ligament large des paupières). Le même phénomène s'observe à la suite de certaines fractures, du col chirurgical de l'humérus, par exemple.

d. Les tissus fibreux opposent une grande résistance à la *suppuration*. Ils guident la marche du pus, et il est rare, à moins d'une inflammation extrêmement vive, de voir ce liquide perforer une membrane fibreuse. Cette influence de la disposition des tissus fibreux sur la marche du pus est telle, qu'on peut d'avance indiquer le trajet que suivra la suppuration dans tel ou tel cas donné. C'est ainsi qu'on peut prévoir la formation d'un abcès du pli de l'aine, à la suite d'une carie des vertèbres lombaires, le pus suivant la gaîne du psoas. D'après les mêmes principes, on comprendra combien le pronostic doit varier dans les *abcès* du cou, selon qu'ils seront sous-cutanés ou sous-aponévrotiques ; dans le premier cas, peu grave, l'abcès s'ouvrira du côté de la peau ; dans le second, au contraire, le pus glissera sous la face profonde de l'aponévrose cervicale et pourra pénétrer dans le thorax en détruisant sur son passage le tissu conjonctif, et il s'infiltrera dans le médiastin.

e. La résistance des membranes fibreuses augmente souvent les difficultés du diagnostic ; dans certaines régions, elles sont si résistantes qu'il est presque impossible de percevoir la *fluctuation* d'un abcès sous-jacent, et que le chirurgien est souvent obligé d'arriver au diagnostic par le raisonnement. Dans le diagnostic des phlegmons profonds, à la cuisse par exemple, il est difficile d'obtenir la fluctuation à travers l'aponévrose fémorale. Ce sont les aponévroses qui cachent à nos moyens d'exploration les symptômes des *varices* profondes des membres et la plupart de ceux de la *phlébite* profonde, etc.

f. Toutes les fois qu'une inflammation se développe dans un organe entouré de tissu fibreux, toutes les fois qu'il se produit un épanchement sanguin un peu abondant au-dessous d'une membrane fibreuse, ces tissus résistants ne se laissent point distendre et donnent lieu à de vives douleurs, ainsi qu'à la compression des parties profondes. C'est ce qu'on désigne en chirurgie sous le nom d'*étranglement*. On l'observe par suite de la résistance de la sclérotique dans les *ophthalmies*, de la tunique albuginée dans l'*orchite*, et souvent, cet étranglement accompagne l'*anévrisme faux primitif.* C'est pour faire disparaître les douleurs de l'étranglement que Velpeau a proposé le débridement de la tunique albuginée dans l'orchite, avec la pointe d'une lancette.

g. Les *tumeurs cancéreuses,* dont la marche est envahissante, rencontrent quelquefois un obstacle dans les membranes fibreuses. Ceci est surtout remarquable dans le cancer de la peau de la verge qui n'attaque que tardivement les corps caverneux : aussi Lisfranc donnait-il le conseil de disséquer d'abord les tumeurs cancéreuses de cette région jusqu'à l'enveloppe fibreuse que l'on trouve souvent intacte.

h. Le tissu fibreux peut se rétracter. Cette *rétraction* s'observe dans deux cas : 1° sur les ligaments qui sont raccourcis dans certaines luxations, et dans la flexion permanente des articulations; 2o sur l'aponévrose palmaire. La rétraction, dans le premier cas, fait des progrès à mesure que la luxation devient plus ancienne ; elle est à peu près complète à trois ou quatre mois, et elle accompagne une distension plus ou moins considérable des ligaments qui sont tiraillés sur le côté opposé de la même articulation. La rétraction de l'aponévrose palmaire, dont on ignore absolument la cause, et que Gerdy attribuait sans raison à l'inflammation, peut s'observer chez tous les sujets. Partielle ou générale, cette rétraction plisse la paume de la main dans le sens transversal et détermine la flexion permanente d'un ou de plusieurs doigts. Cette difformité, difficile à guérir, cède quelquefois à l'action de l'iodure de potassium.

i. On a observé dans des cas, rares il est vrai, l'*ossification* des ligaments, qui peut être générale ou partielle.

On a vu plusieurs fois des sujets dont tous les ligaments articulaires étaient ossifiés, à tel point que, véritables statues, ils ne pouvaient être nourris que par des aliments plus ou moins liquides introduits dans leur bouche à travers une ouverture artificielle résultant de la brisure de plusieurs dents.

j. Lorsque le tissu fibreux est *déchiré*, il se régénère très-lentement. Il peut séjourner longtemps au milieu des tissus enflammés, au contact du putrilage des tumeurs blanches, sans subir d'altération ; à la longue, cependant, il finit par se laisser imbiber et par se distendre : c'est ce qu'on observe dans les ligaments du genou, à la suite de certaines hydarthroses et tumeurs blanches.

k. Les gaines fibreuses, dont nous avons parlé, sont plus ou moins résistantes. Autour des tendons arrondis, elles forment des tubes dans lesquels les premiers glissent. Dans les amputations, il faut placer le moignon sur un point déclive, pour éviter les *fusées purulentes* qui ne manqueraient pas de se produire, sans cette précaution, dans les gaînes tendineuses. Dans les entorses, et même dans les mouvements exagérés des articulations, sans entorse, on peut observer la *luxation* des tendons et la rupture de leur gaîne fibreuse. Il n'est pas rare d'observer cette lésion sur les tendons des muscles péroniers latéraux. Je l'ai vue dernièrement dans le service de M. Maisonneuve, chez un garçon de peine qui s'était luxé les tendons des muscles radiaux. On voit souvent à la suite de ces luxations, comme cela existait chez ce malade, l'inflammation consécutive de la séreuse tendineuse, c'est-à-dire la *ténosite crépitante* ou *aï*.

l. Le tissu fibreux peut devenir le siége d'*hypergenèse* et former des tumeurs appelées *fibrômes*. Elles comprennent les corps fibreux de l'utérus et les tumeurs fibreuses proprement dites, dans lesquelles rentrent les polypes naso-pharyngiens. Quelques auteurs font rentrer dans les fibromes les tumeurs du tissu conjonctif et les tumeurs fibro-plastiques (*Voyez* tissu conjonctif).

Les *tumeurs fibreuses* peuvent se montrer dans tous les points de l'économie ; elles sont constituées par des faisceaux de tissu fibreux entre-croisés et souvent enroulés sur eux-mêmes. Ces fibres ont les mêmes caractères que celles du tissu fibreux et sont réunies par une matière amorphe, grisâtre et granuleuse. Le tissu des tumeurs fibreuses, peu vasculaire, atrophie souvent, en se développant, les tissus voisins. On trouve quelquefois au centre de ces tumeurs de petits kystes et des incrustations calcaires.

Les *corps fibreux* de l'utérus sont un peu différents : ils renferment bien des faisceaux fibreux et de la matière amorphe, mais ces faisceaux sont accompagnés par une grande quantité de fibres musculaires de la vie organique ou fibres-cellules disposées parallèlement à eux. La proportion des fibres musculaires varie et peut dépasser la moitié du volume de la tumeur.

CHAPITRE VII.

DU SYSTÈME GLANDULAIRE.

Le système glandulaire est formé par une quantité innombrable d'organes, de volume varié, qui portent le nom de glandes.

Les *glandes* ou *organes glandulaires* sont annexées à l'appareil de la circulation, dont elles extraient des principes qui doivent être rejetés au dehors ou rentrer dans la circulation après avoir joué un rôle plus ou moins important.

Ces organes sont très-répandus dans l'économie ; ils présentent entre eux une grande analogie de structure et de fonction : aussi se prêtent-ils à une étude générale qui n'offre point de grandes difficultés.

Au point de vue physiologique, on pourrait, à l'exemple de M. Robin, diviser ces organes, encore appelés parenchymes, en deux groupes : les *parenchymes glandulaires* et les *parenchymes non glandulaires*.

Les premiers fabriquent de toutes pièces des principes immédiats qui n'existent pas dans le sang et qui sont formés dans l'épaisseur même de la paroi de l'élément glandulaire. Dans ce groupe rentrent presque toutes les glandes du corps : c'est ainsi que la ptyaline prend naissance au fond des culs-de-sac des glandes salivaires, la pepsine dans les glandes de l'estomac, etc.

Les parenchymes non glandulaires prennent dans le sang des principes tout formés qu'ils rejettent au dehors , jouant ainsi le rôle de filtres intelligents qui ne prennent au liquide sanguin que certaines substances déterminées. Le rein appartient à ce groupe ; cet organe ne forme, en effet, aucun produit particulier, car tous les éléments de l'urine sont primitivement contenus dans le sang.

Au point de vue anatomique, groupons tous ces organes, et, sans avoir égard à la division précédente, nous établirons une autre division basée sur la conformation de l'élément glandulaire , et non sur la structure que nous montrerons identique dans toutes les glandes.

Disons d'abord que toutes les glandes ont pour caractère commun de renfermer une grande quantité d'épithélium. Ces organes sont très-vasculaires. Lorsqu'ils sont le siége de blessures ou qu'une partie de leur substance est détruite , leur tissu ne se régénère pas, et il se produit une cicatrice qui prend son origine dans le tissu conjonctif.

§ 1. — Division des glandes. — La division des glandes, depuis si longtemps connue, est peu importante, car elle n'est basée ni sur une différence de structure des éléments glandulaires, ni sur une différence dans leur rôle physiologique. Cette division repose uniquement sur une différence fort légère dans la disposition anatomique de ces organes. C'est ainsi qu'on a admis des glandes en grappe, des glandes en tube et des glandes folliculeuses ou vasculaires sanguines.

1º *Glandes en grappe.* — On a appelé glandes en grappe celles dans lesquelles la partie sécrétante de la glande est disposée aux extrémités des conduits excréteurs , de la même manière que les grains de raisin sont disposés aux extrémités des ramifications de la grappe qui les supporte. Si la glande présente un grain, *acinus*, ou un petit nombre de grains, c'est une glande en grappe simple ; s'il en existe un grand nombre dont les canaux convergent vers un conduit principal, c'est une glande en grappe composée. (Fig. 42.)

Parmi les glandes en grappe simple , on décrit celles de l'œsophage, les glandes sébacées, etc.

Parmi les glandes en grappe composée, nous trouvons le pancréas, les glandes salivaires, le foie, le poumon.

2º *Glandes en tube.* — Lorsque la portion sécrétante de la glande est formée par un assemblage de tubes plus ou moins ramifiés , plus ou moins longs , la glande est dite en tube : testicule, reins , etc. La glande en tube peut être simple et formée par un seul tube, tantôt droit, comme dans les glandes de l'estomac , tantôt contourné et flexueux, comme dans les glandes sudoripares et cérumineuses. (Fig. 34.)

3º *Glandes vasculaires sanguines.* — Le troisième groupe, admis dans la division des glandes, est constitué par des organes spéciaux ,

80 . ANATOMIE.

appelés glandes vasculaires sanguines ou folliculeuses. Elles se distinguent de celles des autres groupes par l'absence de conduits excréteurs, mais elles s'en rapprochent par la grande quantité de

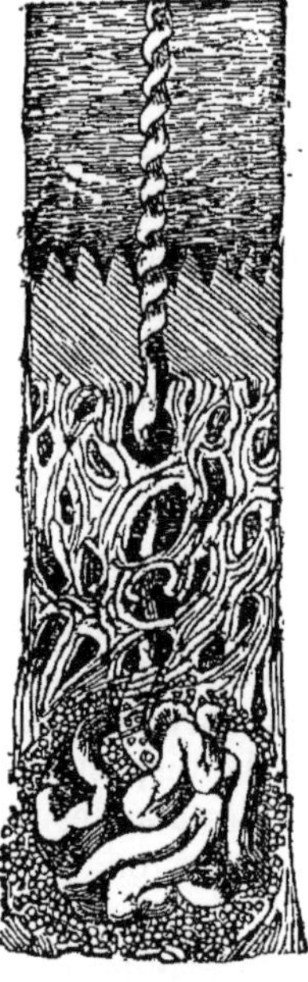

FIG. 34.

Montrant une glande en tube flexueux (glande sudoripare).

sang qu'elles reçoivent, et surtout par la structure intime de leur élément glandulaire. Ces organes sont donc, à juste titre, décrits parmi les glandes. Dans ce groupe se rencontrent la rate, le corps thyroïde, le thymus, les ganglions lymphatiques, etc.

4° *Glandes séreuses.* — A ces trois espèces de glandes on pourrait en ajouter une quatrième, constituant un groupe nettement séparé des autres par la disposition anatomique des organes qui le constituent. Ce sont les glandes séreuses, présentant la même structure que les trois groupes précédents, dont elles ne diffèrent que par leur disposition en forme de membranes étalées. On ne peut se refuser à admettre ce groupe, car les membranes séreuses présentent la structure des éléments glandulaires, c'est-à-dire une paroi propre doublée à l'intérieur d'une couche épithéliale et à l'extérieur d'une couche vasculaire. Si l'on considère, en outre, que ces membranes fournissent un liquide au niveau de la face épithéliale, on devra admettre l'existence de ces glandes, dépourvues de conduits excréteurs, comme les glandes vasculaires sanguines.

Cette division permettrait d'envisager ces organes à un point de vue plus général qu'on ne l'a fait jusqu'à ce jour, et de les définir ainsi

*On appelle glandes, des organes ayant la forme d'une mem-
brane revêtue d'une couche d'épithélium sur l'une de ses faces et
d'un réseau vasculaire sur la face opposée ; que cette membrane
soit étendue en surface comme les séreuses ; qu'elle soit divisée
en petites sphères, comme dans les glandes folliculeuses ; qu'elle
ait la forme de tubes ou bien celle de cavités présentant des culs-
de-sac sur leur paroi, comme dans les glandes en tubes et en
grappe.*

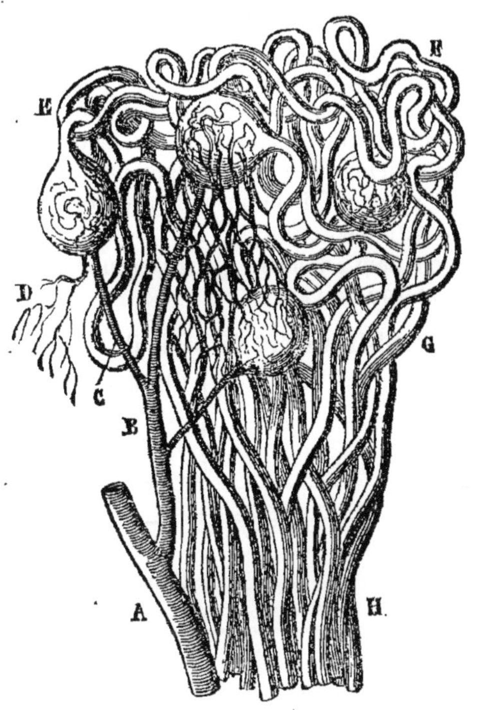

Fig. 35.

Glande composée à tube flexueux (rein). On y voit les tubes avec leur renflement
terminal et les vaisseaux se rendant au renflement pour constituer le glomérule de Malpighi.

Les nombreuses séreuses splanchniques, plèvre, péricarde, péritoine, arachnoïde, tunique vaginale, sont, par conséquent, des
glandes fournissant un liquide particulier. Les séreuses articulaires
ou synoviales sont également des glandes sécrétant la synovie. Envisageant les synoviales de la sorte, nous ne pouvons admettre, à la
manière de quelques auteurs, l'existence d'une couche d'épithélium
sur les cartilages articulaires. En effet, la couche épithéliale ne paraît
nécessaire que sur les points où se fait la sécrétion   et personne ne

3*

voudrait, croyons-nous, admettre que la synovie fût sécrétée par les cartilages qui revêtent les os au niveau des articulations. Notre manière de voir exclut également de la structure des synoviales ces glandules, que quelques auteurs ont décrites dans l'épaisseur de ces membranes, et dont M. le professeur Robin a déjà fait justice, en montrant que ces prétendues glandes ne sont autre chose que des dépressions de la membrane synoviale à travers des éraillures des tissus sous-jacents.

Du reste, comment ne pas admettre l'existence de glandes séreuses, lorsqu'on examine le liquide qu'elles sécrètent, la synovie, par exemple? Si ces membranes ne sécrétaient point comme les autres glandes, le liquide contenu dans les articulations aurait la consistance de la lymphe, du plasma du sang, et il serait dépourvu de cette consistance particulière qui indique un liquide spécial, et conséquemment, un rôle actif de la paroi synoviale, prenant dans le sang les éléments de cette sécrétion.

En résumé, on peut admettre quatre groupes de glandes, représentés dans le tableau suivant :

CLASSIFICATION DES GLANDES.

1er GROUPE. Glandes en grappe.	Simple.		Glandes de Littre ou de Morgagni. — sébacées. — de Meïbomius. — conjonctivales. — de la muqueuse respiratoire. — — œsophagienne — — pharyngienne
	Composée. (Fig. 41 et 42.)		Glandes salivaires. — de Brunner. — mammaires. — lacrymales. — de Méry ou de Cooper. — vulvo-vaginales. Prostate. Foie. Pancréas. Poumon.
2e GROUPE. Glandes en tube.	Simple. (Fig. 37.)	Tube droit.	Glandes de l'estomac. — de l'intestin grêle. — du gros intestin. — de l'utérus. — du canal déférent.
		Tube enroulé.	Glandes sudoripares. — cérumineuses.
	Composée. (Fig. 38.)		Testicules. Reins.

3ᵉ GROUPE.

Glandes folliculeuses
ou
Vasculaires sanguines.
(Fig. 40.)

Rate.
Thymus.
Corps thyroïde.
Capsules surrénales.
Ganglions lymphatiques.
Glandes de Peyer.
Amygdales.
Corps pituitaire.

4ᵉ GROUPE.

Glandes séreuses.

Arachnoïde.
Plèvre.
Péricarde.
Péritoine.
Tunique vaginale.
Synoviales.
Endocarde et tunique interne des vaisseaux.
Membrane de Descemet.
Membranes de l'oreille interne.

D'après notre définition des glandes, il faut séparer les séreuses sous-cutanées et les séreuses tendineuses des vraies séreuses, avec lesquelles elles n'ont aucune connexion. En effet, ces cavités se développent par suite de frottements et deviennent d'autant plus vastes que ces frottements sont plus énergiques ou plus fréquemment répétés ; elles ne sont qu'un agrandissement des mailles du tissu cellulaire, un résultat de la déchirure de quelques cloisons de ce tissu. On sait aussi qu'elles sont dépourvues d'épithélium et de vaisseaux spéciaux, attributs des glandes. Enfin on ne trouve aucune membrane limitant leur paroi, et leur cavité ne présente aucun liquide. C'est donc d'après l'apparence que présente la portion sécrétante de telle ou telle glande, qu'on a donné à cette glande le nom de glande en grappe, de glande en tube ou de glande folliculeuse. Démontrons leur identité, et par conséquent le peu d'importance de cette division, que nous conservons seulement comme moyen d'étude.

§ 2. — Structure. Membrane type représentant toutes les glandes. — Quelle que soit la glande que l'on examine, si l'on étudie l'élément glandulaire, on peut, dans tous les cas, le ramener au même type, et ce type est représenté par une membrane mince, ayant sur l'une de ses faces une couche épithéliale, et sur l'autre, des vaisseaux capillaires disposés en réseau (Fig. 36).

La structure des éléments glandulaires est partout la même. — Toutes les glandes, disons-nous, doivent être ramenées par la pensée à une membrane type : en effet, ces organes ne sont autre chose qu'une surface sécrétante plus ou moins vaste, repliée sur elle-même, et, pour ainsi dire, condensée en un point de l'organisme, surface de laquelle suinte le produit de la sécrétion. Cette membrane est conformée de telle façon qu'elle .représente, tantôt des grains plus ou moins parfaits, tantôt des tubes plus ou moins flexueux, tantôt enfin de petites cavités closes. On évalue la surface sécrétante d'un rein à 9 mètres carrés.

La figure 36 montre étalée la membrane type, qui peut donner une idée de toute glande. La face supérieure, formée d'épithélium, représente la couche épithéliale de l'élément glandulaire ; la couche sous-jacente représente la paroi propre de cet élément ; enfin les ramifications vasculaires qui sont placées au-dessous montrent le réseau vasculaire sur la surface extérieure de la paroi.

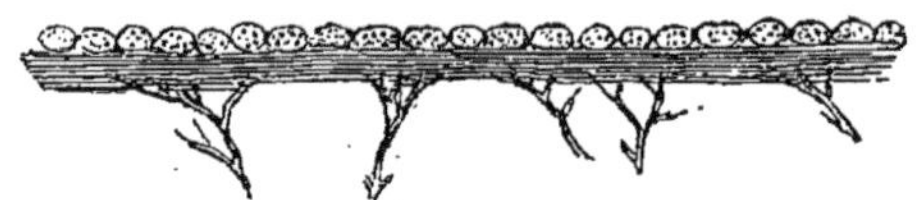

FIG. 36.

Élément glandulaire étalé sous forme de membrane. La paroi propre est revêtue d'une couche d'épithélium, du côté de la surface sécrétante, et reçoit des vaisseaux par sa surface adhérente.

Si nous comparons cette membrane aux éléments glandulaires des trois espèces de glandes, nous voyons :

1° Que la glande folliculeuse a une structure identique : c'est-à-dire, à l'intérieur, une couche épithéliale ; à l'extérieur, des vaisseaux, et, entre la couche épithéliale et la couche vasculaire, une

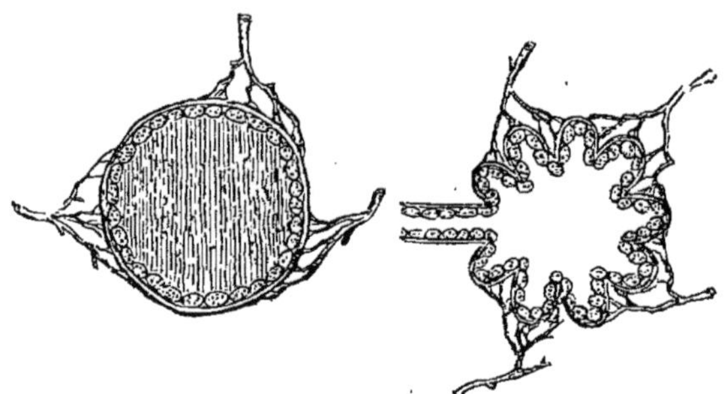

FIG. 37. Membrane glandulaire revêtant la forme d'une sphère (follicule clos).

On y distingue : 1° les vaisseaux , en dehors de la paroi ; 2° l'épithélium, à l'intérieur ; 3° la paroi propre. Le liquide sécrété remplit le follicule, et sortira par exhalation, ou rupture de la paroi.

FIG. 38. Membrane glandulaire revêtant la forme d'une cavité pourvue de culs-de-sac (acinus).

Cet acinus, élément des glandes en grappe, est constitué par la paroi propre, l'épithélium à l'intérieur et les vaisseaux en dehors.

paroi propre. L'élément *follicule clos* diffère donc de la membrane type en ce que cette membrane repliée sur elle-même forme une cavité close. Nous verrons que la sécrétion se fait ici comme dans les autres glandes, c'est-à-dire sur la surface épithéliale.

2º. Que la structure de la glande en tube n'en diffère en aucune façon. En effet, le tube possède une paroi propre, comme la membrane type et le follicule clos ; cette paroi est revêtue à l'intérieur par une couche d'épithélium, à la manière de la membrane type et du follicule clos ; enfin, de même que ces derniers, le tube présente un réseau vasculaire à la surface extérieure de la paroi propre.

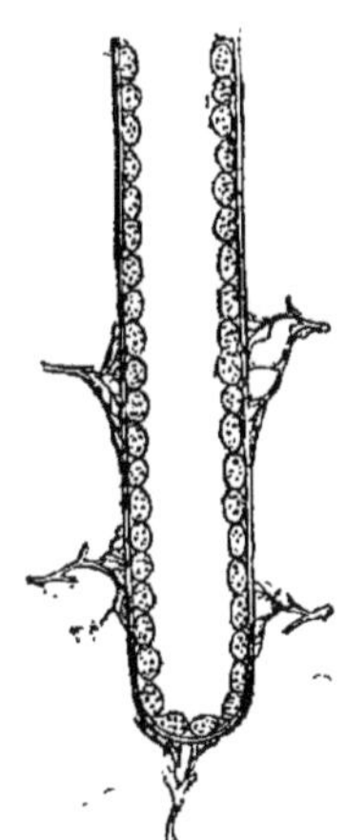

FIG. 39.

Membrane glandulaire revêtant la forme d'un tube. On voit l'épithélium à l'intérieur et les vaisseaux en dehors.

3º Que la glande en grappe présente une structure identique à celle de toutes les autres. La paroi propre de la glande en grappe revêt la forme d'un tube renflé à son extrémité terminale et présentant, à l'intérieur de ce renflement, des dépressions ou culs-de-sac glandulaires, analogues aux alvéoles d'un gâteau de ruche d'abeilles. Cette paroi propre, revêtue intérieurement d'épithélium, et à l'extérieur d'un réseau de vaisseaux, ne diffère nullement des éléments glandulaires ayant forme de tubes ou de follicules. (Fig. 38.)

Les organes glandulaires présentent donc une identité de structure dans leur portion sécrétante. L'épithélium qui recouvre la surface intérieure des éléments glandulaires, la paroi propre de ces éléments, le sang qui est porté sur leur surface extérieure, sont-ils différents dans les diverses glandes? Ont-ils une influence sur la variété des produits sécrétés? C'est ce qu'il est impossible de dire dans l'état actuel de la science, et ce que nous apprendront peut-être les progrès de la chimie et de la physiologie. (*Voy.* sécrétion.)

§ 3. — Caractères généraux des glandes. — Jusqu'à présent, nous avons fait connaître la division des glandes, signalé le peu d'importance qu'il faut y attacher, et ramené tous les organes glandulaires à l'unité, en prouvant qu'en définitive, quelles que soient leur forme et leur disposition anatomique, tous ces organes peuvent être réduits à une membrane particulière doublée d'épithélium sur l'une de ses faces et d'un réseau vasculaire sur la face opposée. Nous allons maintenant, pour compléter cette étude, examiner quels sont les caractères communs de disposition anatomique appartenant à chaque groupe de glandes.

1° Les *glandes séreuses* présentent des caractères qui seront décrits dans le système séreux.

2° Les *glandes en tubes*, qui comprennent le rein, le testicule, les glandes sudoripares, etc., ne se prêtent point à une description commune. (*Voyez* chacune de ces glandes.)

3° Quant aux *glandes vasculaires sanguines*, elles se distinguent en ce qu'elles sont complétement dépourvues de canaux excréteurs. Elles s'éloignent ainsi des glandes, dont elles se rapprochent par d'autres caractères. Comme les autres glandes, elles sont très-vasculaires ; comme elles aussi, elles présentent une paroi propre pourvue d'épithélium et de vaisseaux, et elles sécrètent un produit qui est porté dans le sang.

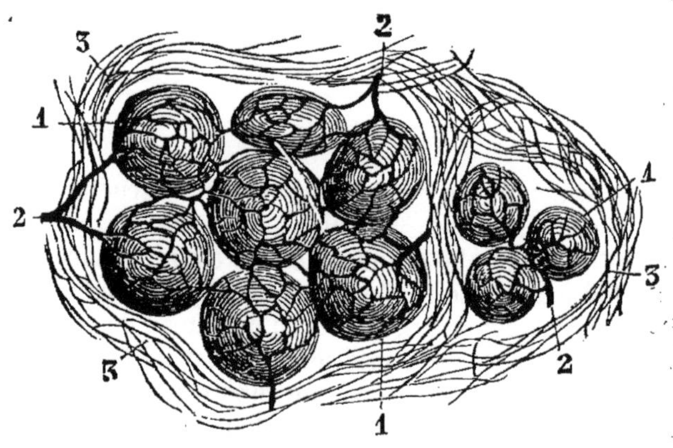

Fig. 40.

Deux lobules de glande vasculaire sanguine (corps thyroïde). — 1, 1, 1, vésicules closes. — 2, 2, 2, leurs vaisseaux.—3, 3, 3, cloisons celluleuses entourant les lobules.

La rate, le corps thyroïde et le thymus, etc., rentrent dans ce groupe, et ce qui distingue toutes ces glandes, c'est la présence de petits organes appelés follicules clos. Ce follicule, qui est l'élément fondamental des glandes vasculaires sanguines, mesure de $0^{mm},1$

à 1mm. Il est situé au milieu des éléments de la glande , et il reçoit les capillaires sur sa périphérie. Dans quelques-unes de ces glandes, les vaisseaux pénètrent jusqu'au centre des follicules pour se ramifier entre les éléments épithéliaux.

4° Les *glandes en grappe* sont celles dont les caractères anatomiques sont les mieux tranchés. Nous avons vu qu'en dernière analyse, la glande en grappe représente un acinus (de αχινος, grain de raisin) placé à l'extrémité d'un tube. Ainsi constitués, ces éléments forment la glande en grappe simple, comme les glandes de l'œsophage, de la trachée, etc.

Dans la glande en grappe composée, il y a plusieurs acini et il peut en exister un très-grand nombre, d'où partent des conduits qui convergent pour donner naissance à un canal excréteur commun. Toutes ces glandes ont entre elles la plus grande analogie, et on peut leur distinguer deux portions : l'une sécrétante et profonde, formée par le tissu propre de la glande, et l'autre, excrétante, constituant un système de canaux ramifiés.

La *portion sécrétante* d'une glande en grappe est composée de tous les petits grains granduleux, ou acini de l'organe, et d'une foule de petits tubes de même structure que les acini. L'acinus n'est pas un cul-de-sac ; ce n'est pas l'extrémité fermée du canal excréteur, comme le croyait Malpighi, mais la réunion de plusieurs culs-de-sac microscopiques. Ces culs-de-sac, dont le nombre varie de 5 à 50 , s'ouvrent dans un petit conduit, dit *sécréteur* , et sont entourés d'une mince couche de tissu conjonctif et de fibres musculaires de la vie organique qui donnent à leur ensemble l'aspect d'un petit grain. La mince couche de tissu lamineux et musculaire qui les entoure ne s'enfonce presque pas entre les culs-de-sac, qui sont juxtaposés. Les vaisseaux sanguins se trouvent dans cette couche et ne pénètrent pas entre les culs-de-sac; ils forment des mailles plus ou moins serrées selon les glandes. Les acini sont séparés les uns des autres par du tissu conjonctif, dans lequel on rencontre quelques fibres musculaires de la vie organique, et souvent quelques cellules adipeuses.

La paroi propre des culs-de-sac de l'acinus a une épaisseur variable d'une glande à l'autre; elle est tapissée à sa face interne par un épithélium qui, quelquefois, remplit complétement la cavité. La texture du conduit sécréteur est identique à celle du cul-de-sac.

Dès que les conduits sécréteurs provenant des culs-de-sac glandulaires se réunissent pour former le conduit excréteur commun, la texture n'est plus la même. Le conduit excréteur est formé en effet par une couche de tissu conjonctif, avec une plus ou moins grande quantité de fibres élastiques. Il est ordinairement pourvu de fibres musculaires. A la face interne du conduit excréteur, on trouve une simple couche épithéliale, mais il n'y a pas de muqueuse.

L'épithélium est toujours différent de celui qui tapisse les conduits sécréteurs et les culs-de-sacs glandulaires.

D'après la disposition du conduit excréteur qui se ramifie de plus en plus à mesure qu'il s'enfonce dans l'épaisseur de la glande, d'après l'existence de petits tubes sécréteurs particuliers faisant suite aux dernières divisions des canaux excréteurs, et se terminant aux acini, ou renflements bosselés, on est autorisé à comparer l'ensemble de toutes ces parties à une grappe de raisin. Les grains et leurs petits pédicules représentent les acini et les tubes sécréteurs tandis que les canaux excréteurs sont représentés par les diverses ramifications qui supportent les pédicules des grains.

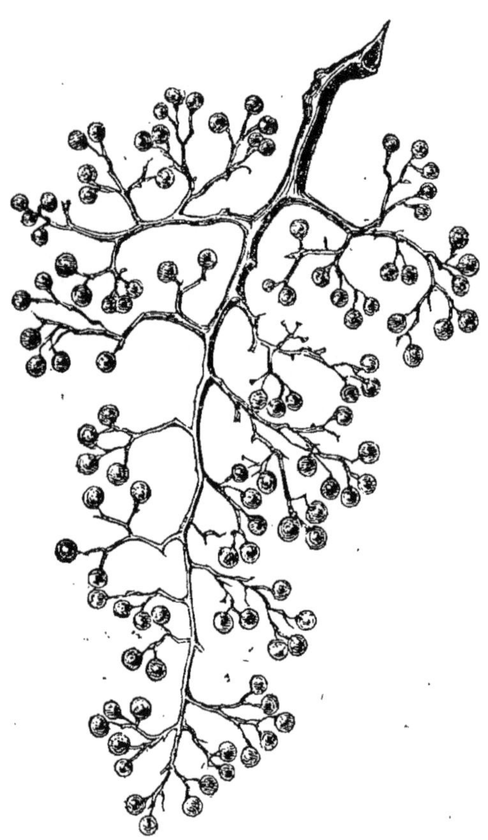

FIG. 41.

Grappe de raisin. L'axe principal, les axes secondaires et tertiaires représentent la portion excrétante d'une glande en grappe ; les grains et leurs pédicules constituent la portion sécrétante, c'est-à-dire acini et tubes sécréteurs.

Cette comparaison s'applique également au poumon dont la structure est identique à celle d'une glande en grappe. Si les acini des glandes et du poumon étaient arrondis et n'affectaient pas une forme polyédrique par suite de la pression réciproque qu'ils exercent les uns sur les autres, la comparaison serait parfaite. Si nous prenons une de ces glandes au hasard, le poumon ou le pancréas, par exemple, nous voyons cette analogie frappante que présente la glande avec une grappe de raisin. (Fig. 41 et 42.)

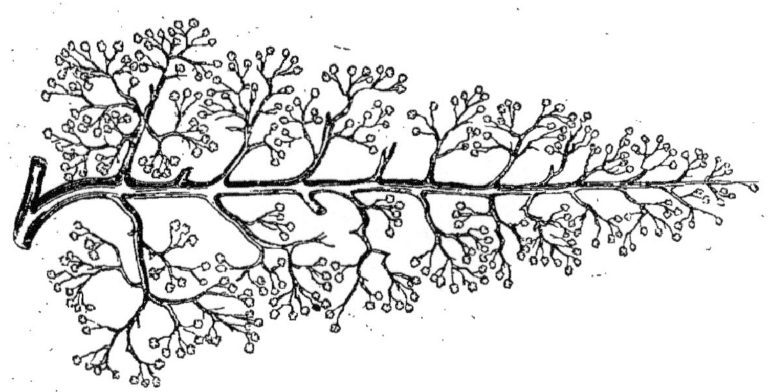

FIG. 42. — Schéma d'une glande en grappe (pancréas).

On y voit les acini, les tubes sécréteurs et les canaux excréteurs, qui forment, par leur réunion, le canal principal ou de Wirsung. On y voit aussi la réunion de ce canal avec le canal cholédoque à leur terminaison. — Analogie de cette glande en grappe avec une grappe de raisin et un poumon.

Si, au lieu de considérer la glande avec les grains isolés, on l'examine dans son ensemble comme dans la fig. 43, qui nous montre un lobule de glande mammaire, nous voyons que les acini, réunis et comprimés les uns contre les autres, présentent une grande analogie avec un raisin dont les grains très-serrés se comprimeraient réciproquement.

Nous avons déjà vu que les acini sont entourés par une couche de tissu conjonctif contenant quelques fibres musculaires de la vie organique. Plusieurs acini se réunissent en envoyant leurs tubes sécréteurs sur un petit conduit excréteur commun pour former un lobule. Les lobules sont séparés les uns des autres par des cloisons un peu plus épaisses; réunis en groupe, ils forment des lobes, dont la réunion constitue la glande proprement dite. (Fig. 43.)

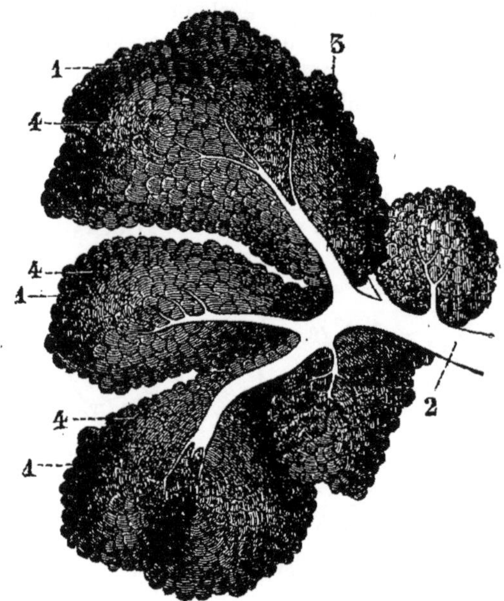

FIG. 43. — Lobe de la glande mammaire, d'après Kölliker.

1, 1, 1. Lobules bosselés de la glande.— 2. Canal excréteur. — 3. Ramifications de ce canal dans les lobules. — 4, 4, 4. Culs-de-sac de la glande formant une surface bosselée.

M. Kölliker admet en outre l'existence d'une autre espèce de glandes dont le tissu serait uniquement constitué par des cellules en forme de réseaux. Le foie constituerait pour lui l'unique glande

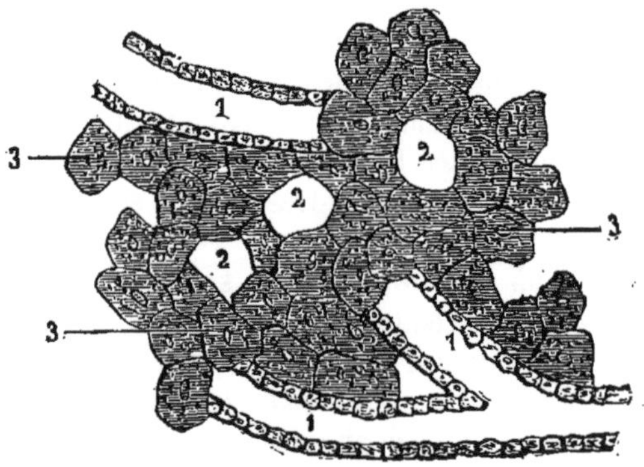

FIG. 44.

Figure schématique du tissu propre du foie, d'après Kölliker. — 1, 1, 1. Tubes sécréteurs du foie avec leur revêtement épithélial. — 2, 2, 2. Espaces dans lesquels passaient des vaisseaux. — 3, 3, 3. Réseaux de cellules hépatiques.

de ce groupe (*Voyez* fig. 44). Nous verrons à l'article Foie que tous les savants sont loin d'admettre ces idées.

§ 4. — Physiologie. — Les organes glandulaires ont pour fonction de former les divers liquides de sécrétion.

Lorsque notre pensée s'arrête aux phénomènes intimes de la nutrition, que voyons-nous ? Tous nos organes, tous nos tissus arrosés par une quantité infinie de petits canaux chargés de distribuer à ces organes, à ces tissus, le suc nourricier, la partie liquide du sang, celle qui sert à leur genèse, à leur accroissement, à leur rénovation.

Dans les rapports du fluide nourricier et des éléments constituants de nos tissus, il se passe des réactions chimiques qui développent du calorique, source de la chaleur animale, qu'autrefois on regardait comme produite dans le poumon, alors qu'on s'imaginait que la respiration était une combustion. Au contact du fluide nourricier et des tissus, il ne se produit pas seulement de la chaleur, mais aussi un échange de matériaux, les uns pris au sang par les organes, les autres rejetés dans le sang par ces mêmes organes. Telles sont l'*assimilation* et la *désassimilation*.

Le sang, en retour vers le cœur, est chargé, de même que les vaisseaux lymphatiques, des produits de désassimilation dont l'organisme tend à se débarrasser. Dans ces produits, les uns sont fixes, les autres volatils. De nombreux organes, les glandes, sont annexés à l'appareil de la circulation ; ils sont chargés de l'élimination des matériaux qui ne peuvent plus servir à la nutrition de l'individu. Certaines glandes éliminent du sang les produits fixes ; d'autres éliminent les produits gazeux, volatils. La glande pulmonaire (poumon), et les petits poumons de la peau (glandes sudoripares), sont les voies d'élimination des produits volatils, tandis que les autres produits passent par toutes les autres glandes.

Parmi les liquides sécrétés, les uns, comme nous l'avons déjà vu, sont rejetés au dehors, tandis que les autres sont repris par l'absorption. Cette différence dans la destination des liquides a fait diviser les sécrétions en *récrémentitielles* et *excrémentitielles*. On les a divisées aussi en *continues*, *rémittentes* et *intermittentes* : l'urine appartient aux sécrétions continues, la salive est une sécrétion rémittente, puisqu'elle présente une surexcitation de la sécrétion à certains moments déterminés ; enfin, le suc pancréatique, qui n'est sécrété qu'au moment de la digestion, est une sécrétion intermittente.

Mécanisme de la sécrétion.

Le sang passe des artères dans les capillaires des glandes et circule sur la paroi des éléments glandulaires avant de revenir par les veines. Il est très-probable, et cela a été démontré pour quelques glandes, que le sang en retour n'a pas la même composition que celui qui est porté par l'artère. Pendant que le liquide nourricier circule dans les capillaires de la glande, il se produit un phénomène particulier. La partie liquide du sang, ou plasma, sort par exhalation à travers la paroi des capillaires, et traverse la paroi propre de l'élément glandulaire pour se mettre en contact avec l'épithélium qui tapisse ces éléments. En traversant la paroi glandulaire et la couche épithéliale, le plasma du sang a subi une transformation; ici, il est changé en salive; là, il forme la bile.

Parmi les matériaux qui entrent dans la composition du liquide sécrété, il en est qui viennent incontestablement du sang, de sorte qu'on est obligé de douer le tissu glandulaire de la propriété particulière de choisir dans le sang les éléments qui conviennent au produit de sa sécrétion. Quelques-uns des principes qui concourent à la formation du liquide sécrété n'existent point tout formés dans le sang. On est bien forcé d'admettre que, indépendamment de la propriété élective que possède la glande, cet organe est aussi doué de la faculté de créer certains principes.

Il est difficile de se prononcer sur la cause qui fait que les liquides de sécrétion sont si différents, lorsque la structure des éléments est partout identique. Il nous répugne d'admettre que cette différence tienne au liquide contenu dans les capillaires sanguins, et nous ne comprenons pas qu'il puisse exister une différence de composition dans le sang des divers capillaires, qui le reçoivent directement du système artériel où il marche avec tant de rapidité.

La cause de la différence des liquides de sécrétion réside-t-elle dans la paroi propre du cul-de-sac de la glande ou dans l'épithélium? Nous penchons vers cette dernière hypothèse et pour plusieurs raisons. Il est remarquable de voir toutes les glandes, sans exception, revêtues profondément, remplies même de cellules épithéliales, au point qu'on pourrait les ranger parmi les tissus épithéliaux. Kölliker, Goodsir et Luschka, et la plus grande partie des physiologistes, admettent qu'au moment de la sécrétion, il se développe, au fond des culs-de-sac glandulaires, des cellules particulières de sécrétion qui se détruisent dans le cul-de-sac de la glande même, et dont la dissolution donne au liquide ses propriétés. (Fig. 45.) Nous savons, d'un autre côté, que certaines glandes se dépouillent de leur épithélium pendant la sécrétion, de sorte que ces organes ne présentent leur revêtement épithélial qu'au moment du repos.

Rôle de l'épithélium.

N'est-il pas plus simple et plus logique d'admettre, en considérant la facile reproduction des cellules épithéliales, que la cellule de sécrétion signalée par M. Kölliker dans l'élément de la glande, n'est autre chose qu'une cellule épithéliale, naissant pour se dissoudre aussitôt après ? Ceci nous expliquerait pourquoi l'épithélium se détache des glandes salivaires et de la mamelle pendant la sécrétion.

Ce qui semble prouver que la différence des liquides sécrétés tient à la nature de l'épithélium et à sa dissolution, c'est que : 1° on ne trouve pas dans le lait et dans la salive, au moment où la sécrétion est la plus active, une quantité de cellules épithéliales en rapport avec celles qui se détachent des culs-de-sac : nous avons souvent recueilli de la salive à l'embouchure même du canal de Warthon, et nous avons constaté quelques cellules isolées, presque toutes d'épithélium cylindrique, provenant sans doute du conduit salivaire ; 2° lorsque, après avoir fait passer une injection d'eau pure dans les vaisseaux d'une glande salivaire, et dans le conduit excréteur de cet organe, on laisse macérer le tissu glandulaire dans l'eau, celle-ci prend les caractères de la salive.

Action élective des glandes.

Une propriété très-singulière est dévolue au tissu glandulaire. Chaque glande, en effet, choisit dans le plasma du sang les éléments qui lui conviennent : le rein prend l'urée qui ne passe par aucune autre glande ; le poumon et les glandes sudoripares à l'état de repos sécrètent des gaz. Cette propriété élective des glandes ne s'exerce pas seulement sur les éléments contenus dans le sang, mais aussi sur les substances médicamenteuses et toxiques. C'est ainsi que le foie s'empare du phosphore et des préparations de plomb, le rein du nitrate de potasse et de l'iodure de potassium, les glandes salivaires des sels mercuriaux, le poumon de toutes les substances gazeuses et volatiles introduites dans le sang, éther, chloroforme, ail, alcool.

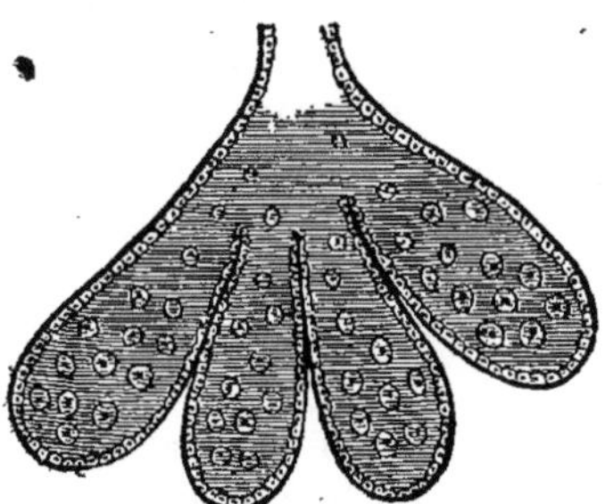

Fig. 45.

Culs-de-sac glandulaires avec leur revêtement épithélial montrant la formation des corpuscules qui se développent pour disparaître ensuite pendant la sécrétion.

Il est extrêmement probable que cette propriété spéciale de la glande dépend de la nature de son épithélium. On comprend maintenant pourquoi nous avons admis un groupe d'épithélium formateur (*Voy.* épithélium). Les cellules épithéliales des-culs-de-sac glandulaires nous rappellent les globules de ferment et le rôle qu'ils jouent dans la transformation d'un liquide au moment de la fermentation. Pourquoi ne pas assimiler la sécrétion à la fermentation?

Liquides sécrétés.

La quantité de liquide sécrété par une glande est subordonnée à l'étendue de la surface de sécrétion des culs-de-sac glandulaires et à la richesse vasculaire de l'organe [1].

Progression du liquide sécrété.

Le liquide, une fois sécrété, s'accumule dans les culs-de-sac glandulaires et finit par remplir complétement les conduits de l'organe. L'évacuation des produits de sécrétion se fait donc, en partie, en vertu de cette impulsion que les nouvelles portions de liquide sécrété impriment aux plus anciennes : cette force, qui fait aussi cheminer le sang dans les capillaires et dans les veines, est nommée *vis à tergo*. Quelques canaux excréteurs présentent dans leur paroi de fibres musculaires qui, par leur contraction, aident à chasser le liquide. La contraction des muscles joue quelquefois aussi un rôle dans cette fonction. Dans les glandes qui sont pourvues de réservoirs, les parois de ces organes se contractent pour chasser le liquide.

Action du système nerveux.

Le système nerveux exerce une grande influence sur la sécrétion. Si l'on coupe tous les nerfs d'une glande, les qualités du liquide sécrété sont altérées ; les lésions de la moelle rendent l'urine limpide comme de l'eau ; la piqûre du plancher du quatrième ventricule augmente la formation du sucre dans le foie ; si l'on coupe les deux pneumo-gastriques, la formation du sucre s'arrête.

Les émotions morales ont aussi de l'influence sur les sécrétions : la vue ou l'idée d'un aliment active la sécrétion de la salive ; la présence de l'enfant fait monter le lait dans les mamelles de la mère ; la joie et la douleur font couler les larmes ; la frayeur couvre le corps de sueur ; la colère suspend la sécrétion biliaire, etc.

D'après les belles expériences de M. Bernard, les organes glandulaires reçoivent des nerfs de la vie animale qui président à la sécré-

1. On a trouvé que la surface sécrétante du pancréas est de quatre mètres carrés, et celle des deux reins réunis, de dix-huit mètres carrés.

tion et des nerfs de la vie organique qui tiennent sous leur dépendance la circulation de la glande. Lorsqu'on examine le sang veineux
d'une glande en activité, on remarque qu'il possède la couleur rouge
du sang artériel : puis il reprend sa coloration noire pendant
le repos de la glande. On peut expérimentalement reproduire ce
phénomène : si l'on coupe sur un chien les filets du grand sympathique qui se rendent à la glande sous-maxillaire, le sang veineux
venu de cet organe aura toujours sa couleur noire, même pendant
que les autres glandes salivaires sont en activité ; mais si l'on vient
à exciter par le galvanisme le bout du nerf qui tient à la glande, on
voit aussitôt le sang veineux prendre une belle coloration rouge.
(Cl. Bernard.) Il est certain qu'au moment où les glandes fonction-
nent, le système nerveux exerce sur elles une influence telle que le
sang artériel ne se débarrasse pas de son oxygène en traversant
l'organe. (*Voy.* Nerfs vaso-moteurs.)

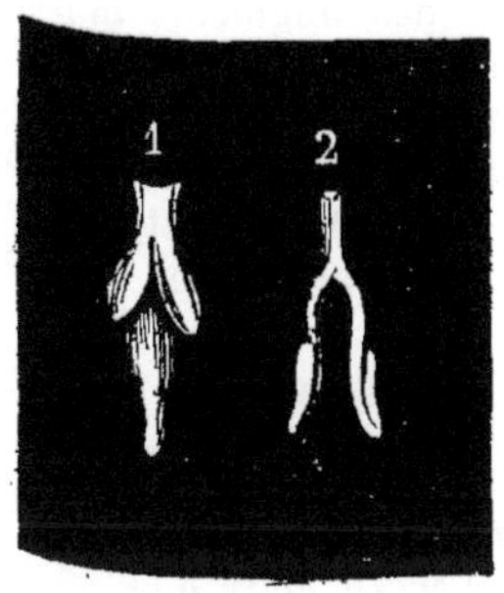

FIG 46.

Le poumon, qui est une glande en grappe, présente le même développement que ces organes.
— 1 représente une bronche avec trois culs-de-
sac qui formeront les trois lobes du poumon droit.
Cette figure représente également le développement d'une glande en grappe avec son canal
excréteur et trois lobes. — 2 est la trachée avec
les deux bronches et l'origine de deux petits
renflements devant plus tard former les poumons.
On peut voir également dans cette figure un conduit excréteur bifurqué, et deux lobes de glande
en grappe.

§ 5. — Développement. — On connaît fort peu la manière
dont se développent les glandes vasculaires sanguines. Le mode
d'apparition de toutes les autres glandes est fort simple : il se fait,
sur les surfaces muqueuses et cutanée de l'embryon, des dépressions
qui deviennent de plus en plus profondes et qui se ramifient insensiblement jusqu'à la formation des culs-de-sac glandulaires.

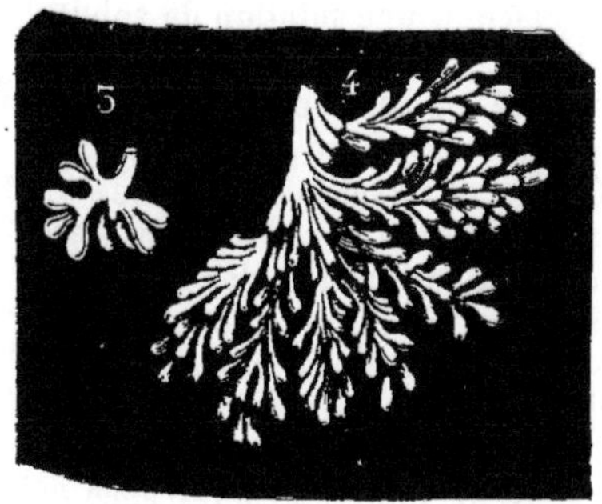

FIG. 47.

Développement par bourgeonnement, plus avancé, des glandes en
grappe et du poumon. — 3 est une
bronche avec le rudiment de quelques lobules, ou bien un conduit
excréteur recevant les tubes sécréteurs de plusieurs acini. — 4 représente un bourgeonnement beaucoup
plus complet.

CHAPITRE VIII.

DU SYSTÈME MUSCULAIRE.

Le système musculaire comprend tous les éléments contractiles qui font partie de l'organisme. Ces éléments, fort répandus, forment deux tissus bien distincts : 1º le tissu musculaire de la vie animale; 2º celui de la vie organique.

Préparation. —Dans l'étude de la myologie, nous nous occuperons de la préparation des muscles en général ; nous indiquerons ici le mode de préparation du tissu musculaire. Pour étudier simplement la fibre musculaire, on peut se contenter de placer sous le champ du microscope un faisceau pris sur un animal vivant, une grenouille par exemple; on y constatera les stries qui en constituent le caractère principal. Les stries sont beaucoup plus apparentes lorsqu'on examine des fragments musculaires d'animaux supérieurs, et mieux encore d'un supplicié après la décapitation. On observe facilement les fibrilles en examinant des muscles frais d'insectes.

Pour conserver des pièces pouvant servir à l'étude pendant plusieurs semaines, on les soumet à la préparation suivante (Moleschott) : Prenez un fragment musculaire frais, placez-le pendant 6 heures dans le mélange suivant :

$\mathrecal{Z}$: Eau distillée. . . . . . 100 gr.

Acide acétique . . . . 3 gr.

Au bout de ce temps, placez le vase dans une étuve chauffée à 50º et retirez-le après 30 minutes. Le muscle peut servir alors à l'étude; mais pour l'utiliser pendant plusieurs semaines, il faut le placer dans le liquide conservateur suivant :

$\mathcal{Z}$: Acide acétique . . . . . 10 gr.

Alcool . . . . 10 gr.

Eau distillée . . . . . 20 gr.

Il est facile de conserver d'une autre manière le tissu musculaire. Les faisceaux primitifs sont faciles à séparer lorsqu'on a soumis le muscle à la coction, ou qu'il a été conservé dans l'alcool, une solution de sublimé ou l'acide chromique.

Pour voir un muscle à différents degrés de contraction, on prend un porte-objet en bois, percé à son centre d'une ouverture, et on y place un muscle mince d'animal vivant. Il est facile d'observer le myolemme sur les muscles des poissons conservés dans l'alcool; on le voit souvent s'écarter des fibrilles musculaires. Chez l'homme, on le voit sur des muscles qui ont macéré dans l'acide chlorhydrique étendu, l'acide acétique, ou qui ont été soumis à l'ébullition. La soude caustique en contact avec les faisceaux musculaires rend les fibrilles tellement fluides qu'elles s'écoulent à l'intérieur du myolemme ; on le distingue ensuite très-nettement. Ceci surtout sur les muscles atrophiés, ayant subi la générescence graisseuse qu'on observe très-nettement le myolemme. Les noyaux des faisceaux musculaires se voient très-bien après l'addition de l'acide acétique. Les vaisseaux ne peuvent être étudiés que sur des pièces injectées et sur de petits muscles frais. Les nerfs seront examinés sur les plus petits muscles de l'homme et des petits mammifères. En pratiquant des coupes transversales sur des muscles en partie desséchés, on se rendra compte de la disposition des fibrilles musculaires et du périmysium.

A. Tissu musculaire de la vie animale.

Les muscles de la vie animale ou de relation sont ainsi nommés à cause de leurs fonctions et des rapports qui les relient au système nerveux du même nom. On les appelle aussi muscles striés, à cause de la disposition que présentent leurs fibres au microscope. Ils portent le nom de muscles extérieurs, parce qu'ils sont presque tous placés en dehors du squelette. On les nomme encore muscles volontaires, parce qu'ils sont soumis à l'influence de la volonté. Nous verrons plus tard que le tissu musculaire de la vie organique a reçu des dénominations opposées.

§ 1. — **Distribution.** — Les muscles de la vie animale forment la masse charnue des membres ; ils constituent une couche plus ou moins régulière autour de la tête ; le cou en renferme une grande quantité ; enfin, ils doublent le thorax à l'extérieur et concourent à la formation de la paroi abdominale. Quelques-uns, rares il est vrai, sont placés à l'intérieur du tronc, ce sont : le psoas-iliaque, le triangulaire du sternum, et le cœur.

§ 2. — **Disposition générale.** — Les muscles de la vie animale, sans exception, s'attachent au squelette par leurs deux extrémités ou par une seule, ce qui est beaucoup plus rare. Les premiers sont destinés à faire mouvoir les diverses pièces du squelette ; les seconds, dont l'une des extrémités s'insère à la face profonde de la peau, sont appelés muscles peauciers et concourent par leur contraction au jeu de la physionomie.

Dans les muscles de la vie animale, on distingue la masse charnue ou musculaire, et les extrémités ou tendons. (Pour la description des tendons, *voyez* système tendineux.)

La portion charnue, ou corps du muscle, est rouge et présente des caractères physiques que nous étudierons avec plus de fruit en traitant des propriétés physiologiques. Le corps du muscle est entouré par une gaine fibreuse, formée par les prolongements de l'aponévrose principale de la région. Il est souvent situé à côté d'autres muscles dont il est séparé par une mince cloison de tissu conjonctif.

Le corps des muscles, en contact avec le squelette, glisse géné-

FORT. — ANATOMIE. 2e ÉDITION. 3**

ralement sur lui ; dans quelques cas, il prend des insertions directes sur la surface de l'os, et dans ces points, le périoste s'amincit ; cela s'observe pour le brachial antérieur et le triceps sur l'humérus, le triceps crural sur le fémur, lé jambier antérieur sur le tibia, etc. Les gros vaisseaux sont ordinairement séparés des muscles par des cloisons de tissu conjonctif ; mais dans certains cas, ils les traversent, et alors dans le point où le muscle est traversé, il existe un anneau fibreux destiné à modérer la compression que le muscle exerce sur les vaisseaux pendant sa contraction ; le diaphragme est traversé par l'artère aorte et la veine cave inférieure, le grand adducteur par les vaisseaux fémoraux, le soléaire par les vaisseaux poplités.

Les nerfs se comportent de même, car le plus souvent ils accompagnent les vaisseaux. Cependant, il arrive assez fréquemment que de gros troncs nerveux traversent la masse charnue d'un muscle : le nerf radial traverse le triceps, la branche terminale profonde du radial traverse le court supinateur, le musculo-cutané du membre supérieur traverse le coraco-brachial, le nerf occipital traverse l'extrémité supérieure du trapèze, le nerf spinal traverse le sterno-cléïdo-mastoïdien, et les nerfs tibial antérieur et musculo-cutané traversent le long péronier latéral.

§ 3. — Structure. — Les muscles présentent à leur surface des saillies, le plus souvent longitudinales, formées par les faisceaux musculaires. Ces faisceaux, qui ont la longueur du muscle lui-même, présentent un volume assez considérable, variant avec chaque espèce de muscle. Ces faisceaux sont très-volumineux et pourraient être pris pour des muscles distincts, au grand fessier, au deltoïde, etc.

A *l'examen microscopique*, on constate que le tissu musculaire de la vie animale contient un élément fondamental, la fibrille musculaire, et des éléments accessoires : fibres et corpuscules de tissu conjonctif, vésicules graisseuses, vaisseaux et nerfs.

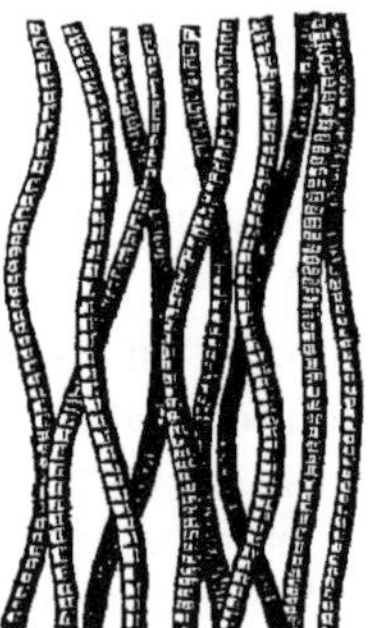

FIG. 48.

Fibrilles musculaires (muscles de la vie animale).

Fibrille. La fibrille musculaire est très-mince, flexible, pâle, facile à rompre, d'une égale largeur dans toute son étendue. Sa coloration n'est pas uniforme. On y voit, au microscope, des taches d'égale largeur, transparentes et foncées, alternant régulièrement dans toute l'étendue de la fibrille. Il semble à l'œil que cet élément résulte de la superposition de disques incolores et colorés ; mais ceci n'est qu'une apparence. En effet, dans toute sa longueur, elle est formée d'une substance homogène qui n'est séparable que par des moyens artificiels. Elle a, au plus, 0^{mm}, 004 à 0^{mm}, 002 de largeur. Sa longueur, qui mesure celle du muscle, varie d'un organe à l'autre.

L'eau pâlit et gonfle fort peu cet élément anatomique. L'acide acétique le dissout ; l'acide nitrique étendu, l'alcool, le rétractent. Il est durci d'abord, ramolli ensuite par la coction.

La fibrille ne contient ni stries ni granulations, elle se réunit à des fibrilles musculaires voisines par simple accolement, pour former des faisceaux qu'on appelle *faisceaux primitifs*.

Des opinions fausses ou tout à fait arbitraires ont été émises sur la texture de la fibrille musculaire. Quelques physiologistes ont admis qu'elle est creuse et constituée par une série de petites vésicules ovoïdes. D'autres l'ont considéré comme creuse et continue aux nerfs. Quelques-uns ont dit qu'elle était vasculaire et susceptible d'être injectée.

Sur certaines fibres altérées, on constate quelquefois leur dissociation et leur division en petites parcelles que Bowman appelait *éléments sarceux*. Ces éléments ressemblent à de petits disques dont la superposition constituerait des fibres musculaires.

Faisceau primitif. Le faisceau primitif porte encore le nom de *fibre musculaire de la vie animale* ou de *fibre striée* ; c'est lui qui constitue les fibres qu'on aperçoit, à l'œil nu, sur les muscles. Chacun de ces faisceaux contient un nombre variable de fibrilles ; ils ont de 0^{mm}, 015 à 0^{mm}, 020 chez les enfants, et de 0^{mm}, 05 à 0^{mm}, 1 chez l'adulte. Les faisceaux primitifs présentent au microscope des lignes transversales alternativement transparentes et foncées, dues à la juxtaposition des taches que nous avons indiquées sur la fibrille ; ils présentent aussi des lignes longitudinales plus minces qui tiennent à la juxtaposition des fibrilles dans le sens de leur longueur. Quelquefois, les parties foncées d'une fibrille correspondent aux parties claires des fibrilles voisines. Dans ce cas, le faisceau a un aspect ponctué. Ceci s'observe dans le cœur, et surtout dans les sphincters.

Les faisceaux primitifs sont cylindriques, ou prismastiques par suite de la pression des faisceaux voisins. Examinée au microscope pendant la contraction, la fibre musculaire augmente de largeur et diminue de longueur, et l'on n'observe pas ces zigzags qui ont été décrits par beaucoup d'auteurs, et qui ne sont qu'un résultat de l'altération cadavérique. Cette augmentation de largeur est plus marquée en certains points qui se gonflent, et qu'on appelle centres de contraction, et la fibre présente un aspect variqueux. (Fig. 53.)

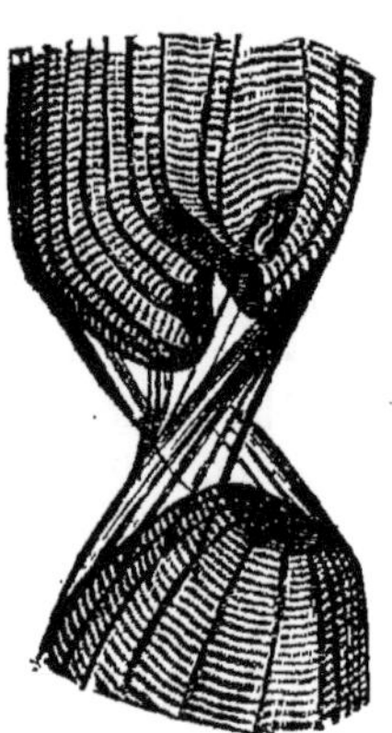

FIG. 49.

Faisceau primitif dans lequel les fibrilles sont rompues, le myolemme
étant intact et tordu sur lui-même.

Myolemme. Les fibrilles sont réunies entre elles par simple accolement, sans interposition d'aucune substance pour former le faisceau primitif ; mais le faisceau lui-même possède une enveloppe tubuleuse qui porte le nom de *myolemme* ou *sarcolemme*. Ce tube a la même longueur et la même largeur que le faisceau lui-même, il est fermé à ses deux extrémités qui adhèrent aux tendons par simple contact. La paroi du myolemme est transparente, épaisse de $0^{mm},001$ à $0^{mm},002$. Elle résiste à la déchirure et à la plupart des agents chimiques. L'acide acétique la traverse par endosmose, mais il ne l'attaque pas. Le myolemme n'est pas attaqué par l'alcool et par l'acide nitrique étendu. Lorsqu'on a traité le faisceau primitif par l'acide acétique, la substance musculaire liquéfiée devient transparente. On peut voir alors sur le myolemme, de distance en distance, des noyaux ovoïdes à contour net de $0^{mm},003$ à $0^{mm},005$ de largeur sur $0^{mm},009$ à $0^{mm},012$ de longueur, faisant saillie à la face interne du tube. M. Rouget a remarqué que les noyaux sont plus abondants dans les points du myolemme voisins de la terminaison des nerfs.

Fibres et corpuscules de tissu conjonctif. C'est la réunion des fibres musculaires qui forme la chair du muscle. Nous avons vu, dans les muscles de la vie animale, les faisceaux primitifs enveloppés d'une membrane spéciale appelée myolemme. Le muscle lui-même est enveloppé d'une membrane qui envoie dans son épaisseur des prolongements de plus en plus ténus. Cette membrane est une membrane fibreuse, appelée aponévrose d'enveloppe, qui se prolonge sur les tendons, jusqu'aux os. Elle offre la structure du tissu fibreux ; son épaisseur varie avec les muscles. Le plus souvent, aux membres par exemple, elle n'est qu'un prolongement de l'aponévrose d'enveloppe du membre. Ex. : aponévrose jambière, aponévrose brachiale.

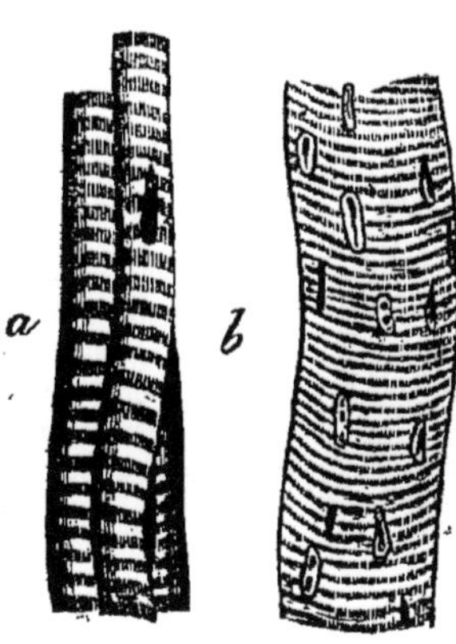

Fig. 50.

a. Fibrilles musculaires.
b. Myolemme avec ses noyaux.

De la face interne ou profonde de l'aponévrose d'enveloppe du muscle, se détachent de nombreux prolongements formés de tissu conjonctif et divisant les muscles en faisceaux. Ces prolongements s'amincissent de plus en plus à mesure qu'ils se rapprochent des faisceaux primitifs. Dans les points du muscle où le tissu conjonctif sépare les uns des autres les faisceaux primitifs recouverts du myolemme, on lui donne le nom de *périmysium.*

Il ne faut donc pas confondre le *périmysium* avec le myolemme : celui-ci forme l'enveloppe même du faisceau primitif, celui-là réunit entre eux ces faisceaux et en forme des faisceaux secondaires, lesquels sont unis à leur tour par des cloisons du même tissu qui n'ont pas reçu de nom particulier.

On pourrait croire que le tissu conjonctif qu'on trouve dans les muscles sert à faire adhérer la fibre musculaire à la fibre du tendon. Il n'en est rien. Il y a entre ces deux éléments simple juxtaposition. Le myolemme vient se mettre au contact de la fibre tendineuse par son extrémité ou par un de ses côtés, de sorte qu'une fibre tendineuse peut s'accoler à un grand nombre de fibres musculaires, ce qui explique le volume de certains muscles, et la petitesse relative de leurs tendons. Le tissu conjonctif sert de support aux autres éléments du tissu musculaire.

Cellules graisseuses. Il est bien rare de trouver des éléments

3***

graisseux entre les faisceaux primitifs, dans l'épaisseur du périmysium. Mais on trouve ordinairement les cellules adipeuses disposées
en séries longitudinales dans le tissu cellulaire ou conjonctif qui
réunit les faisceaux secondaires ; et à mesure qu'on se rapproche de
la face interne de l'aponévrose d'enveloppe, en suivant les interstices musculaires, on trouve ces cellules de plus en plus abondantes
selon les sujets.

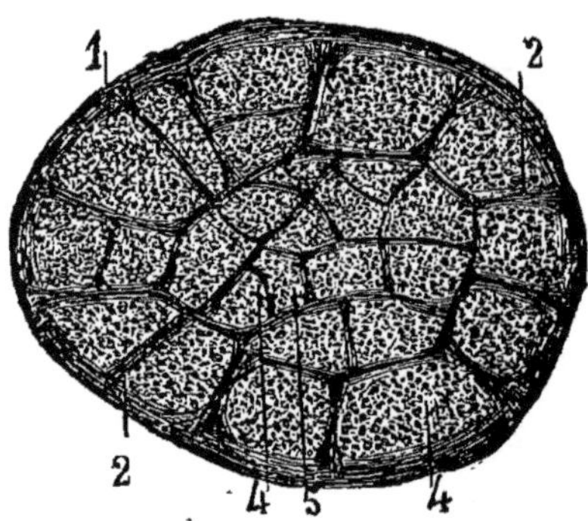

Fig. 51.

Coupe d'un muscle.
1. Enveloppe du muscle
2, 2. Cloisons principales.
4, 4, 5. Gros faisceaux musculaires.—Les points noirs indiquent
la coupe des faisceaux primitifs.

Vaisseaux capillaires. Ils ne pénètrent jamais dans le faisceau
primitif. Ils viennent au contact du myolemme, mais ils ne le traversent pas. La fibrille musculaire se nourrit donc par imbibition.
Les capillaires forment entre les faisceaux primitifs un réseau à
mailles rectangulaires, dans lesquelles on remarque des vaisseaux
longitudinaux, parallèles aux faisceaux primitifs, et des vaisseaux
transversaux, perpendiculaires. Ces capillaires ont de 0^{mm}, 005
à 0^{mm}, 007 ; ce sont les plus fins que l'on rencontre dans le corps
de l'homme. Les capillaires sont intermédiaires aux ramifications
artérielles, qui viennent aux muscles par des voies diverses, et aux
veines qui suivent le trajet des artères, et qui sont ordinairement
au nombre de deux pour chacun de ces vaisseaux. Les veines du tissu
musculaire possèdent de nombreuses valvules. Les vaisseaux lymphatiques ne sont pas connus.

Nerfs. Les nerfs des muscles ne se terminent pas en anse, comme
on l'a souvent dit. Les anses ne sont que des anastomoses nerveuses;
mais ils se terminent par des extrémités libres, après s'être ramifiés plusieurs fois.

M. Rouget a découvert récemment que les extrémités terminales
des nerfs traversent le myolemme et se terminent sur la substance
des fibrilles par de petits disques désignés sous le nom de plaques
terminales (Rouget.) Les nerfs entrent pour une fort petite proportion dans la composition du tissu musculaire, et il suffit qu'un

faisceau primitif enveloppé de son myolemme soit en contact par un seul point avec une fibre nerveuse pour que ce faisceau se contracte dans toute sa longueur.

Cœur. Le tissu musculaire du cœur se distingue du tissu musculaire général par plusieurs caractères. Les fibrilles sont striées ; mais, au lieu d'être allongées, régulières, et de former des faisceaux primitifs entourés de myolemme, elles se divisent fréquemment, s'anastomosent entre elles et sont absolument dépourvues de myolemme, de sorte que le cœur ne possède en éléments élastiques que ceux du péricarde et de l'endocarde. Ces anastomoses et ces intrications de fibres rendent très-difficile l'étude du tissu charnu du cœur. Les fibres musculaires du cœur, se rapprochant des muscles de la vie animale par la présence de leurs stries, présentent un autre caractère qui augmente cette analogie, c'est la rapidité de leur contraction. D'un autre côté, ces éléments n'ont pas la constitution des fibres striés ; ils sont dépourvus de myolemme, et ils s'éloignent encore des muscles de la vie animale par ce caractère particulier, que la volonté n'a aucune influence sur leur contraction.

Le cœur est donc un muscle tenant par plusieurs caractères des muscles de la vie animale et de ceux de la vie organique.

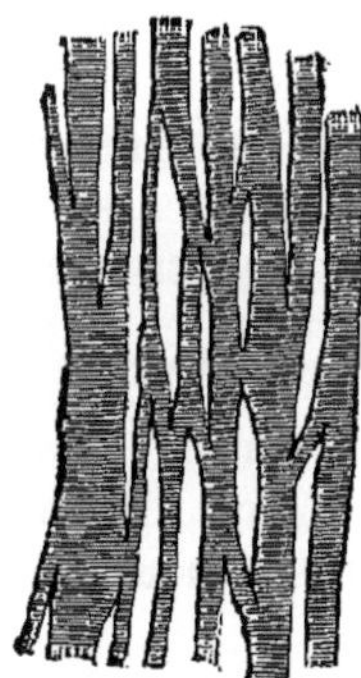

FIG. 52.

Faisceaux primitifs anastomosés du cœur de l'homme, d'après Kölliker.

§ 4. — Physiologie des muscles de la vie animale. — Les propriétés du tissu musculaire sont généralement peu étudiées par les élèves. Nous serions heureux si nous pouvions leur faire comprendre l'avantage immense qu'ils pourront retirer de l'étude de ces propriétés. En effet, il existe un grand nombre d'affections musculaires, médicales et chirurgicales, de la plus haute importance, et dont il est impossible de se rendre un compte exact si l'on ne connaît pas parfaitement la physiologie des muscles.

Nous examinerons la valeur des expressions suivantes : contractilité et contraction, élasticité, rétractilité et rétraction, tonicité. Nous passerons ensuite à l'étude de l'état des muscles sur le cadavre.

Contractilité et contraction. La *contractilité* est une propriété des muscles en vertu de laquelle ces organes se. raccourcissent, se contractent, sous l'influence de certains excitants. On appelle *contraction* le phénomène de raccourcissement qui s'opère par suite de l'excitation de la contractilité du muscle.

C'est comme si l'on disait : le muscle doué d'une propriété spéciale est contractile ; si on le fait traverser par un courant électrique qui l'excite, il se raccourcit, il entre en contraction. La contraction est donc le résultat de la contractilité musculaire.

L'excitant par excellence de cette propriété est la volonté. Notre cerveau donne l'ordre à tel muscle de se contracter, et immédiatement il se contracte : cet ordre est transmis au muscle par un fil télégraphique spécial qu'on appelle nerf de mouvement. Si ce nerf vient à être coupé, la volonté n'a plus d'action sur le muscle. On peut exciter la contractilité et par conséquent produire des contractions au moyen d'excitants mécaniques, chimiques et galvaniques portés sur la fibre musculaire elle-même ; mais, dans ce cas, la contraction est bien moins évidente que dans celui où l'on porte l'excitation sur le nerf du muscle. On se sert, en physiologie expérimentale, du galvanisme qui constitue l'excitant le plus énergique après la volonté.

Pendant la contraction musculaire, les deux extrémités du muscle se rapprochent, et la partie moyenne augmente de volume en même temps qu'elle durcit. Pendant ce raccourcissement, si on examine un petit muscle d'insecte ou de grenouille, on constate qu'il ne se produit point dans la fibre musculaire de zigzags comme on l'a cru longtemps , mais bien un simple raccourcissement. (Fig. 53.) Nous devons dire, cependant, que M. Béclard, d'après MM. Prévost et Dumas, admet les inflexions des fibres pendant leur contraction.

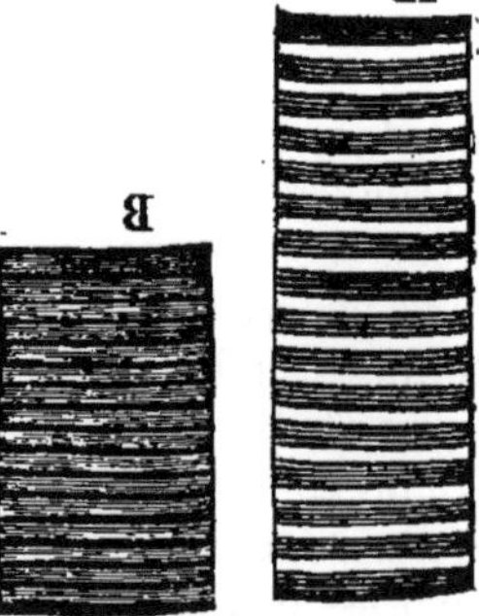

Fig. 53.

Faisceaux musculaires.
A. Faisceau musculaire à l'état de relâchement.
B. Le même, en contraction.

Les muscles, en se contractant, font entendre un bruissement particulier que l'on peut constater au moyen du stéthoscope et qui est dû à l'agitation fibrillaire. Ce phénomène est surtout sensible dans un muscle en contraction soutenue. Il est facile de le constater sur le cœur. Ce mouvement fibrillaire peut être perçu à l'œil nu.

Les physiologistes ont beaucoup discuté pour savoir si la contractilité est inhérente à la fibre musculaire ou aux éléments nerveux qui l'accompagnent. Il était difficile de résoudre la question, car il est à peu près impossible de détruire tous les éléments nerveux d'un muscle. Dans ces dernières années, M. Claude Bernard a tranché la question en employant un poison qui a le singulier privilége d'abolir l'excitabilité des nerfs tout en laissant aux muscles le pouvoir de se contracter sous l'influence des excitants. Cette substance, solide, brun foncé, d'apparence résineuse, se dissolvant dans l'eau, est un poison végétal avec lequel les indigènes de l'Amérique méridionale empoisonnent leurs flèches : c'est le Curare ou Wourara.

Voici l'expérience : on introduit sous la peau d'une grenouille quelques gouttes de dissolution de curare ; au bout de deux ou trois minutes, l'empoisonnement est complet. On enlève la peau de l'animal en mettant à nu les nerfs et les muscles. Il est alors facile de constater que toutes les excitations sur les nerfs sont sans influence sur la contractilité, tandis que les muscles entrent immédiatement en contraction si l'excitant agit directement sur eux.

L'expérience suivante sert de contre-épreuve : si, avant d'empoisonner l'animal, on coupe le nerf sciatique en même temps qu'on pratique la ligature des vaisseaux fémoraux, on remarque après la mort, que le nerf du côté où les vaisseaux ont été liés a conservé la propriété de faire contracter les muscles sous l'influence des excitants. Cette expérience montre aussi que les poisons sont portés dans l'épaisseur des tissus par les voies de la circulation.

Nous verrons, avec le système nerveux, que cet étrange poison n'a aucune action sur les nerfs sensitifs, en sorte que l'animal empoisonné est privé de toute sorte de mouvement en même temps qu'il est susceptible de ressentir toute espèce de douleurs.

La contractilité musculaire disparaît si l'on prive complétement les muscles de la circulation sanguine. En effet, lorsqu'on pratique sur un animal à sang chaud, les ligatures nécessaires pour empêcher l'arrivée du sang dans le membre inférieur, on remarque, au bout de quelques heures, que la contractilité musculaire est perdue ; mais, on peut la faire reparaître en enlevant la ligature et en rétablissant le cours du sang.

Quelques auteurs donnent le nom d'*irritabilité* à la contractilité musculaire.

Lorsque sur l'animal vivant, et l'on observe ce phénomène chez

l'homme à la suite des plaies, on divise un nerf moteur, les muscles
correspondants conservent leur contractilité pendant quelques jours,
mais au bout d'un septenaire, ils ne se contractent plus sur l'influence
du courant électrique. Ils subissent alors très-rapidement l'atrophie
graisseuse (Duchenne de Boulogne).

Élasticité. L'élasticité des muscles est une propriété qui semble
inséparable de la rétractilité et avec laquelle elle est souvent confondue. Ce qui prouve l'élasticité musculaire, c'est la séparation qui
se fait au niveau de la section complète d'un muscle dont les deux
bouts s'écartent, de même que le raccourcissement du muscle
lorsque l'une de ses extrémités a été divisée ou arrachée. Cette propriété, qui fait reprendre au muscle sa forme primitive après la
contraction, est due à l'élasticité du myolemme.

Rétractilité. La rétractilité est aussi une propriété inhérente à
la fibre musculaire, et en vertu de laquelle un muscle se raccourcit
d'une manière permanente, lorsque ses extrémités ont été maintenues
rapprochées pendant un certain temps. On appelle *rétraction* l'acte
parlequel le muscle revient sur lui-même. La rétraction, sorte de
phénomène pathologique, ne disparaît pas, et lorsque le muscle est
vraiment rétracté, il est raccourci pour toujours : c'est ce qu'on
observe dans les luxations anciennes, dans les ankyloses, dans les
pieds-bots, etc. Le muscle en rétraction est souvent frappé de dégénérescence. Cependant, certaines rétractions sont passagères et
peuvent être produites par le froid. Exemple, torticolis.

Tonicité. La tonicité ou force tonique est une propriété inhérente
à la fibre musculaire. C'est une demi-contraction involontaire des
muscles. Sur le vivant, les muscles en repos sont constamment à
l'état de tonicité. Cette force tonique est évidente dans les sphincters
qui sont constamment fermés ; elle est évidente aussi dans les paralysies qui détruisent la tonicité en plaçant les muscles dans le relâchement. On comprend pourquoi les matières s'écoulent des réservoirs dont les sphincters sont paralysés, pourquoi les muscles du
côté sain entraînent ceux du côté opposé dans la paralysie faciale,
pourquoi les membres se placent spontanément dans la flexion
lorsque les extenseurs sont paralysés, etc.

Les muscles, par leur tonicité, règlent et mesurent les mouvements des muscles antagonistes, les extenseurs pour les fléchisseurs
et réciproquement.

§ 5. — Contractilité spontanée et contractilité provo-
quée. — Nous venons de décrire brièvement la *contractilité* et la
contraction, l'*élasticité*, la *rétractilité* et la *tonicité* des muscles.
Nous avons considéré ces propriétés comme indépendantes, parce que
nous avons cru utile d'expliquer la signification de ces expressions

si souvent employées en pathologie. En nous plaçant au point de vue exclusivement physiologique, nous rattacherons, à l'exemple de M. le professeur Richet, toutes ces propriétés à la *contractilité*, que nous diviserons, suivant l'idée de ce savant chirurgien, en *spontanée* et *provoquée*.

La *contractilité spontanée*, qui comprend la tonicité, l'élasticité et la rétractilité des muscles, est, selon l'expression de M. Richet, « la manifestation de cette propriété de raccourcissement inhérente « à la fibre charnue, en dehors de tout stimulant appréciable à nos « sens. Elle s'exerce d'une manière incessante et continue, en sorte « qu'il n'est pas exact de dire qu'un muscle vivant soit jamais dans « un relâchement absolu. »

En effet, lorsqu'un muscle est coupé en travers, dans toute son épaisseur, on voit les deux bouts s'écarter, sans cesse, d'une manière lente et continue, jusqu'à ce que des limites soient posées à cette rétraction.

Voilà ce que M. Richet entend par contractilité spontanée. Nous recommandons la lecture de ce sujet longuement développé dans l'anatomie de M. Richet, et suivi d'applications pathologiques nombreuses.

La *contractilité provoquée* ou *irritabilité* est cette propriété que possède la fibre charnue de se contracter sous l'influence d'un stimulant. M. Richet l'appelle *provoquée*, par opposition à celle qu'il a appelée *spontanée*.

« Elle diffère de cette dernière en ce qu'elle se manifeste d'une « manière brusque et saccadée, et qu'elle ne dure guère au delà de « l'application de l'excitant qui la sollicite ; tandis que la contracti- « lité spontanée, ainsi que nous venons de le voir, s'opère lente- « ment, insensiblement, d'une manière continue et presque indéfinie, « sans qu'on puisse la rapporter, d'ailleurs, à aucun stimulant appré- « ciable. » (RICHET.)

Nous ne pourrions nous étendre plus longtemps sur ce sujet, sans nous exposer à des répétitions inutiles.

§ 6. — État des muscles après la mort. — Après la mort, les muscles conservent pendant un certain temps les propriétés inhérentes aux fibres musculaires ; elles sont ensuite remplacées par la rigidité cadavérique.

Sur les animaux à sang chaud et chez l'homme, sur un supplicié, par exemple, la contractilité musculaire persiste pendant dix à douze heures. Elle persiste également sur un muscle qu'on sépare d'un animal vivant.

Lorsque la contractilité disparaît, cette disparition a lieu dans l'ordre suivant chez les animaux à sang chaud, d'après Nysten. Le ventricule gauche perd d'abord sa contractilité, puis viennent le tube digestif, le ventricule droit, les muscles du tronc, ceux des extrémités postérieures, ceux des extrémités antérieures, et enfin les oreillettes.

La durée de la persistance de la contractilité varie selon le milieu dans lequel le cadavre est placé. Elle dure moins, par exemple, si le cadavre se refroidit lentement. Si on place le cadavre dans un milieu d'acide carbonique ou d'hydrogène sulfuré, la durée est moindre aussi. Les acides, l'alcool, l'éther, certains poisons, l'anéantissent plus ou moins rapidement.

Rigidité cadavérique. On ne connaît pas exactement la nature du changement qui s'opère dans les muscles pendant la rigidité musculaire. C'est un durcissement de la fibre charnue, survenant en général de douze à dix-huit heures après la mort, et cessant au moment où commencent les premiers phénomènes de la putréfaction.

Cette roideur oppose une vive résistance au mouvement de flexion qu'on cherche à imprimer aux parties. Elle saisit les muscles dans la position où ils se trouvent. Elle commence par les extrémités des membres, d'où elle gagne insensiblement le tronc.

Elle est indépendante du système nerveux et se montre également sur les membres paralysés.

On peut produire artificiellement la rigidité cadavérique. Pour cela, Stannius liait sur un lapin l'aorte abdominale et l'artère crurale d'un membre; trois heures après, la rigidité commençait dans le membre refroidi ; elle était complète au bout de cinq heures. Si on enlevait les ligatures et que l'animal survécût, la rigidité disparaissait au bout d'une heure ou deux.

Il ne faut pas confondre la rigidité cadavérique avec la congélation; on voit quelquefois, en hiver, les liquides du cadavre se congeler et donner au sujet la consistance du marbre, état dans lequel il peut être cassé. Ne pourrait-on pas employer ce moyen pour pratiquer les coupes, au lieu d'avoir recours à la scie qui ramollit les parties congelées en les échauffant?

§ **7.—Développement.** — L'apparition du myolemme précède toujours celle de la fibrille. Les faisceaux musculaires primitifs naissent de la manière suivante : les premiers qui apparaissent se montrent dans les lames dorsales de l'embryon, lorsque celui-ci a 6 ou 7 millimètres. On voit alors, de chaque côté de la colonne vertébrale, des corpuscules de tissu conjonctif, dont les extrémités se recouvrent d'une substance homogène et se terminent en pointe. Dès son origine, cette substance, par ses granulations et la résistance qu'elle oppose à l'action de l'acide acétique, se distingue de celle qui se groupe autour des noyaux des fibres lamineuses. Les extrémités des noyaux, prolongées par la substance amorphe, se placent bout à bout. Il résulte de cette juxtaposition un filament rétréci et élargi alternativement. Les points rétrécis se dilatent, et le filament devient tubuleux. Le myolemme est alors constitué. On voit alors apparaître dans la cavité de ce tube des noyaux libres embryoplastiques, qui deviennent à leur tour le centre de génération des fibrilles contractiles.

Il est préférable d'observer la genèse de ces fibrilles dans le cœur de l'embryon : car ici il n'y a pas de myolemme qui les masque. Aux extrémités des noyaux embryoplastiques se groupent des filaments qui ont à peine 0mm,004 de diamètre, et qu'on a appelés *corps myoplastiques*. Dès l'origine, ces filaments ou fibrilles présentent de petites taches alternativement claires et foncées. Ces fibrilles s'allongent, se multiplient, et ne se développent pas sur les côtés du noyau, qui disparaît lorsqu'elles ont acquis une certaine longueur. Quelquefois les noyaux persistent.

§ 8. — Applications pathologiques. — L'hypertrophie, la dégénérescence graisseuse, l'atrophie, la contracture, les convulsions, etc., peuvent affecter les muscles de la vie animale.

L'hypertrophie consiste dans l'augmentation de volume des fibrilles qui refoulent le myolemme élastique ; mais il ne se développe pas de nouvelles fibres : c'est ce qu'on observe dans l'*hypertrophie du cœur* et celle de l'utérus pendant la grossesse.

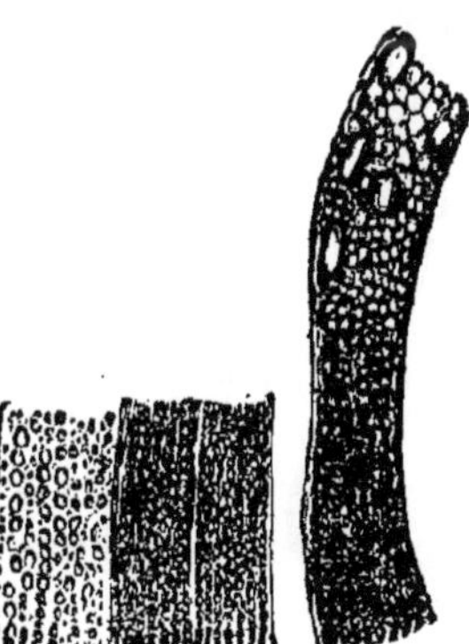

FIG. 54.

Fragments de fibrilles musculaires en voie de dégénérescence graisseuse. Le plus long contient à sa partie supérieure de grosses gouttelettes graisseuses, et à sa partie inférieure, des granulations de même nature qui ne se sont pas encore réunies. Les deux fragments situés à gauche de la préparation montrent le commencement de la formation des gouttelettes graisseuses.

La *dégénérescence graisseuse*, appelée encore *atrophie graisseuse*, est une altération du tissu musculaire, consistant dans le développement, à l'intérieur du myolemme, de granulations graisseuses qui augmentent insensiblement de nombre et de volume, en même

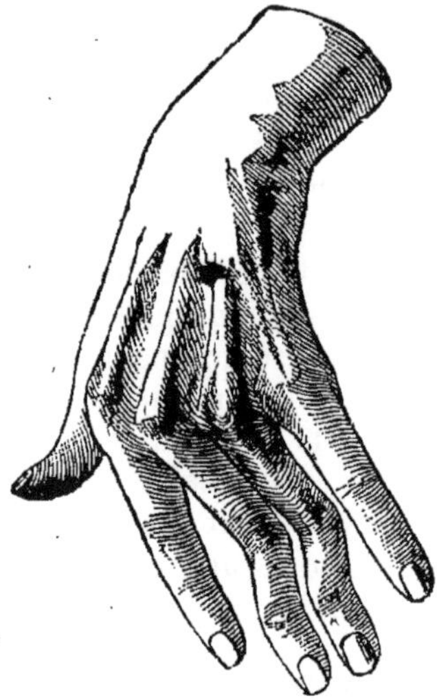

Déformation du médius et de l'index produite par une atrophie musculaire partielle.

temps que les fibrilles s'atrophient. Au bout d'un certain temps, la partie charnue du muscle est formée de myolemmes remplis de substance grasse. (Fig. 54.)

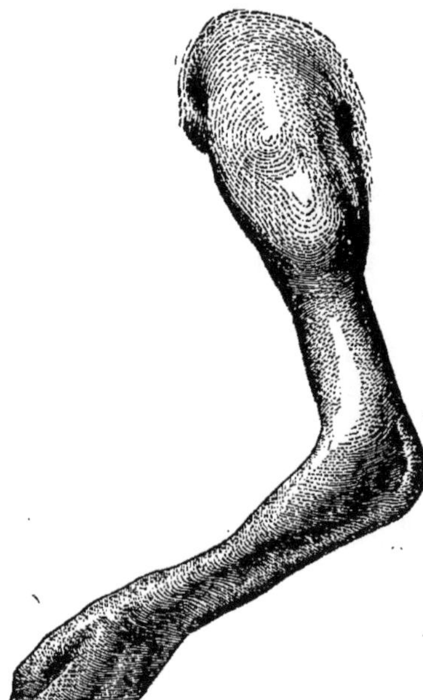

Atrophie du membre supérieur gauche. La plupart des muscles de l'avant-bras sont atrophiés, le long supinateur est conservé; il existe aussi une atrophie complète du triceps.

Il existe une autre espèce d'atrophie, *atrophie fibreuse*, dans laquelle les faisceaux primitifs diminuent de longueur et de largeur, et déterminent l'amincissement, la rétraction des membres. Au bout d'un temps variable, le myolemme se remplit de granulations non graisseuses.

La dégénérescence graisseuse des muscles avec atrophie s'observe dans une variété de maladie conduisant fatalement à la mort, la *paralysie musculaire progressive*. Elle s'annonce généralement par une atrophie des muscles interosseux de la main et de ceux des éminences thénar et hypothénar ; cette atrophie gagne les muscles de l'avant-bras, où elle peut s'arrêter ; mais, le plus souvent, elle envahit progressivement tout le système musculaire et réduit le malade à un squelette recouvert par la peau.

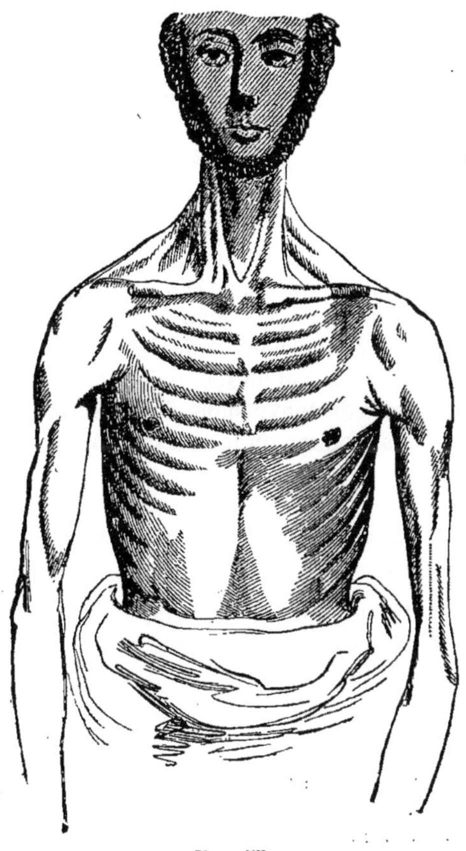

Fig. 57.

Atrophie complète des muscles pectoraux ; les côtes sont aussi visibles que si elles n'étaient recouvertes que par la peau.

Cette maladie n'est point une vraie paralysie, car les centres nerveux, les nerfs de mouvement et de sentiment sont dans une intégrité parfaite. Elle consiste uniquement dans la perte de la puissance musculaire. Tous les actes qui nécessitent les contractions musculaires sont diminués ou abolis, et les malheureux qui sont ainsi frappés meurent avec toute l'intelligence; ils n'ont point le pouvoir de contracter les muscles pour respirer, la mastication et la déglutition sont impossibles, etc.

Dans cette singulière affection, le malade, complétement anéanti, n'a plus seulement la force de se supporter lui-même; il ne peut plus soulever ses membres, et sa tête tombe de tout son poids sur la poitrine.

La *contracture* est un état anormal d'un ou de plusieurs muscles consistant en une contraction permanente; c'est une rétraction momentanée. Elle est le plus souvent produite par le froid, exemple: torticolis. Dans la contracture, qui est souvent très-douloureuse, les muscles se raccourcissent, et impriment des inclinaisons vicieuses aux différentes parties du corps.

Les *crampes* sont des contractures momentanées. Elles reviennent quelquefois à intervalles réguliers.

On appelle *convulsions* des contractions musculaires successives et saccadées. Les convulsions *toniques* sont celles qui s'accompagnent d'un certain degré de contracture, et qui maintiennent le malade dans un état de roideur plus ou moins complète, comme dans le tétanos et l'épilepsie. Dans les convulsions *cloniques*, les contractions musculaires sont très-énergiques et ne sont point accompagnées de contracture. Dans ces sortes de convulsions, le malade exécute des mouvements très-étendus, comme on le voit dans la chorée et l'hystérie.

B. Tissu musculaire de la vie organique.

Les muscles de la vie organique, animés par le système nerveux du grand-sympathique, ont encore reçu le nom de muscles lisses, à cause de l'absence de stries sur leurs éléments.

On les a appelés muscles intérieurs, parce qu'il en existe un grand nombre dans les cavités splanchniques. Enfin, on les nomme aussi muscles involontaires.

Préparation. — On se sert avec avantage des tissus du nouveau-né. On prend une couche membraneuse de tissu musculaire, de la vessie par exemple, et on le fait macérer pendant quelques jours dans le liquide suivant : ·

$\gtrless$: Eau distillée. . . . . . 10 gr.
Acide azotique. . . . . 1 gr.

Pendant la macération le tissu conjonctif est dissous, et il ne reste plus que les fibres élastiques et les faisceaux de fibres-cellules.

§ 1.—Disposition générale.—Les muscles de la vie organique sont extrêmement répandus. Ici, ils forment des membranes; là, ils sont disséminés au milieu des tissus les plus divers. On les trouve à l'état de membrane, dans le tube digestif, depuis l'orifice supérieur de l'œsophage jusqu'à l'anus; dans les voies respiratoires, depuis l'extrémité supérieure de la trachée jusqu'aux dernières ramifications bronchiques; dans le système circulatoire, où ils forment une membrane à peu près continue sur les artères, les veines et les lymphatiques. Ils entrent dans la constitution des parois des voies spermatiques, des voies urinaires, de la trompe de Fallope, de l'utérus, du vagin, etc.

On trouve encore des fibres musculaires de la même espèce, mais disposées moins régulièrement, dans l'épaisseur du derme de la peau et des muqueuses, à l'intérieur de l'œil, où elles concourent à former l'iris et la choroïde, et où elles forment complétement le muscle ciliaire; on les trouve encore disséminées dans l'épaisseur du parenchyme pulmonaire, dans la membrane d'enveloppe de la rate, dans le tissu cellulaire sous-péritonéal du petit bassin. Elles concourent à la formation du dartos.

§ 2.—Structure et propriétés.— La structure du tissu musculaire est partout identique. On y trouve les fibres-cellules comme élément fondamental; les fibres de tissu conjonctif, les fibres élastiques, les cellulles graisseuses et les vaisseaux capillaires jouant le rôle d'éléments accessoires. (Fig. 58.)

Les *fibres-cellules* présentent une longueur variable. Les unes représentent de vraies cellules aplaties et un peu allongées, comme dans les artères, tandis que d'autres acquièrent une longueur excessive. Elles se terminent en pointes minces. Ces fibres, fusiformes, sont extrêmement transparentes, et mesurent de $0^{mm},006$ à $0^{mm},014$ de largeur sur $0^{mm},06$ à $0^{mm},5$ de longueur. La fibre-cellule est formée d'une substance fondamentale homogène; elle possède un noyau central qui peut manquer et dont le volume est variable. On en trouve quelquefois deux. Ce noyau est si étroit qu'il sert quelquefois à faire reconnaître la fibre musculaire, car aucun autre élément de l'économie ne possède un noyau aussi étroit. Il ne renferme pas de nucléole. Quelquefois on trouve des granulations entre le noyau et l'enveloppe. On trouve quelquefois des nodosités ou renflements sur certains points de ces éléments. Ces renflements ont un contour opaque et un centre brillant; on les rencontre à l'œsophage, à l'estomac, à l'intestin. Sur les fibres musculaires de la vessie, on en trouve 1, 2 ou 3 de chaque côté du noyau. (Fig. 58.)

L'eau ne modifie pas les fibres-cellules. L'acide acétique les gonfle, les ramollit en les rendant transparentes, détermine leur accolement, et durcit le noyau en l'incurvant quelquefois. Le noyau devient évident, mais il n'est pas attaqué par l'acide. L'acide nitrique et l'acide chlorhydrique étendus dans les proportions de 1 partie d'acide sur 3 parties d'eau durcissent les fibres-cellules, les rendent plus isolables et foncent leur coloration.

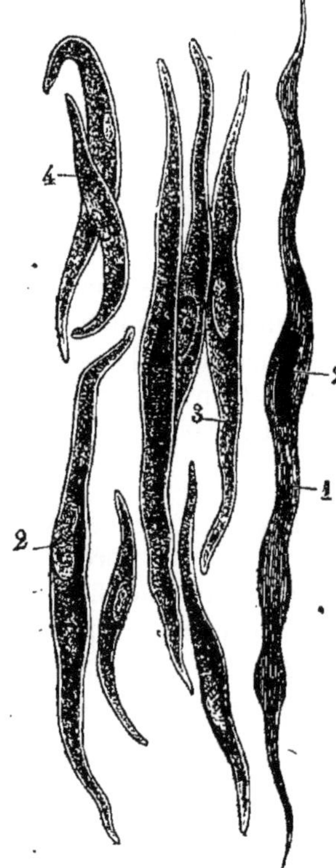

Fig. 58.

Fibres musculaires de la vie organique (fibres-cellules). — 1. Fibre musculaire de l'intestin grêle. — 2. Fibre musculaire de l'enveloppe de la rate. Sur les deux fibres, le chiffre 2 indique le noyau. Gross , 350 diam. — 3 et 4. Diverses fibres musculaires vues à un grossissement de 300 diamètres.

Dans l'utérus, à la fin de la grossesse, les fibres-cellules présentent certaines particularités : elles contiennent un nucléole et des granulations grisâtres, graisseuses. Cela s'observe surtout dans les fibres de la face interne de l'utérus.

Les fibres-cellules sont réunies en faisceaux primitifs, cylindriques, ayant de 0mm,05 à 0mm,12 de diamètre. Ces faisceaux sont constitués par des fibres musculaires parallèles, juxtaposées et engrenées les unes dans les autres par leurs extrémités. Elles sont serrées les unes contre les autres, et adhèrent tellement entre elles qu'il est difficile de les séparer.

Des fibres et des corpuscules de *tissu conjonctif* séparent les faisceaux musculaires de la vie organique.

Nous avons déjà vu avec le tissu élastique que les fibres musculaires de la vie organique sont partout accompagnées de *fibres élastiques*, qui ont pour rôle de ramener le tissu à sa forme primitive après sa contraction.

Les *vaisseaux capillaires* forment des mailles allongées presque rectangulaires.

Quelques *cellules adipeuses* sont disséminées entre tous ces éléments, surtout à la vessie et au gros intestin.

§ 3. — Physiologie et applications pathologiques. — La *contraction* du tissu musculaire de la vie organique présente des caractères particuliers. La volonté n'a aucune action sur elle; elle peut se produire en dehors des nerfs du sentiment et du mouvement, et par conséquent dans les paralysies dépendantes du système nerveux cérébro-spinal. Elle est placée, en effet, sous l'influence du nerf grand-sympathique, qui préside spécialement aux fonctions organiques.

Lorsqu'on soumet les fibres-cellules à l'action d'un excitant, il se produit des contractions de nature particulière, et qui ont reçu le nom de vermiculaires. Ces contractions sont très-lentes à s'établir, mais aussi elles sont lentes à s'éteindre après que l'excitant a exercé son action. Quoique la volonté n'ait point d'influence sur les contractions de ce tissu, il y a néanmoins quelques organes qui en sont formés, et qui sont en partie soumis à la volonté ; le rectum et la vessie, par exemple.

Ces organes creux sont animés par le grand-sympathique, complétement soustrait à l'empire de la volonté ; mais ils reçoivent aussi quelques branches des nerfs sacrés, par l'intermédiaire desquels nous pouvons volontairement agir sur eux. Voici une preuve de la lenteur des contractions des fibres-cellules. L'homme urine, s'il le veut, et cependant, au moment où la volonté intervient dans l'acte de la miction, il se passe un certain temps entre le moment où il a voulu et celui où le premier jet d'urine s'élance; si la vessie n'obéit pas instantanément à sa volonté, c'est que ses éléments contractiles, appartenant à la vie organique, se contractent très-lentement.

Les maladies du tissu musculaire de la vie organique ont été peu étudiées.

Nous avons déjà vu qu'il concourt à la constitution des *corps fibreux* de l'utérus.

Il n'est pas douteux que ses fibres ne puissent subir la *dégénérescence graisseuse*. Cette altération s'observe sur les artères, dans le développement des plaques athéromateuses et stéatomateuses. Ces dépôts graisseux déterminent l'atrophie des éléments élastique et musculaire; la paroi artérielle perd ainsi sa résistance et son élasticité, et sous l'influence de la tension sanguine, la tunique externe de l'artère est soulevée et forme le sac d'un anévrisme. (*Voyez* Artères.)

On observe quelquefois des *paralysies* du tissu musculaire de la vie organique. Elles siégent surtout sur le rectum et sur la vessie; on les trouve également dans les parois de l'intestin. Cette paralysie des fibres intestinales est plus ou moins marquée dans la péritonite; elle est la cause de la tympanite qu'on observe dans cette maladie, parce que les fibres musculaires, ayant perdu leur tonicité, ne peuvent plus s'opposer à l'extension des parois intestinales. Chez les hystériques, il existe quelquefois des portions isolées du tube digestif qui sont atteintes de paralysie. Dans ces paralysies hystériques, des gaz développent extraordinairement l'intestin dans le point paralysé où ils peuvent constituer des tumeurs qui persistent quelquefois pendant des années entières, et qui, d'autres fois, sont passagères. On les appelle *tumeurs hystériques*.

CHAPITRE IX.

DU SYSTÈME NERVEUX.

On comprend dans l'étude du système nerveux, les centres nerveux, les nerfs et les ganglions nerveux.

Préparation. — La substance nerveuse s'altérant rapidement, on est dans l'habitude de faire durcir les pièces fraîches avant de s'en servir. Cette substance devient plus consistante dans l'huile bouillante, dans l'alcool, dans l'acide nitrique ou dans l'acide chlorhydrique affaiblis, dans l'alcool acidulé, ou dans une solution de sublimé corrosif.

Les deux matières qui réussissent le mieux sont l'huile bouillante et l'alcool.

Pour conserver un cerveau par le moyen de l'huile, on le plonge dans ce liquide, et on porte le tout sur un feu doux. Sous l'influence de la chaleur, l'eau contenue à la surface et dans l'épaisseur du cerveau s'évapore insensiblement jusqu'à ce que le cerveau soit réduit à ses éléments solides. Cette opération, qui peut durer d'un quart d'heure à une heure, selon le volume de la pièce à conserver et l'intensité du feu, est terminée lorsque l'huile commence à présenter une odeur de brûlé, ou mieux lorsque la pulpe nerveuse paraît suffisamment durcie; on peut, en plongeant ensuite la pièce anatomique dans un vase plein d'huile et bien bouché, conserver indéfiniment la totalité ou des portions séparées des centres nerveux.

L'alcool nous donne aussi d'excellents résultats. Pour de petites pièces nerveuses, il suffit de les plonger dans ce liquide pendant plusieurs jours, jusqu'à ce qu'elles aient la consistance voulue. Mais la préparation du cerveau réclame quelques précautions. Après avoir extrait le cerveau de la cavité crânienne, on fait tomber sur lui pendant quelques instants un filet d'eau qui entraîne le sang provenant des vaisseaux rompus, puis on le dépose sur un plan incliné recouvert d'un linge. Une demi-heure après, environ, on injecte dans le trou de Magendie, au moyen d'une petite seringue, autant d'alcool qu'il en peut contenir (cette injection doit être faite très-lentement, à cause de l'étroitesse de l'aqueduc de Sylvius qui conduit l'alcool du quatrième ventricule dans le troisième). On plonge ensuite le cerveau dans de l'alcool pur, en ayant soin de placer de petits fragments de bois arrondis entre le cervelet et le cerveau d'une part, entre les hémisphères cérébraux d'autre part. En procédant ainsi, on a, au bout de huit à dix jours, un cerveau parfaitement durci, revenu sur lui-même, doué d'une grande élasticité et se prêtant merveilleusement à l'étude des parties même les plus délicates. Faute de ces précautions, l'alcool ne pénètre pas dans les ventricules; les diverses parties de l'encéphale, en contact parfait, ne se laissent point imbiber par ce liquide, et la putréfaction se montre.

Lorsqu'on veut se servir du microscope, on doit se familiariser d'abord avec les pièces fraîches, pour procéder ensuite à l'examen des pièces préparées.

On prend sur un animal vivant un filet nerveux aussi mince que possible, et on l'étale en dissociant ses éléments au moyen d'une aiguille, sous le champ du microscope, avec une goutte d'acide acétique qui rend transparent le tissu conjonctif interposé.

On aperçoit assez bien les cellules nerveuses, en plaçant sous le champ du microscope une parcelle de substance grise prise sur un animal qu'on vient de tuer. Il faut varier les préparations. On peut observer ces cellules sur des fragments de ganglions.

Il est utile de faire subir aux tubes nerveux certaines préparations pour étudier leurs différentes parties.

Pour distinguer nettement le cylinder-axis, on plonge un nerf pendant un certain temps dans une solution d'acide gallique, ou bien on le fait bouillir pendant quelque temps dans le liquide suivant :

$\mathrecipe$: Eau distillée. . . . . . . 20 gr.
Acide azotique. . . . . 5 gr.
M.

On peut encore, pour rendre le cylinder-axis apparent, faire bouillir le nerf pendant quelques minutes dans l'alcool et le plonger ensuite dans l'acide acétique.

Pour apercevoir la paroi propre du tube nerveux, on a recours aux mêmes procédés.

Mais on peut en outre employer les moyens suivants : 1o Imbiber les tubes nerveux placés sous le microscope avec une solution de sublimé corrosif; 2o plonger les nerfs dans l'acide nitrique fumant, et au bout de quelque temps dans une solution de potasse caustique. Pendant cette opération, le cylinder-axis se dissout et la substance propre du tube nerveux saponifiée par la potasse abandonne la paroi propre du tube qui reste colorée en jaune.

On se sert de l'acide chromique pour préparer les pièces à conserver.

L'acide chromique a l'avantage de se combiner avec le cylinder-axis et de foncer sa coloration. Il durcit en même temps toutes les parties du tissu nerveux. On l'emploie surtout avec avantage dans l'étude des centres nerveux.

Un bon procédé pour conserver le tissu nerveux, le rendre transparent et propre à l'observation microscopique, est le suivant : Faites durcir la pièce dans l'acide chromique étendu, 1/200; divisez-la ensuite en lamelles plus ou moins minces que vous placerez dans l'eau distillée pendant 24 heures. Au bout de ce temps, placez-les dans une dissolution ammoniacale de carmin, aiguisée de quelques gouttes d'acide acétique. Lorsqu'elles sont suffisamment carminées, on les plonge dans un liquide composé de trois parties d'alcool pour une partie d'acide acétique, puis on les fait séjourner pendant 24 heures dans l'alcool absolu ; enfin, on les place dans l'essence de térébenthine. (Lockard-Clarke.)

Un procédé plus expéditif consiste à faire durcir la pièce dans une solution d'acide chromique étendue ou de chromate de potasse. La première de ces solutions doit être assez étendue pour que le liquide ait la teinte du vin de Madère. On plonge la pièce dans une solution ammoniacale de carmin ; puis on la lave à l'eau distillée et on ajoute une goutte d'acide acétique sous le champ du microscope (Béclard.)

Division. — Le système nerveux est constitué par l'ensemble d'un grand nombre d'organes formés par un tissu particulier, le tissu nerveux.

Au point de vue anatomique, et bien plus au point de vue physiologique, on distingue deux systèmes nerveux : celui de la vie animale et celui de la vie organique.

A. *Système nerveux de la vie animale.* — Nous avons à étudier, dans ce système, la partie centrale et les prolongements périphériques.

La partie centrale, désignée sous le nom de centres nerveux, d'axe cérébro-spinal, comprend l'encéphale et la moelle épinière, contenues dans la cavité céphalo-rachidienne.

Les prolongements périphériques, c'est-à-dire les nerfs, prennent tous leur origine dans les centres nerveux pour se terminer dans les divers organes de l'économie.

Des renflements ou ganglions nerveux se rencontrent sur le trajet de quelques-uns des nerfs crâniens et de tous les nerfs rachidiens.

B. *Système nerveux de la vie organique.* — Un seul nerf constitue ce système ; mais ce nerf particulier présente une quantité innombrable de racines, de parties centrales et de prolongements : c'est le nerf grand-sympathique ou nerf végétatif.

Il présente une origine, une structure et des fonctions qui lui sont propres. Toutefois, on trouve dans sa constitution des parties qui présentent la plus grande analogie avec certaines portions du système nerveux de la vie animale : ce sont les ganglions.

Nous étudierons le système nerveux dans l'ordre suivant : 1° substance nerveuse, tissu nerveux ; 2° centres nerveux ; 3° nerfs ; 4° ganglions ; 5° nerf grand-sympathique.

1° Texture de la substance nerveuse. — Tissu nerveux.

La substance nerveuse diffère un peu dans les différentes parties du système nerveux, à cause de l'arrangement différent de ses éléments anatomiques. Disons cependant que si on ne rencontre point ces derniers réunis dans toutes les parties, on constate du moins que l'élément fondamental ne fait défaut en aucun point. Nous allons étudier le tissu nerveux en général, et décrire successivement les divers éléments qui le constituent.

Il existe dans le tissu nerveux deux éléments anatomiques fondamentaux qui lui donnent ses propriétés : le tube nerveux et la cellule nerveuse. Des éléments anatomiques accessoires concourent en grand nombre à sa constitution, ce sont : les fibres de Remak, les myélocytes, de la matière amorphe, du tissu conjonctif, des vaisseaux capillaires, un épithélium, les corps amylacés et la névroglie. Ces trois derniers éléments seront décrits avec les centres nerveux, dans lesquels ils sont contenus. (*Voy.* page 131.)

Tube nerveux.—Cet élément anatomique existe dans toutes les parties du système nerveux. C'est un tube plein, dont la paroi est homogène, transparente, et si mince, qu'on ne peut pas la mesurer. On voit cette paroi lorsqu'un tube rompu laisse échapper son contenu sous forme de gouttelette, ou lorsque le contenu est chassé du tube par pression, sous le champ du microscope. Cette paroi est finement plissée ou finement striée, et renferme çà et là quelques noyaux chez l'embryon. C'est elle qu'on nomme *gaîne de Schwann*.

Le contenu du tube nerveux est formé d'un filament central, le *cylinder-axis*, et d'une substance qui enveloppe ce filament et le sépare de la paroi, la substance médullaire.

Le *cylinder-axis* est formé d'une matière azotée; il est solide, flexible, et se laisse facilement briser. Il commence dans les cellules nerveuses du système nerveux central pour se terminer dans l'épaisseur des tissus (peau, muqueuses, muscles, etc.).

La *substance médullaire*, placée entre la paroi du tube et le cylinder-axis, est liquide, visqueuse, de nature graisseuse, et réfracte fortement la lumière. Elle forme, dans toute la longueur du tube qu'elle remplit exactement, une couche homogène, régulière, nulle part interrompue. Mais, lorsque le tube nerveux a été comprimé, lorsqu'il a subi un commencement de putréfaction ou lorsqu'il a été traité par les réactifs, cette couche est dénaturée ; elle se réduit en lamelles, en filaments, en gouttelettes ; elle devient sinueuse. C'est dans cet état que les tubes nerveux ont été étudiés par quelques auteurs ; ils ont vu le centre brillant, parce qu'il correspond au cylinder-axis, et ils les ont appelés tubes à double contour, parce que, dans cet état d'altération, la substance médullaire du tube est exactement limitée par deux lignes. Elle est durcie par l'alcool et l'acide nitrique étendu ; elle est dissoute par l'éther et l'essence de térébenthine.

La substance médullaire, encore appelée *myéline*, est d'une couleur blanche, tandis que celle du cylinder-axis ou *filament axile* est grise.

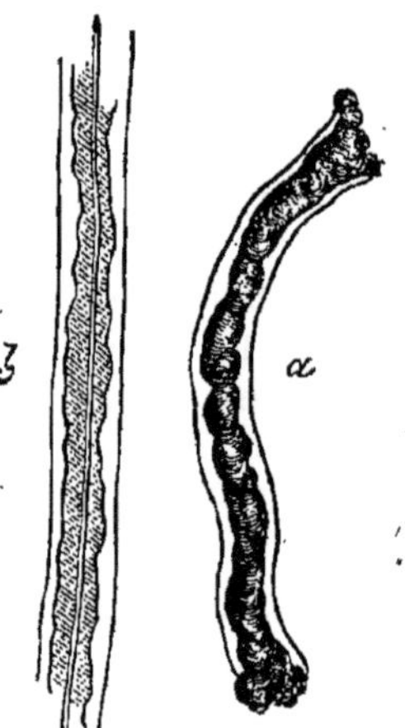

FIG. 59.

a. Tube nerveux dont la moelle est grenue. — *b*. Tube nerveux dont la moelle moins altérée permet d'apercevoir le cylinder-axis.

D'après leur diamètre, les tubes ont été divisés en *tubes larges* ou tubes de la vie animale, et en *tubes minces* ou tubes de la vie organique. Les premiers ont un diamètre de 0mm,010 à 0mm,015 ; les autres ont un diamètre moitié moindre, de 0mm,005 à 0mm,008. Ces tubes s'accolent à la manière des fibres musculaires, et forment des faisceaux primitifs.

Chacun de ces genres de tubes comprend deux espèces : 1o les tubes *moteurs* ; 2o les tubes *sensitifs*. Le microscope peut, par l'examen de ces tubes, indiquer si l'on a sous les yeux un tube nerveux de la vie animale ou un tube nerveux de la vie organique, puisque celui-ci est moitié plus petit ; mais il ne peut pas distinguer les tubes sensitifs des tubes moteurs, si ce n'est au niveau des ganglions nerveux. Là, en effet, on voit chaque tube nerveux sensitif se confondre avec une ou deux des cellules nerveuses contenues dans le ganglion. Les tubes moteurs n'ont aucune espèce de rapport avec les cellules nerveuses des ganglions. La présence d'un ganglion sur le trajet d'un nerf est donc un indice de la sensibilité de ce nerf.

Les tubes nerveux, de même que les fibrilles musculaires, se réunissent par groupes pour former des faisceaux primitifs. Ces faisceaux sont entourés d'une membrane propre, *périnèvre*, analogue au myolemme qui entoure les faisceaux primitifs des muscles. (*Voyez* Nerfs.)

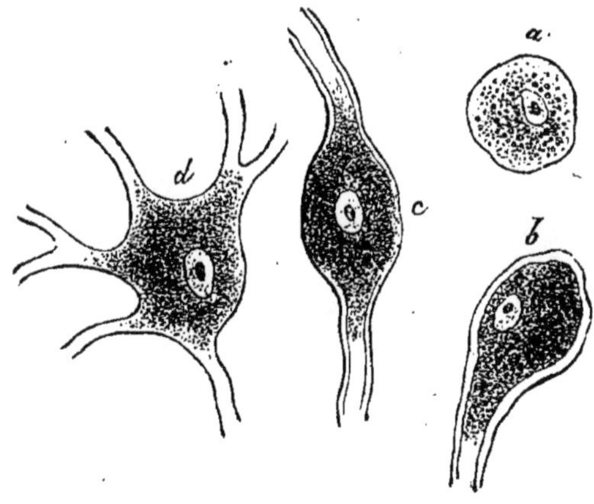

· Fig. 60.

Corpuscules nerveux ou cellules nerveuses. — On y voit l'enveloppe, le noyau, les granulations et les prolongements qui partent des cellules. — *a*. Apolaire. — *b*. Unipolaire. — *c*. Bipolaire. — *d*. Multipolaire.

Cellules nerveuses. — Ces éléments anatomiques sont répandus en grande partie dans le système nerveux ; ils concourent à former la substance grise de l'axe cérébro-spinal et les ganglions nerveux. Au niveau des ganglions, on les appelle plus particulièrement *corpuscules ganglionnaires, cellules nerveuses ganglionnaires*. Les cellules nerveuses ganglionnaires sont en rapport avec un ou plusieurs tubes nerveux qui les traversent, et portent le nom de cellules bipolaires ou de cellules multipolaires, selon qu'elles présentent deux ou plusieurs points de leur surface en continuité avec les tubes nerveux qui sont toujours sensitifs. Ces cellules sont presque semblables sur le trajet des fibres nerveuses larges et sur celui des fibres nerveuses minces. Dans ces dernières seulement la cellule est plus ovoïde que dans les autres ; son volume est moindre, de même que l'épaisseur de sa paroi.

Les cellules ganglionnaires des tubes larges sensitifs sont sphéri-

ques ou à peu près ; elles ont 0mm,05 à 0mm,10. Elles ont une
paroi de 0mm,008 à 0mm,012 d'épaisseur, homogène, finement granuleuse, fibroïde et non fibreuse, parsemée de petits noyaux dans
son épaisseur. Cette paroi est en continuité de substance avec celle
du tube nerveux sensitif qui y correspond. La cavité des cellules
ganglionnaires est aussi en continuité avec la cavité du tube nerveux,
qui se rétrécit un peu au moment où il arrive au contact de la cellule.
Le contenu de la cellule est solide, granuleux ; il contient à son centre un gros noyau clair, transparent, sphérique, de 0mm,012 de largeur, avec un nucléole jaunâtre, brillant, de 0mm,002 environ.

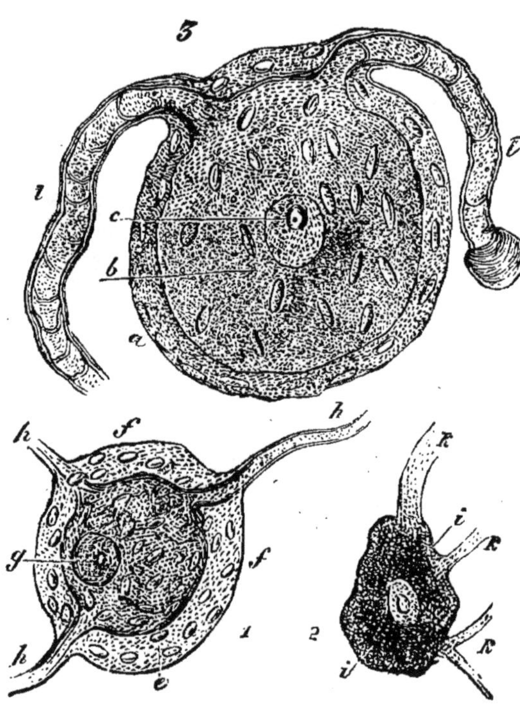

Fig. 61.

1. Cellule nerveuse multipolaire. — e. Paroi de la cellule se continuant avec celle des
tubes nerveux h, h, h. Dans l'épaisseur de cette paroi se trouvent des noyaux ; son contenu
granuleux contient à son centre un gros noyau clair, transparent, sphérique, avec un nucléole brillant, g.

2. Cellule nerveuse multipolaire en continuité de substance avec quatre tubes nerveux
k, k, k. On y voit un noyau nucléolé et une grande quantité de granulations graisseuses
foncées i, i.

3. Cellule bipolaire. — a. Paroi. — b. Contenu granuleux ; on trouve des noyaux dans
la paroi et dans le contenu. — c. Noyau de la cellule. — l, l. Deux tubes nerveux abou-
tissant aux deux pôles. A l'extrémité de celui qui est placé à droite de la figure, on voit le
contenu du tube déchiré se montrant sous la forme d'une gouttelette.

Dans le système nerveux central, les cellules nerveuses sont dépourvues, comme les tubes nerveux, de paroi propre. Elles contiennent quelquefois autour du noyau un ou plusieurs amas de granulations graisseuses foncées. On en trouve à deux pôles, à trois pôles, à quatre, cinq et même plus. Chacun de leurs pôles donne naissance à un prolongement qui va se jeter dans une cellule voisine et constituer une anastomose entre les cellules. Ce prolongement est le *cylinder-axis* que nous avons déjà vu au centre du tube nerveux. Tantôt il va directement d'une cellule à l'autre, au sein de la substance grise, sans se ramifier; tantôt il se ramifie, et ses branches vont s'anastomoser avec plusieurs autres cellules; tantôt il entre dans la substance blanche en se recouvrant d'une gaine médullaire, ce qui lui donne sa couleur blanche.

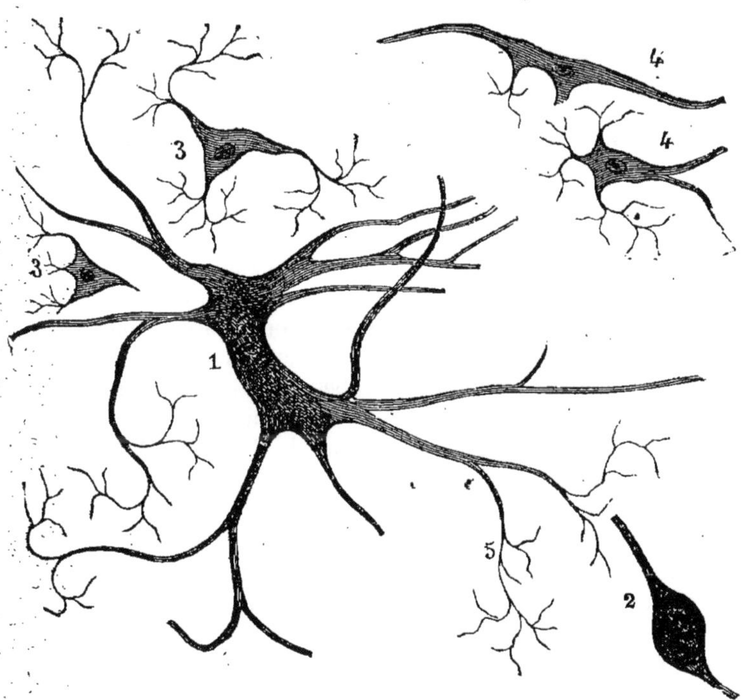

FIG. 62.

Variétés de cellules nerveuses provenant des centres nerveux. — 1. Cellule *motrice*, *polyclone*, multipolaire, provenant des cornes antérieures de la moelle. — 2. Cellules *sympathique*, bipolaire, *diclone*, provenant du voisinage de la commissure postérieure de la moelle. — 3, 3. Cellules de la substance corticale du cerveau. — 4, 4. Cellules *sensitives*, prises sur les cornes postérieures de la moelle. — Grossissement, 300 diamètres.

La forme des cellules nerveuses n'est pas partout la même, et l'on remarque qu'elle diffère dans les points où les fibres nerveuses et sensitives prennent naissance.

A l'exemple de MM. Jacubowitsch et Owjaniskow, de rares auteurs divisent les cellules nerveuses en motrices, sensitives et sympathiques.

Les cellules *motrices* sont multipolaires; on les appelle aussi *cellules polyclones;* elles ont un volume considérable (fig. 62, 1), et fournissent un grand nombre de filaments.

Les cellules *sensitives* sont plus petites et possèdent un plus petit nombre de prolongements. (Fig. 62, 4, 4.)

Les cellules *sympathiques* sont plus arrondies et présentent peu de prolongements, souvent deux; elles sont appelées alors *cellules diclones.* (Fig. 58, 2.)

Lorsqu'on examine une cellule isolée, il est difficile de dire à quel groupe elle appartient; mais on remarque que les diverses formes que nous venons de décrire se groupent en masses plus ou moins considérables dans les divers points du système nerveux.

Fibres de Remak. — Ce sont des éléments en forme de fibres aplaties, de $0^{mm},003$ de largeur, dont les bords sont nets, réguliers et parallèles, pâles et grisâtres. Elles sont rendues plus pâles encore par l'acide acétique, qui les gonfle peu et ne les attaque que lentement. Ces fibres portent de distance en distance des noyaux elliptiques, allongés, d'une longueur de $0^{mm},012$, de même largeur que la fibre elle-même, et des granulations nombreuses, fines et grisâtres. Les noyaux contiennent aussi de fines granulations, et sont dépourvus de nucléole. Comme les tubes nerveux sensitifs, ces fibres présentent sur leur trajet des cellules nerveuses ganglionnaires.

Quelques auteurs considèrent, à tort, les fibres de Remak comme des prolongements de l'enveloppe de la cellule nerveuse ganglionnaire : ce sont des tubes nerveux dont l'évolution n'a pas été complète. En effet, on remarque, d'une part, que jusqu'au cinquième mois de la vie intra-utérine, tous les tubes nerveux ont les caractères indiqués ci-dessus; d'autre part, que, dans la régénération des nerfs qui ont été coupés, les tubes nerveux passent nécessairement par cet état. (Robin.) [Fig. 63.]

Myélocytes. — Cet élément anatomique existe dans le système nerveux seulement, et se montre sous deux formes différentes : 1° sous forme de noyau libre; 2° sous forme de cellules.

Les *myélocytes à noyau libre* sont beaucoup plus nombreux que les autres. Ces noyaux sont sphériques, quelquefois ovoïdes, plus foncés que la matière amorphe qui les contient; ils accompagnent les cellules multipolaires. Tantôt ces noyaux ont un nucléole, tantôt ils en sont dépourvus. Le centre du nucléole est brillant, ses contours sont noirâtres. Il est environné de granulations grisâtres. Le diamètre du noyau est de 0mm,005 à 0mm,007.

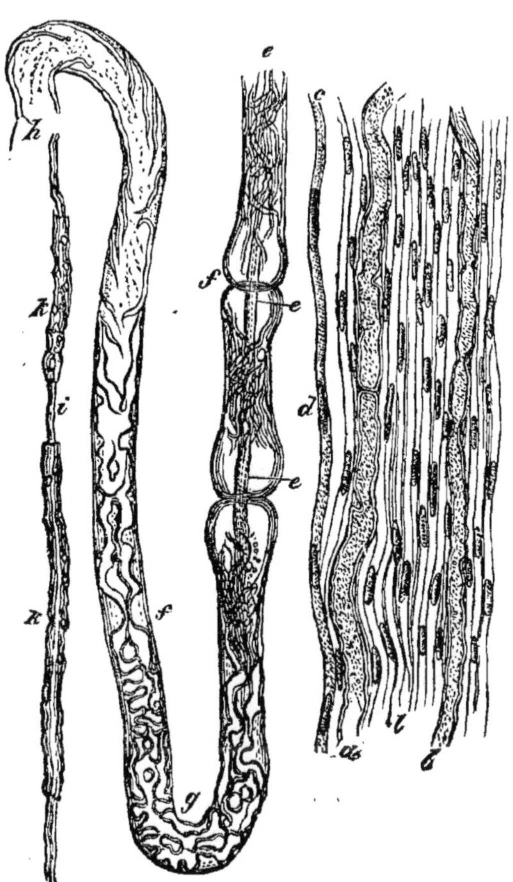

FIG. 63.

Tubes nerveux et fibres de Remak. — *a*. Tube nerveux large, le contenu commence à s'altérer. — *b*. Tube nerveux mince, même degré d'altération.

Autour de ces deux tubes, on voit une grande quantité de fibres nerveuses à noyau ou fibres de Remak dont on a un type en *c*. — *d* montre un des noyaux des fibres de Remak. — *e*, *h* montrent un gros tube nerveux contourné, dans lequel le cylinder-axis est visible en *e*, *e*, par suite de l'altération de la substance médullaire. Le contenu, qui a subi un commencement d'altération, soit par la putréfaction, soit par la macération, est limité en *h* par deux lignes foncées (lignes qui ont fait admettre à quelques auteurs les tubes nerveux à double contour). — *k*, *k* est un tube nerveux de la moelle ou de l'encéphale dépourvu de paroi propre, et réduit au contenu liquide et visqueux *k*, *k*, et au cylinder-axis *i*,

L'acide acétique a peu d'action sur ces noyaux ; il les resserre un peu, et il dissout les substances environnantes.

Ces noyaux pourraient être confondus avec les noyaux libres des médullocelles ; mais ceux-ci sont plus gros, plus transparents, et ne se rencontrent pas dans les régions où l'on trouve les myélocytes.

Les *myélocytes à cellules* sont rares chez l'homme ; ils ont de $0^{mm},012$ à $0^{mm},015$. Ils sont ovoïdes. On trouve dans ces cellules un noyau semblable aux noyaux libres. La cavité n'est pas distincte de la paroi. L'eau n'a aucune action sur ces éléments.

Substance amorphe. — Cette substance existe dans les parties grises des centres nerveux ; elle est homogène, grisâtre, finement granuleuse. Avec les cellules nerveuses, elle concourt à donner à la substance grise la coloration qu'elle présente. Elle est plus abondante dans le cerveau que dans le cervelet ; elle est interposée aux cellules nerveuses et aux cylinder-axis.

Tissu conjonctif. — Ce tissu constitue un élément accessoire du tissu nerveux ; il existe partout. Il est très-peu abondant dans le système nerveux central ; mais sur les nerfs il forme une enveloppe assez résistante, qui envoie de minces cloisons entre les faisceaux primitifs : c'est le *névrilème*. C'est dans ces cloisons que rampent les vaisseaux capillaires, sans jamais pénétrer dans le périnèvre. On trouve, au centre du faisceau primitif, quelques fibres lamineuses placées entre les tubes nerveux. Le névrilème accompagne les nerfs jusqu'aux centres nerveux ; arrivé là, il s'étale à la surface de l'encéphale et de la moelle, pour constituer la pie-mère crânienne et la pie-mère rachidienne. Le tissu lamineux forme aussi une enveloppe aux ganglions nerveux, enveloppe de laquelle partent de petites cloisons qui séparent les uns des autres les éléments qui les constituent.

Vaisseaux capillaires. — Les vaisseaux du tissu nerveux présentent quelques particularités remarquables. Au niveau des nerfs, ils se jettent sur le névrilème, pénètrent dans les cloisons celluleuses qui séparent les faisceaux primitifs et rampent à la surface du périnèvre sans jamais le traverser. Ils sont peu abondants. Dans la substance blanche des centres nerveux, ils sont placés entre les faisceaux nerveux, et forment des mailles anguleuses, larges, tendant à prendre une forme quadrilatère. Dans la substance grise, ils sont beaucoup plus abondants, les mailles formées par ces vaisseaux sont petites, à angles arrondis. Dans la substance blanche dans la substance grise, les vaisseaux ne sont pas en contact immédiat avec les éléments nerveux. On trouve autour d'eux une tunique spéciale renfermant un liquide au milieu duquel nage le vaisseau. Cette tunique est formée d'une substance transparente qui se subdivise comme les vaisseaux capillaires. Le liquide qui remplit la tunique contient des leucocytes. Cette tunique est un vaisseau lymphatique au centre duquel sont contenus le capillaire, le liquide et la lymphe. M. Robin a décrit cette tunique sous le nom de *gaîne lymphatique* des capillaires. Les capillaires artériels de la substance cérébrale présentent une couche épaisse de fibres musculaires de la vie organique.

2° Centres nerveux.

Disposition générale des centres nerveux.—Les centres nerveux, d'où naissent tous les nerfs volontaires, sont protégés par une enveloppe osseuse, résistante, que forment le crâne et le rachis. Formé uniquement de substance nerveuse, l'axe cérébro-spinal est séparé des parois de la cavité qui le contient par des enveloppes membraneuses et une couche liquide qui le protégent et en facilitent les mouvements et la nutrition. Deux mots de ces membranes. Connues sous le nom de *méninges*, ces membranes sont au nombre de trois : dure-mère, arachnoïde, pie-mère, en procédant de dehors en dedans.

§ 1.—Dure-mère.—La *dure-mère* est une membrane fibreuse qui recouvre la surface interne des os du crâne et du rachis, et qui se prolonge : d'une part, dans les trous du crâne et du rachis pour se confondre avec le périoste externe ; d'autre part, à l'intérieur du crâne, sous forme de cloisons qui séparent les diverses portions de l'encéphale. Elles empêchent la compression que ces parties pourraient exercer les unes sur les autres.

Revêtue à sa face interne par le feuillet pariétal de la séreuse arachnoïdienne, la dure-mère est formée uniquement de tissu fibreux, reçoit quelques branches nerveuses du trijumeau, et présente à sa face externe un grand nombre de vaisseaux dits méningés qui sont spécialement destinés à l'enveloppe osseuse.

Cette membrane remplace le périoste de l'intérieur du crâne ; et, par sa face externe seulement, elle est susceptible de reproduire des lamelles osseuses, incapables de reconstituer dans toute son épaisseur une portion d'os du crâne.

§ 2.—Arachnoïde.—L'*arachnoïde*, membrane séreuse, est formée d'un feuillet pariétal qui est intimement uni à la face interne de la dure-mère, et d'un feuillet viscéral qui recouvre la pie-mère. Ces deux feuillets, qui se continuent dans la cavité rachidienne, comme la dure-mère, sont partout continus et représentent une sorte de sac sans ouverture. Ils limitent la cavité arachnoïdienne, cavité virtuelle, contenant seulement une légère couche humide qui facilite le glissement du feuillet viscéral sur le feuillet pariétal. Ces deux feuillets sont en continuité, par l'intermédiaire de gaînes séreuses qui entourent tous les prolongements fibreux, vasculaires et nerveux, étendus de la pie-mère à la dure-mère, et réciproquement.

§ 3. — Pie-mère. — La *pie-mère* est une membrane formée par du tissu conjonctif et un riche réseau vasculaire. C'est dans la pie-mère que les artères destinées aux centres nerveux se divisent et se subdivisent, avant de pénétrer dans leur substance délicate.

Très-vasculaire sur la substance grise, elle contient beaucoup moins de vaisseaux et elle a toutes les apparences d'une aponévrose sur la substance blanche.

Elle se prolonge, comme les autres membranes, dans le canal rachidien, pour entourer la moelle épinière. Elle est séparée du feuillet viscéral de l'arachnoïde par un espace rempli d'un liquide qui infiltre les mailles celluleuses de la pie-mère. Cet espace est appelé *sous-arachnoïdien*, et le liquide qui le remplit est le *liquide céphalo-rachidien*.

Les nerfs, qui prennent tous naissance sur la portion blanche des centres nerveux, entraînent avec eux un prolongement de la pie-mère, sous le nom de névrilème. Au moment où ces nerfs passent par les trous osseux, ils sont accompagnés jusqu'au niveau de ces trous par le feuillet viscéral de l'arachnoïde qui adhère à ce niveau au névrilème et qui se réfléchit vers le feuillet pariétal avant la sortie du nerf.

C'est sur la pie-mère, le long de la ligne médiane de la face supérieure du cerveau, qu'on trouve de petits corpuscules jaunâtres dont on ignore la signification. Ce sont les corpuscules, dits *glandes de Pacchioni*, qui augmentent de nombre et de volume à mesure qu'on avance en âge. (*Voy.* Névrologie, t. II.)

Axe cérébro-spinal. — Les *centres nerveux* se font remarquer par la substance dont ils sont formés. Cette substance, dite nerveuse, est d'une consistance qui n'est ni dure ni molle, et se laisse déchirer avec facilité. La substance nerveuse présente deux colorations très-différentes, et pour cette raison, on décrit séparément la substance blanche et la grise.

La *substance grise*, différente dans sa structure et dans ses fonctions de la substance blanche, occupe la surface même de l'encéphale, excepté dans la portion de face inférieure qui donne naissance aux nerfs crâniens. Les parties recouvertes de substance grise sont formées, au centre, par la substance blanche. Le contraire existe pour toutes les parties des centres nerveux qui donnent naissance à des nerfs : moelle épinière et partie moyenne de la base de l'encéphale. Ces parties sont formées presque complétement de substance blanche, et la substance grise est centrale. Elle est disposée très-régulièrement dans la moelle et mélangée irrégulièrement à la substance blanche dans les parties qui donnent naissance aux nerfs crâniens.

A la surface de l'encéphale, il existe quatre ouvertures qui conduisent dans les cavités ventriculaires, et par lesquelles la pie-mère s'introduit pour porter les vaisseaux nourriciers à la surface de ces cavités. Avec la pie-mère, le liquide céphalo-rachidien pénètre dans les ventricules, qui n'ont aucune communication avec la cavité arachnoïdienne, quoi qu'en ait dit Bichat.

A l'ouverture du quatrième ventricule, placé au-dessous du cervelet, *trou de Magendie*, on voit un conduit étroit et souvent difficile à apercevoir : c'est le canal de l'épendyme, qui se prolonge dans toute l'étendue de la moelle.

Structure des centres nerveux.

Nous examinerons la disposition dans l'axe cérébro-spinal des éléments anatomiques qui nous sont déjà connus, et d'autres éléments particuliers aux centres nerveux.

A. Substance grise. — La substance grise est formée par une grande quantité de cellules nerveuses à un ou plusieurs pôles, de la matière amorphe, des cylinder-axis, des vaisseaux capillaires et des myélocytes. Les cellules nerveuses sont très-nombreuses ; les prolongements qu'elles fournissent, et qui les ont fait appeler unipolaires, bipolaires, multipolaires, constituent les cylinder-axis. Ceux-ci vont d'une cellule à l'autre, sans sortir de la substance grise ; ou bien ils pénètrent dans la substance blanche, en s'entourant d'une couche blanchâtre de nature graisseuse, qui constitue la gaîne médullaire du tube nerveux. Plus tard, quand le cylinder-axis sort des centres nerveux avec cette gaîne médullaire, il s'entoure d'une nouvelle gaîne, la paroi propre. Les trois portions qui composent le tube nerveux ne naissent donc pas du même point. La plus extérieure, la paroi propre, commence à l'origine apparente du nerf ; la deuxième, la gaîne médullaire, commence dans la substance blanche, au moment où le cylinder-axis s'y engage ; la troisième enfin, le cylinder-axis, prend naissance dans les cellules de la substance grise.

Entre les cellules et les cylinder-axis, on trouve les vaisseaux capillaires et les myélocytes. Tous ces éléments sont séparés par de la matière amorphe.

Dans la substance grise des circonvolutions, ces éléments se groupent de telle façon qu'ils forment six couches superposées, qui sont, en procédant de dedans en dehors :

1° Une couche formée de grosses cellules multipolaires, communiquant avec de nombreux faisceaux de tubes venant du corps strié ;

2° Une couche de matière amorphe translucide, sans myélocytes ;

3° Une couche semblable à la première ;

4° Une couche semblable à la deuxième ;

5° Une couche formée de petites cellules multipolaires triangulaires ;

6° Une couche semblable à la deuxième et à la quatrième.

B. Substance blanche. — La substance blanche est constituée par des faisceaux de tubes nerveux de 0mm,1 à 0mm,2, devenus polyédriques par pression réciproque, et réunis entre eux par un peu de substance homogène finement granuleuse. C'est entre ces faisceaux que rampent les capillaires, enveloppés de leur gaîne spéciale. Dans cette substance, les tubes nerveux sont réduits au cylinder-axis, venu de la substance grise, et à la gaîne médullaire qui les entoure et qui donne à cette substance sa couleur. Le périnèvre ne se montrera qu'au moment où les tubes nerveux émergeront de cette substance pour former des nerfs. On n'y trouve pas de cellules nerveuses ni de myélocytes.

Si les mêmes éléments ne constituent pas les deux substances, grise et blanche, on voit cependant que les rapports les plus intimes existent entre elles. On voit, d'une part, les capillaires de l'une passer dans l'autre, et, d'autre part, chaque tube nerveux de la substance blanche envoyer sa partie centrale, le cylinder-axis, vers les cellules de la substance grise. Ce rapport du tube nerveux avec la cellule nerveuse suffit pour expliquer pourquoi la moelle ne grossit pas, de bas en haut, proportionnellement aux tubes nerveux qui se jettent sur elle. En effet, une seule cellule peut recevoir autant de tubes nerveux qu'elle a de pôles, moins un, celui-ci servant à la mettre en communication avec les cellules voisines. Du reste, on sait aujourd'hui que les tubes nerveux peuvent se ramifier.

C. Épendyme, membrane ventriculaire, épithélium. —Les centres nerveux ne contiennent pas seulement des parties spécialement nerveuses ; on y trouve encore certains éléments particuliers que nous allons faire connaître.

La surface interne des ventricules n'est point tapissée par une membrane séreuse, comme on le croyait autrefois ; les cavités, de même que le canal de la moelle, que Stilling a si bien fait voir, sont recouvertes dans toute leur étendue d'une couche d'épithélium cylindrique à cils vibratiles. Etudiée surtout par Purkinje, Valentin, et Virchow, cette couche épithéliale a reçu de Valentin le nom d'épendyme, de sorte que les trois expressions qui font le titre de cet article sont synonymes. On pourrait croire que l'épendyme est une membrane parfaitement isolable. Il n'en est rien, et Virchow a fort bien démontré que les cellules épithéliales, qui perdent rapidement leurs cils, reposent sur une couche de substance spéciale qu'il a appelée névroglie. (*Voy. fig. 64.*)

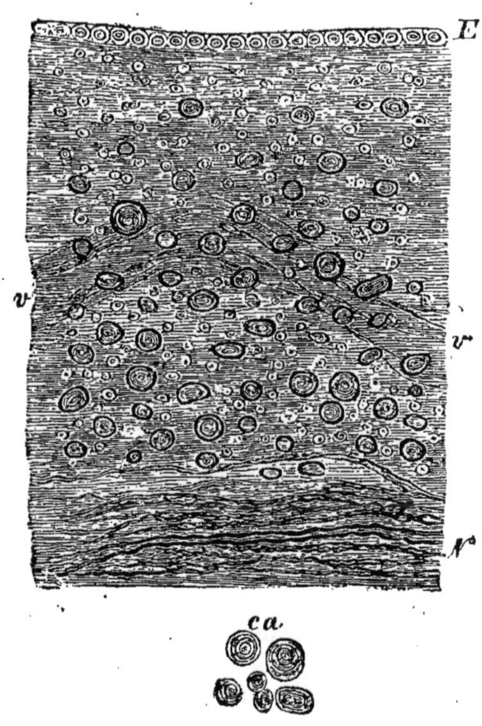

FIG. 64. (D'après Virchow.)

Épendyme des ventricules et névroglie du plancher du quatrième ventricule cérébral. — E. Épithélium dont les cils se sont détachés. — N. Fibres nerveuses. — Entre ces deux couches se voit la partie libre de la névroglie, avec de nombreuses cellules du tissu conjonctif et des noyaux. — vv, vaisseaux. — ca représente des corps amylacés isolés, semblables à ceux qu'on observe au centre de la névroglie. — Grossissement, 300 diamètres.

D. Névroglie. — Virchow a donné le nom de névroglie à une substance particulière que l'on trouve dans les centres nerveux.

Quoiqu'on ait admis pendant longtemps (M. Robin est encore de cet avis) qu'il n'existait dans le cerveau aucune substance autre que les éléments nerveux proprement dits, la plupart des auteurs de ce jour, Bidder, Kölliker, etc., admettent l'existence d'une substance très-analogue au tissu conjonctif. Selon Virchow, la névroglie renferme des corpuscules et des fibres de tissu conjonctif; mais elle diffère du tissu conjonctif ordinaire par la délicatesse extrême des éléments qui la constituent et par sa transparence. Cette substance existerait, mais en fort petite quantité, entre les tubes de la substance blanche des centres nerveux, et surtout sous forme de couche assez épaisse, à la face profonde de la couche épithéliale des ventricules ou épendyme, jusqu'à sa terminaison à l'extrémité du canal central de la moelle. On trouve dans la névroglie fraîche des cellules particulières, arrondies ou lenticulaires, contenant des noyaux volumineux nucléolés, et des granulations fines. Ces cellules existent en grand nombre entre les éléments nerveux. Ces éléments sont-ils les mêmes que les myélocytes de M. Robin ?

E. Corps amylacés. — Dans les points des centres nerveux où l'on trouve la névroglie, il existe aussi de petits corpuscules particuliers formés par des lamelles concentriques régulières, comme les grains d'amidon. Ces corpuscules traités par l'iode se colorent en bleu comme l'amidon. C'est pour ces raisons qu'on leur a donné le nom de corps amylacés. Ils sont surtout très-nombreux dans la couche de névroglie qui double l'épendyme.

Dans l'état pathologique, les corps amylacés se multiplient à mesure que la quantité de névroglie augmente. Ce phénomène est remarquable dans l'atrophie.

3° Nerfs. Système nerveux périphérique.

Les nerfs sont des cordons blancs, étendus des centres nerveux à la plupart des organes et tissus de l'économie.

On appelle nerfs crâniens ceux qui naissent de l'encéphale et qui sortent par les trous de la base du crâne; on en compte douze paires. Ceux qui partent de la moelle, et qui traversent les trous de conjugaison, sont les nerfs rachidiens, au nombre de trente et une paires.

Parmi les nerfs crâniens, les uns sont des nerfs de mouvement, les autres de sensibilité; quelques-uns enfin, nerfs sensoriaux, sont spécialement destinés aux organes des sens. Les nerfs rachidiens naissent sur la moelle par deux ordres de racines distinctes; les unes motrices et les autres sensitives; mais au moment où les nerfs sortent des trous de conjugaison , les deux racines se confondent pour former un nerf mixte d'où partiront des filets nerveux destinés au mouvement et à la sensibilité.

Nous allons successivement étudier l'origine des nerfs, leur trajet, leurs rapports , leur conformation extérieure , leur terminaison, leurs anastomoses et leur structure.

A. Origine. — Les nerfs prennent naissance sur les centres nerveux par des filaments qu'on appelle racines. L'origine apparente d'un nerf est celle que l'œil aperçoit à la surface de la substance nerveuse. On appelle origine réelle le point profond de l'axe cérébro-spinal qui donne réellement naissance aux racines du nerf.

B. Trajet. — Après avoir traversé le trou de la base du crâne ou celui de conjugaison, le tronc nerveux suit un trajet à peu près direct jusqu'à sa terminaison. Les troncs nerveux ne sont pas flexueux ; ils sont tellement rectilignes, avec des bords si nettement tranchés, qu'il est facile de les distinguer des vaisseaux.

C. Rapports. — Les nerfs affectent des rapports particuliers avec les vaisseaux ; ils suivent souvent le trajet des artères et des veines, et ils forment avec ces vaisseaux un paquet vasculo-nerveux que l'on rencontre dans beaucoup de régions. De même que les vaisseaux qu'ils accompagnent, ils sont entourés d'une gaîne de tissu conjonctif plus ou moins condensé.

A la tête , il est remarquable de voir avec quelle constance les rameaux nerveux accompagnent les artères dans les trous et conduits dont les os sont pourvus.

Certains muscles sont traversés par des troncs nerveux : le sterno-mastoïdien par le spinal , le coraco-brachial par le musculo-cutané, le court supinateur par la branche profonde du radial , et le long péronier latéral par le sciatique poplité externe.

D. Conformation extérieure. — Les nerfs sont de couleur blanche ; ils forment des cordons arrondis et pleins , que l'on ne confond pas avec les artères quand on prend l'habitude de leur contact. Leur surface est très-rarement colorée en rose ou en rouge, comme cela se voit pour les artères. Mais on y remarque des stries longitudinales, ordinairement très-visibles , et indiquant les faisceaux primitifs qui constituent le nerf.

Les troncs nerveux diminuent de volume à mesure qu'ils fournissent des branches collatérales qui se détachent presque toujours en formant un angle aigu avec le nerf, au moins pour les membres.

La surface du nerf est régulière, uniforme. On trouve cependant sur le trajet de tous les nerfs sensitifs , sans exception, un ganglion nerveux qui est l'apanage des nerfs de sensibilité. Comme nous le verrons plus loin, la plupart des ganglions sont situés près de l'origine des nerfs, au niveau des trous osseux.

E. Terminaisons. — Les nerfs se terminent d'une manière différente pour les nerfs sensitifs, moteurs, sensoriels et sympathiques.

Nerfs sensitifs. — Ils se terminent dans les organes doués de sensibilité. Des savants, MM. Jacubowitsch et Lionel Beale admettent que les nerfs se terminent dans la peau par des rameaux anastomosés et formant des réseaux terminaux.

La plupart des anatomistes, MM. Kölliker, Meissner, Robin, Vulpian, Wagner, s'accordent à croire que la terminaison des nerfs sensitifs se fait par des extrémités libres. A ce niveau, des réseaux nerveux terminaux existent bien sous la peau ou dans son épaisseur; mais ces mêmes réseaux donnent naissance à des ramuscules nerveux qui se terminent plus loin, dans les couches superficielles du derme.

Les nerfs sensitifs qui ont pu être suivis se terminent par des extrémités libres, les uns dans les corpuscules de Pacini et dans les corpuscules de Meissner, les autres dans les corpuscules de Krause (*Voyez*, plus loin, ces corpuscules.)

Nerfs moteurs. — C'est à M. le professeur Rouget que nous devons la connaissance de la terminaison exacte des tubes nerveux dans les muscles.

Avant d'arriver sur le faisceau primitif du muscle, le tube nerveux se ramifie plusieurs fois. Toutes les ramifications arrivent au contact du myolemme et se modifient ainsi : la paroi propre du tube nerveux ou gaîne de Schwann se confond avec la paroi du myolemme; la partie médullaire du tube cesse d'exister, et le cylinder-axis traverse la paroi du myolemme. Arrivé à la surface des fibrilles, il se termine en formant des plaques plus ou point saillantes, désignées par M. Rouget sous le nom de *plaques terminales des nerfs moteurs*. Ces plaques sont constituées par une substance grenue. En général, chaque fibre musculaire reçoit une branche nerveuse terminale et quelquefois deux.

M. Vulpian a vérifié les travaux de M. Rouget; il est arrivé, après observation, aux mêmes conclusions. MM. Krause, Kühne et Robin admettent aussi cette terminaison; les points sur lesquels ils diffèrent de M. Rouget sont des détails insignifiants.

Nerfs sensoriels. — D'après M. Vulpian (leçons de physiologie) on doit admettre le mode de terminaison suivant pour les organes des sens : près de la surface de l'organe, muqueuse pituitaire, par exemple, il existe des cellules nerveuses bipolaires ou multipolaires

Les fibres nerveuses du nerf sensoriel se terminent à l'un des pôles de ces cellules nerveuses, tandis que les autres pôles s'introduisent entre les cellules épithéliales de la muqueuse pour se prolonger jusqu'à la surface sous forme de bâtonnets, ou par un petit appendice microscopique qui dépasse la surface épithéliale.

Ce mode de terminaison aurait été constaté, selon M. Vulpian, par MM. Max Schultze, Eckhard et Ecker, pour la *pituitaire*; par M. Max Schultze, pour le *labyrinthe membraneux*; par M. Axel Key pour la *muqueuse linguale*; par M. Müller pour la rétine. Nous reviendrons sur ce sujet avec l'étude des organes des sens.

Nerfs sympathiques. — Le mode de terminaison des rameaux de ces nerfs n'a pas été déterminé d'une manière précise.

On ne sait rien du mode de terminaison des nerfs vaso-moteurs.

On a trouvé, dans l'épaisseur de certains organes, des cellules nerveuses anastomosées et recevant les fibres du grand-sympathique; mais on ne peut pas affirmer que ces fibres se terminent là, et que les cellules ne donnent pas naissance à d'autres filaments. On a constaté ces réseaux périphériques de cellules nerveuses dans le poumon, la vessie, l'intestin, le cœur.

En résumé, nous voyons que la terminaison des nerfs se fait d'une manière générale par des extrémités libres, et qu'au moment de se terminer, les tubes nerveux se dépouillent de leurs parties accessoires, gaîne de Schwann et substance médullaire, pour ne conserver que la partie essentielle, le cylinder-axis.

Les arcades et les réseaux que l'on trouve sur les ramuscules nerveux ne sont jamais situés sur la partie terminale même, mais en deçà. C'est probablement au niveau de ces réseaux que les rameaux récurrents s'anastomosent.

F. Anastomoses.—Les anastomoses sont fréquentes; lorsqu'elles sont un peu nombreuses, elles constituent des plexus, souvent inextricables, comme cela se voit pour les plexus pharyngien, solaire, hypogastrique, etc. Dans leurs anastomoses, les nerfs ne présentent jamais de fusion entre leurs tubes, ce sont simplement des tubes nerveux qui se séparent d'un nerf pour se porter sur un autre et s'accoler à lui.

G. Structure. — Les nerfs présentent une certaine analogie de structure avec les muscles. Nous avons vu dans les muscles : des fibrilles se réunissant pour former des faisceaux primitifs ; une enveloppe spéciale à ces faisceaux, myolemme; des cloisons minces de tissu conjonctif entre les divers faisceaux ; enfin, une enveloppe commune de tissu conjonctif condensé, d'où partent les cloisons qui séparent les faisceaux de l'intérieur du muscle. Nous avons vu aussi les vaisseaux capillaires ramper dans l'épaisseur des cloisons sans pénétrer à travers le myolemme. (Fig. 51.)

Dans les nerfs, les tubes nerveux s'étendent d'une extrémité à l'autre de l'organe comme les fibrilles du muscle; les faisceaux primitifs sont entourés d'une membrane analogue au myolemme, c'est le *périnèvre;* du tissu conjonctif condensé forme au nerf une enveloppe analogue à la gaîne fibreuse du muscle, on l'appelle *névrilème.* De cette enveloppe partent des cloisons de plus en plus déliées qui séparent les uns des autres les faisceaux primitifs du nerf. On trouve, au-dessous du périnèvre et dans l'épaisseur des cloisons dont nous venons de parler, quelques vésicules adipeuses comme dans les muscles. Enfin, de même que dans les muscles, les vaisseaux traversent le névrilème et forment des capillaires qui rampent à la surface du périnèvre sans jamais le pénétrer.

Faisceaux primitifs du nerf. —Les tubes nerveux parcourent le nerf d'une extrémité à l'autre sans jamais se diviser ni se fusionner; mais ils peuvent se séparer et s'accoler[1]. Ils se réunissent par groupes de 10 ou 15 pour former des faisceaux primitifs entourés de périnèvre. Chaque faisceau a un diamètre qui varie de 0mm,2 à 0mm,5. Ils sont polyédriques par pression réciproque. Vers leur terminaison, les faisceaux primitifs, en pénétrant dans les tissus, se subdivisent en cinq ou six petits faisceaux contenant chacun deux ou trois tubes nerveux. Le périnèvre augmente d'épaisseur à mesure que les faisceaux deviennent plus petits.

Périnèvre. — Le périnèvre est un élément anatomique tubuleux, propre au système nerveux, qui entoure les faisceaux primitifs des nerfs.

Il est formé d'une substance homogène, très-résistante, plus résistante même que celle du myolemme. Sa substance jouit d'une grande élasticité. Lorsque deux faisceaux nerveux se rencontrent pour s'anastomoser, leur périnèvre se fusionne pour leur former une enveloppe commune; de même, il se divise lorsque deux faisceaux nerveux se séparent. L'idée d'anastomose et de division nerveuse se rattache à lui et non au tube nerveux lui-même, car le tube nerveux ne se divise et ne s'anastomose jamais depuis son origine dans les centres nerveux jusqu'à sa terminaison, à moins qu'il ne rencontre un ganglion sur son trajet[1].

Le périnèvre commence à se montrer sur les faisceaux primitifs des tubes nerveux dès que ceux-ci sortent du système nerveux central, dès leur origine apparente. Il les accompagne, et cesse au niveau des ganglions pour reparaître aussitôt après que les tubes ont

1. On admet aujourd'hui que les tubes nerveux se divisent vers leur extrémité libre.

traversé ces renflements. Vers la terminaison des nerfs sensitifs, il est en continuité de substance avec les corpuscules du tact et avec les corpuscules de Pacini. Vers la terminaison des nerfs moteurs, il s'amincit et cesse d'exister avant la terminaison du tube nerveux lui-même.

Le périnèvre a une épaisseur de 0mm,002 à 0mm,003. Les noyaux contenus dans sa paroi ont 0mm,012 à 0mm,020 de longueur, sur 0mm,003 à 0mm,005 de largeur. Sur les tubes nerveux isolés, il atteint une épaisseur de 0mm,04.

L'acide azotique étendu durcit le périnèvre.

L'acide acétique le rend transparent.

L'acide sulfurique étendu de moitié d'eau le gonfle, mais ne le dissout pas. Il augmente aussi sa transparence.

L'eau est sans aucune action sur le périnèvre comme sur les tubes nerveux eux-mêmes.

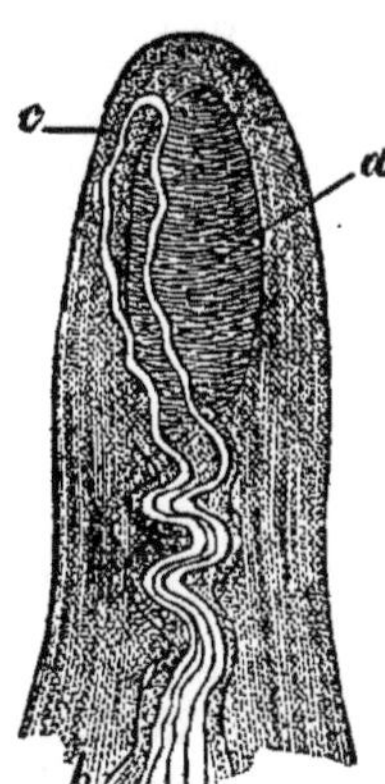

FIG. 65.

Corpuscule de Meissner dans une papille.
a. Corpuscule. — *b.* Entrée du nerf dans la papille. — *c.* Sa terminaison en anse;erreur de quelques anciens anatomistes.

Il est en continuité de substance, vers sa terminaison, avec les corpuscules du tact et avec les corpuscules de Pacini, qu'on peut considérer comme ses dépendances.

Corpuscules du tact. — Les corpuscules du tact ou corpuscules de Meissner ou de Wagner, sont de petits renflements qu'on trouve au sommet de quelques papilles de la peau et de la pointe de la langue. Ces corpuscules sont ovoïdes ; ils ont 0mm,006 à 0mm,008 de diamètre.

Ils sont transparents, un peu jaunâtres, striés en travers et ne présentent pas de cavité.

Les papilles qui contiennent les corpuscules du tact sont dites *papilles nerveuses* ; elles reçoivent par leur base huit à dix tubes nerveux qui s'enroulent autour du corpuscule et se terminent sur ses côtés, à sa base ou dans son épaisseur, par une extrémité libre. La substance du corpuscule se continue sans ligne de démarcation avec celle de la paroi du tube nerveux ou gaîne de Schwann. M. Meissner a compté 108 corpuscules sur 2 millimètres carrés de la pulpe de l'index.

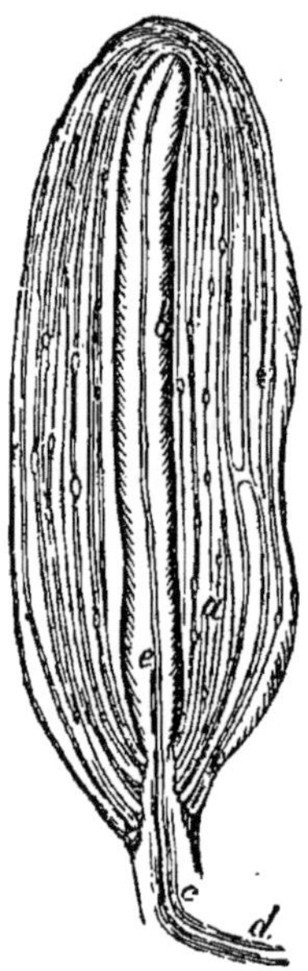

FIG. 66.

Corpuscule de Pacini. — *a*. Capsules emboîtées, formant la masse du corpuscule, renfermant quelques noyaux, et adhérentes au névrilème par le pédicule. — *b*. Capsule la plus centrale immédiatement appliquée sur le tube nerveux et lui formant une gaîne continue avec le névrilème du pédicule. — *c, d*. Pédicule du corpuscule formé par un tube nerveux et son névrilème. — *e*. Tube nerveux se terminant dans le corpuscule.

Corpuscule de Pacini ou de *Vater*. — On appelle ainsi de petits corps durs, de la grosseur d'un grain de millet, que l'on trouve appendus par un pédicule à certains nerfs dans le tissu cellulaire sous-cutané. On les rencontre sur les nerfs collatéraux des doigts, sur les filets nerveux qui avoisinent le coude, l'avant-bras, le cou, le talon, les malléoles, la plante du pied. On les trouve aussi sur les nerfs du grand-sympathique voisins du pancréas et du mésentère, sur les nerfs des organes génitaux, intercostaux, des os, des articulations et des mamelles.

Le pédicule est formé d'un tube nerveux, rarement de deux, entouré d'un névrilème de tissu cellulaire, tube nerveux simple ou bifurqué qui se termine par une extrémité conique ou un peu renflée, au centre du corpuscule. Celui-ci est composé d'une série de capsules emboîtées les unes dans les autres. La plus centrale de ces capsules est exactement appliquée sur le tube nerveux, et lui forme une gaîne qui se continue avec le périnèvre du pédicule, auquel adhèrent aussi les autres couches plus extérieures. A l'extrémité opposée au pédicule, ces couches sont réunies par un point blanchâtre qui indique la continuité de leur substance.

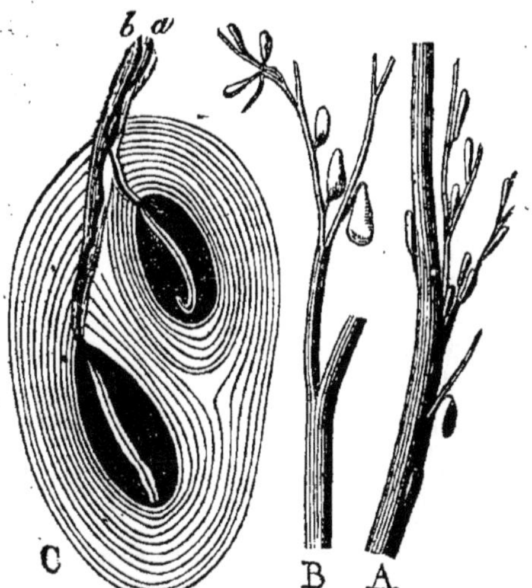

FIG. 67.

Corpuscules de Pacini. — A, B. Deux nerfs portant plusieurs corpuscules de Pacini, de dimensions différentes. — C. Un corpuscule de Pacini considérablement grossi. — *a, b.* Deux tubes nerveux pénétrant dans la masse du corpuscule.

Corpuscules de Krause. — MM. Fick et Vulpian proposent de donner ce nom à une sorte de corpuscule analogue à celui de Pacini, et signalé par M. Krause, dans le derme des muqueuses. On trouve ces corpuscules chez l'homme, dans la conjonctive oculaire, dans la muqueuse du pénis, du clitoris, de la langue et des lèvres.

Ces corpuscules sont de petits sacs ovoïdes, remplis d'une matière demi-liquide, et limités par une paroi simple à noyaux.

Une fibre nerveuse, quelquefois deux, y pénètrent ; la gaîne du tube nerveux se confond avec la paroi, la portion médullaire cesse d'exister au contact de ce corpuscule, et le cylinder-axis pénètre seul dans la cavité. Il le parcourt en droite ligne ou en décrivant des flexuosités, et s'y termine près du sommet par une extrémité mousse ou renflée.

Névrilème. — Les nerfs sont entourés par une membrane cellulo-fibreuse qui prend son origine à la surface des centres nerveux. Elle fait suite à la pie-mère. Le névrilème envoie des cloisons celluleuses entre les faisceaux primitifs des nerfs, comme l'aponévrose d'enveloppe d'un muscle envoie des prolongements celluleux entre les faisceaux musculaires. C'est dans ces cloisons que rampent les vaisseaux capillaires, sans jamais pénétrer dans le périnèvre. On trouve, au centre du faisceau primitif, quelques fibres de tissu conjonctif placées entre les tubes nerveux.

4° Ganglions nerveux.

Les ganglions nerveux sont des renflements situés sur le trajet des nerfs et constitués par des éléments du tissu nerveux. On les trouve sur le trajet des nerfs crâniens, des nerfs rachidiens et du grand sympathique.

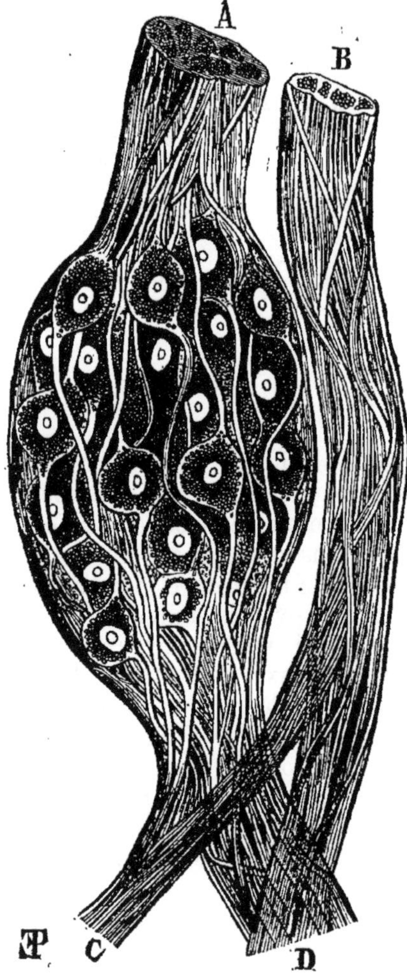

FIG. 68.

Racines des nerfs rachidiens et ganglion nerveux.

A. Racine postérieure portant le ganglion..— B. Racine antérieure. — C. Branche postérieure du nerf rachidien après la réunion des racines. — D. Branche antérieure.

On voit, dans ce ganglion, les cellules nerveuses, leur noyau, leur contenu granuleux et leur connexion avec les tubes nerveux.

Ces renflements ont une couleur grisâtre, une consistance moindre que celle des nerfs. Ils ont une enveloppe qui se continue avec le névrilème et qui envoie des prolongements vers leur centre. Les vaisseaux se comportent à leur niveau comme sur les nerfs; on ne les rencontre que sur les nerfs sensitifs. Ils sont caractérisés par la présence des corpuscules nerveux ou cellules nerveuses. Dans quelques ganglions, comme le ganglion géniculé du facial, elles sont peu nombreuses, ce qui explique pourquoi certains auteurs qui ne les ont pas vues, ont dit que le nerf de Wrisberg est un nerf moteur. Chaque tube nerveux sensitif se met en rapport, au niveau du ganglion, avec l'extrémité d'une cellule nerveuse. L'enveloppe du tube se continue avec celle de la cellule en se rétrécissant un peu ; le cylinder-axis se continue avec la partie centrale de la cellule. A l'autre extrémité de la cellule , on voit le tube nerveux se continuer. Quelquefois plusieurs tubes nerveux naissent d'une même cellule nerveuse, ce qui explique pourquoi certains rameaux sont plus gros après avoir traversé des ganglions. La forme arrondie, ovale ou triangulaire de certains ganglions dépend du rapport qu'affectent entre elles les cellules nerveuses à ce niveau.

5° Grand-sympathique.

La structure du nerf grand-sympathique, qui forme le système nerveux de la vie organique, n'est point bien différente de celle des nerfs périphériques que nous venons d'examiner. Il est formé aussi de cordons nerveux et de ganglions. La description en sera faite après celle des nerfs crâniens et rachidiens.

Le névrilème et les vaisseaux des cordons nerveux du grand-sympathique présentent la même disposition que sur les autres nerfs (le névrilème est cependant plus mince). Comme ces derniers , les rameaux du grand-sympathique présentent aussi des faisceaux primitifs entourés de périnèvre. Ils en diffèrent seulement en ce que ces faisceaux contiennent des tubes nerveux minces et une grande quantité de fibres de Remak.

Les tubes nerveux minces du grand-sympathique ne sont point également répartis dans toute son étendue. Ses racines sont en grande partie formées de tubes et ne contiennent que de rares fibres de Remak. Le cordon nerveux, qui réunit entre eux les ganglions, est constitué par un mélange de tubes et de fibres grises ou de Remak. Quant aux branches pourvues de ganglions , et se portant aux viscères, elles ont une constitution différente : les unes sont complétement formées de tubes, exemple : le grand splanchnique et quelques nerfs cardiaques ; il y en a d'autres qui sont en grande partie formées de fibres grises, exemple : les nerfs des viscères abdominaux, de la prostate et quelques nerfs cardiaques.

Quoique les tubes nerveux minces et les fibres grises appartiennent particulièrement au grand-sympathique , il n'est pas inutile de dire qu'on trouve quelques-uns de ces tubes nerveux dans les nerfs de la vie animale et dans la moelle , de même qu'on trouve quelques fibres grises dans la moelle et au point d'émergence des nerfs de la vie animale.

Les ganglions du grand-sympathique ont la structure des autres ganglions, seulement les cellules qui les constituent sont plus petites et l'enveloppe celluleuse du ganglion plus mince.

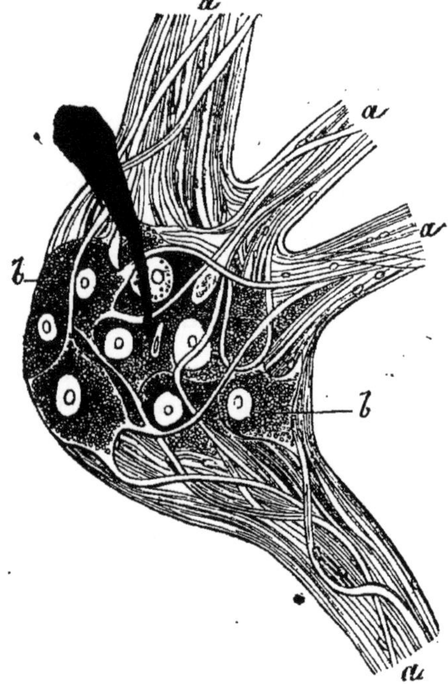

Fig. 69.

Ganglion du grand - sympathique. On y voit des filets nerveux *a, a, a, a* émanant du ganglion, en connexion avec les cellules multipolaires *b, b* qui le constituent.

Développement du système nerveux.

Les éléments des centres nerveux apparaissent les premiers. Dans l'*area germinativa*, au-dessus de la corde dorsale, on voit apparaître de la matière amorphe, puis des myélocytes. Entre les myélocytes naissent les cellules multipolaires pourvues de cylinder-axis dès leur apparition. Vers le deuxième mois de la vie embryonnaire, la substance médullaire se montre autour des cylinder-axis.

La cellule, considérée en elle-même, se développe ainsi : un noyau volumineux transparent apparaît d'abord avec un nucléole; peu à peu de fines granulations se groupent autour de lui, et, en se réunissant, elles forment la paroi qui est d'abord appliquée sur le noyau. La cellule augmente rapidement de volume, et en même temps que se développent les prolongements, des granulations se montrent autour du noyau.

Dans les nerfs, le périnèvre précède les tubes nerveux; il apparaît vers le trente-cinquième ou le quarantième jour de la vie embryonnaire. Ce sont d'abord des corps fusiformes allongés, assez analogues aux noyaux embryoplastiques. Ces corps, placés les uns à côté des autres, ne tardent pas à se souder. De cette soudure résultent des bandelettes aplaties, pâles, de $0^{mm},003$ à $0^{mm},006$ de largeur, contenant des noyaux de distance en distance. Jusqu'à la fin du quatrième mois, les nerfs périphériques sont constitués par des bandelettes. Alors elles se creusent d'une cavité et se remplissent de matière médullaire, au centre de laquelle ne tarde pas à apparaître le cylinder-axis. Ces éléments ne se développent pas par bourgeonnement, mais sur place.

Lorsqu'on coupe un nerf, si les deux bouts ne sont pas trop écartés, il se fait entre eux une cicatrisation. Dans cette régénération, l'évolution des éléments nerveux est la même que chez l'embryon. Comme chez lui, à une certaine époque, les tubes ont la forme de bandelettes pleines, en tout semblables aux fibres de Remak, et c'est ce qui a fait dire que ces fibres ne sont que des tubes nerveux en voie d'évolution. (M. Robin.)

Physiologie.

Nous croyons inutile de rappeler que le cadre de cet ouvrage ne nous permet pas de nous appesantir sur une question aussi vaste que celle des fonctions du système nerveux. Nous n'oublions pas toutefois que nous nous sommes donné la tâche, tout en étant concis, d'initier les élèves, non-seulement à la disposition anatomique des organes, mais encore à leurs fonctions et aussi à leurs altérations.

Sur un grand nombre de points, les physiologistes ne s'entendent pas encore; toutefois, il faut reconnaître que ce désaccord ne règne que sur de petits détails. Nous nous contenterons d'énoncer les faits vraiment acquis à la science.

Examinons séparément les centres nerveux, les nerfs et le système nerveux de la vie organique. Il est bien entendu qu'il ne sera question que de fonctions nerveuses générales, car la physiologie isolée de chaque portion du système nerveux en suivra la description lorsque nous en ferons l'étude. (*Voy.* Névrologie.)

La masse nerveuse contenue dans le crâne remplit les fonctions les plus importantes; elle est le siége de la volonté, du sentiment, du jugement et de ses conséquences, déduction, induction, etc. Elle est aussi le siége de la mémoire, des instincts; elle est enfin l'instrument de l'intelligence.

La moelle épinière et les nerfs de la vie animale, serviteurs fidèles de l'encéphale, ne sont que des conducteurs analogues à ces fils télégraphiques inertes qui mettent instantanément en communication les points les plus éloignés : tels sont la moelle et les nerfs, dont les uns sont les conducteurs du mouvement et les autres de la sensibilité. Un exemple : Vous vous brûlez le bout du doigt ; instantanément, votre cerveau, averti par les nerfs conducteurs de la sensibilité, donne aux muscles l'ordre de se contracter pour soustraire le doigt à la douleur, et cet ordre est transmis par les nerfs conducteurs du mouvement. Si ces derniers sont altérés, s'ils présentent une interruption sur leur trajet, les nerfs de sensibilité restant intacts, la douleur sera portée au cerveau qui ordonnera en vain aux muscles de se contracter. Vous serez impuissant, malgré la volonté, à soustraire le doigt à la douleur.

Il est vrai de dire que la moelle est douée d'une deuxième fonction, et qu'elle représente un centre d'innervation particulier : car elle est, en grande partie, le siége des actions réflexes.

A. Cerveau et liquide céphalo-rachidien.

Il existe chez l'homme sain soixante grammes environ de liquide céphalo-rachidien, liquide transparent qui forme une mince couche à la surface des centres nerveux qu'il baigne. Ce liquide, qui provient, par exhalation, des vaisseaux de la pie-mère, se reproduit immédiatement après qu'il a disparu de la cavité crânienne. Il forme, comme le dit fort bien un anatomiste distingué, professeur à l'École de Lyon, M. Foltz, un coussin protecteur aux centres nerveux et empêche que ceux-ci ne reposent directement sur les parois osseuses. En vertu du principe d'Archimède, le cerveau perdrait, dit-on, une grande partie de son poids.

Le liquide céphalo-rachidien présente une oscillation intermittente correspondant aux mouvements de la respiration et de la circulation. Le cerveau lui-même exécute des mouvements.

1º Lorsqu'on fait un trou au crâne ou au rachis, en appliquant une couronne de trépan, on peut visser dans le trou un tube en verre ouvert aux deux extrémités et rempli d'eau colorée. L'une des extrémités communique avec le liquide céphalo-rachidien, l'autre avec l'air atmosphérique. On peut constater alors deux sortes d'oscillations dans le liquide du tube : l'une, isochrone aux pulsations artérielles ; l'autre, aux mouvements respiratoires.

2º Dans le courant du mois d'octobre 1867, M. Maisonneuve, mis à ma disposition, avec un empressement dont je ne saurais trop le remercier, une malade dont la voûte crânienne avait été détruite par une nécrose syphilitique. Nous avons constaté par la vue et par le toucher les mouvements du cerveau correspondant aux battements du pouls.

On aperçoit aussi ces mêmes mouvements au niveau des fontanelles des nouveau-nés.

Voilà des expériences qui ne permettent pas de douter d'un double mouvement du liquide céphalo-rachidien.

Des physiologistes ont prétendu que ces mouvements sont impossibles lorsque les parois osseuses sont intactes, attendu que les liquides sont incompressibles et les parois osseuses inextensibles. Une expérience de M. Bourgougnou semblait confirmer ce langage. En effet, lorsque M. Bourgougnou visse exactement, dans un trou pratiqué à la voûte du crâne, un tube rempli d'eau colorée communiquant avec le liquide céphalo-rachidien, comme dans l'expérience que nous avons citée plus haut, mais, cette fois, sans communication avec l'atmosphère, il remarque qu'il ne se passe aucune oscillation dans le liquide du tube.

Il est indispensable de bien se pénétrer des expériences que nous venons de citer, si l'on veut comprendre la discussion à laquelle nous allons nous livrer.

La plupart des physiologistes admettent aujourd'hui les deux mouvements dont il est question, et ce sont les travaux de M. le professeur Richet qui ont le plus contribué à les faire admettre.

Examinons l'explication de M. Richet.

1o *Mouvements du liquide isochrones à ceux du pouls, d'après M. Richet.*

Le crâne représente un réservoir à parois incompressibles, auquel sont adaptés trois ordres de tuyaux : 1o des tuyaux d'apport, représentés par les artères ; 2o des tuyaux de décharge, par les veines ; 3o enfin, un tuyau d'échappement ou de dégagement, constitué par le canal rachidien.

Pour M. Richet, chaque systole ventriculaire envoie dans les artères de la cavité crânienne une quantité considérable de sang qui dilate ces vaisseaux, et refoule le liquide en même temps que le cerveau soulevé vient s'appliquer contre la voûte du crâne inextensible. Le liquide refoulé passe dans le canal rachidien, tuyau de dégagement. A chaque diastole, le liquide céphalo-rachidien rentre dans la cavité crânienne. Cette oscillation du liquide est facile à saisir, et l'on comprend qu'elle soit manifeste sur les parties molles qui recouvrent les fontanelles des nouveau-nés, sur les ouvertures artificielles du crâne, et dans les tubes ouverts aux deux extrémités et vissés sur les parois du crâne et du rachis, tandis qu'elle se produit seulement dans le canal rachidien, lorsque les parois crâniennes, comme on le voit chez l'adulte, ne présentent aucun point compressible. On ne peut s'empêcher d'admettre cette explication de M. Richet.

2o *Mouvement du liquide isochrone aux mouvements de la respiration, d'après M. Richet.*

Ces mouvements, plus lents que les précédents, se montrent en
même temps, et dans les expériences citées plus haut, il est facile
de constater que l'eau du tube en communication avec le liquide
céphalo-rachidien descend au moment de l'inspiration, tandis
qu'elle monte au moment de l'expiration. Le même phénomène se
produit quand on place le tube dans les trous pratiqués sur le crâne
ou sur le canal rachidien. Ces oscillations du liquide céphalo-rachidien avaient fait dire à Magendie que ce liquide descendait en partie
dans la cavité rachidienne pendant l'inspiration, et qu'il rentrait en
partie dans le crâne pendant l'expiration. M. Richet conclut que
Magendie et M. Bourgougnou ont mal interprété ce qu'ils ont vu.
Pour lui, il y a également une sorte de flux et de reflux de la cavité
rachidienne dans la cavité crânienne, et *vice versa*. Seulement,
contrairement à Magendie, M. Richet croit que *l'inspiration détermine l'ascension du liquide vers le crâne, tandis que l'expiration
sollicite sa descente vers le rachis.*

Que M. Richet me le pardonne, mais je ne puis admettre son raisonnement. Je professe pour la science de cet éminent chirurgien
et anatomiste le plus grand respect, et je suis toujours heureux de
m'instruire à ses leçons.

Je n'admets pas davantage les conclusions de Magendie et de
M. Bourgougnou. Je crois que les mouvements du liquide céphalo-
rachidien sont tout à fait différents de ce qu'on a cru jusqu'à ce jour.

En ce qui concerne les mouvements isochrones aux pulsations
artérielles, j'admets avec M. Richet que le cerveau est soulevé contre
la voûte crânienne, et que l'ondée sanguine, apportée dans les artères
de l'intérieur du crâne, refoule une partie du liquide céphalo-rachidien dans le rachis, véritable tube d'échappement. C'est ainsi que
s'explique le soulèvement de la colonne liquide dans le tube à expérience à chaque pulsation artérielle. Ce mouvement ne peut donc
être contesté ; mais je n'adopte nullement les conclusions de M. Richet en ce qui concerne le mouvement déterminé par la respiration.

*Mouvements du liquide céphalo-rachidien isochrones aux mou-
vements respiratoires, d'après ma théorie.*

M. Richet dit que le liquide céphalo-rachidien monte dans le crâne
pendant l'inspiration, et qu'il descend pendant l'expiration.

Pour expliquer l'ascension du liquide dans le crâne pendant l'inspiration, M. Richet dit que, sous l'influence de la dilatation du thorax, les sinus veineux (du crâne) se vident en partie du sang qu'ils
contiennent comme les veines jugulaires avec lesquelles ils sont en
connexion, et que le liquide de la cavité rachidienne est, pour ainsi
dire, aspiré vers le crâne. Comment explique-t-il la descente du liquide dans le tube à expérience pendant l'inspiration ?

M. Richet admet que, pendant l'inspiration, les sinus veineux intra-rachidiens subissent toutes les variations que présente le cours du sang en retour dans les veines abdominales, et *principalement dans la veine azygos où ils se jettent.* Il en résulte, toujours d'après M. Richet, que, pendant l'inspiration, le diaphragme refoule les viscères abdominaux et fait pénétrer dans les sinus rachidiens une plus grande quantité de sang, tandis que l'expiration qui vide le système veineux abdominal en facilite la déplétion. Telle est, autant que j'ai pu m'en convaincre, la théorie de M. Richet, fort séduisante, permettant de se faire une idée des mouvements qui nous occupent, mais erronée, à mon avis.

Avant de faire connaître ma théorie, je ferai deux objections à M. Richet :

1° S'il est vrai que le liquide céphalo-rachidien monte dans le crâne pendant l'inspiration, comment M. Richet explique-t-il la descente de l'eau dans le tube à expérience vissé dans un trou du crâne et en communication avec le liquide de la cavité crânienne. Si la théorie de M. Richet était vraie, le liquide du tube devrait monter.

2° M. Richet, je l'ai déjà dit, considère la veine azygos comme une veine abdominale. Or, c'est là une donnée que je ne puis admettre. La plus grande partie de la grande veine azygos est située dans le thorax[1], depuis l'orifice aortique du diaphragme jusqu'au niveau de la bronche droite, où la veine azygos se jette dans la veine cave supérieure. La petite veine azygos est située également dans le thorax. On ne trouve que l'extrémité inférieure de la grande azygos dans la cavité abdominale. Mais, dans le thorax, les veines azygos reçoivent les sinus rachidiens de la région dorsale, tandis que ceux de la région cervicale se jettent dans l'une des veines supérieures, souvent dans les troncs veineux brachio-céphaliques. Par conséquent, nous devons admettre que l'inspiration détermine dans cette partie du système veineux, comme dans les sinus de la dure-mère, un certain degré de déplétion. Voilà mes deux objections. Voici ma théorie.

Il n'existe aucun reflux du crâne au rachis et du rachis au crâne pendant les mouvements respiratoires. Les expériences de Magendie, de MM. Bourgougnou et Richet ont été mal interprétées, à mon avis. La cavité cérébro-spinale est formée, au niveau du crâne, d'une boîte à parois incompressibles, dont les trous de la base sont à peu près bouchés par les organes qui les traversent. Mais, dans la portion spinale ou rachidienne, il existe cinquante trous de conjugaison, très-considérables à la région dorsale et lombaire, sans compter les trous

[1] On peut s'en assurer sur le cadavre et sur une pièce fort bien préparée par M. Édouard Cruveilhier (Musée Orfila).

sacrés. Les organes qui traversent les trous de conjugaison ne sont pas en rapport avec le volume des orifices, car on y trouve un nerf, une petite artère et des veines qui diminuent de calibre au moment de l'inspiration. Au niveau des trous et en dehors de la colonne, il existe du tissu graisseux qui sépare les divers organes passant par les trous de conjugaison.

Le *mouvement de l'inspiration aspire pour ainsi dire le sang veineux du système cérébro-spinal vers le thorax*, comme cela est démontré pour les veines jugulaires. Les sinus veineux se vident en partie, et *les parties molles de l'extérieur du rachis semblent se précipiter vers la cavité rachidienne*, au niveau des trous de conjugaison, pour remplir le vide produit par la déplétion du système veineux. Pendant l'expiration, au contraire, le cours du sang veineux est ralenti, les sinus veineux cérébro-rachidiens se remplissent de sang, ils deviennent plus volumineux et *refoulent le liquide céphalo-rachidien qui se porte vers les trous de conjugaison en refoulant les parties molles;* ce liquide tend à *faire hernie* au niveau de ces ouvertures.

Les sinus veineux de la dure-mère sont formés par des parois à peu près incompressibles, et ces mouvements sont à peine sensibles dans le crâne, si tant est qu'ils y existent, tandis qu'ils sont très-manifestes dans le rachis.

Toutes les expériences me paraissent favorables à ma théorie qui explique parfaitement l'immobilité du liquide du tube à expérience, lorsqu'il ne communique pas avec l'air atmosphérique. Lorsqu'au contraire, il y a communication, on observe un mouvement d'oscillation, et alors l'ouverture du tube représente un trou de conjugaison artificiel placé sur la colonne ou sur le crâne. Lorsqu'on recouvre d'une membrane l'extrémité ouverte du tube, comme l'a fait M. Richet, la membrane tend à rentrer dans ce tube, en se déprimant pendant l'inspiration, et se laisse refouler par le liquide pendant l'expiration. Cette membrane représente les parties molles du trou de conjugaison. Enfin, lorsque l'eau descend dans le tube, comme l'ont constaté Magendie et M. Richet, cela prouve la diminution du contenu de la cavité cérébro-spinale, tandis que l'ascension de l'eau du même tube prouve son augmentation, diminution et augmentation qui tiennent à la réplétion et à la déplétion du système veineux intra-rachidien.

En résumé, dans l'inspiration, le contenu de la cavité rachidienne diminue par déplétion des veines intra-rachidiennes; dans l'expiration, il augmente par réplétion du même système. Ces mouvements très-marqués au rachis, sont à peine sensibles au crâne.

Dans un mémoire publié en 1855, dans la *Gazette médicale de Paris*, M. le professeur Foltz, de Lyon, étudie les usages du liquide céphalo-rachidien. Nous ne pouvons, sans sortir de notre cadre, entrer dans les détails de cette étude, et nous nous bornerons à citer les conclusions suivantes de M. Foltz :

« I. Le liquide céphalo-rachidien est un bain dans lequel l'encéphale pèse sensiblement 26 grammes ou la cinquantième partie de son poids.

« II. Le liquide céphalo-rachidien amortit dans une proportion considérable la violence des chocs transmis aux centres nerveux.

« III. Le liquide céphalo-rachidien est le régulateur de la circulation encéphalique. »

Sensibilité du cerveau.

La sensibilité du cerveau devrait, ce semble, être exquise ; il n'en est rien, et les hémorrhagies les plus considérables, qui détruisent la pulpe cérébrale, ne déterminent le plus souvent aucune douleur. Les animaux auxquels on a enlevé la voûte du crâne ne manifestent aucune sensation pénible lorsqu'on coupe par tranches leurs hémisphères cérébraux.

La localisation de nos facultés intellectuelles est-elle possible ? Jusqu'à présent, la plupart des savants ont tourné en ridicule, et avec juste raison, les prétentions de Gall. Cependant M. Luys, complétant considérablement les travaux de Vicq-d'Azyr, a fait dans le cerveau des découvertes importantes au point de vue de cette localisation [1]. Nous nous occuperons des fonctions des diverses parties du cerveau avec la névrologie.

B. Moelle épinière et nerfs conducteurs du mouvement et de la sensibilité.

Ces organes, avons-nous déjà dit, sont des conducteurs, et par conséquent de siége de courants nerveux incontestables, mais de nature inconnue. Le courant nerveux sensitif marche de la terminaison des nerfs vers le cerveau : on le dit centripète. Le courant moteur va, au contraire, du cerveau vers les organes : il est centrifuge. Notre corps est donc le siége de courants nerveux incessants. Dans les nerfs rachidiens qui sont mixtes, c'est-à-dire formés de tubes sensitifs et de tubes moteurs, tous les tubes sensitifs se portent sur la moelle épinière, sous le nom de *racines postérieures* des nerfs rachidiens, et se confondent avec les cordons postérieurs de cette

[1] M. le docteur Auzoux vient de préparer un magnifique cerveau artificiel ; il fait l'admiration de tous les savants qui veulent se donner la peine de l'examiner. Cette préparation, d'une perfection inimaginable, montre sans exception tous les faisceaux, toutes les fibres, enfin toutes les parties de l'encéphale, d'après les travaux de Vicq-d'Azyr et les nouvelles recherches de M. Luys.

portion des centres nerveux, lesquels cordons vont se perdre à leur tour dans l'épaisseur de l'encéphale. Toutes ces parties sont dites sensitives, et lorsqu'on les irrite sur un animal, il manifeste de la douleur. Si elles viennent à être altérées ou détruites par une cause pathologique, il y aura une paralysie de la sensibilité dans les organes où elles se rendent.

Les tubes nerveux qui forment les nerfs moteurs se comportent d'une manière analogue. Sous le nom de *racines antérieures* des nerfs rachidiens, ils parviennent sur les cordons antérieurs de la moelle épinière, qui vont se perdre à leur tour dans l'encéphale. Si l'on irrite ces parties, on ne provoque pas la moindre douleur, mais des mouvements désordonnés, des convulsions. Lorsqu'elles sont altérées pathologiquement, on observe une paralysie du mouvement dans les organes correspondants.

Propriétés des fibres nerveuses.

Les fibres nerveuses, nous l'avons vu, sont des conducteurs de la sensibilité et du mouvement. Mais il ne faudrait pas croire que la motricité ou la sensitivité soient des propriétés physiologiques de ces fibres nerveuses. Les fibres nerveuses, excitées, déterminent une excitation des centres nerveux ou des muscles, selon qu'elles sont sensitives ou motrices ; et ce qui prouve que ce ne sont pas là des propriétés inhérentes à chaque espèce de fibre nerveuse, c'est qu'on peut transformer un nerf de sensibilité en nerf de mouvement, *vice versa*, comme l'a fait M. Vulpian.

M. Vulpian donne à cette propriété spéciale des fibres nerveuses, avec M. Lewes, le nom de *neurilité*.

Nous ne pouvons entrer ici dans tous les détails que nécessiterait le développement de ces propositions. (Voy. *Leçons de Physiologie*, Vulpian, 1867.)

Les nerfs sont sensitifs, moteurs ou mixtes. Des nerfs exclusivement *sensitifs* ou *moteurs* se rencontrent parmi les nerfs crâniens, qui renferment aussi des nerfs mixtes. Les nerfs rachidiens ne sont pas aussi variés, ils sont tous mixtes. Au point de vue anatomique, tous ces nerfs sont identiques, à cette différence près que les nerfs sensitifs portent, sur un point quelconque de leur trajet, un ganglion nerveux, ordinairement rapproché de leur origine.

Sensibilité récurrente.

M. Cl. Bernard a fait connaître une relation fort curieuse existant entre nerfs sensitifs et moteurs. Un nerf sensitif et un nerf moteur s'uniraient pour former une *paire nerveuse* physiologique. C'est ce qu'il a constaté pour le facial et le trijumeau, de même que pour les racines antérieures et postérieures d'un même nerf rachidien.

D'après M. Bernard, les faisceaux moteurs recevraient des filets rétrogrades des faisceaux sensitifs sur des points rapprochés de la périphérie de la sphère de distribution de ces nerfs. C'est ainsi que le nerf trijumeau, au niveau de ses branches terminales, envoie des filets nerveux qui s'anastomosent avec le facial, pour remonter, en suivant ce nerf, de sa terminaison vers son tronc. De même, les racines sensitives des nerfs rachidiens envoient vers les racines motrices des filets qui suivent une marche rétrograde de la périphérie vers l'origine de ces racines motrices.

M. Bernard démontre ces anastomoses par les expériences suivantes :

1° Divisez le tronc du nerf facial (nerf moteur) sur un chien. Le bout central du nerf divisé est insensible aux irritations mécaniques ; le bout périphérique est sensible.

2° Divisez les racines antérieures (motrices) des nerfs rachidiens sur un animal. Le bout central est insensible, et le bout périphérique est pourvu de sensibilité.

Cette sensibilité du bout périphérique du nerf moteur divisé est transmise aux centres nerveux par les filets sensitifs anastomatiques que nous avons signalés aux extrémités des nerfs. On la nomme *sensibilité récurrente*. Elle a été étudiée par Magendie, MM. Longet et Bernard.

La sensibilité récurrente a été découverte deux fois. Magendie et M. Longet l'avaient d'abord constatée ; puis ils ne la retrouvèrent plus. Plus tard, M. Bernard la découvrit de nouveau, et il fit voir qu'elle ne se montre qu'après que l'animal est remis de l'épuisement nerveux dans lequel le jette l'opération qu'on est obligé de faire sur lui pour l'expérience. C'est pour ne pas avoir observé ce phénomène, que Magendie ne sut pas retrouver cette sensibilité qu'il avait constatée plusieurs fois. M. Bernard fait voir, à l'appui de son assertion, que la sensibilité récurrente existe toujours sur le bout périphérique du facial, parce que la mutilation nécessaire, pour découvrir ce nerf, est insignifiante.

M. Vulpian (*Leçons de physiologie*, page 153) admet, sans contestation, la sensibilité récurrente comme un fait démontré chez l'homme. En lisant ces lignes, on a le droit d'être étonné de voir certain journaliste, poussé jusque dans ses derniers retranchements, soutenir que M. Vulpian n'admet pas complétement la théorie de M. Bernard. Voilà comment cet écrivain, à bout d'arguments, prêtait à un homme éminent une opinion qu'il n'a pas émise, et prétendait se donner raison contre son contradicteur. (Voy. *Gaz. des hôp.*, 16 nov. 1867, *Union médicale*, 14 nov., et *Événement médical,* 14 déc. 1867.)

La sensibilité récurrente n'existe pas seulement entre nerfs sensitifs et moteurs, mais encore entre nerfs mixtes. En octobre 1867, une malade est entrée dans le service de M. Richet avec une division complète du nerf médian. Le bout périphérique était sensible. M. Nélaton, d'après M. Richet, aurait vu deux cas semblables. Depuis, on en a cité quelques autres. La conclusion à tirer de ces faits est que la sensibilité du bout périphérique du médian, nerf mixte, transmise au cerveau par des filets rétrogrades du cubital et du radial à la main, suit le trajet de ces nerfs. Donc, les nerfs mixtes sont également le siége de la sensibilité récurrente.

État anatomique et physiologique des nerfs séparés des centres nerveux.

Personne, autant que M. Vulpian, n'a contribué à faire connaître les modifications dont nous allons parler. Nous ne donnons ici qu'un résumé de la 11e leçon de M. Vulpian, et nous engageons les élèves à lire l'ouvrage que ce savant vient de publier sur la *Physiologie du système nerveux* ; il présente l'état actuel de la science sur ce sujet. Empreint d'un certain cachet qui ne manque pas de charme, cet ouvrage attire, contrairement à tant d'autres livres.

MM. Longet, Stannius et Vulpian ont fait de nombreuses expériences, desquelles il résulte que l'excitabilité des nerfs moteurs et des nerfs sensitifs, après l'incision complète ou l'excision du tronc nerveux, diminue graduellement jusqu'au 4e jour où elle n'existe plus.

M. Vulpian croit que la perte de l'excitabilité des nerfs sensitifs se fait du point divisé vers le centre en sens inverse de celle des nerfs moteurs.

La durée de la contractilité musculaire est bien plus longue. Lorsqu'un nerf a été coupé ou arraché, il a perdu son excitabilité au bout de 4 jours, tandis que les excitants appliqués directement sur les muscles les font contracter pendant un temps considérable : 12 semaines pour M. Longet, deux ans pour MM. Brown-Séquard et Martin-Magron. Preuve aussi manifeste que celle de l'action du curare en faveur de l'indépendance de l'excitabilité nerveuse et de la contractilité musculaire.

C'est de MM. Waller, Shiff et Vulpian que nous tenons la connaissance des altérations anatomiques qui surviennent dans les nerfs séparés des centres nerveux. M. Waller se sert de ces altérations, se produisant sur des nerfs arrachés des centres nerveux, pour en suivre les ramifications et les disséquer, pour ainsi dire, physiologiquement. C'est à ce procédé, parfaitement applicable à l'étude des filets du spinal se rendant au pneumogastrique, qu'on fait allusion lorsqu'on parle de la méthode *wallérienne*.

Les altérations des nerfs séparés des centres nerveux se passent dans les nerfs moteurs comme dans les nerfs sensitifs. Elles commencent vers le 5e jour et augmentent graduellement jusqu'à trois mois et plus.

Le 5e jour, en comparant le nerf avec un autre nerf intact, on peut voir que les tubes nerveux deviennent un peu opaques et que les bords en sont moins nettement dessinés. Le 8e jour, les tubes nerveux sont véritablement troubles, il existe des sinuosités à leur surface, et leur substance médullaire présente des étranglements de distance en distance. Plus tard, la segmentation continue, et la paroi du tube renferme des gouttelettes d'aspect graisseux. Après deux ou trois mois, la paroi du tube est remplie de fines granulations, qui disparaissent plus tard. Alors, la paroi du tube se plisse, les nerfs prennent un aspect grisâtre.

De la régénération des nerfs divisés.

Nous venons de voir ce qui se passe dans les nerfs après leur séparation des centres nerveux. Occupons-nous d'étudier les phénomènes qui se passent entre les deux bouts de la division et dans les bouts eux-mêmes.

C'est encore M. Vulpian qui a éclairé ce point de physiologie. MM. Philipeaux, Shiff, Remak et Waller y ont aussi contribué.

Il se passe deux espèces de phénomènes : 1º des phénomènes de régénération entre les deux bouts ; 2º des phénomènes de restauration dans les deux bouts.

Il est évident que le travail de réparation sera d'autant plus court que les deux extrémités du nerf divisé seront plus rapprochées. Ce travail a lieu lorsqu'il y a de 1 à 4 centimètres entre les deux bouts ; il peut même se produire, d'après M. Vulpian, dans une étendue de 6 centimètres, mais non au delà.

Pendant que la dégénérescence atrophique se montre dans les troncs nerveux, le travail réparateur se fait. Le bout central est le siége de tous les phénomènes. On voit, en effet, sur ce bout central, se développer une sorte de champignon, de saillie grisâtre, qui se termine par une pointe libre et qui s'allonge lentement, insensiblement, jusqu'à ce qu'elle arrive au contact du bout périphérique.

Dans cette saillie, on voit apparaître des tubes nerveux parfaitement constitués et plus minces que les tubes du tronc nerveux. Ces tubes sont un prolongement, une sorte de bourgeonnement de ceux qui existent dans le bout central.

Au moment où l'extrémité du prolongement atteint le bout périphérique, celui-ci devient le siége d'une restauration complète. Les cylinder-axis des tubes altérés s'entourent d'une nouvelle gaîne médullaire ; la gaîne de Schwann se trouve remplie de nouveau. Cette restauration se fait dans toute l'étendue du nerf en même temps, et les propriétés des fibres nerveuses reparaissent.

Les mêmes phénomènes se passent dans les nerfs sensitifs, moteurs et mixtes.

La restauration des nerfs ne s'observe pas seulement dans les cas où il se fait un travail de réparation entre les deux bouts, mais encore dans les cas où les nerfs sont définitivement séparés des centres nerveux. Il est donc reconnu qu'un nerf dont on a excisé une portion et dont les deux bouts ne se sont pas réunis, se restaure au bout d'un certain temps. Il conserve sa propriété d'excitabilité, quoiqu'il ait perdu sa fonction. (Nous savons, en effet, que la fonction d'un nerf moteur, par exemple, est d'exciter la contractilité musculaire : or, ce phénomène ne peut se produire, puisqu'il manque une condition essentielle, la continuité du nerf et des centres nerveux.)

Lorsqu'un nerf mixte divisé est soudé, on remarque que la sensibilité se rétablit avant la motricité. Ce retard dans la motricité tient à quelques modifications subies par les muscles, qui ne répondent que difficilement aux excitations.

Le travail de régénération et de restauration nerveuses est d'autant plus rapide que l'animal est plus jeune :

Vulpian. Jeunes rats. — Excision de 6 mill. de sciatique ; durée du travail : 17 jours.

Schiff. Jeunes chats. — Excision de 3 cent. du lingual ; durée du travail : 14 jours.

Vulpian. Jeunes animaux allaités. — Excision de 1 à 2 cent. de troncs nerveux divers ; durée du travail : 5 à 6 semaines.

Influence de certaines substances sur le système nerveux.

1º Éther et chloroforme. — Lorsqu'on soumet un animal, et il en est de même chez l'homme, aux inhalations d'éther ou de chloroforme, l'intelligence diminue graduellement, la sensibilité disparaît, enfin la résolution musculaire arrive. On constate que la sensibilité disparaît d'abord dans les racines antérieures ou motrices des nerfs rachidiens, puis dans la périphérie des nerfs sensitifs, plus tard dans les racines postérieures, enfin dans les cordons postérieurs de la moelle.

2º Poisons. — A l'exception de quelques-uns, tels que le sulfocyanure de potassium et l'upas-antiar qui agissent directement sur la contractilité musculaire en abolissant immédiatement les mouvements du cœur et les muscles de la respiration, les poisons n'agissent qu'à la condition d'être pris par l'absorption et portés aux centres nerveux.

Si l'on introduit une substance toxique dans l'épaisseur d'un membre et qu'on empêche le retour du sang veineux dans le cœur par des ligatures faites à la racine du membre, il ne se manifestera pas le moindre symptôme d'empoisonnement ; mais aussitôt que la ligature sera enlevée, le poison sera rapidement porté par la circulation aux centres nerveux, et les effets toxiques se montreront immédiatement.

Chaque poison produit un effet spécial sur le système nerveux. La *strychnine* exerce une action spéciale sur les nerfs moteurs et détermine des secousses convulsives dans tous les muscles du corps, revenant fréquemment sous forme d'accès. Ces convulsions toniques sont identiques à celles du tétanos, et la mort survient presque toujours par asphyxie pendant un accès qui empêche la respiration, en immobilisant la cage thoracique.

Le *curare*, poison violent, a pour propriété d'abolir l'excitabilité dans les nerfs du mouvement sans altérer la sensibilité. L'animal empoisonné devient complétement immobile et meurt asphyxié par le défaut d'action des muscles de la respiration. Voici la preuve : M. Cl. Bernard fait la ligature des vaisseaux de l'une des pattes postérieures d'une grenouille, et il introduit le curare sous la peau du dos; quelques instants après, l'immobilité de l'animal est complète ; si l'on irrite l'une des pattes antérieures qui se trouvent placées sous l'influence du poison, l'animal manifeste de la douleur par des mouvements rapides de la patte dans laquelle on a empêché l'accès du poison par la ligature des vaisseaux. (*Voy.* Action du curare sur la contractilité musculaire, page 105.)

Ce poison a donc une action inverse de celle de la strychnine. Frappé de cette différence d'action, M. Harley a fait des expériences fort curieuses, d'après lesquelles il semble que ces deux substances si toxiques se neutralisent dans l'organisme.

Première expérience. Il donne à une grenouille 0 gr., 0004 de curare : trois minutes après, paralysie ; il introduit immédiatement dans l'animal 0 gr., 0025 de strychnine : cinq minutes après, contraction tétanique.

Deuxième expérience. M. Harley intervertit l'ordre d'administration des deux poisons ; on observe d'abord les convulsions que le curare fait disparaître.

Troisième expérience. Il introduit en même temps dans le ventre d'une grenouille 0 gr., 0004 de curare et 0 gr., 0012 de strychnine ; dix minutes après, les effets de la strychnine se montrent ; au bout de dix nouvelles minutes on voit se manifester les effets du curare, et l'animal ne meurt pas. Inutile de dire que les doses précédentes étaient suffisantes pour amener la mort.

Dans ces derniers temps, on a voulu employer le curare contre le tétanos, mais on n'a pas eu à s'en louer dans tous les cas.

La *vératrine* fait promptement perdre aux muscles leur contractilité ; l'animal en expérience meurt parce que le cœur s'arrête.

Les *venins* paraissent avoir une action analogue à celle des poisons.

Action réflexe. — Mouvements réflexes.

Il nous arrive tous les jours de rencontrer des élèves qui ne peuvent pas comprendre ce que signifie l'expression de mouvement réflexe. C'est cependant bien simple. On appelle mouvement réflexe *tout mouvement qui se produit à la suite d'une sensation dont l'individu n'a pas conscience*, exemple : si l'on excite légèrement avec les barbes d'une plume les lèvres ou une autre partie du corps d'un homme profondément endormi, on détermine des mouvements qui sont indépendants de la volonté de l'individu. Lorsque le bol alimentaire arrive à l'estomac, il provoque les contractions de ce viscère, sans que le sujet en ait conscience. Voilà ce qu'on appelle des mouvements réflexes, ou sous l'influence de l'*action réflexe*.

Il existe bien une variété de mouvements involontaires qui succèdent à une impression sentie, par exemple l'éternuement succédant à l'irritation de la muqueuse nasale, le vomissement produit par la titillation du voile du palais ; mais ces mouvements, considérés comme réflexes par quelques auteurs, n'ont rien de commun avec les précédents : on pourrait les appeler *faux mouvements réflexes*.

Nous verrons, en décrivant les diverses parties du système nerveux, que le siége de l'action réflexe se trouve dans la moelle épinière, le bulbe et la protubérance annulaire. Ainsi, lorsqu'on enlève à un animal la masse cérébrale et qu'on laisse intact l'isthme de l'encéphale, les mouvements réflexes persistent. Si l'on coupe un lapin en deux moitiés par une section transversale et qu'on irrite l'un des membres postérieurs, on y détermine des contractions énergiques, exemple manifeste de mouvement réflexe, car on peut affirmer que l'animal n'a pas perçu la sensation.

La plupart des mouvements qui se passent dans les viscères sont d'ordre réflexe : par exemple, la contraction de l'utérus pendant l'accouchement. (Pour l'explication de l'action réflexe, *voy*. Névrologie, Moelle épinière.)

Des mouvements réflexes des guillotinés.— Sur la tête des guillotinés, on produit facilement des mouvements réflexes ; l'excitation du globe oculaire détermine l'occlusion des paupières, le chatouillement de la lèvre provoque des contractions dans les muscles correspondants. On dit même, et cela n'est pas étonnant, que le guillotiné tourne le regard vers celui qui l'appelle[1]. Tous ces

1. Le point excité est ici la membrane du tympan, et il n'est pas impossible que les muscles de l'œil se contractent sous l'influence de l'habitude, d'après la direction des ondes sonores qui frappent le tympan.

mouvements réflexes disparaissent au bout de quelques heures. La question est de savoir si le guillotiné en a conscience et s'il est vrai qu'il vit et qu'il souffre après la décollation. Dans ces derniers temps, surtout à l'occasion de Lemaire, cet ignoble parricide, beaucoup de journalistes ont tellement divagué qu'on aurait pu les croire dépourvus de la prétendue bosse du jugement. Plusieurs raisons portent à croire que la tête du décapité n'éprouve aucune souffrance, et que les mouvements réflexes qu'on y observe sont exactement de même ordre que ceux que l'on peut déterminer sur les autres parties du corps :

1º Le cerveau se vide immédiatement du sang qu'il contenait, et nous savons que les fonctions cérébrales ne peuvent avoir lieu qu'à la condition du contact du cerveau avec le sang artériel.

2º Quelle que soit la rapidité avec laquelle le couteau tranche le cou, on sait bien qu'il agit surtout par le poids considérable dont il est chargé. Il y a nécessairement, à cet instant même, une commotion cérébrale plus ou moins violente, augmentée de celle qui se produit au moment de la chute de la tête dans le panier, et qui, à elle seule, suffirait pour amener la perte de connaissance.

3º Si l'on songe en outre à l'émotion terrible que doit éprouver le patient au moment de quitter la vie, on ne devra plus supposer que le guillotiné vit encore et souffre après la décapitation.

Applications pathologiques.

De même que pour les fonctions du système nerveux, nous serons obligé de nous restreindre dans l'exposé des applications pathologiques. Nous ne parlerons que des maladies qui auront un rapport direct avec les descriptions anatomiques et physiologiques.

Nous dirons quelques mots des maladies suivantes : fracture du crâne, méningites, hydrocéphale, commotion, contusion et compression du cerveau. Notre but n'est point de donner une description de chacune de ces maladies; mais nous avons pensé qu'en raison des difficultés que les élèves trouvent dans leurs études, il serait bon d'en dire quelques mots, ne fût-ce que pour leur faire comprendre la valeur de certaines expressions si fréquemment employées et souvent si mal interprétées dans les affections du système nerveux.

A. Fracture du crâne. — Dans les fractures de la base du crâne, tous les chirurgiens ont constaté, à la suite de l'écoulement sanguin qui se produit par le nez et principalement par l'oreille, l'issue d'un liquide séreux abondant. Lorsque cet écoulement a lieu, on dit qu'il est formé par le liquide céphalo-rachidien qui s'infiltre dans la fracture. On a beaucoup discuté sur l'origine de ce liquide, et nous nous permettons de douter que ce soit le liquide céphalo-rachidien. Voici pourquoi : le liquide céphalo-rachidien est placé plus profondément que le feuillet viscéral de l'arachnoïde ; il faut donc, pour qu'il s'écoule, que ce feuillet viscéral soit déchiré; il faut en outre, pour les fractures du rocher, que la membrane du tympan soit déchirée. Il est de toute impossibilité matérielle que le liquide céphalo-rachidien s'écoule. En effet, 1° dans la plupart des fractures du rocher, la dure-mère est intacte, et comme elle recouvre la surface interne des os du crâne, elle empêcherait à elle seule cet écoulement ; 2° en admettant une déchirure de la dure-mère, celle du feuillet pariétal de l'arachnoïde serait inévitable, la cavité arachnoïdienne serait ouverte, et s'il s'écoulait un liquide, ce ne serait jamais le céphalo-rachidien qui est placé plus profondément que le feuillet viscéral ; 3° on dit généralement que cet écoulement a lieu parce que la gaîne que l'arachnoïde fournit aux nerfs facial et auditif est déchirée. Avec un peu de réflexion, on peut se rendre compte de l'inexactitude et de l'impossibilité de cette explication. Le nerf facial, après avoir pris origine dans la fossette latérale du bulbe, parcourt un trajet de deux à trois centimètres avant de pénétrer dans l'aqueduc de Fallope ; la gaîne arachnoïdienne qui l'entoure a donc à peu près la même étendue (elle manque du côté du bulbe sur une longueur de quelques millimètres).

Cette gaîne est adhérente au nerf, de telle sorte que si elle était déchirée, elle ne permettrait pas au liquide sous-arachnoïdien de s'écouler ; et, en supposant même que cet écoulement eût lieu, il se ferait dans la cavité arachnoïdienne et non dans la fracture.

Nous croyons qu'il faut se mettre à la recherche d'une explication plus plausible.

B. Méningites. — On appelle méningite l'inflammation des membranes du cerveau. Elle siége sur la pie-mère et le feuillet viscéral de l'arachnoïde. La *méningite aiguë* détermine fréquemment l'inflammation de la surface du cerveau et prend alors le nom de méningo-encéphalite.

Les convulsions, les spasmes et la contracture qui se montrent dans les muscles sont des symptômes qu'il est difficile d'expliquer physiologiquement ; ils se montrent presque toujours dans les affections des méninges. Le délire, de même que le coma et la paralysie, deux symptômes ultérieurs, tiennent plutôt à la lésion de la substance grise du cerveau. Cette maladie, d'une gravité extrême, affecte quelquefois une marche chronique et constitue une des variétés assez fréquentes d'aliénation mentale, paralysie générale des aliénés, ou *méningo-encéphalite diffuse.*

La *méningite tuberculeuse*, mieux nommée *tubercules des mé-*

ninges, est caractérisée par le développement de granulations tuber-culeuses sur la pie-mère et le feuillet viscéral de l'arachnoïde. Il ne faut point commettre l'erreur d'un médecin d'origine grecque, alors chef de clinique à la Charité, faisant une leçon sur la méningite tuber-culeuse avec un cerveau qui ne présentait absolument, en fait de tubercules, que des corpuscules de Pacchioni, avec lesquels ils ont du reste une certaine analogie.

Ces tubercules, qu'on peut comparer au feu caché sous la cendre, constituent une sorte d'épine ; de sorte que, sous l'influence d'une cause en apparence légère, la méningite se développe.

Cette maladie détermine toujours un épanchement séreux plus ou moins abondant, tenant en suspension des globules purulents qui en troublent la transparence, et siégeant dans la cavité arachnoï-dienne. Cet épanchement est tellement abondant dans certains cas, qu'il a fait croire à un hydrocéphale aigu. La méningite tubercu-leuse peut durer plus ou moins longtemps ; elle peut présenter des rémissions, mais elle ne pardonne jamais. Elle se montre quelque-fois d'emblée, tandis que le plus souvent elle complique une autre maladie tuberculeuse, principalement la phthisie. Elle n'est donc point une maladie locale.

C. Hydrocéphale. — L'hydrocéphale, hydropisie du crâne, est une maladie presque toujours congénitale. Lorsqu'elle est acquise, elle est souvent partielle et résulte de la transformation en sérosité d'une ancienne hémorrhagie des méninges.

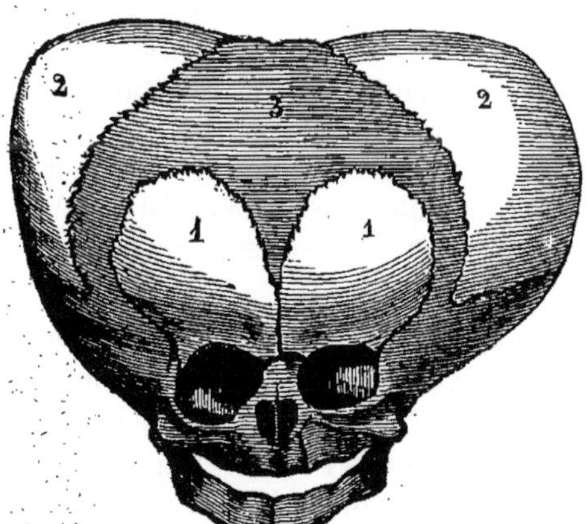

Fig. 70. — Hydrocéphale.

1, 1. Les deux portions du frontal. — 2, 2. Pariétaux. — 3. Membrane intermédiaire aux os du crâne écartés.

Le liquide de l'hydrocéphale, séreux, transparent et tenant en dissolution de l'albumine, varie en quantité, depuis quelques onces jusqu'à deux et trois litres ; cet épanchement repousse de dedans en dehors les os du crâne, qui se séparent au niveau des sutures de la voûte, et s'écartent comme les pétales d'une fleur qui s'épanouit.

Le liquide de l'hydrocéphale siége dans la cavité arachnoïdienne ou dans les ventricules. Dans le premier cas, le cerveau est comprimé par l'épanchement, tandis que dans l'hydrocéphale des ventricules, ses cavités sont considérablement augmentées et le cerveau réduit à une membrane plus ou moins épaisse. L'hydrocéphale congénitale ou vraie, ne siége que dans les ventricules. Lorsque l'épanchement séreux siége dans la cavité arachnoïdienne, il est sous la dépendance de granulations tuberculeuses ou d'une ancienne hémorrhagie. J'en ai vu plusieurs exemples, grâce à la bienveillance de M. Giraldès, à l'hôpital des Enfants.

A moins d'un développement énorme et rapide de l'épanchement, le cerveau s'habitue à la compression, et on n'observe pas de paralysie complète. Les fonctions nerveuses et celles des organes des sens sont un peu obtuses. Inutile de dire que cette maladie a une marche lente et qu'elle ne présente jamais de symptômes fébriles. Elle se termine inévitablement par la mort.

D. Commotion cérébrale. — La commotion, la contusion et la compression du cerveau sont produites ordinairement par le traumatisme. Ces lésions sont des complications fréquentes et immédiates de quelques fractures du crâne. On appelle *commotion* un ébranlement de la pulpe cérébrale, pouvant déterminer la mort subite (3° degré), ou un simple vertige avec ou sans perte de connaissance, comme à la suite d'un coup sur la tête (1er degré). On observe plus fréquemment un degré intermédiaire (2e degré), caractérisé anatomiquement par de petits foyers hémorrhagiques de la grosseur d'une tête d'épingle, disséminés dans la pulpe cérébrale; et symptomatiquement, par la perte de connaissance, de sensibilité et de mouvement, symptômes qui diminuent graduellement. Mais le malade conserve de l'embarras dans la parole et une perte incomplète de la mémoire. On a dit, et cela s'observe en effet fort souvent, que les symptômes de la commotion vont en diminuant à partir du moment de l'accident.

E. Contusion. — La contusion est bien, comme la commotion, un ébranlement du cerveau; mais il y a, en outre, un point de la surface cérébrale qui est le siége d'une attrition plus ou moins marquée. Ce point se montre au niveau de l'endroit frappé ou bien sur la partie du cerveau diamétralement opposée : car on sait qu'un choc, sur une sphère creuse, peut se décomposer en une foule de rayons se réunissant sur le point opposé, et pouvant briser cette partie de la sphère si elle est plus fragile que la partie frappée.

La contusion est caractérisée anatomiquement par de petits foyers sanguins miliaires disséminés dans la pulpe cérébrale, comme dans la commotion; ces foyers sont beaucoup plus nombreux autour de la partie contuse, laquelle est rougeâtre, plus ou moins ramollie, et contient quelquefois un caillot sanguin assez volumineux.

Symptomatiquement, la contusion est caractérisée, au début, par les mêmes symptômes que la commotion ; et à mesure que les premiers symptômes diminuent d'intensité, on voit le plus souvent se dessiner avec plus ou moins de netteté une hémiplégie. Dans presque tous les cas, au bout d'un temps qui varie de trois à cinq jours, le point du cerveau qui a été contus est pris par l'inflammation, de même que la portion environnante des membranes, et l'on voit se développer alors tous les symptômes de la méningo-encéphalite qui conduisent presque fatalement le malade à la mort.

F. Compression. — Il y a compression du cerveau lorsqu'une tumeur, du pus ou un épanchement sanguin comprime le cerveau. Nous ne parlons ici que de la compression produite par le traumatisme, c'est-à-dire par un épanchement sanguin. Les symptômes qui en résultent sont fort variables et dépendent surtout de la rapidité avec laquelle se fait l'épanchement. Le siége de l'épanchement influe bien un peu sur les symptômes; et l'on comprend que si le sang s'accumule dans les ventricules ou dans la pulpe cérébrale, il donnera lieu à des symptômes un peu différents de ceux que causera l'épanchement dans l'espace sous-arachnoïdien ou dans la cavité arachnoïdienne, ou bien encore entre la dure-mère et les os du crâne.

D'une manière générale, si l'épanchement est rapide, on observe une paralysie complète ou une hémiplégie, avec somnolence et même coma. Si l'épanchement se fait lentement, le cerveau s'accoutume à cette compression lente, et souvent il n'y a que de l'engourdissement et un peu de somnolence. On comprend que l'épanchement provenant d'une artère de la pie-mère doit se faire avec plus de rapidité que celui qui est causé par la rupture d'une veine. On ne voit presque jamais la méningite ou l'encéphalite compliquer la compression.

Si les trois lésions du cerveau, commotion, contusion et compression, se montraient parfaitement isolées, leur diagnostic serait assez facile; mais comme leur isolement est rare et qu'elles se compliquent ordinairement les unes les autres, il est quelquefois extrêmement difficile d'établir un diagnostic précis.

G. Congestion cérébrale. — La congestion, ou hypérémie cérébrale, est une maladie caractérisée par l'afflux trop considérable du sang dans les capillaires du cerveau Lorsqu'elle détermine des symptômes vagues revenant de temps en temps, on l'appelle *congestion lente*. La *congestion brusque* est celle dans laquelle il survient une attaque, précédée ou non par les symptômes de la congestion lente.

Dans l'*attaque* de congestion, le malade tombe comme une masse, avec perte de l'intelligence, du mouvement et de la sensibilité. Il peut mourir rapidement en cet état, mais le plus souvent ces trois fonctions reparaissent lentement. Presque toujours une saignée hâte leur retour.

Après l'attaque, le malade présente les mêmes symptômes qu'on observe dans la congestion lente; il est toujours menacé par un nouveau retour de l'attaque, et il devra s'estimer fort heureux si cette nouvelle attaque n'est point une hémorrhagie.

Ces symptômes sont : étourdissements, céphalalgie, vertiges, surtout quand le malade se baisse et principalement après les repas (il ne faut pas confondre ces symptômes avec ceux qu'on rencontre dans un état opposé, l'anémie), battements des artères temporales, rougeur de la face, constipation, pouls plein et un peu dur. Tous ces symptômes sont sujets à des variations.

Mais ce qu'il y a de remarquable dans la congestion et ce qu'il n'est pas facile d'expliquer, c'est la relation qui existe entre cette maladie et les hémorrhoïdes ; on voit en effet, tous les jours, la suppression des hémorrhoïdes déterminer souvent les symptômes de la congestion cérébrale, qui disparaissent dès que les hémorrhoïdes ont été rappelées. On voit aussi, dans bien des cas, les symptômes de congestion disparaître, si l'on parvient à provoquer le flux hémorrhoïdal.

II. Hémorrhagie cérébrale. — L'hémorrhagie cérébrale, ou apoplexie, est caractérisée par la déchirure de la pulpe cérébrale et la formation d'un foyer sanguin. Cette lésion se produit surtout chez les vieillards et doit être attribuée, dans beaucoup de cas, à la dégénérescence des parois des petites artères qui circulent dans l'épaisseur de la pulpe cérébrale.

Dans tous les cas, l'apoplexie débute par une attaque, mais elle présente plusieurs degrés :

Si le malade tombe avec abolition complète de l'intelligence, du mouvement et de la sensibilité, et qu'il meure presque subitement, c'est l'*apoplexie foudroyante ;*

S'il tombe, privé d'intelligence, de mouvement et de sensibilité, et qu'il meure au bout d'une ou de plusieurs heures sans que ces symptômes aient disparu, c'est l'*apoplexie violente ;*

S'il tombe avec les mêmes symptômes, et qu'au bout d'un temps variable, il recouvre ses fonctions abolies, tout en conservant une hémiplégie, c'est l'*apoplexie ordinaire* ou de moyenne intensité.

Il y a une quatrième variété appelée *apoplexie légère*, dans laquelle le malade, tout en conservant son intelligence, perd subitement la sensibilité et le mouvement dans la moitié du corps ou dans un membre seulement.

Dans ces deux derniers cas, les seuls qui ne déterminent pas une mort violente, il y a hémiplégie, et ce symptôme est un des plus importants dans cette maladie.

Le foyer sanguin, qui siége le plus ordinairement dans les corps striés et les couches optiques, détermine fréquemment autour de lui l'inflammation et le ramollissement de la pulpe cérébrale, et le malade meurt au bout d'un temps variable. Quelquefois, le sang se transforme, à la longue, en un kyste séreux ; et dans quelques cas, le liquide se résorbe et la fibrine reste seule sous forme de cicatrice. Dans ces cas, les symptômes de l'hémorrhagie peuvent disparaître après quelques mois ou quelques années, mais le malade est toujours sous le coup d'une nouvelle attaque.

I. Ramollissement cérébral. — Le ramollissement du cerveau est caractérisé par la diminution de consistance de la pulpe cérébrale. Ce mot est assez impropre dans certains cas, attendu que dans le ramollissement on trouve souvent le cerveau induré. Les élèves doivent savoir que ce mot est, dans ces cas, synonyme d'inflammation. Voici quelles sont les variétés de ramollissement ; leur classification une fois comprise, il n'est rien de plus simple que d'apprendre leur histoire.

Il y a un seul ramollissement sans inflammation : on l'appelle *ramollissement non inflammatoire*, pulpeux ou blanc. Il survient lentement, tient le plus souvent à l'oblitération de quelque artériole ; c'est celui qui existe le plus souvent chez les individus qu'on dit être ramollis.

Tous les autres ramollissements, fréquents, sont de nature inflammatoire ; on devrait les décrire comme des inflammations du cerveau ; mais l'usage, en tyran, en a décidé autrement.

Le ramollissement inflammatoire est aigu ou chronique.

A. Aigu, il peut siéger sur un point isolé de la pulpe cérébrale, le plus souvent à la surface, ou bien sur une grande étendue de la surface du cerveau. On appelle ces deux variétés *ramollissement inflammatoire aigu circonscrit*, et *ramollissement inflammatoire aigu diffus*, ce dernier étant synonyme d'encéphalite.

B. Chronique, il peut être également circonscrit ou diffus. On en distingue deux variétés analogues à celles de l'état aigu et qui sont : le *ramollissement inflammatoire chronique circonscrit* et *diffus*.

On trouve encore dans les auteurs le ramollissement rouge et le ramollissement gris. Ces deux expressions correspondent à deux degrés différents de l'inflammation du cerveau ; le ramollissement rouge, induration de quelques auteurs, indique la période de l'inflammation où la pulpe cérébrale est rouge et indurée, tandis que le gris correspond au moment où des points grisâtres de suppuration commencent à s'y montrer.

Ces divisions étant indiquées, voici comment se montre ordinairement le ramollissement. Lorsqu'il ne détermine pas d'attaque, il présente des symptômes si nettement tranchés qu'il est difficile de le méconnaître; mais lorsqu'il détermine une attaque, il a la plus grande analogie avec l'apoplexie à laquelle nous allons le comparer.

1º Le malade éprouve pendant un temps très-long les symptômes particuliers du ramollissement, puis il est pris d'une attaque qui a l'analogie la plus complète avec une attaque d'apoplexie, et qu'on appelle *attaque de ramollissement.*

2º Pendant quelques jours, les symptômes de ramollissement se sont montrés, à la suite desquels est survenue une attaque.

Dans ces deux cas, le diagnostic n'est point très-difficile, car l'attaque a été précédée de symptômes particuliers : douleur fixe dans un point de la tête, diminution ou perte de la mémoire, embarras de la parole et quelquefois symptômes fébriles.

3º L'attaque de ramollissement peut débuter subitement sans symptômes antérieurs. Dans ce cas, il est très-difficile de dire si l'on est en face d'un ramollissement, d'une hémorrhagie ou d'une congestion. Dans la congestion, le malade revient promptement à lui-même; mais dans les deux autres cas, il reste hémiplégique. Il est difficile de choisir entre ramollissement et hémorrhagie; cependant une douleur fixe dans un point de la tête, la conservation ou l'exagération de la sensibilité, des symptômes fébriles avec crampes et contracture, se montrent bien plus souvent dans le ramollissement.

J. Névromes. — L'hypergénèse et l'hypertrophie des éléments fondamentaux du système nerveux n'ont jamais été observées. On trouve cependant dans les centres nerveux des tumeurs qui ne sont pas des névromes, et qu'on a décrites sous le nom de fibro-plastiques. M. Robin croit que ces tumeurs sont formées par l'hypergénèse des myélocytes; n'est-il pas plus probable qu'elles sont plutôt formées par les corpuscules particuliers que Virchow a décrits dans la névroglie? On sait, du reste, que les myélocytes de M. Robin sont considérés par quelques micrographes comme identiques aux corpuscules du tissu conjonctif.

Les *névromes* sont des tumeurs fibreuses développées dans l'épaisseur des troncs nerveux aux dépens du tissu conjonctif qui entre dans leur constitution. Ces tumeurs refoulent et peuvent détruire par la pression les tubes nerveux qui ne font jamais partie de leur structure.

CHAPITRE X.

DU SYSTÈME OSSEUX.

Nous comprendrons dans le système osseux tous les os qui entrent dans la constitution du squelette, et nous rattacherons à ce système le périoste et la moelle des os.

Définition. — Les os sont des organes blancs, durs, dont l'ensemble constitue le squelette, et dont le caractère distinctif est la présence, à leur surface, d'une membrane fibro-vasculaire appelée périoste.

Préparation. — Pour faire des préparations d'os entiers et de squelettes artificiels, c'est-à-dire sans ligaments, on commence par faire macérer les os pendant 8 à 9 mois dans l'eau pure. Au bout de ce temps, on les nettoie plus ou moins complétement avec un linge rude, une rugine et une forte brosse pour terminer l'opération. On les plonge ensuite, pendant toute une nuit, dans de l'eau saturée de chlorure de chaux. Après cela, on les étend sur des claies et on les expose à l'air libre et au soleil pendant un à deux mois, en ayant soin de les retourner souvent et de les arroser avec de l'eau.

Il y a une précaution à prendre pour les os des membres. Il faut percer sur différents points de leur étendue, et surtout à leurs extrémités, de petits trous qui permettent à l'eau de pénétrer, et au sang et à la graisse de sortir. Cette dernière précaution est surtout mise en usage lorsqu'on veut préparer rapidement des pièces sèches, pour les concours, par exemple. Dans ces circonstances, on remplace la macération dans l'eau par un courant à forte pression que l'on fait passer dans les os au moyen d'un système de tubes de verre et de caoutchouc.

Pour avoir des os parfaitement blancs, on peut s'y prendre de la manière suivante. Après une macération de huit à neuf mois dans l'eau, on place le squelette dans de l'eau de chaux complétement saturée (l'eau de chaux se prépare en plaçant dans l'eau pure des fragments de chaux vive dont l'eau ne dissout qu'une quantité déterminée). On renouvelle cette eau de chaux tous les deux jours, et au bout d'un certain temps, qui varie de quelques semaines à deux mois, la graisse est détruite et les os sont très-blancs.

Nous devons la plupart de ces renseignements à l'obligeance de M. Guérin, fabricant de squelettes et naturaliste.

Lorsqu'on veut étudier le tissu osseux avec le microscope, on peut prendre un os frais ou un os sec, et il est bon de faire une étude comparative de ces deux états.

Pour l'os frais, on coupe, à l'aide d'une scie, des lamelles excessivement minces, dont on polit les deux surfaces en amincissant la lame sur une meule à repasser, ou bien en frottant cette lamelle osseuse entre deux pierres à user. On ne parvient à avoir une préparation convenable qu'avec une certaine habitude. La lamelle osseuse est ensuite lavée dans l'eau et mise en macération pendant un à deux jours dans l'éther, qui en détruit la matière grasse. A cet état , la substance osseuse est bonne pour l'observation. Son exploration est facilitée par une goutte de glycérine placée sur la préparation au moment où on l'examine (Robin). On peut encore imbiber la préparation, sous le champ du microscope , avec une goutte d'huile ou de sulfure de carbone ; le liquide s'infiltre dans les ostéoplastes qui deviennent obscurs, comme dans les os desséchés.

Autre procédé. — On fait macérer la substance osseuse pendant un à deux jours dans un mélange de trois parties d'eau pour une partie d'acide chlorhydrique. Les sels se dissolvent, et l'os ramolli se laisse couper avec un rasoir par tranches minces , comme le tissu cartilagineux. Les coupes seront variées, tantôt perpendiculaires à l'os et tantôt parallèles.

Les vaisseaux des os peuvent être injectés avec une injection fine, qui réussit bien sur les os frais.

On peut préparer des lamelles d'os desséchés par le procédé que nous avons indiqué plus haut ; dans ce cas, les ostéoplastes se montrent sous forme de points irréguliers ; ils sont d'une couleur noire, à cause de l'air qui les remplit. (On sait que l'air emprisonné paraît noir sous le champ du microscope.)

Avec une injection très-pénétrante (*voy.* Injections) , on peut injecter les ostéoplastes , les canaux de Havers et même les canalicules osseux. Pour cela , on enduit la surface osseuse d'un vernis imperméable qu'on laisse sécher. On introduit ensuite l'extrémité de l'appareil à injection dans un trou que l'on pratique à l'une des extrémités de l'os ; après cela, on lutte l'appareil sur le trou de l'os , pour empêcher la matière de sortir, et l'on procède à l'opération.

§ 1. — Division. — Pris dans leur ensemble, les os sont divisés en trois espèces : os longs, os plats, os courts.

Les os longs ont une étendue plus ou moins considérable ; quelques-uns sont très-courts, comme les phalanges. Ils sont pourvus d'un canal , appelé *canal médullaire.* Leur corps, ou *diaphyse,* est formé de substance compacte. Leurs extrémités, ou *épiphyses,* représentent des os courts et sont formées comme ceux-ci par de la substance spongieuse revêtue d'une lamelle compacte. Les aréoles de la substance spongieuse communiquent toutes entre elles et avec le canal médullaire, de sorte qu'en perçant un os long à ses deux extrémités, on peut le faire traverser par un courant d'eau. Les os plats ou larges sont formés de deux lames de substance compacte , comprenant entre elles une quantité ordinairement peu considérable de substance spongieuse. Au crâne , la lame qui regarde la cavité crânienne est appelée *table interne* ou *lame vitrée ;* par opposition , l'autre s'appelle *table externe.* Le *diploë* est la substance spongieuse qui sépare ces deux tables.

Les os courts, ordinairement de petite dimension , sont formés de substance spongieuse et revêtus d'une lame compacte ; ils ont la même structure que les extrémités des os longs. Les lamelles osseuses qui composent leur portion spongieuse sont toujours perpendiculaires aux surfaces de pression.

§ 2. — Squelette. — Le squelette peut être *naturel* ou *artificiel*. Le premier est celui dans lequel les os et les ligaments ont été conservés; le squelette artificiel, dont on se sert ordinairement pour l'étude, est formé par les os, réunis entre eux au moyen de liens artificiels.

Le nombre des os qui constituent le squelette n'est pas le même pour tous les auteurs, parce que les uns considèrent les os de l'ouïe, par exemple, comme trop petits pour être comptés; parce que les autres ne comptent pas les sésamoïdes parmi les os, parce qu'enfin d'autres décrivent plusieurs os là où il n'en existe réellement qu'un seul, comme le sternum et l'os coxal.

Il y a dans le corps humain 208 os :

Colonne vertébrale.	26
Crâne.	8
Face.	14
Osselets de l'ouïe.	8
Os hyoïde.	1
Thorax.	25
Membres supérieurs.	64
Membres inférieurs.	62
	208

On trouve en outre dans le squelette des os irréguliers, les os *wormiens*, qui se développent dans les sutures du crâne, et les os *sésamoïdes*, qui se montrent dans l'épaisseur des tendons. La rotule est un os sésamoïde, mais tellement développé que nous avons cru devoir le ranger parmi les os du squelette.

§ 3. — Conformation extérieure des os. — Les os sont situés sur la ligne médiane, *os impairs;* ou bien sur les côtés, *os pairs*.

Leur *direction* est fort variable. Nous insisterons sur la direction de chaque os en particulier, dans l'ostéologie.

Leur *volume* et leur *poids* ont été peu étudiés. Cependant, selon M. de Luca, tous les os réunis chez l'homme de 25 à 30 ans auraient un poids de 5 à 6 kilos, la moitié droite étant un peu plus lourde que la gauche. Une section du squelette au niveau de la deuxième vertèbre lombaire le diviserait en deux parties d'un poids égal. Nous verrons bientôt que le poids absolu, de même que le poids spécifique des os, diminue chez le vieillard.

Les os sont d'une résistance et d'une dureté considérables, qui

diminuent chez le vieillard en même temps que leur poids. La raréfaction de la substance osseuse à cet âge est l'unique cause de tous
ces changements. Ceci explique pourquoi les fractures sont plus fréquentes chez les vieillards.

La *forme* des os varie pour chacun d'eux. Leur surface est parsemée
d'éminences, de dépressions et de trous.

Les éminences portent différents noms : apophyses, épiphyses, protubérances, épines, crêtes, rugosités, etc.

Les *apophyses* sont des saillies d'un certain volume situées à la
surface des os avec lesquels elles se continuent : apophyses coracoïde, olécrânienne, coronoïde, etc.

Les *épiphyses* sont également des saillies de l'os, mais elles en
sont séparées par une couche de cartilage qui s'ossifie à une époque
plus ou moins avancée; elles ne diffèrent point alors des apophyses.

On appelle *protubérances* certaines saillies ordinairement moins
développées que les apophyses : protubérances occipitales interne et
externe.

Les *épines* sont des prolongements ordinairement minces ; on les
décrit souvent sous le nom d'apophyses ; les crêtes sont des lignes
plus ou moins saillantes : enfin, on appelle rugosités des surfaces
inégales, recouvertes d'aspérités, et sur lesquelles s'insèrent des
muscles.

Les *dépressions* sont, les unes articulaires, les autres non articulaires. Les premières tirent le plus souvent leur nom de la forme
qu'elles présentent : cavités glénoïde et cotyloïde. Les cavités non
articulaires forment des fosses, des sinus, des gouttières, des rai-
nures, etc.

Les *trous* des os sont destinés au passage de vaisseaux et de nerfs ;
on en observe quatre variétés, et on leur donne le nom d'orifices de
premier, second, troisième et quatrième ordre.

Les orifices de premier ordre, assez larges, donnent accès à l'artère
principale de l'os ; on les appelle *trous nourriciers*. Ces trous sont
situés en avant pour les trois os longs du membre supérieur et se
dirigent vers le coude ; en arrière, pour les trois os longs du membre
inférieur et ils s'éloignent du genou. A la main, les trous nourriciers
sont situés sur la face palmaire des os et s'éloignent de l'articulation
métacarpo-phalangienne ; ceux du pied, à la face plantaire, se
comportent de même.

Les orifices de second ordre siégent aux extrémités des os longs,
à la circonférence des os plats et à la surface des os courts ; ils sont
traversés aussi par de petites artères.

Les orifices de troisième ordre se montrent sur le corps des os
longs et sur la surface des os plats et des os courts ; ce sont de petits

pertuis que l'on peut voir distinctement avec une loupe. Ces orifices, au nombre de 40 à 50 par centimètre carré, sont l'origine de canaux de Havers qui s'enfoncent dans l'épaisseur de la substance osseuse.

Les orifices de quatrième ordre, microscopiques, innombrables, correspondent à des canalicules osseux qui viennent des ostéoplastes. Ces orifices ne contiennent pas de capillaires.

§ 4. — Composition chimique. — Structure du tissu osseux. — La constitution des os est différente, suivant qu'on examine un os sec ou un os frais. L'os sec, qui forme le squelette artificiel dont on se sert pour l'étude, est uniquement constitué par la substance osseuse ; tandis qu'à l'état frais, l'os est formé, non-seulement de substance osseuse, mais encore d'une membrane extérieure, le périoste ; d'un contenu qui remplit les vides de la substance osseuse, la moelle ; enfin de vaisseaux et de nerfs.

Des os à l'état sec.

La substance de l'os est partout la même. Si l'on divise un os quelconque, on voit qu'il est formé, à la surface, par une couche blanche, condensée, plus ou moins épaisse, à laquelle on donne le nom de *substance compacte*. L'intérieur de l'os est constitué par de minces cloisons qui s'entre-croisent pour limiter des cavités plus ou moins larges communiquant toutes entre elles dans le même os ; l'ensemble de ces cloisons et de ces cavités forme la *substance spongieuse*. Dans certains points indéterminés de la diaphyse, et principalement aux extrémités du canal médullaire des os longs, on trouve des filaments osseux très-déliés et entre-croisés, auxquels Gerdy a donné le nom de *tissu réticulaire*.

La substance compacte et la substance spongieuse sont d'une texture identique, et ne diffèrent que par la forme condensée de l'une d'elles, lâche et aréolaire de l'autre. S'il était permis d'établir cette comparaison, nous dirions que la substance spongieuse est à la substance compacte ce qu'un fragment de mie de pain est à la masse condensée et serrée qu'elle forme après avoir été pétrie.

Au point de vue chimique, les os sont composés d'une matière organique et d'une matière inorganique, soit qu'on examine la substance spongieuse ou la substance compacte, soit un os long, un os plat ou un os court. D'après Berzélius, ces deux matières seraient associées dans les proportions suivantes :

MATIÈRE ORGANIQUE.

Matière animale réductible par la coction. . 32,17 } 33,30
Matière animale insoluble. . . . . . . 1,13 }

MATIÈRE INORGANIQUE.

Phosphate de chaux.	. . . .	51,04	
Carbonate de chaux.	. . . .	11,30	
Fluate de chaux.	. . . .	2,00	
Phosphate de magnésie.	. . . .	1,16	66,70
Soude et chlorure de sodium.	. . . . .	1,20	
		100,00	

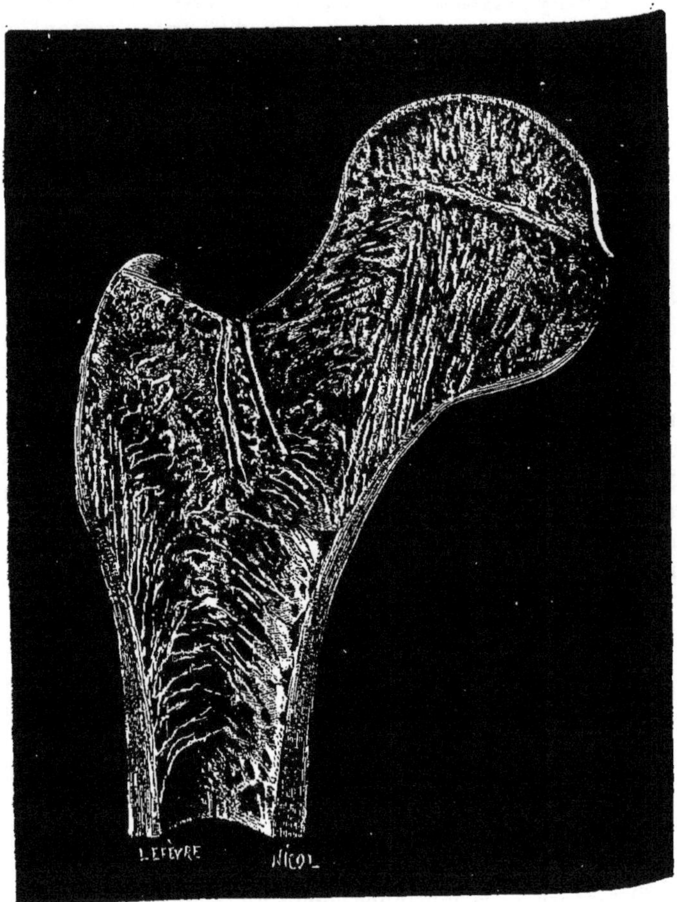

FIG. 71.

Substance spongieuse du col du fémur d'un adulte (50 ans). Les parois compactes du col sont un peu amincies.

On peut séparer la partie organique d'un os de la partie inorganique. Si l'on fait brûler un os jusqu'à calcination, la matière organique est complétement détruite, et il ne reste plus que les sels, qui conservent encore la forme de l'os, mais qui se réduisent en poussière au moindre contact.

Si on le soumet à l'action de l'acide chlorhydrique étendu, les sels de l'os sont dissous et il ne reste que la matière organique molle, élastique, conservant la forme de l'os. Cette matière ne se dissout pas dans les alcalis aussi facilement que la fibrine et l'albumine, elle se décompose facilement par l'action de l'eau bouillante, qui la fait passer à l'état soluble. A cet état elle prend le nom de gélatine, et se prend en masse par le refroidissement. Cette matière organique, différente de l'albumine, de la fibrine et de la gélatine au moment où elle vient d'être obtenue, a reçu le nom d'*osséine* ou *ostéine* (Robin et Verdeil). L'osséine ainsi obtenue, traitée par l'eau bouillante, laisse voir la mince pellicule qui tapisse la cavité des ostéoplastes.

Les proportions de matière organique et inorganique varient-elles avec l'âge ? C'était l'opinion de Bichat combattue par M. Nélaton, qui, tout récemment, a fait de nombreuses expériences avec M. Sappey. Ces savants ont remarqué :

1° Que la partie organique diminue jusqu'au complet développement des os, les sels augmentant dans les mêmes proportions ;

2° Depuis le moment où l'ossification est complète (25 ans), jusqu'à l'extrême vieillesse, les proportions des deux substances ne changent pas ;

3° Dans l'extrême vieillesse, on voit se produire un phénomène inverse à celui qu'on remarque sur les jeunes sujets, c'est-à-dire augmentation de la partie organique et diminution des sels.

Dans ces expériences, qui ont été faites sur des sujets de tout âge, les différences entre les deux substances sont tellement minimes que nous continuerons à considérer la substance osseuse comme un composé défini : ce sont les conclusions de MM. Nélaton et Sappey, c'était aussi l'opinion de Malgaigne.

Caractères microscopiques.

Au point de vue microscopique, l'os sec est uniquement formé de substance osseuse qui constituera l'élément anatomique fondamental du tissu des os frais.

La substance osseuse est une substance homogène, amorphe, combinée intimement avec les sels calcaires qui la rendent dure et rigide. Elle est creusée de petites cavités appelées ostéoplastes et de canaux connus sous le nom de canaux de Havers. Cette substance naît d'un blastème exhalé à la face interne du périoste par les vaisseaux de cette membrane ; elle présente une disposition qui est toujours la même. Elle forme autour de chaque canal de Havers des cylindres emboîtés qui se placent, en se comprimant, à côté des petits cylindres osseux des canaux voisins. (*Voyez* fig. 72, 2, 2.)

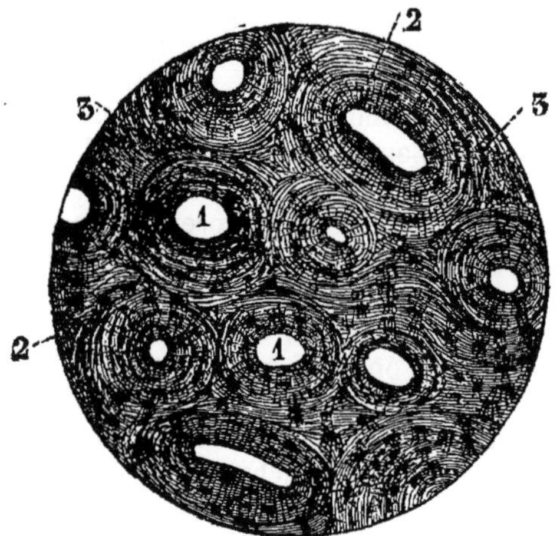

FIG. 72.

Coupe horizontale du fémur. — 1, 1. Coupe des canaux d'Havers. — 2, 2. Cylindres de substance osseuse emboîtés les uns dans les autres. — 3, 3. Ostéoplastes. — Grossissement de 100 diamètres.

Dans la diaphyse des os longs, ces cylindres forment des séries plus ou moins régulières autour du canal médullaire. Il y a donc là deux systèmes de cylindres osseux : les uns, infiniment petits, entourant chaque canal de Havers ; les autres, considérables, entourant le canal médullaire et formés eux-mêmes par la juxtaposition des premiers. A la surface des os, il semble que ces cylindres devraient laisser entre eux des sillons, des cannelures. Cela s'observe en effet, mais ces cannelures sont comblées par la substance qu'exhale le périoste et qui donne aux os des surfaces lisses.

Ostéoplastes. — Les ostéoplastes sont les cavités creusées au sein de la substance amorphe que nous venons d'étudier. Ils existent partout où il y a du tissu osseux et sont caractéristiques de ce tissu. Les ostéoplastes ne se rencontrent pas dans les concrétions des orifices de la base des ventricules du cœur, ni dans les concrétions des artères : aussi les appelle-t-on *concrétions ossiformes* et non *osseuses*. Ils sont disséminés en si grand nombre dans toute la substance osseuse, que Harting évalue leur nombre à 910 par millimètre carré. On les trouve entre les lamelles que forme cette substance et au centre de ces lamelles, dans le tissu spongieux le plus délié comme dans le tissu compacte. L'ostéoplaste se présente sous la forme d'une petite cavité ovoïde, lenticulaire ou polyédrique. A l'état frais, le centre est brillant comme celui d'une cavité pleine de liquide. Sur l'os sec, la cavité et ses prolongements prennent une teinte noirâtre qui est due à la présence de gaz. Quelques auteurs les désignent sous le nom de *cellules osseuses*.

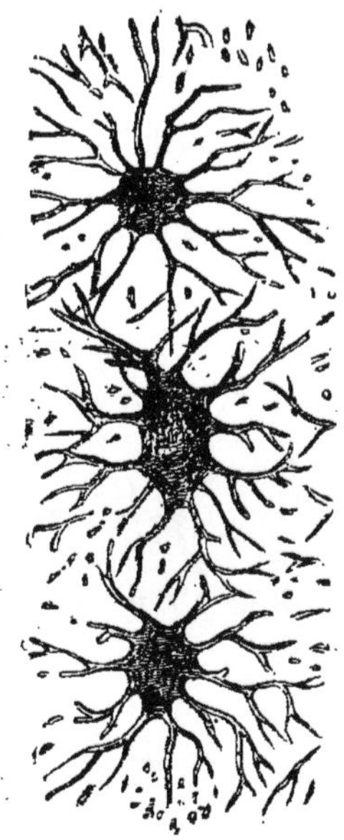

Ostéoplastes vus à un grossissement de 450 diamètres. On voit sous forme de points noirs des canalicules osseux coupés en travers.

L'ostéoplaste a une longueur de 0mm,020 et une largeur de 0mm,040.

Ses bords sont nets. Sa cavité est tapissée par une pellicule extrêmement mince.

L'ostéoplaste émet de tous les points de la périphérie une foule de prolongements creux qui communiquent avec sa propre cavité, et qu'on appelle *canalicules osseux*. Ces prolongements, de 0mm,002 à 0mm,003 de diamètre, se ramifient eux-mêmes et s'anastomosent avec les prolongements des cavités voisines ; ils s'ouvrent dans les canaux de Havers, ainsi qu'à la surface de l'os, lorsque les ostéoplastes en sont rapprochés. Les canalicules osseux des ostéoplastes qui avoisinent le canal médullaire des os s'ouvrent dans ce canal. Nous verrons bientôt que l'os est parcouru par une foule de canaux formant un système particulier, continu dans toute l'étendue du même os.

Canaux de Havers. — Les canaux de Havers sont des canaux creusés au sein de la substance osseuse, renfermant les vaisseaux, et communiquant avec les trous nourriciers des os. Ces canaux se ramifient comme les vaisseaux qu'ils renferment. Ils forment par leur réunion et par leurs ramifications des mailles dont les plus petites ont ordinairement 0mm,1. Certains de ces canaux s'ouvrent à la surface de l'os et présentent des orifices taillés en bec de flûte. Les canaux de Havers sont toujours dirigés dans le sens du grand diamètre de l'os, perpendiculairement au grand axe des ostéoplastes. Autour de ces canaux, on trouve les petits cylindres osseux dont nous avons déjà parlé ; ils s'anastomosent fréquemment entre eux, avec les canalicules osseux qui proviennent des ostéoplastes, et avec les vaisseaux qu'on trouve dans le canal médullaire des os. Les plus petits canaux de Havers ont de 0mm,03 à 0mm,04. On ne trouve pas ces canaux dans les lamelles du tissu spongieux, qui ont moins de 0mm,1.

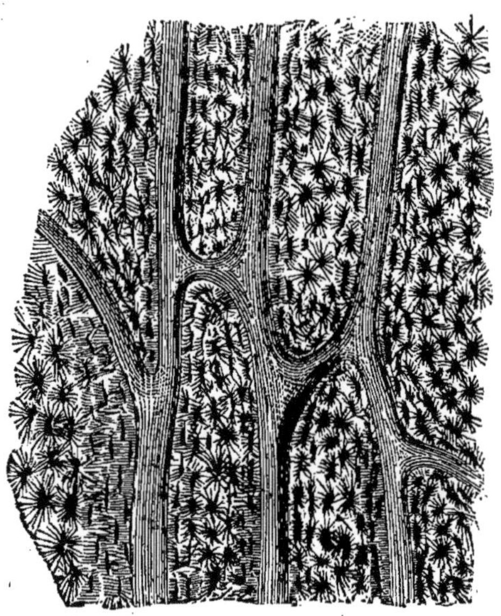

FIG. 74.

Lamelle superficielle d'un os long. On y voit les canaux de Havers longitudinaux et parallèles au grand axe de l'os, leurs anastomoses transversales, et les ostéoplastes.

Des os à l'état frais.

Le tissu osseux, à l'état frais, est constitué : 1o par la substance osseuse ; 2o par des vaisseaux et des nerfs; 3o par le périoste qui entoure l'os ; 4o par la moelle contenue à l'intérieur.

La substance osseuse forme l'élément fondamental et caractéristique des os ; nous venons de la décrire.

A. Vaisseaux et nerfs.

Les vaisseaux des os sont excessivement nombreux; leur trajet nous est déjà connu, puisque nous avons étudié les trous qui leur livrent passage à la surface des os. Une artère volumineuse pénètre dans les os longs par le trou nourricier principal; les trous de second ordre donnent passage à des artères plus petites et plus nombreuses, tandis que les petits trous, si abondants sur toute la surface de l'os, reçoivent de nombreux petits vaisseaux artériels venus du périoste. Nous avons déjà vu qu'il ne passe aucun vaisseau par les trous microscopiques ou de quatrième ordre.

L'artère nourricière, dans les os longs, arrivée dans le canal médullaire, se bifurque et chacune des divisions va s'anastomoser aux extrémités de l'os avec les vaisseaux de second ordre. Toutes ces artères se divisant et se subdivisant forment un réseau vasculaire extrêmement riche, situé entre la substance osseuse et la moelle. Ce réseau n'est point une vraie membrane, et c'est avec juste raison que MM. Gosselin et Regnault se sont élevés contre les dénominations impropres de *membrane médullaire* et *périoste interne* qu'on lui avait données. Dans les nombreux petits trous de troisième ordre, situés à la surface de l'os, pénètrent autant de petites artérioles venues du périoste. Elles parcourent les canaux de Havers et forment au sein de la substance osseuse un réseau très-serré. Après avoir sillonné en tous sens la substance de l'os, ces capillaires se portent dans le canal médullaire pour concourir à la formation du réseau vasculaire dont il vient d'être question, réseau d'où partent de nombreuses ramifications qui se perdent dans l'épaisseur de la moelle.

On trouve dans les canaux de Havers, autour des vaisseaux qui y sont contenus, quelques éléments de la moelle, médullocelles, myéloplaxes et substance amorphe. Très-rarement on y trouve quelques vésicules graisseuses. Ces éléments sont irrégulièrement placés autour des vaisseaux, manquant sur quelques points, rassemblés en groupe sur d'autres.

Dans les os courts et plats, les capillaires, après avoir alimenté la substance osseuse, viennent s'épanouir sur les cloisons osseuses de la substance spongieuse, pour se porter de là dans l'épaisseur de la moelle rouge et sanguinolente qui en remplit les aréoles.

Les *veines* des os suivent rarement le trajet des artères, et sortent par les trous de second ordre, que nous avons signalés aux extrémités des os longs; ces veines rapportent le sang de la moelle et des substances compacte et spongieuse. Elles ne présentent pas de fibres musculaires, et elles sont réduites à leur tunique interne, qui adhère à la substance compacte, limitant le conduit dans lequel elles sont situées. Dans les os plats du crâne et dans le corps des vertèbres, les veines ont la même disposition; elles sont volumineuses, et elles ont été étudiées, sous le nom de *canaux veineux*, par Breschet et

Dupuytren. Lorsque les sutures du crâne sont ossifiées, les canaux veineux s'anastomosent entre eux à travers la substance ossifiée des sutures.

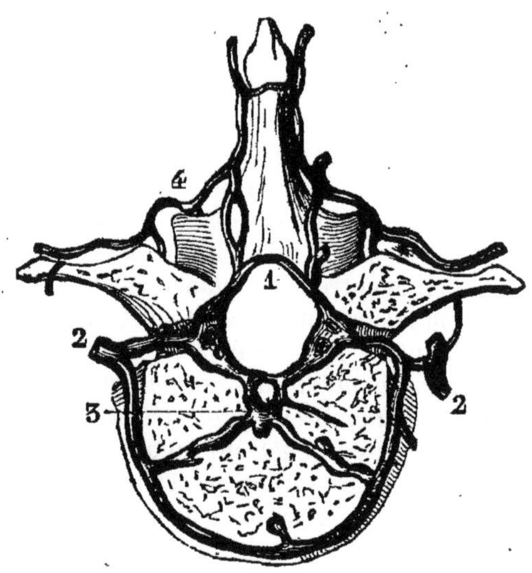

FIG. 75.

Canaux veineux, 3, du corps d'une vertèbre, s'anastomosant avec les veines intra-rachidiennes, 1, et extra-rachidiennes, 2, 2.

Les *lymphatiques* n'ont point encore été vus dans le tissu osseux, malgré les recherches si minutieuses de M. Sappey.

Le tissu osseux est pourvu de *nerfs* qui proviennent du grand sympathique, et surtout des nerfs cérébro-rachidiens. Ces filets nerveux pénètrent avec les vaisseaux dans le tissu de l'os aussi bien sur les os courts et les os plats que sur les os longs. Ils se ramifient dans l'os et vont se distribuer à la moelle. On ne connaît pas encore la manière dont ils se terminent.

Les os longs reçoivent par le corps, des nerfs diaphysaires, et par les extrémités, des nerfs épiphysaires, visibles à l'œil nu. Le nerf sciatique et le nerf crural fournissent ceux du fémur ; le nerf tibial postérieur, ceux du tibia ; le nerf musculo-cutané, ceux de l'humérus, etc.

B. Du périoste.

Le périoste est une membrane fibro-vasculaire, immédiatement appliquée sur tous les os.

Sa *couleur* est blanchâtre ou blanc jaunâtre.

Sa *résistance* est considérable comme celle des tissus fibreux en général.

L'*épaisseur* de cette membrane varie selon les régions. Elle est ordinairement de quelques dixièmes de millimètre ; mais, en certains points, elle peut acquérir 3 et 4 millimètres, comme on le voit à la face antérieure du col du fémur où l'épaisseur et la résistance du périoste maintiennent souvent en contact les fragments dans les fractures. Cela se voit aussi à l'extrémité inférieure du fémur et à l'olécrâne, où il est très-épais. Son épaisseur est considérable à la surface basilaire de l'occipital qui forme la voûte du pharynx. C'est sur lui, dans cette région, que s'implantent la plupart des polypes naso-pharyngiens. L'épaisseur du périoste est plus considérable chez l'enfant, ce qui fait que les fractures, à cet âge, sont plus rarement accompagnées de déplacement ; exemple : fracture du col du fémur.

L'*adhérence* de cette membrane au tissu osseux varie selon les régions. Ordinairement, cette adhérence est considérable et se fait, non-seulement par les vaisseaux et les nerfs qui se portent du périoste dans le tissu osseux, mais encore par de nombreux prolongements fibreux qui s'y implantent directement. Dans certains points, l'adhérence du périoste est moins considérable. C'est ainsi que les os de la face se laissent facilement dépouiller de leur périoste. Il en est de même pour la cavité orbitaire et la voûte palatine, où le périoste n'est adhérent qu'au niveau des sutures et des orifices. C'est en se fondant sur ce faible degré d'adhérence à la voûte palatine que M. le professeur Nélaton a conçu et si bien exécuté son admirable procédé de résection de la voûte palatine pour l'extirpation des polypes naso-pharyngiens. L'adhérence du périoste est aussi moins considérable chez l'enfant ; elle augmente avec l'âge.

Le périoste présente : 1° une *face profonde*, en rapport avec l'os auquel il adhère par ses nombreux prolongements fibro-vasculaires et nerveux ; 2° une *face superficielle*, en rapport avec les organes qui entourent l'os. Cette face présente de nombreux rapports avec les tissus conjonctif, fibreux, tendineux, cartilagineux, séreux, musculaire, vasculaire, avec les organes des sens, la peau et les muqueuses.

A. *Tissu conjonctif.*—Dans certains points de la face superficielle du périoste, on trouve du tissu conjonctif. Cela s'observe dans les points qui sont le siége de glissements, comme dans la région épicrânienne, où le périoste est séparé de l'aponévrose par une couche celluleuse lâche, et à la face interne du tibia, où il est séparé de la peau par du tissu cellulaire.

B. *Tissu fibreux.* — Sur un grand nombre d'os, par exemple sur les os longs des membres, le périoste reçoit, non-seulement l'insertion des deux ligaments interosseux de l'avant-bras et de la jambe, mais encore celle des cloisons aponévrotiques qui se détachent de l'aponévrose principale du membre pour diviser en plusieurs groupes les muscles de la région. Le tissu qui compose ces cloisons et les ligaments se confond avec celui du périoste.

Aux extrémités des os, le périoste est recouvert par une couche de tissu fibreux assez épaisse qui le renforce et qui se creuse de gouttières pour laisser glisser de nombreux tendons. Cela s'observe surtout aux extrémités des os longs des membres, surtout au radius, au fémur, au tibia.

Aux extrémités des os, quand un ligament prend insertion, le périoste disparaît, de sorte que le ligament s'implante directement sur la substance osseuse. Les fibres qui composent le périoste sont contiguës à celles du ligament.

Ce sont les nombreuses connexions du périoste avec le tissu fibreux qui ont fait considérer par quelques anatomistes cette membrane comme le point de départ des tendons, des ligaments et des aponévroses.

C. *Tendons.* — Sur le corps des os et aux extrémités, quand un tendon prend insertion, ses fibres s'implantent directement sur la surface osseuse, et le périoste disparaît.

D. *Cartilages.* — Au niveau des articulations, le périoste s'amincit peu à peu et cesse exactement sur les limites du cartilage articulaire auquel il adhère assez pour pouvoir être enlevé avec lui après une macération prolongée.

A la tête, le périoste contracte une adhérence intime avec le *cartilage sutural*, qui remplit les sutures des jeunes sujets. C'est cette raison qui fait que le céphalæmatome, ou tumeur sanguine des nouveau-nés, développée entre le périoste et l'os, existe presque constamment à côté de la ligne médiane.

E. *Séreuses.* — Le périoste affecte des rapports avec le système séreux. Sans parler de la dure-mère, qui possède des rapports étendus avec l'arachnoïde, nous voyons le périoste de la face interne des côtes être en rapport avec la plèvre. Dans des points nombreux, il est en rapport avec des séreuses tendineuses et sous-cutanées ; les premières se trouvent aux extrémités des os longs dans les mêmes points où l'on rencontre les coulisses fibreuses ; les secondes, sur les saillies osseuses, épithrochlée, épicondyle, olécrâne, etc., etc., là où la peau est soumise à des frottements.

F. *Muscles.* — La membrane nourricière des os est en rapport avec des muscles nombreux. Les uns glissent sur elle dans des gaines fibreuses au moyen de séreuses tendineuses, les autres au moyen de tissu cellulaire ; mais, en certains points, les fibres musculaires s'implantent directement sur elle, et là elle s'amincit ; exemple : le brachial antérieur, au bras ; le court péronier latéral, les extenseurs des orteils, les jambiers et le poplité, à la jambe, etc.

G. Vaisseaux. — Quelques gros vaisseaux rares, tels que l'aorte et la veine cave inférieure, passent sur le périoste, au niveau des vertèbres. Ils en sont séparés par du tissu cellulaire. C'est dans la plupart des points où le périoste est en rapport avec de gros vaisseaux que l'on peut sentir les pulsations artérielles ; exemple : l'artère faciale, sur le maxillaire inférieur ; l'artère fémorale, sur l'éminence ilio-pectinée et sur le tiers inférieur du fémur ; l'artère tibiale antérieure, à la partie inférieure de la face externe du tibia.

H. Organe des sens. — Le périoste ne présente quelques considérations que dans la partie qui recouvre l'oreille interne. Il se continue sur la face interne de la lame des contours et du limaçon, sur la face interne du vestibule et des canaux demi-circulaires en s'appliquant à la face interne du tympan secondaire de Scarpa, qui ferme la fenêtre ronde, et à la fenêtre ovale. Ce périoste très-mince, rosé chez le fœtus, blanc chez l'adulte, exhale le liquide de Cotugno ou périlymphe. Il se continue avec le périoste extra-crânien à travers l'aqueduc du limaçon.

I. Peau. — Le périoste présente peu de rapports avec la peau. Une seule région est dans ce cas, c'est la face interne du tibia où, dans toute son étendue, excepté en haut et en bas, elle est séparée de la peau seulement par une couche mince de tissu cellulaire. Aux extrémités des troisièmes phalanges le périoste se confond avec le derme de la peau.

J. Muqueuses. — Dans les cavités de la face, les muqueuses sont extrêmement adhérentes au périoste, avec lequel leur derme se confond. C'est ce qui leur a fait donner le nom de *fibro-muqueuses*. Dans ces régions, le périoste adhère plus à la muqueuse qu'à l'os ; exemple : fosses nasales, voûte palatine, caisse du tympan, gencives. Il faut excepter de cette règle la voûte du pharynx, où le périoste, bien que très-adhérent à la muqueuse, est aussi très-adhérent à l'os.

Du périoste dans les diverses régions. — Dans certaines régions, le périoste mérite quelques considérations. Nous avons vu les particularités qu'il présente : 1º aux extrémités des os longs ; 2º au col du fémur ; 3º à la surface basilaire de l'occipital ; 4º à la voûte palatine et aux gencives ; 5º aux fosses nasales ; 6º dans la caisse du tympan et dans l'oreille interne. Sur les os larges et sur les os courts, il se comporte de la même manière, cessant d'exister au niveau des surfaces articulaires et affectant de nombreux rapports avec les divers tissus, surtout avec le tissu fibreux.

Mais au *crâne* et à la *colonne vertébrale* il présente quelques particularités intéressantes. A la voûte, le périoste ou péricrâne, au lieu de cesser au niveau des articulations, contracte une adhérence intime avec le cartilage sutural indiqué pour la première fois en 1730 par Hunauld. Ce cartilage sutural adhère intimement aussi à la dure-mère. A la base du crâne et à la colonne, le périoste se comporte comme sur les autres points du squelette ; mais au niveau des trous de conjugaison et des trous de la base du crâne, il pénètre dans ces trous pour se continuer avec la dure-mère crânienne et rachidienne, comme il se continue à la voûte à travers les sutures, de sorte qu'on pourrait considérer ces deux membranes comme deux feuillets entre lesquels se seraient développés les os du crâne et la colonne vertébrale. La dure-mère serait donc considérée avec raison, comme un périoste interne, puisque la surface interne de ces os n'est pas pourvue d'une autre membrane fibreuse, puisque la dure-mère les tapisse dans tous les points, puisque enfin l'expérience démontre que la dure-mère présente les mêmes propriétés que le périoste. Il est vrai que ses propriétés ne sont pas aussi énergiques que celles du périoste, mais elles existent évidemment, et, seraient-elles encore plus faibles, on ne pourrait lui refuser le nom de *périoste*.

Nous verrons bientôt que le périoste du crâne diffère aussi du reste du périoste, au point de vue physiologique.

Structure du périoste. — Le périoste est composé : 1º d'un *tissu propre* qui a des propriétés spéciales analogues aux propriétés de tissu que l'on rencontre dans les glandes par exemple : car, comme celles-ci, il est chargé d'exhaler une lymphe spéciale, un blastème particulier au sein duquel doit se développer la substance osseuse ; 2º de *vaisseaux* ; 3º de *nerfs*.

1º Tissu propre. — Il est formé de deux éléments : A. la *fibre du tissu conjonctif*, ou B. la *fibre élastique*. Ces deux éléments ne forment pas deux couches distinctes, comme le prétendent certains auteurs, et l'on ne saurait trop s'élever contre ces abus de divisions et de subdivisions des membranes en plusieurs couches, lorsqu'elles n'existent réellement pas. Ce qu'on peut dire, c'est que la fibre de tissu conjonctif est plus abondante à la face superficielle du périoste, et que la fibre élastique est plus abondante dans la couche profonde ; mais, quant à la séparation de ces deux couches en membranes, elle est impossible.

Nous dirons donc qu'à la face superficielle du périoste on trouve des fibres lamineuses isolées et fasciculées formant un tissu feutré, affectant une direction longitudinale dans les os longs. C'est entre ces fibres lamineuses qu'on trouve quelques cellules adipeuses. C'est encore là que les vaisseaux et les nerfs du périoste se divisent pour se porter ensuite dans l'os en traversant les couches profondes.

La face profonde du périoste est formée presque uniquement de fibres élastiques, les unes appartenant à la variété dartoïque, les autres à la variété fibreuse anastomosée. Cette couche profonde est celle que quelques auteurs appellent *ostéogénique*.

2° Vaisseaux. — Les *artères* du périoste sont nombreuses. Les unes, volumineuses, ne font que le traverser pour se porter dans les trous nourriciers des os; les autres s'y ramifient pour se porter ensuite, sous forme de capillaires, dans les petits trous de la surface de l'os qui communiquent avec les canaux de Havers.

Les *veines* y sont plus nombreuses que les artères. On trouve en général deux veinules pour une artériole.

Les *vaisseaux lymphatiques* n'ont pas encore été démontrés.

3° Nerfs. — Les nerfs sont nombreux. La plupart traversent le périoste pour se porter au tissu osseux et surtout à la substance médullaire; un petit nombre seulement s'y ramifient.

Usages du périoste. — Quels sont les usages du périoste? C'est dans son épaisseur que se subdivisent les vaisseaux qui vont à l'os. Il sert donc de crible à ces vaisseaux. Cela est évident; mais il est doué d'un usage bien plus important, c'est d'exhaler continuellement un blastème qui sert à l'accroissement des os.

Chaque tissu, dans l'économie, possède des propriétés particulières. Tandis que les acini de la parotide sécrètent de la salive, tandis que ceux du foie forment de la bile, le tissu du périoste fournit un liquide qui forme l'os. Le blastème exhalé par les extrémités d'un muscle coupé forme le muscle, celui d'un nerf forme le nerf.

Cette propriété du périoste est des plus évidentes. Elle se manifeste dans la cicatrisation des fractures, dans la formation du nouvel os après l'évidement. Enfin, expérimentalement, M. Ollier, chirurgien en chef de l'Hôtel-Dieu de Lyon, vient de démontrer péremptoirement les propriétés du périoste.

Je ne rappellerai pas ici les expériences de Duhamel du Monceau et de M. Flourens sur la garance (*voyez* Accroissement des os ; quelques pages plus loin); je me contenterai d'indiquer quelques-uns des résultats obtenus par M. Ollier. A plusieurs reprises (1858, 1859 et 1860), cet habile chirurgien a fait des communications à l'Académie des sciences et à la Société de biologie. On trouvera dans la *Gazette hebdomadaire* (années 1858, 1859 et 1860) un long mémoire de cet auteur, ainsi que dans le *Journal de physiologie* de M. Brown-Séquard.

Les expériences de M. Ollier démontrent que le périoste porte en lui-même la propriété de régénérer le tissu osseux, car il a pu, par des transplantations de fragments de périoste, produire des os artificiels , non-seulement dans les tissus du même animal, mais encore dans les tissus mous d'une espèce différente (du chien au lapin). Bien plus, il a pris des lambeaux du périoste sur un animal mort depuis une heure , et après l'avoir greffé sur un autre animal de la même espèce, il a vu se reproduire un os représentant la forme du lambeau périostique et s'y développer des vaisseaux. Ces expériences ont été faites dans la crête des coqs, sous la peau du crâne et de l'aine d'un lapin, et sur le cabiai, le poulet, le pigeon.

M. Ollier a conclu de ces dernières expériences que la cessation de la circulation et de la respiration n'entraînent pas immédiatement la perte des propriétés de tissus.

Dans le cas où la transplantation du périoste ne donne pas un os nouveau , il joue le rôle de corps étranger et occasionne de la suppuration.

Le 1er août 1859, M. Ollier fit une communication à l'Académie des sciences et rendit compte d'expériences analogues qu'il venait de faire sur la dure-mère. Il a fait des transplantations de cette membrane comme il l'avait fait pour le périoste, et il a remarqué qu'elle donnait naissance à de petits os parfaitement constitués et possédant les caractères anatomiques de la substance osseuse. Cette propriété de la dure-mère diminue avec l'âge, d'après les expériences de M. Ollier. De plus, la surface externe seule de cette membrane serait douée de la propriété de régénérer le tissu osseux, de sorte que la surface externe de la dure-mère devrait seule être considérée comme périoste. Les cloisons de la dure-mère, comme la faux du cerveau et la tente du cervelet, ne sont pas susceptibles de s'ossifier par la transplantation.

Bien que le périoste serve à la formation du tissu osseux, il ne faudrait pas croire qu'un décollement même étendu de cette membrane entraîne nécessairement la mort de l'os. J.-L. Petit et Tenon s'étaient élevés, dès le xviiie siècle, contre cette pratique erronée qui consistait à recouvrir de topiques irritants les surfaces osseuses dénudées, dans le but d'en hâter la mortification, persuadé qu'on était que les os dénudés devaient inévitablement être frappés de mort.

Le périoste externe du crâne, de même que la dure-mère ou périoste interne, a une force de réparation beaucoup moins grande qu'ailleurs. L'absence de cal, dans la plupart des fractures de la base du crâne, le démontre. J.-L. Petit et Tenon, dans le siècle dernier, MM. Velpeau et Richet, de nos jours, ont insisté sur ce point et ont fait voir que, dans les réparations osseuses du crâne, la surface de la plaie osseuse fournit plus de matériaux que les membranes elles-mêmes, comme cela s'observe après l'opération du trépan.

Il a souvent été question de la sensibilité du périoste.

Jobert a présenté à l'Académie des siences (1863) des observations relatives à la régénération et à la réparation des tissus ; il a adopté, sur la sensibilité du périoste, les idées de Haller, qui, après avoir coupé, déchiré, brûlé le périoste sur différents animaux, sans déterminer de douleur, après avoir vu la douleur suivre la cautérisation et l'incision du péricrâne, a conclu que la membrane nourricière des os est presque insensible, et que ce n'est qu'exceptionnellement qu'on y découvre la sensibilité dans les régions où les nerfs pénètrent dans les os.

C. De la moelle des os.

On donne le nom de moelle à la substance qui remplit le canal médullaire et les aréoles de la substance spongieuse des os. On la trouve aussi dans les principaux conduits vasculaires du tissu osseux, dans ceux des cartilages d'ossification et dans les points où la substance osseuse se raréfie.

Cette substance, de structure très-variée, selon les âges, présente un poids spécifique très-peu considérable. Elle est molle et demi-liquide sur le vivant.

On en distingue trois variétés : la fœtale, la gélatiniforme et l'adipeuse.

La moelle *fœtale* ou *sanguine* est rouge, opaque, pulpeuse ; elle est presque dépourvue de vésicules adipeuses, et contient une certaine quantité de matière amorphe, de myéloplaxes, et une quantité considérable de médullocelles qui en forment les huit dixièmes.

La moelle *gélatiniforme* est molle, demi-transparente, grisâtre ou rosée. Elle se montre après de longues maladies chez les convalescents. Elle renferme une grande quantité de matière amorphe, des myéloplaxes et des médullocelles.

La moelle *adipeuse* ou *jaune* est dense, opaque, jaunâtre ; on la trouve dans les os longs. Dans cette variété, les médullocelles sont moins abondantes ; on y trouve une grande quantité de vésicules graisseuses. Il y a moins de vaisseaux que dans les autres.

Structure. — La moelle est en contact direct avec les parois des canaux médullaires et des cloisons de la substance spongieuse. Le microscope y révèle la présence d'un grand nombre d'éléments dont les proportions varient suivant l'espèce de moelle qu'on examine.

On y trouve une matière amorphe dans laquelle sont disséminés trois éléments différents : les myéloplaxes, les médullocelles et les vésicules adipeuses. Des vaisseaux capillaires et des nerfs sont placés entre ces éléments avec quelques fibres de tissu conjonctif.

La *matière amorphe* est très-granuleuse, surtout après la mort ; elle est rougeâtre et demi-transparente.

Les *myéloplaxes* de M. Robin, ou *plaques à noyaux multiples* des auteurs, est un élément aplati, en forme de lamelle à bords irréguliers, dentelés; elles sont minces, pâles et finement granuleuses; elles renferment une quantité considérable de noyaux ovoïdes (depuis deux jusqu'à trente). Leur diamètre est de 0mm,020 à 0mm,100. Les noyaux contenus dans la plaque mesurent 0mm,010 de long sur 0mm,006 de large (Fig. 76).

L'eau n'a aucune action sur ces éléments. L'acide acétique les rend plus pâles. Les alcalis les dissolvent. Ils se détruisent spontanément sur le cadavre au bout de deux à trois jours.

Les plaques à noyaux multiples sont plus nombreuses chez l'enfant, et dans la substance spongieuse des os plats et des os courts. Elles sont aussi plus nombreuses dans les points de la moelle qui sont en contact avec la substance osseuse.

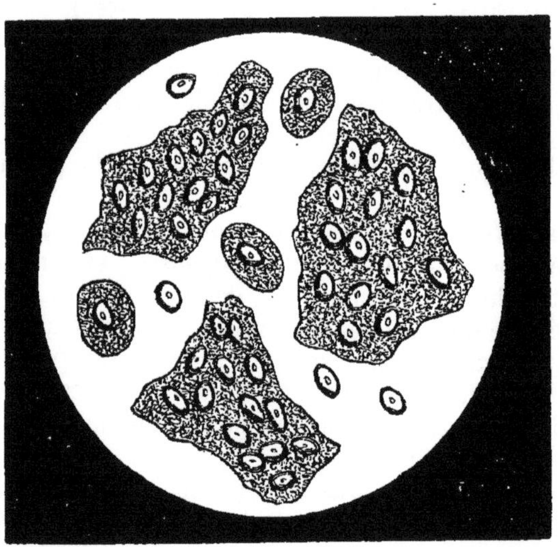

FIG. 76.

Médullocelles et plaques à noyaux multiples de la moelle. On y voit trois myéloplaxes, trois médullocelles à cellule et quatre noyaux libres.

Les *médullocelles* de M. Robin, ou *cellules* et *noyaux de la moelle*, sont des éléments anatomiques extrêmement abondants chez le fœtus, rares chez l'adulte, et très-rares chez le vieillard. Ces cellules accompagnent les myéloplaxes, et elles sont d'autant plus nombreuses qu'il y existe moins de cellules adipeuses et de matière amorphe.

Les médullocelles, sphériques ou un peu polyédriques, à bords réguliers ou légèrement dentelés, contiennent un noyau nucléolé, de la dimension d'un globule sanguin, entouré de fines granulations. Leur diamètre est de 0mm,008 à 0mm,012 (Fig. 76).

Cette cellule a beaucoup d'analogie avec le leucocyte ou globule blanc du sang; on distingue ces deux éléments par les caractères suivants : la médullocelle n'est pas un élément à cavité distincte de la paroi, de sorte que l'eau ne la gonfle pas et ne détermine pas dans ses granulations le mouvement brownien. L'acide acétique qui la pâlit ne la dissout pas. L'urine et le phosphate de soude ne resserrent pas cette cellule. Les leucocytes ont des caractères opposés aux précédents.

Les médullocelles se remplissent souvent de gouttelettes graisseuses qui leur donnent l'apparence de vésicules adipeuses.

Les noyaux des médullocelles ne sont pas tous inclus dans les cellules; quelques-uns sont libres, sphériques, réguliers, finement granuleux, sans nucléole, et mesurent de $0^{mm},005$ à $0^{mm},008$ (Fig. 75).

Les vésicules graisseuses n'existent pas dans la moelle fœtale ou sanguine ; elles se montrent après la naissance entre les médullocelles, et donnent à la moelle une couleur jaune. Elles sont surtout abondantes dans la moelle adipeuse chez les vieillards. On trouve aussi quelques gouttelettes graisseuses libres qui se sont échappées de l'enveloppe rompue.

Les *vaisseaux capillaires* de la moelle sont assez abondants ; ils serpentent entre les autres éléments et forment un réseau dont les mailles sont polygonales à angles arrondis. Les mailles ont deux ou trois fois le diamètre des capillaires. Ces vaisseaux viennent de l'os sur la paroi duquel la moelle est intimement appliquée.

Les *nerfs* de la moelle accompagnent l'artère nourricière de l'os. Ils pénètrent dans le canal médullaire et se divisent comme l'artère nourricière dont ils suivent les branches. Ils disparaissent dès que les artères, en pénétrant dans la substance médullaire, se dépouillent des fibres musculaires. Ces nerfs sont plutôt destinés à la paroi vasculaire qu'à la moelle elle-même.

Les *fibres de tissu conjonctif* ne sont pas très-abondantes ; on les rencontre quelquefois dans la moelle gélatiniforme. Ces fibres sont entre-croisées dans toutes les directions, adhèrent aux vaisseaux sanguins et n'existent que dans le canal médullaire des os longs. On trouve aussi dans la moelle des corpuscules de tissu conjonctif.

Les *vaisseaux lymphatiques*, de même que ceux de la substance osseuse, n'ont jamais été vus.

Chez les oiseaux, la plupart des os contiennent de l'air au lieu de moelle, à partir de l'évolution complète de ces animaux. Pendant leur développement tous les os sont remplis de moelle.

La moelle a pour usage de remplir les vides qui se produisent dans la substance osseuse ; elle remplace les parties de l'os qui sont le siége de raréfaction.

Développement. — La moelle naît toujours après le tissu osseux qui se creuse de cavités pour la recevoir (primitivement, le tissu osseux est partout compacte ; il n'existe pas de substance spongieuse). Ses éléments naissent là de toutes pièces, et tous, à peu près, en même temps. Les noyaux des médullocelles et des myéloplaxes apparaissent d'abord, puis leur enveloppe se montre, puis les granulations.

Applications pathologiques. — Les plaques à noyaux multiples sont très-fréquemment le siége d'hypergénèse, et alors les tumeurs naissent soit de la surface des os, soit de la profondeur. On voit aussi cet élément naître dans des tissus où n'existe pas la moelle et former des tumeurs (naissance hétérotopique). Dans toutes ces tumeurs, on observe une hypertrophie des plaques et des noyaux qui peuvent doubler et tripler de volume. On les appelle *tumeurs à myéloplaxes* des os.

Les *tumeurs myéloïdes*, beaucoup d'*épulis* et d'*ostéosarcomes*, ne sont que des hypergénèses de *myéloplaxes*.

On voit beaucoup moins souvent des tumeurs formées par l'hypergénèse des médullocelles. Ces tumeurs ont un aspect encéphaloïde et sont souvent décrites sous le nom de *cancer des os*.

Les vaisseaux capillaires de la moelle peuvent présenter une dilatation variqueuse qui fait augmenter de volume le point de l'os sur lequel elle siége : c'est ce qu'on appelait autrefois *spina ventosa des os, tumeurs sanguines des os*.

On voit quelquefois des *enchondromes* prendre naissance dans le tissu médullaire. (*Voyez* plus loin Applic. pat., Tumeurs osseuses.)

---

§ 5. — Développement du système osseux.

Dans les premiers temps de la vie, l'embryon est formé d'une substance molle et visqueuse, dans laquelle on ne rencontre pas le moindre rudiment du squelette, qu'on dit être alors à l'*état muqueux*. Au bout d'un certain temps, une substance cartilagineuse vient se montrer dans les points que devra occuper le squelette. On appelle *état cartilagineux* cette phase du développement des os.

Lorsque le cartilage se montre, il est formé par une quantité considérable de cellules disséminées sans ordre, au milieu d'une matière amorphe qui augmente insensiblement de quantité, jusqu'à former les deux tiers de la substance cartilagineuse, au moment de la naissance, dans les cartilages qui ne sont pas encore ossifiés.

Au commencement de la période cartilagineuse, le squelette forme un tout complet, et la séparation entre les divers os n'est pas encore marquée.

Tant que l'ossification n'est point commencée dans ces cartilages, ils sont dépourvus de vaisseaux.

Tous les os ne passent pas nécessairement par l'état cartilagineux ; nous verrons, comme l'a démontré M. Rouget, que quelques-uns dérivent directement du tissu conjonctif.

Lorsque l'ossification des cartilages a lieu, elle ne se fait point en même temps dans toute la substance cartilagineuse ; mais la matière osseuse se dépose par petites masses isolées qu'on nomme *points d'ossification*.

Au moment où le point d'ossification va s'installer dans le cartilage, celui-ci fait de nombreux préparatifs pour le recevoir ; sa substance devient striée, jaunâtre, et les cellules se segmentent pour donner naissance à de nombreuses cellules-filles (vingt à trente pour chaque cellule-mère). Ces changements se produisent également autour de la matière calcaire, lorsque le point d'ossification a commencé à se former, dans une étendue de 1^{mm} environ.

A. Développement d'un point d'ossification. — Le point d'ossification commence par une tache sombre entre les cellules cartilagineuses. Cette tache devient le dépôt de granulations osseuses qui s'étendent de plus en plus en refoulant les cavités de cartilages ou chondroplastes, et en les déformant. La substance osseuse refoule de plus en plus leur paroi, qui devient inégale et se couvre d'aspérités pour former l'ostéoplaste. Les dépressions, situées entre les aspérités de la paroi, se prolongent sous forme de minces conduits pour former les canalicules osseux, qui s'anastomosent fréquemment avec les canalicules voisins. Pendant ce temps, les cellules contenues dans les chondroplastes se prolongeraient, d'après quelques auteurs, en se fusionnant, dans les canalicules osseux, pour prendre une forme étoilée ; d'où le nom de cellules étoilées qu'on leur donne. Quoi qu'il en soit de cette explication, beaucoup d'auteurs admettent qu'une membrane mince tapisse la cavité de l'ostéoplaste.

Tous les auteurs ne s'entendent pas sur la question de savoir si les vaisseaux capillaires précèdent ou suivent le développement de la substance osseuse ; M. Sappey est de la première opinion, M. Robin soutient l'autre. Les conduits dans lesquels ces vaisseaux sont contenus constitueront les canaux de Havers.

Ce mode d'ossification du cartilage, dans lequel la substance osseuse se substitue à la cartilagineuse, a reçu le nom d'*ossification par substitution*.

Dans quelques os, voûte du crâne, par exemple, l'os, avant sa formation, n'est point précédé par un os cartilagineux ayant la même forme que lui. Dans cette région, la substance osseuse envahit le cartilage dès qu'il commence à se montrer, de sorte que les limites de l'os en développement ne présentent jamais qu'une petite bordure cartilagineuse. Ce mode d'évolution de l'os a été appelé *ossification par envahissement* (Robin).

M. Rouget n'admet point ces deux espèces d'ossification. Pour la voûte du crâne et pour tous les os de la face, excepté le vomer, il a démontré qu'à la place que devront occuper ces os, il existe sous le périoste une lamelle de tissu conjonctif dans lequel on trouve des faisceaux fibreux et de nombreux corpuscules de tissu conjonctif au milieu desquels se développent les points d'ossification qui s'étendent, en partant d'un centre, sous forme de rayons. Ce sont les corpuscules du tissu conjonctif qui deviennent l'origine des ostéoplastes.

Les points d'ossification ne présentent pas à l'œil nu les caractères de la substance osseuse; ils se montrent au milieu des cartilages sous forme de points rouges plus ou moins étendus et susceptibles d'être divisés facilement par un instrument tranchant.

Les points osseux s'accroissent insensiblement et finissent par se souder entre eux. Étudions ce qu'on entend par points d'ossification primitifs et complémentaires, examinons l'époque d'apparition des points osseux principaux, l'époque de leur réunion et la manière dont elle se fait.

Les points d'ossification qui se montrent les premiers occupent presque toujours la partie centrale de l'os, d'où ils s'étendent pour en former la totalité ou du moins une grande partie; on les nomme *points primitifs*. Dans beaucoup d'os, ces derniers ne suffisent pas à leur production complète; on voit alors se développer, sur des parties plus ou moins éloignées du centre de l'os, des points d'ossification qui complètent le développement de l'organe; on les appelle *points complémentaires* ou *épiphyses*.

B. Apparition des points osseux. —Le premier point d'ossification qui se montre chez l'embryon est celui de la clavicule (à la fin du premier mois). Viennent ensuite ceux du maxillaire inférieur et du corps des trois grands os longs des deux membres (du 30e au 40e jour). Pour les autres, voyez les os en particulier.

La réunion des divers points osseux varie avec les divers os du squelette. Elle est complète lorsque l'extrémité inférieure du fémur se réunit au corps, c'est-à-dire vers l'âge de 25 ans.

C. Soudure des points osseux. — Les points d'ossification, tant primitifs que complémentaires, au nombre de 579 (Sappey), diffèrent beaucoup dans la manière dont ils se soudent. Cependant, d'après le même savant, on sait que : ·

1º Un os développé par plusieurs points d'ossification primitifs ne présente de points complémentaires qu'après la soudure complète des premiers ;

2° Les points complémentaires d'un os apparaissent d'autant plus vite, qu'ils prennent une part plus importante à sa formation ; exemple : épiphyse inférieure du fémur, épiphyses supérieures du tibia et de l'humérus, épiphyses des corps vertébraux ;

3° Dans les os, très-nombreux, qui ont pour origine un seul point primitif et un seul point complémentaire, l'apparition de ce dernier est d'autant plus précoce qu'il aura un volume plus grand ; exemple : métacarpien, métatarsien et phalange.

En général, les épiphyses précoces se soudent lentement au reste de l'os, tandis que celles qui se montrent tardivement se soudent très-vite.

D. Lois de Serres. — Serres a établi des lois sur le mode de réunion des points osseux. Quoiqu'elles présentent de très-nombreuses exceptions, il faut reconnaître qu'elles possèdent un caractère certain de généralité :

1° *Loi des éminences* : toute saillie osseuse prend naissance par un point d'ossification propre ; excepté, apophyses mastoïde, zygomatique, etc.

2° *Loi de symétrie* : cette loi souffre peu d'exceptions ; tout os médian et impair est formé de deux moitiés qui se réunissent sur la ligne médiane ; exemple : frontal, etc.

3° *Loi des cavités* : toute excavation osseuse est formée par la conjugaison de deux ou plusieurs points d'ossification ; exemple : cavités cotyloïde, glénoïde de l'omoplate, fosse ptérygoïde, trou des vertèbres ; trous optique, condylien antérieur, vidien, etc.

---

§ 6. — Accroissement des os, formation des substances spongieuse et compacte.

Au moment où la substance osseuse se montre dans les cartilages du fœtus, on la voit se ramollir vers la partie centrale de l'os. Les parties ramollies augmentent en étendue et sont limitées par une surface irrégulière et pleine d'aspérités. Ce liquide, résultat de la liquéfaction de la substance osseuse en évolution, est un blastème au sein duquel des transformations s'opèrent, pour donner naissance à la moelle des os. Des vaisseaux se forment de toutes pièces dans ce suc médullaire, et plus tard ils viendront se confondre avec les vaisseaux contenus dans le cartilage d'ossification. Voilà comment se forme le canal médullaire. Les anfractuosités que nous avons signalées sur les limites du tissu médullaire constituent la substance spongieuse.

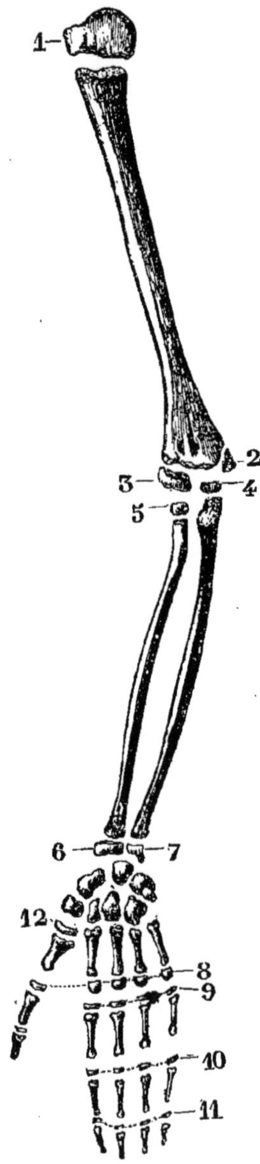

Fig. 77.

Diaphyses et épiphyses des os longs du membre supérieur (d'après une pièce naturelle du musée Orfila).

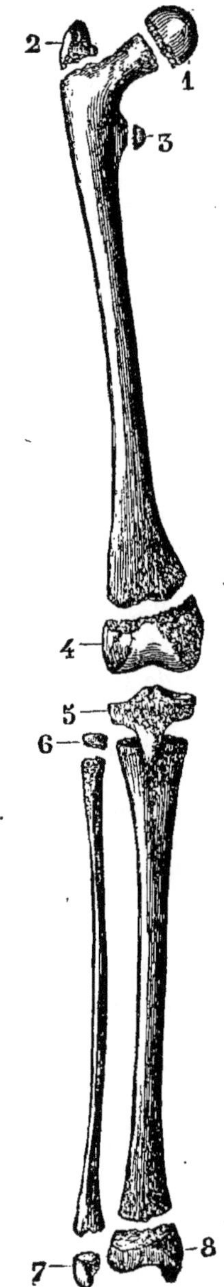

Fig. 78.

Diaphyses et épiphyses du fémur, du tibia et du péroné (d'après une pièce naturelle du musée Orfila).

La substance compacte ne provient pas du cartilage d'ossification, mais bien de couches ossifiées venues du périoste; c'est ce que nous allons voir dans l'accroissement des os.

Dans les os courts, l'accroissement se fait par suite de la superposition de couches nouvelles émanées du blastème sous-périostique, et, à mesure qu'une nouvelle couche se forme, l'ancienne passe de l'état compacte à l'état spongieux, en sorte que les os courts comme les autres sont soumis à un mouvement continu de composition et de décomposition, surtout pendant toute la durée de leur développement.

Les os plats, ceci est évident pour la voûte du crâne, s'étendent des points d'ossification primitifs vers les limites de l'os en rayonnant sous forme d'aiguilles osseuses. Ces aiguilles sont très-manifestes sur le frontal et les pariétaux du fœtus. Au moment où ces os se touchent par leurs bords, on voit les sutures se former.

Les os longs présentent un *accroissement en longueur* et un *accroissement en épaisseur*.

A. Accroissement en longueur. — C'est par leurs extrémités que l'accroissement en longueur se fait dans les os longs. Jusqu'à 25 ans, ordinairement, chez l'homme et chez la femme, cet allongement des os se produit, et à cette époque la dernière épiphyse se soude au corps de l'os (extrémité inférieure du fémur). Pendant toute la durée de l'accroissement, les diaphyses des os longs sont séparées de leurs épiphyses par une membrane cartilagineuse appelée *cartilage épiphysaire*. Tant que la soudure n'a pas eu lieu, on peut, par l'ébullition, séparer la diaphyse de ses épiphyses.

Les épiphyses s'accroissent si peu que leur progrès est inappréciable; c'est surtout par la diaphyse, au voisinage du cartilage épiphysaire, que l'allongement a lieu.

Expériences. — C'est Duhamel du Monceau qui, vers le milieu du dernier siècle, constata expérimentalement ce fait. Il pratiqua trois trous sur la diaphyse du tibia d'un poulet, au milieu et aux deux extrémités, ayant bien soin de ne point dépasser la limite du cartilage épiphysaire. Il fit passer dans ces trous un fil d'argent, et il tua le poulet au bout d'un certain temps, alors que le tibia s'était allongé. L'espace qui séparait les trois fils d'argent était resté le même, tandis que l'os s'était accru de deux centimètres environ; il est évident que cet allongement s'était fait aux extrémités. Hunter a obtenu les mêmes résultats en plantant des clous dans les os de quelques animaux. Ces savants pensaient que l'allongement avait lieu par extension du tissu de l'os. Flourens a démontré qu'il n'en est pas ainsi, et que l'allongement se produit par l'addition de couches osseuses nouvelles déposées par le cartilage épiphysaire du côté de la diaphyse.

Nous avons vu qu'au moment de l'ossification du cartilage du fœtus il se forme de la substance spongieuse. La substance compacte se montre plus tardivement, et provient du blastème exhalé par la face profonde du périoste. Cette membrane continue sa fonction longtemps après l'ossification complète, et détermine ainsi l'accroissement de l'os en épaisseur. Le périoste a pour propriété d'exhaler incessamment par sa face profonde une lymphe, un blastème, dans lequel on trouve des noyaux et des cellules séparés par une substance amorphe légèrement striée. A mesure que cette exhalation a lieu, le liquide est envahi par l'ossification, de telle sorte que les parois du canal médullaire sont formées de couches stratifiées. Ce phénomène est très-sensible pendant toute la durée du développement des os, et il se continue encore jusqu'à l'âge de vingt-huit à trente ans chez la femme, et de trente-cinq à quarante chez l'homme.

B. Accroissement en épaisseur. — Pendant que le périoste produit de minces couches osseuses, *l'épaisseur* de l'os augmente, et en même temps le canal médullaire s'agrandit, car les couches profondes du canal médullaire sont résorbées en même temps que la stratification des couches extérieures a lieu.

Il est facile de prouver expérimentalement cette propriété du périoste, et en même temps la résorption des couches profondes des parois du canal médullaire. Duhamel, Hunter et Flourens ont démontré ces faits en entourant la diaphyse d'un os long avec un anneau métallique qui a pénétré insensiblement jusque dans le canal médullaire.

Duhamel a, le premier, prouvé la stratification des couches osseuses fournies par le périoste. Il a administré, pendant quelque temps, de la garance à de jeunes animaux dont les os n'étaient pas encore complétement développés ; il a suspendu, à différents intervalles, l'usage de la garance, puis il l'a repris, et ainsi de suite. Ayant examiné les parois des canaux médullaires, il a remarqué qu'elles étaient formées par des couches alternativement rouges et blanches, qui se montraient sur une coupe de l'os sous forme de zones concentriques. La racine de garance ayant la propriété de colorer les os en rouge, on comprend que les couches colorées correspondaient aux périodes pendant lesquelles cette substance était administrée.

En résumé, le périoste forme des couches osseuses nouvelles pendant que les couches profondes sont résorbées par les vaisseaux situés entre la moelle et la surface osseuse.

Comment se fait la résorption des couches internes des parois du canal médullaire ?

M. le Dr Dubuisson Christôt, ancien interne des hôpitaux de Lyon, publié, en 1865, une thèse remarquable : *Sur la moelle des os longs.* Je regrette que le cadre de cet ouvrage ne me permette pas d'y puiser plus largement; je citerai les lignes suivantes de ce travail :

« Il me paraît rigoureux d'admettre les conclusions suivantes :

« 1° Que l'organe médullaire des os long est celui qui, de tous les organes, absorbe le plus activement ;

« 2° Que cette fonction se fait d'une manière d'autant plus rapide que les os sont plus rapprochés du centre circulatoire ;

« 3° Que dans un même membre ce sont les os du segment supérieur (humérus, fémur) qui occupent la première place dans l'absorption, et que les os du segment inférieur (tibia, radius, cubitus) n'occupent que la seconde ;

« 4° Enfin que la plus large part de cet acte physiologique doit être attribuée aux vaisseaux nourriciers des os longs. »

Ces conclusions sont tirées de nombreuses expériences.

Cette propriété d'absorption de la moelle est appliquée par le même auteur à la pathologie :

« Qu'un os long soit le siége d'une ostéo-périostite ; que l'activité ostéogénique se trouve surexcitée par un travail inflammatoire auquel participera le tissu osseux lui-même, et l'on verra se produire des formations osseuses nouvelles, soit au-dessous du périoste, soit à la surface interne de l'os, où la moelle sera impuissante à résorber les produits inflammatoires. Il y aura une période où la puissance formatrice primera l'énergique action absorbante de la moelle, et l'on verra les parois diaphysaires augmenter considérablement d'épaisseur, et la cavité médullaire s'oblitérer plus ou moins complétement. Mais que l'inflammation diminue, que l'inflammation subisse un temps d'arrêt, qu'elle tombe surtout entièrement, et l'on verra la moelle commencer son rôle de résorption, et creuser de vacuoles les jetées osseuses de la face interne. La médullisation de ces produits osseux de nature inflammatoire pourra se faire d'une façon irrégulière, elle pourra marcher plus activement à la périphérie qu'au centre, et par ce mécanisme il pourra se trouver des portions d'os nouveaux complétement isolées de la paroi diaphysaire, fragments isolés que l'absorption fera disparaître à la longue. Ainsi s'expliquent certaines ossifications intra-médullaires qui ont été à tort rapportées à la moelle ; ainsi s'explique la formation des séquestres vasculaires de Gerdy.

« On voit donc que la moelle est un agent très-efficace d'absorption ; et que sa très-grande vascularité est parfaitement justifiée par le rôle actif d'agent absorbant qu'elle joue pendant la première période de son existence et dans les cas pathologiques qui demandent son intervention. Nous avons fait ressortir son importance dans le développement du tissu osseux, et des expériences très-intéressantes nous ont montré combien son rôle est remarquable dans le premier âge du squelette. Plus tard cette action devient inutile, et la moelle s'atrophie, ou plutôt se métamorphose et choisit l'état le plus propre à remplir le vide nécessaire des supports osseux. Mais qu'un état pathologique se déclare, que l'inflammation amène la formation du tissu osseux accidentel, comme dans les cas que nous signalions tout à l'heure, et immédiatement la moelle reprendra, presque comme par enchantement, les propriétés anatomiques nécessaires à l'accomplissement de ces fonctions physiologiques, et quand ces dernières seront terminées, on la verra invariablement repasser à son état ordinaire. »

§ 7. — Raréfaction des os.

Vers l'âge de quarante à cinquante ans, un phénomène singulier se produit dans la substance osseuse. Connu sous le nom de *raréfaction*, et déterminé par les seuls progrès de l'âge, ce phénomène s'exerce à l'intérieur des os dont les lamelles de la substance spongieuse s'amincissent, pendant que les aréoles prennent du développement. Les lames de substance compacte qui forment la surface des os et la paroi des canaux médullaires s'amincissent par la résorption des couches profondes.

La raréfaction, qui fait des progrès à mesure qu'on avance en âge, est beaucoup plus marquée sur certains points du squelette, par exemple au col du fémur, au calcanéum et au corps des vertèbres. Ces parties du système osseux, qui étaient formées de substance spongieuse, finissent par se creuser d'une vraie cavité analogue à un canal médullaire, et se remplissent de moelle graisseuse. C'est ce qui explique l'affaissement des vertèbres produisant la diminution de la taille chez les vieillards; c'est à la même cause qu'il faut rapporter la fréquence plus grande à cet âge des fractures du col du fémur et du calcanéum.

§ 8. — Applications pathologiques.

De l'étude du système osseux découlent une quantité innombrable de déductions pathologiques. Le cadre de cet ouvrage ne nous permet pas de nous étendre longuement sur ce sujet ; néanmoins, nous ne négligerons rien pour initier les élèves à la pathologie du système osseux, dans lequel on rencontre un si grand nombre de maladies, encore, pour la plupart, mal connues.

A. Périostite, ostéite. — Les fonctions du périoste nous expliquent pourquoi, dans la *périostite*, la nutrition étant exagérée, il se produit au-dessous de cette membrane des couches osseuses plus ou moins épaisses, connues sous le nom d'*ostéophytes*.

Ces couches osseuses de nouvelle formation persistent presque toujours après la guérison de la périostite, et constituent des tumeurs plus ou moins étalées qu'on appelle *périostoses*.

La dureté du tissu osseux est cause de la différence qui existe entre les lésions de son inflammation et de celle des tissus mous.

Dans l'*ostéite*, comme dans tous les tissus, l'inflammation débute par un afflux considérable du sang qui amène une résorption très-active de la substance osseuse. En même temps, les vaisseaux augmentent de nombre et de volume, prennent la place de la substance osseuse résorbée, et finissent même par user, de la profondeur vers la superficie, la lame compacte qui limite le tissu osseux, pour se répandre à la surface de l'os où ils déterminent la formation de bourgeons charnus. Ce qui caractérise l'ostéite, c'est que l'os affecté ne change pas de consistance. Dans la plupart des cas, après la guérison, l'os reste poreux et raréfié. C'est ce que Gerdy appelait *ostéite raréfiante*. Quelquefois, au moment de la rétrocession de la maladie, il se forme des exsudats interstitiels : à mesure que les vaisseaux diminuent de volume, l'os devient plus compacte, *ostéite condensante* de Gerdy.

B. Carie. — La *carie* est une lésion vitale des os survenue lentement, le plus souvent chez les scrofuleux, et caractérisée par l'augmentation de la vascularité, le ramollissement et la suppuration du tissu osseux. On voit qu'elle diffère de l'ostéite en ce que l'os est ramolli. Le point carié se laisse diviser par le scalpel et écraser sous le doigt. Il suppure dans tous les cas, et toujours aussi la carie donne naissance à des abcès par congestion qui vont se montrer, au bout d'un temps plus ou moins long, à une distance variable du siége du mal.

C. Nécrose. — Lorsqu'une portion d'os est privée de vie, elle se sépare du squelette. Cette maladie est appelée *nécrose*, et la portion mortifiée, *séquestre*. Au moment où le séquestre se forme, il joue le rôle d'un corps étranger dont l'organisme tend à se débarrasser. A cet effet, la portion osseuse vivante, qui se trouve en contact avec le séquestre, s'enflamme pour provoquer l'élimination de ce corps étranger. On observe en ce point tous les phénomènes de l'ostéite, c'est-à-dire, production de vaisseaux nouveaux et de bourgeons charnus sur toute la surface osseuse en contact avec le séquestre. Ces bourgeons charnus suppurent, se développent, et soulèvent la partie mortifiée. Le séquestre, chassé de l'os vivant, est abandonné au milieu des parties molles, à travers lesquelles il voyage lentement. Il détermine autour de lui une suppuration qui le transporte, au bout d'un temps variable, sous la peau, où il se forme un abcès par congestion analogue à ceux que produit la carie. Cet abcès peut se former pendant que le séquestre est encore adhérent à l'os.

Lorsque la nécrose se montre dans les conditions précédentes, on dit que le séquestre est *libre*.

Mais si la partie mortifiée occupe la surface interne du canal médullaire, ou que, tout en étant superficielle, elle soit recouverte par un périoste vivace, on voit le séquestre complétement entouré par une couche osseuse vivante, formée dans le premier cas par la paroi même du canal médullaire, et dans le second par des couches osseuses de nouvelle formation. Le séquestre est dit alors *invaginé*.

Dans ces cas, son élimination n'est plus aussi simple. Il se développe bien autour du séquestre une ostéite avec bourgeons charnus et suppuration; mais cette ostéite est incapable de détruire la barrière osseuse qui s'oppose à l'élimination; et ses efforts, prolongeant la durée de la suppuration, peuvent coûter la vie au malade. Le pus qui est produit autour du séquestre invaginé finit pourtant par se frayer une voie pour former des abcès par congestion; il sort par des trous qui se montrent sur la portion de l'os recouvrant le séquestre; ces trous ont reçu le nom de *cloaques*. L'art est obligé d'intervenir dans presque tous les cas de séquestre invaginé.

Le séquestre présente la structure et la composition chimique de l'os sec et normal; sa face profonde qui était en contact avec l'os vivant est recouverte d'aspérités, son volume total est plus petit que la cavité d'où il provient. On admettait autrefois qu'il se faisait sur le point correspondant de l'os vivant une *exfoliation insensible*, au moyen de laquelle on expliquait pourquoi la cavité osseuse était plus grande que le séquestre, et pourquoi aussi sa surface était lisse et polie, pendant que la surface correspondante du séquestre était rugueuse. Aujourd'hui qu'on a rejeté avec raison l'exfoliation insensible, on explique tous ces phénomènes par l'ostéite, qui détermine la raréfaction des points osseux qu'elle affecte.

D. Tubercule. — Les *tubercules des os* existent-ils? Beaucoup de chirurgiens les ont admis et les admettent aujourd'hui.

Nous devons à la vérité de dire que beaucoup de chirurgiens sont persuadés que cette maladie n'existe pas, mais qu'on a pris pour la tuberculisation des os, des caries ou des ostéites présentant des masses purulentes concrètes qui ont fait croire à la présence des tubercules.

Dans un mémoire remarquable, publié dans les *Archives de Physiologie*, 1er n°, janvier 1868, par M. le Dr Ranvier. micrographe distingué, l'existence du tubercule des os est démontrée. Nous ne pouvons nous étendre ici sur les points importants contenus dans cet excellent mémoire; nous nous en occuperons ailleurs. (*Voyez* mon *Manuel de pathologie externe*.)

E. Abcès osseux. — La plupart des lésions du tissu osseux donnent naissance à des collections purulentes qu'on désigne sous le nom d'*abcès ossifluents*. Ces abcès, se développant avec lenteur, appartiennent au groupe des abcès froids. Parti du point de l'os malade, le pus chemine lentement à travers les organes, et peut former, au niveau même de la lésion, des abcès qu'on nomme abcès *sessiles*.

Lorsque le pus se porte dans un point éloigné, il constitue l'abcès *par congestion* ou *migrateur*. Gerdy, qui a créé les dénominations précédentes, appelait abcès de *voisinage* les collections purulentes développées auprès de l'os malade et ne communiquant pas avec la lésion.

F. Hyperostose. — L'*hyperostose* est une maladie du tissu osseux, caractérisée par l'augmentation de volume de toute l'étendue de l'os. On appelle *exostoses* les tumeurs des os formées par la substance osseuse. On admettait autrefois des exostoses ostéo-cartilagineuses. Ce sont des enchondromes; il en a été question avec les cartilages.

G. Tumeurs. — Des *tumeurs fibreuses* ou fibromes se développent rarement dans l'épaisseur des os, ou à leur surface, dans la couche périostique, comme les polypes naso-pharyngiens sur l'apophyse basilaire de l'occipital.

Les *anévrismes des os* ou *tumeurs sanguines* ne sont que des tumeurs érectiles du tissu osseux, avec développement considérable des vaisseaux. Ces tumeurs sont rares, et ont souvent été confondues avec des tumeurs à myéloplaxes et avec des cancers.

Elles sont caractérisées par un accroissement rapide de la tumeur, par la présence de battements isochrones à ceux du pouls, et d'un bruit de souffle coïncidant, lorsqu'il existe, avec ces battements.

Les os présentent quelquefois des *kystes*, fréquents surtout dans le maxillaire inférieur.

Des *tumeurs fibro-plastiques* peuvent naître dans les os, principalement dans les maxillaires. Elles prennent très-souvent naissance à la face profonde du périoste, d'où elles se propagent rapidement dans la substance osseuse. Ces tumeurs, qu'on ne peut point distinguer symptomatiquement du cancer des os, sont constituées par les éléments du tissu morbide fibro-plastique dont nous avons déjà parlé. (*Voyez* Système conjonctif.) On ne pourrait, à la rigueur, les diagnostiquer qu'en examinant une parcelle de la tumeur, retirée au moyen du trocart de M. Duchenne de Boulogne.

On trouve quelquefois dans les os, et surtout dans les maxillaires, des *épithéliomas*. Il est très-probable que ces tumeurs ne prennent pas naissance dans la substance osseuse; ce sont presque toujours des cancroïdes des gencives ou du reste de la muqueuse buccale, qui gagnent le maxillaire par propagation. Ils peuvent prendre leur point de départ sur des cicatrices.

Le *cancer* envahit assez rarement les os. Il peut se développer primitivement dans la substance osseuse, ou bien, secondairement, par propagation du tissu morbide, comme on le voit quelquefois pour les côtes dans le cancer du sein. Le tissu cancéreux dilate l'os en l'amincissant, et finit par le détruire de même que le périoste. Vers les extrémités osseuses, sa propagation est arrêtée, par le cartilage articulaire. Le cancer des os est, le plus souvent, caractérisé par des douleurs sourdes, craquements pendant la compression, amincissement de la peau, dilatation des veines sous-cutanées, souvent œdème au-dessous de la tumeur, enfin ulcération de la peau, etc.

La forme la moins rare est l'encéphaloïde ; le squirrhe s'observe très-rarement ; le colloïde, de même que le mélanique, ne s'observent presque jamais.

On ne doit pas songer à conserver l'os dans lequel une tumeur cancéreuse s'est développée ; il faut toujours désarticuler au-dessus du mal, car dans presque tous les cas où l'on a voulu pratiquer l'amputation proprement dite, le cancer s'est propagé plus haut.

H. Rachitisme. — On observe quelquefois des maladies tenant à une lésion de la nutrition des os, le rachitisme et l'ostéomalacie. Le *rachitisme*, maladie des enfants, est caractérisé par un arrêt dans le développement des os. Les extrémités des os longs se tuméfient, et le corps est le siége des torsions les plus bizarres.

I. Ostéomalacie. — L'*ostéomalacie* est une maladie caractérisée par un ramollissement de la substance osseuse amenant des déformations considérables du squelette. L'os devient mou et très-flexible ; la substance compacte se transforme en substance spongieuse, la surface de l'os est criblée de pores, et la moelle est transformée en une bouillie d'une couleur lie de vin.

Dans cette maladie propre à l'âge adulte, on constate une diminution considérable dans la proportion des sels et une augmentation proportionnelle de la matière organique.

L'ostéomalacie, qui pardonne rarement, détermine des lésions microscopiques de la substance osseuse, bien différentes de celles qu'on trouve dans le rachitisme.

Dans la moelle, on constate l'hypergénèse et l'hypertrophie des médullocelles, et une quantité prodigieuse de cellules graisseuses. Des granulations graisseuses et des médullocelles envahissent les canaux de Havers. Ces granulations graisseuses s'infiltrent en outre dans la substance fondamentale de l'os. Les couches les plus superficielles du tissu osseux présentent les ostéoplastes altérés et devenus fusiformes ; leurs canalicules ont disparu, et cette lésion s'observe aussi dans les couches un peu plus profondes.

J. Tumeurs à myéloplaxes. — Les éléments de la moelle peuvent devenir le point de départ de tumeurs. Connus sous le nom de *tumeurs à myéloplaxes*, ces pseudoplasmes renferment quelques médullocelles et peuvent prendre leur point de départ à la surface de l'os ou dans son épaisseur. Elles sont d'une couleur rouge remarquable.

Indolentes, produisant un bruit de craquement lorsqu'on les comprime, paraissant fluctuantes si elles ne sont pas recouvertes par du tissu osseux, marchant rapidement, ces tumeurs présentent, dans quelques cas, un bruit de souffle et des pulsations.

Étudiées d'abord par M. Robin et plus tard par MM. Gray et Eugène Nélaton, les tumeurs à myéloplaxes se développent sans cause connue, mais seulement pendant la période d'accroissement des os, c'est-à-dire jusqu'à 25 ans.

Ces tumeurs, qui siégent plus fréquemment aux maxillaires et à l'extrémité inférieure du fémur, n'altèrent pas la santé générale. Elles se distinguent très-difficilement des kystes, des fibromes, des enchondromes et des cancers. Elles n'ont pas la gravité des cancers ; elles ne se généralisent pas et ne récidivent pas lorsqu'elles ont été entièrement enlevées. Elles ne peuvent guérir que par l'ablation.

K. Fractures. — L'étude du système osseux nous fait comprendre certains phénomènes particuliers aux *fractures*.

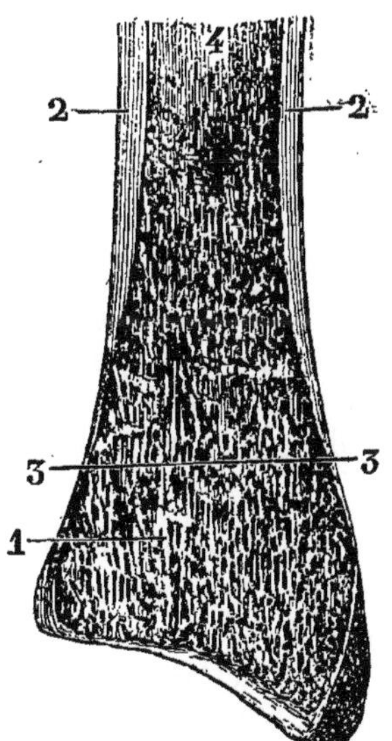

Fig. 79.

Coupe longitudinale de l'extrémité inférieure du radius. — 1. Substance spongieuse. — 2, 2. Substance compacte formant les parois du canal médullaire. — 3, 3. Amincissement brusque des parois compactes, siége des fractures de cette extrémité. — 4. Extrémité du canal médullaire.

Il y a, en effet, des parties du squelette dans lesquelles la résistance de la substance osseuse s'amoindrit brusquement sur le trajet d'un os par l'amincissement de la substance compacte qui en forme la surface. Dans la plupart de ces cas, si la cause de la fracture agit en comprimant cette partie osseuse dans la direction de son axe, il se produit une *fracture par pénétration*, dans laquelle la partie compacte pénètre dans la spongieuse, moins résistante. C'est ce qu'on observe dans la fracture de l'extrémité inférieure du radius, à la suite d'une chute sur la paume de la main, le fragment supérieur pénétrant dans cette extrémité. Le même phénomène se produit quelquefois dans les fractures du col du fémur succédant à une chute sur le grand trochanter ; la paroi du col pénètre dans la portion spongieuse du trochanter. On comprend que dans ces fractures, et ceci est presque constant pour celles du radius, il n'y ait ni mobilité anormale ni crépitation. La douleur et la déformation sont les seuls symptômes qu'on observe.

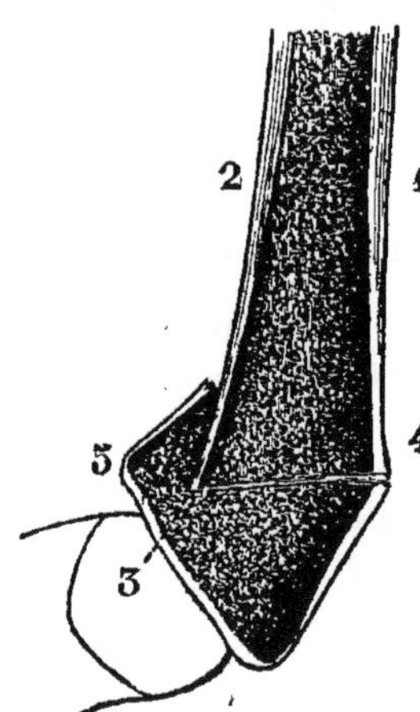

Fig. 80.

Fracture de l'extrémité inférieure du radius. Coupe longitudinale.

1. Face antérieure du corps.
2. Face postérieure.
3. Angle formé par la face postérieure du corps et la surface fracturée.
4. Point de contact des deux fragments.
5. Fragment inférieur renversé en arrière, et pénétré par le fragment supérieur.

Consolidation des fractures. — Si l'on étudie le foyer d'une fracture datant de plusieurs semaines ou de plusieurs mois, on remarque que les fragments sont consolidés. Le foyer de la fracture a été comblé par une substance dure réunissant les deux fragments et qu'on appelle *cal*.

Du cal. — Le cal est le tissu cicatriciel des fractures. C'est un tissu osseux de nouvelle formation. Dans les premiers temps de son existence, il présente une certaine mollesse, il est malléable ; mais ensuite, il durcit et prend tous les caractères de l'os normal. Le cal se recouvre tardivement de périoste, et plus tard il participe aux mêmes phénomènes de nutrition que le tissu osseux en général. Dans les os longs, il remplit ordinairement toute l'épaisseur du canal médullaire, et la moelle est interrompue au niveau du point qui a été le siége de la fracture.

Dans l'étude du cal, on distingue trois parties : l'une occupant le canal médullaire, c'est le *bouchon* ; une autre située à l'extérieur de l'os, entourant la fracture à la manière d'un anneau ou d'un brace-let, on lui donne le nom de *virole externe* ; enfin une troisième, *portion intermédiaire*, qui réunit les deux autres et qui est exacte-ment située entre les deux surfaces fracturées. Le bouchon n'existe que dans la fracture du corps des os longs ; si la fracture siége à l'ex-trémité spongieuse de l'os ou sur un os plat, la lymphe remplit les aréoles du tissu spongieux au voisinage de la fracture. — Examinons la formation du cal.

Une fracture étant produite, que se passe-t-il dans le foyer? Nous parlons, bien entendu, des fractures simples, c'est-à-dire exemptes de complication.

Dans la plupart des cas, la brisure de l'os s'accompagne de déchi-rure du périoste, et la moelle est divisée.

La surface fracturée des deux fragments fournit immédiatement du sang par les vaisseaux du tissu osseux qui sont divisés. Les vaisseaux du périoste et ceux de la moelle contribuent aussi pour leur part à la formation de cet épanchement sanguin. Les muscles eux-mêmes, lorsqu'ils sont divisés, fournissent du sang. Ce liquide s'épaissit, les globules sanguins disparaissent, et il se fait au sein du liquide épanché des transformations successives ; il passe d'abord par l'état cartilagineux et se convertit ensuite en os.

Il n'y a qu'une espèce de cal, et la division du cal établie par Dupuytren en *provisoire* et *définitif* n'est pas fondée. M. Richet, dans son anatomie chirurgicale, a fait justice de cette erreur, en prouvant que le cal dit provisoire était déterminé par les manœuvres de ce chirurgien, qui faisait exécuter des mouvements trop fréquents aux fragments des os fracturés. M. Richet prend soin de faire remarquer que les fractures par pénétration ne possèdent point ce cal saillant, appelé cal provisoire.

CHAPITRE XI.

DU SYSTÈME SÉREUX.

Le système séreux est formé par l'ensemble des membranes qui tapissent les cavités closes.

Ces membranes étaient considérées par Bichat comme des sacs sans ouvertures ; M. Velpeau a fait voir que les membranes séreuses sont plutôt des surfaces, et que la comparaison que faisait Bichat d'une membrane séreuse à un bonnet de coton n'est vraie que pour les séreuses splanchniques.

M. Velpeau, imité par tous les auteurs, a divisé les séreuses en quatre classes : séreuses splanchniques, articulaires, tendineuses et sous-cutanées.

Elles ont toutes pour caractère commun de présenter une surface lisse, polie, humectée d'un liquide filant destiné à faciliter le glissement de quelque organe. Cette surface, que l'on pourrait comparer à la face interne d'une vessie, glisse sur elle-même, et limite une cavité virtuelle qui n'existe, à proprement parler, que dans l'état pathologique : lorsque, par exemple, la plèvre est le siége d'un épanchement gazeux (pneumothorax) ou d'un épanchement liquide, et la synoviale, celui d'une hydarthrose.

1° Séreuses splanchniques ou grandes séreuses.

Cette classe comprend l'arachnoïde, la plèvre, le péricarde, le péritoine et la tunique vaginale.

§ **1.** — **Disposition générale**. — Partout continues, ces membranes sont comparables à un sac sans aucune espèce d'ouverture, si ce n'est chez la femme, qui présente sur le péritoine une ouverture qui fait communiquer la cavité péritonéale avec l'intérieur de la trompe de Fallope.

Ces membranes ont une surface intérieure libre ou superficielle, lisse et recouverte d'épithélium, qui regarde la cavité même de la séreuse, et une surface extérieure adhérente ou profonde, tomenteuse et formée de tissu conjonctif. On peut, par la pensée, supposer cette membrane libre ; elle représenterait une grande vessie dont la surface intérieure serait épithéliale et la surface extérieure formée de tissu conjonctif. La membrane séreuse, dont la plèvre représente la plus simple, enveloppe le viscère, le poumon, par une de ses moitiés, tandis que l'autre moitié recouvre la surface interne de la cavité thoracique. A la manière de Bichat, on peut comparer cette membrane à un bonnet de coton, dont la partie profonde, qui est en contact avec la tête, représente le feuillet viscéral de la séreuse, tandis que la partie superficielle, en rapport avec l'air libre, rappelle le feuillet pariétal. La cavité située entre les deux feuillets du bonnet de coton simule la cavité séreuse ; enfin, le bord de cette coiffure, qui entoure la tête et qui réunit le feuillet profond du bonnet au feuillet superficiel, représente les moyens de communication qui établissent la continuité entre le feuillet pariétal et le feuillet viscéral.

Le feuillet pariétal des séreuses est, ordinairement, plus épais que le feuillet viscéral ; il est souvent doublé de tissu fibreux ; il est un peu transparent.

Le feuillet viscéral, plus mince, n'est point en général séparable des viscères qu'il recouvre ; sa transparence est plus grande que celle du feuillet pariétal.

Les deux feuillets sont en continuité par des prolongements, sortes de gaînes entourant les divers organes qui se portent des viscères aux parois de la cavité.

§ 2. — Structure. — Les membranes séreuses sont formées de deux couches : l'une, superficielle, est constituée par l'épithélium pavimenteux simple, à cellules pâles, minces, renfermant un noyau volumineux et se plissant facilement. Cette couche épithéliale est régulière et continue chez le fœtus, tandis que chez l'adulte on trouve des portions de séreuses dépourvues d'épithélium ; l'autre, profonde, est formée par la réunion des éléments suivants : fibres de tissu conjonctif libres ou en faisceaux entre-croisés, de 0^{mm},03 à 0^{mm},04 ; corpuscules de tissu conjonctif ; fibres élastiques accompagnant les faisceaux précédents, et les croisant irrégulièrement ; matière amorphe séparant ces éléments.

Des vaisseaux nombreux se rendent à la face profonde de la séreuse, et forment des réseaux à mailles polygonales, anguleuses et très-serrées. Dans les séreuses un peu épaisses, ils forment deux ou trois plans superposés, et n'arrivent jamais jusqu'à la couche épithéliale.

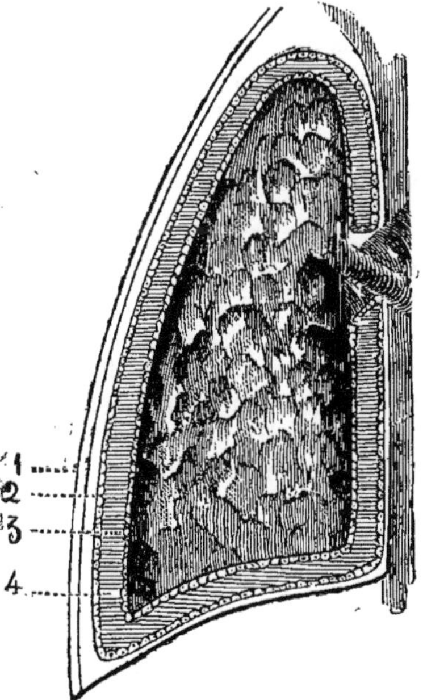

Fig. 81.

Grande séreuse (plèvre). — 1. Paroi. — 2. Feuillet pariétal. — 3. Feuillet viscéral écarté à dessein pour montrer la cavité 4 de la séreuse.

On trouve à la face profonde ou adhérente des séreuses quelques lymphatiques parallèles aux vaisseaux sanguins ; ils ne prennent pas naissance dans ces membranes, mais dans les tissus environnants. L'opinion ancienne qui faisait naître les vaisseaux lymphatiques des surfaces séreuses est complétement abandonnée aujourd'hui.

§ 3. — Développement. — C'est à M. Velpeau, selon M. Richet, qu'on doit les premières notions un peu certaines sur ce sujet. Ce n'est que vers la quatrième semaine de la vie embryonnaire que l'arachnoïde commence à se montrer. On commence à apercevoir le péricarde presque en même temps, et ce n'est qu'après les deux premiers mois que les membranes séreuses sont manifestes. Tout porte à croire qu'elles sont dues au frottement des organes qui se meuvent, et à la transformation du tissu cellulaire qui les entoure en séreuses. Il est probable qu'il en est ainsi, les séreuses sous-cutanées se développant par le frottement après la naissance, pour la plus grande partie d'entre elles.

§ 4. — Usages. — Les séreuses servent à faciliter le glissement des viscères sur les parois des cavités splanchniques, et sur les autres viscères qui y sont contenus, exemple : cerveau, cœur, poumon, testicule et viscères abdominaux. Pour faciliter ce glissement, les séreuses, qui ont une structure identique à celle des glandes, comme nous le verrons bientôt, sécrètent, du côté de la surface épithéliale, un liquide qui ne s'accumule pas dans la cavité. Il humecte la surface des deux feuillets d'une substance onctueuse, comparable aux matières grasses dont on enduit les parties des machines qui sont soumises à des frottements. .

Le liquide sécrété par les séreuses contient des leucocytes et des cellules épithéliales détachées de la surface de la séreuse.

§ 5. — Applications pathologiques. — Dans les *hydropisies*, maladies caractérisées par le passage de la sérosité du sang à travers la paroi des capillaires, les séreuses sont fréquemment le siége d'épanchements séreux. Dans ces cas, elles sont toutes affectées à divers degrés, de sorte qu'il est commun de trouver en même temps dans une hydropisie, l'hydrocéphale, l'hydrothorax, l'hydropéricarde, l'ascite et l'hydrocèle. Ces épanchements passifs ne déterminent pas dans les séreuses d'altérations proprement dites ; cependant, lorsqu'ils existent depuis longtemps, ils leur donnent une coloration blanchâtre et déterminent une augmentation de leur épaisseur. Leur surface lisse est en contact avec un liquide transparent et fluide contenant de l'albumine en dissolution.

Les séreuses sont fréquemment affectées d'*inflammation*. L'arachnoïde semble ne pas se comporter comme les autres dans ces cas. En général, lorsqu'une séreuse s'enflamme, elle se dépouille de son épithélium au niveau du point enflammé, et aussitôt cette partie de la séreuse exhale un liquide plastique, formé de fibrine, qui s'annonce à l'auscultation par un bruit de frottement léger. Le point enflammé continue à fournir l'exsudation fibrineuse; si elle est peu considérable, elle détermine l'adhérence du feuillet pariétal au feuillet viscéral, et gêne les mouvements des viscères : on dit alors que l'inflammation est sèche, exemple : pleurésie, péricardite et péritonite sèches. Lorsque l'exsudation est rapide et abondante, le liquide s'accumule dans la cavité séreuse, sépare le feuillet viscéral et par conséquent le viscère de la paroi, finit parfois par remplir complétement la cavité séreuse, distendre sa paroi, comprimer le viscère dont il gêne les fonctions, et déterminer un soulèvement de la paroi, comme cela se voit dans la péritonite avec épanchement, dans la pleurésie et dans la péricardite. Le liquide de l'épanchement contient en suspension des flocons albumino-fibrineux, et il est lui-même une dissolution concentrée de ces deux substances. La fibrine exsudée par la séreuse enflammée et les flocons fibrineux contenus dans le liquide se condensent en partie, tant sur le feuillet pariétal que sur le feuillet viscéral. Ces fausses membranes peuvent adhérer entre elles plus ou moins complétement, si le viscère vient au contact de la paroi pendant leur formation. On comprend qu'après la résorption de l'épanchement, ces fausses membranes, ayant acquis plus de consistance, donnent lieu à un bruit de frottement beaucoup plus intense que celui du début.

Adhérences pathologiques salutaires. — La nature utilise souvent cette propriété qu'ont les séreuses de former des fausses membranes qui font adhérer leurs divers feuillets sous l'influence de l'inflammation. Il peut arriver, par exemple, qu'un abcès des parois thoraciques ayant déterminé par son voisinage l'adhérence des feuillets de la plèvre, traverse ces adhérences, perfore le poumon, et soit évacué par la bouche. Il n'est pas rare de voir un abcès ou un kyste de la face supérieure du foie, déterminer des adhérences entre le péritoine hépatique et le péritoine diaphragmatique, et plus loin entre la plèvre diaphragmatique et la plèvre pulmonaire, de manière à former un tout continu entre le foie le péritoine, le diaphragme, la plèvre et le poumon. C'est à travers tous ces tissus réunis que le pus ou le contenu du kyste se fraye un chemin pour être évacué par la voie des bronches, de la trachée, du larynx et de la bouche.

La nature utilise cette propriété dans bien d'autres circonstances, par exemple, dans le cas où un calcul de la vésicule biliaire passe directement de la vésicule dans le colon transverse, dans le cas où une ulcération intestinale de la fièvre typhoïde arrive à la séreuse, détermine son adhérence avec un feuillet voisin qu'elle détruit à son tour, de sorte qu'il existe une ouverture faisant communiquer deux anses intestinales.

Les médecins et chirurgiens ont mis à profit ces adhérences des séreuses, si salutaires en certains cas ; c'est ainsi que Récamier a établi un admirable procédé pour ouvrir les abcès et les kystes du foie; il déterminait, au moyen de caustiques, une inflammation adhésive entre le péritoine de la paroi abdominale et celui qui recouvre le foie, avant d'enfoncer l'instrument dans la tumeur. C'est d'après ces principes que Jobert a institué son excellente méthode de l'adossement des séreuses dans les plaies des intestins et autres.

2° Séreuses articulaires, synoviales.

Les synoviales sont des membranes séreuses qui tapissent la surface interne des articulations mobiles et qui sécrètent la synovie, liquide destiné à faciliter les mouvements des surfaces articulaires.

§ 1. — Disposition générale. — Ces membranes n'occupent point toute l'étendue de l'articulation, et en cela elles diffèrent des grandes séreuses. Les surfaces articulaires en sont dépourvues ; elles doublent la surface interne des ligaments, et dans les points où une portion d'os, comme le col du fémur, est contenue dans la cavité articulaire, elles se réfléchissent sur cette partie osseuse jusqu'au cartilage articulaire.

Les synoviales se continuent avec la circonférence des cartilages articulaires. Malgré cette continuité, on voit la synoviale recouvrir quelques millimètres du cartilage et se terminer par une couronne finement dentelée et formée par les cellules épithéliales de cette membrane, couronne dont le centre est la partie moyenne du cartilage articulaire.

La surface externe des synoviales est en rapport avec les ligaments auxquels elle adhère, quelquefois avec des tendons, et presque toujours avec le périoste, avant d'atteindre le cartilage articulaire. On peut, dans certains points, séparer la membrane synoviale des parties qu'elle recouvre.

§ 2. — Structure. — Les synoviales sont composées de deux couches : l'une externe, formée de tissu conjonctif condensé, de vaisseaux et de nerfs ; l'autre interne, formée d'épithélium.

Les fibres de tissu conjonctif sont entre-croisées dans tous les sens, mais elles ne présentent pas de faisceaux et sont presque complétement dépourvues de fibres élastiques. L'épithélium est pavimenteux stratifié, formé de cellules aplaties. Cet épithélium disparaîtrait par place chez l'adulte et le vieillard, d'après M. Robin, tandis que

M. Sappey l'a rencontré sur toute l'étendue des synoviales, et à tout âge.

Les vaisseaux, nombreux, forment un réseau à mailles serrées, situé au-dessous de la couche épithéliale. Ils se confondent avec les vaisseaux des ligaments. Les vaisseaux des synoviales peuvent être suivis jusqu'à l'extrémité libre des franges synoviales.

Les nerfs sont très-rares dans ces membranes. D'après M. Sappey, ceux qu'on y trouve seraient destinés aux ligaments.

Les synoviales ne contiennent pas de glandes dans leurs parois. Ce que quelques auteurs ont décrit sous le nom de follicules synoviaux serait formé par de petites dépressions de la membrane synoviale, à travers des éraillures des ligaments, d'après M. Robin. Ces culs-de-sac ont, en effet, la plus grande analogie avec des glandes. Ils sont le siége des kystes synoviaux.

Prolongements synoviaux. — Ces membranes présentent deux espèces de prolongements : les uns passent par des ouvertures situées au milieu des ligaments, pour faciliter le glissement des tendons, comme on l'observe à l'épaule pour le glissement des tendons du sous-scapulaire et de la longue portion du biceps ; les autres, plus nombreux et plus déliés, flottent dans la cavité articulaire sous le nom de franges synoviales.

Les *franges synoviales*, qui ont été appelées glandes de Clopton-Havers, sont très-nombreuses et se voient sur presque toutes les articulations, au genou et à la hanche surtout. Elles sont presque toutes situées sur les points de la synoviale voisins des cartilages, et par conséquent du périoste.

Ces prolongements, remplis de substance grasse, sont destinés à remplir les vides qui tendent à se produire dans les articulations mobiles pendant les mouvements. On trouve sur le bord libre des franges synoviales, et sur les points de la synoviale qui les séparent, de petites saillies comparables à des villosités d'un demi-millimètre à plusieurs millimètres de longueur (Fig. 82).

Les franges synoviales sont formées par un repli de la séreuse, présentent dans leur paroi un grand nombre de vaisseaux sanguins, et renferment dans leur cavité des amas de cellules graisseuses.

§ 3. — **Usages.** — Les synoviales sont destinées à faciliter les glissements des surfaces articulaires. Elles rentrent, comme les grandes séreuses, dans la catégorie des organes glandulaires par leur structure et par leur fonction. Pour faciliter les glissements, elles sécrètent un liquide jaunâtre, onctueux, filant et visqueux, appelé synovie. Ce liquide tient en suspension quelques cellules d'épithélium pavimenteux détachées de la paroi synoviale, et des leucocytes. La synovie est alcaline.

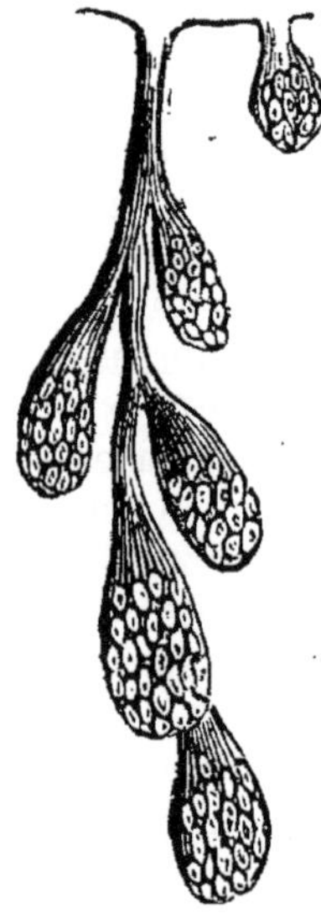

Frange synoviale avec ses prolongements considérablement grossis. On voit leur centre rempli de cellules graisseuses qu'on prendrait volontiers pour un épithélium.

Composition de la synovie (Robin).

Eau.	928 00
Chlorure de sodium.	6 00
Carbonate de soude.	des traces.
Phosphate de chaux.	1 50
Phosphate ammoniaco-magnésien.	des traces.
Synovine (analogue à l'albumine).	64 00
Matières grasses.	0 60

On y trouve encore quelques principes d'origine organique qui n'ont pas été dosés, et un peu de fibrine dans les arthrites.

§ 4.—Applications pathologiques.—L'étude des synoviales nous aide à comprendre plusieurs phénomènes pathologiques développés dans les articulations, par exemple le développement des kystes synoviaux, des corps mobiles articulaires, des ankyloses et de quelques lésions vitales des articulations.

Le *kyste synovial* ou *ganglion* est une dilatation des dépressions folliculiformes qu'on rencontre dans les synoviales. Il se montre sous forme de tumeur mobile, de la grosseur d'un pois à une noisette, autour des articulations, du poignet, par exemple. Le kyste renferme un liquide épais, visqueux, qui ne peut pas toujours rentrer dans la cavité articulaire, à cause de l'étroitesse de son orifice. Il détermine de la douleur, et on le fait disparaître ordinairement par l'écrasement au moyen des doigts. La ponction et l'injection iodée, qu'on emploie quelquefois en pareil cas, ne sont pas exemptes de danger : souvent ces kystes sont complétement séparés de la synoviale.

Les *corps mobiles articulaires*, quelquefois appelés improprement corps étrangers, peuvent être formés par un fragment cartilagineux détaché d'une surface articulaire ; mais le plus souvent ils sont dus à la production, en dehors de la synoviale, de matières plastiques qui rentrent insensiblement dans la cavité de l'articulation. D'après l'opinion la plus généralement admise aujourd'hui, ces exsudats plastiques seraient consécutifs à des coups ou à des phlegmasies localisées autour des synoviales. Au bout d'un temps plus ou moins considérable, par suite des mouvements de l'articulation et de la tendance au vide produit par ces mouvements, l'exsudat plastique induré repousse la synoviale et tend à pénétrer dans la cavité. La synoviale se laisse refouler vers l'articulation, forme au corps dur qui la repousse une enveloppe analogue à un sac herniaire et finit même par lui fournir un pédicule qui s'allonge de plus en plus jusqu'à ce qu'il se rompe, de sorte que le corps mobile situé dans l'articulation est entouré par une pellicule qui faisait autrefois partie de la synoviale.

L'inflammation affecte souvent les synoviales. Connue sous le nom d'*arthrite*, cette maladie est caractérisée par du gonflement, de la rougeur et une vive douleur au niveau du point malade. Elle devient quelquefois chronique et peut persister longtemps en cet état ; mais il arrive souvent, surtout chez les sujets lymphatiques et scrofuleux, que la synoviale suppure après s'être recouverte de bourgeons charnus, et qu'elle se termine par une *tumeur blanche*. On sait que, dans les tumeurs blanches, la lésion de la synoviale peut ne pas être primitive et se montrer consécutivement à la lésion du tissu osseux.

3° Séreuses tendineuses.

Ce qui caractérise les séreuses, c'est l'existence d'une couche épithéliale à la surface d'une membrane formée principalement de tissu conjonctif ; à ce titre, les séreuses splanchniques et les synoviales sont de véritables séreuses ; mais celles qui nous occupent, de même que les séreuses sous-cutanées qui vont suivre, étant dépourvues d'épithélium, devraient être appelées surfaces séreuses ou fausses séreuses.

Si l'on songe un instant à leur mode de formation, on hésitera à leur donner le nom de séreuses. En effet, les séreuses tendineuses et sous-cutanées sont des cavités formées par des aréoles du tissu conjonctif qui se sont confondues pour former une cavité unique en refoulant insensiblement les cloisons dont elles se sont formé une paroi.

§ 1. — **Disposition générale.** — D'après ce mode de formation, on voit qu'elles sont toutes dépourvues d'épithélium, et qu'elles ne sont pas formées par une membrane propre et isolable. Leur liquide, qui n'est point un produit de sécrétion, est fourni par exhalation des vaisseaux qui rampent dans l'épaisseur de la paroi.

Les surfaces séreuses tendineuses sont situées au niveau des tendons qui sont le siége de frottements étendus. Elles sont d'autant plus spacieuses que les mouvements sont plus marqués. Les unes entourent complétement le tendon, on les appelles séreuses tendineuses *engaînantes* ou *vaginales* ; et on nomme *vésiculaires* celles qui sont aplaties, en forme de vésicules, au-dessous des tendons plats.

Les premières se rencontrent autour de la plupart des tendons, du poignet, du genou, des malléoles, etc. On rencontre les séreuses vésiculaires entre les tendons du grand dorsal et du grand rond, entre la tubérosité bicipitale et le tendon du biceps, au-dessous du tendon du moyen fessier, au-dessous des tendons de la patte d'oie, etc.

En quelques points, les séreuses tendineuses communiquent avec la cavité d'une articulation, exemple : tendons du biceps et du sous-scapulaire pour l'articulation scapulo-humérale, insertion supérieure du poplité pour le genou, etc.

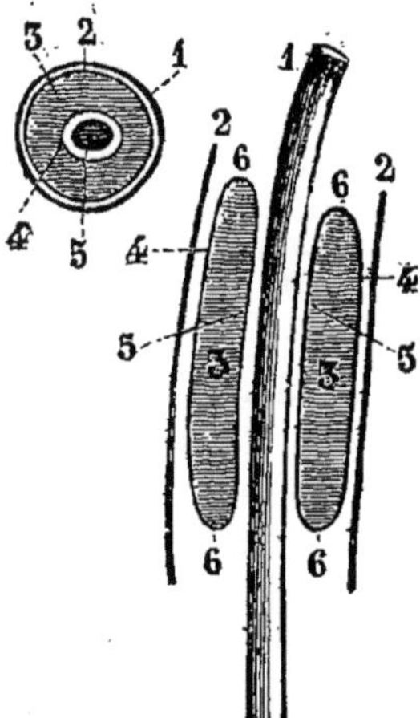

FIG. 83.

Séreuse tendineuse. A droite de la figure, on voit une coupe longitudinale de la séreuse du tendon et de la gaîne.
1. Tendon. — 2, 2. Gaîne tendineuse. — 3, 3. Cavité de la séreuse. — 4, 4. Feuillet de la séreuse tapissant la gaîne. — 5, 5. Réflexion de la séreuse autour du tendon. (Ce feuillet, exagéré pour la démonstration, ne peut pas être séparé sur le tendon.) — 6, 6, 6, 6. Extrémités de la séreuse tendineuse formant un cul-de-sac.
A gauche de la figure, on voit une coupe perpendiculaire. — 1. Gaîne. — 2. Séreuse tapissant la gaîne. — 3. Cavité. — 4. Réflexion de la séreuse sur le tendon. — 5. Tendon.

Les séreuses tendineuses vésiculaires ont la même disposition et la même structure que les bourses séreuses sous-cutanées. Elles sont formées par une paroi de tissu conjonctif fort mince qui recouvre la surface de la gaîne et du tendon ; elles ont une longueur qui varie de 1 à 10 centimètres environ. A leurs extrémités , les parois de la séreuse tendineuse se jettent autour du tendon auquel elles adhèrent, et elles limitent ainsi une cavité dans laquelle le tendon glisse comme le cœur dans le péricarde. On peut se faire une idée de la forme de ces surfaces séreuses en examinant la forme qu'elles affectent, lorsqu'elles sont le siége d'un épanchement à la suite d'une inflammation ou d'une hydropisie ; le tendon est plongé au milieu du liquide pathologique qui le baigne et qui forme une sorte de bourrelet aux deux extrémités de la gaîne.

TABLEAU DES SÉREUSES TENDINEUSES.

A. Tête.

Sous le tendon de réflexion du péristaphylin externe.

　—　　　　　—　　du grand oblique de l'œil.

B. Membre supérieur.

1º *Épaule.*

Sous le tendon du sous-scapulaire [1].

　—　　　　du sous-épineux [1].

Autour de la longue portion du biceps [1].

Entre les tendons du grand rond et du grand dorsal.

2º *Coude.*

Sous le tendon inférieur du biceps.

　—　　　　—　　du triceps.

3º *Poignet.*

Autour du tendon du grand palmaire.

　—　　des tendons de tous les fléchisseurs.

　—　　　　—　　des deux radiaux externes.

　—　　du cubital postérieur.

　—　　de l'extenseur propre du petit doigt.

　—　　de l'extenseur commun des doigts et de l'extenseur de l'index.

　—　　du long abducteur du pouce.

　—　　du court extenseur du pouce.

　—　　du long extenseur du pouce.

4º *Doigts.*

Autour des tendons fléchisseur profond et superficiel ; les séreuses du pouce et de l'auriculaire sont un prolongement de la séreuse qui entoure les fléchisseurs au carpe.

1. Ces séreuses communiquent avec la synoviale articulaire : celle du sous-épineux n'est pas constante.

C. Membre inférieur.

1º *Hanche.*

Sous le tendon du moyen fessier.
—   de réflexion de l'obturateur interne.

2º *Genou.*

Sous le tendon rotulien, à sa partie inférieure.
—   du biceps.
Autour du tendon du demi-tendineux.
Sous le tendon du demi-membraneux.
Entre les tendons du demi-membraneux et du jumeau interne.
Sous le tendon du poplité au fémur [1].
Entre les tendons des muscles de la patte d'oie et le tibia.

3º *Cou-de-pied.*

Autour du tendon du jambier antérieur.
—   — de l'extenseur propre du gros orteil.
—   — de l'extenseur commun des orteils.
—   — du jambier postérieur et du fléchisseur commun des orteils (séreuse distincte pour chaque tendon).
—   — du fléchisseur propre du gros orteil.
—   — des péroniers latéraux, en arrière de la malléole externe (séreuse unique pour les deux tendons.)

4º *Pied.*

Entre le tendon d'Achille et le calcanéum.
Autour du long péronier, sur la face externe du calcanéum.
—   court péronier, sur la face externe du calcanéum.
—   long péronier, sous le cuboïde.
—   fléchisseur des orteils, gaîne isolée pour chaque orteil.

Il existe aussi des *séreuses sous-musculaires* :

1º Entre le point de réunion du bord spinal et de l'épine de l'omoplate, sous un point tendineux du trapèze.

2º Entre la face profonde du deltoïde et la grosse tubérosité de l'humérus.

3º Entre la face profonde du grand fessier et le tendon du moyen fessier sur le grand trochanter.

4º Entre le grand fessier et l'ischion.

5º Entre le psoas-iliaque et l'articulation coxo-fémorale.

Cette dernière communique souvent, mais non toujours, avec la synoviale de l'articulation.

6º On peut encore ranger parmi les séreuses sous-musculaires le canal de Fontana, séreuse circulaire située entre la sclérotique et le muscle ciliaire.

Parmi les nombreuses séreuses que nous venons d'énumérer, quel-

___
1. Cette séreuse communique avec la synoviale du genou.

ques-unes sont vésiculaires ; la plupart sont vaginales ou engaînantes, telles que : longue portion du biceps ; tendons de la région du carpe, du cou-de-pied ; tendons des doigts, etc.

§ 2. — Applications pathologiques. — Les séreuses tendineuses sont sujettes à plusieurs maladies. Elles peuvent s'enflammer. Cette inflammation, appelée *aï* ou *ténosite crépitante*, survenue sous l'influence du froid ou d'une violence extérieure, est caractérisée par une douleur violente, de la rougeur et surtout par un craquement particulier qui se fait entendre pendant le glissement du tendon dans sa gaîne, et qui est dû aux rugosités développées sur la séreuse par l'inflammation. Souvent il se fait dans la séreuse une accumulation considérable de liquide.

Les séreuses tendineuses servent quelquefois de conducteurs à l'inflammation. C'est pour cela qu'on voit quelquefois le *panaris* du pouce et du petit doigt donner lieu à un phlegmon diffus de la main et de l'avant-bras, par l'intermédiaire des séreuses tendineuses de ces deux doigts qui communiquent avec la séreuse générale des muscles fléchisseurs que l'on trouve derrière le ligament annulaire du carpe.

Elles peuvent être froissées, dans les luxations des tendons, par exemple. Leur froissement peut amener la ténosite ou un *épanchement liquide*, séreux, dû à l'irritation de la séreuse. Le rhumatisme détermine aussi le développement de liquide dans ces séreuses. Elles sont distendues et forment une saillie allongée qui suit la direction du tendon, le long duquel on peut percevoir la fluctuation. Ces collections liquides se montrent surtout dans la gaîne des péroniers latéraux, et principalement à la suite de la *luxation* de leurs tendons. On les observe quelquefois dans la séreuse qui facilite le glissement des tendons au-dessous du ligament annulaire du carpe. Ce ligament donne à cette tumeur liquide la forme d'un bissac dont l'étranglement existe au niveau de lui.

M. le professeur Jarjavay a réuni un grand nombre d'observations (36) d'épanchements séreux dans ces gaînes, pour en faire, vers le commencement de l'année 1868, une excellente leçon clinique qui a été rapportée par quelques journaux. Il les a observés le plus souvent dans la gaîne des péroniers latéraux et du jambier postérieur, quelquefois dans le long abducteur du pouce. Dans la majorité des cas, ces épanchements étaient consécutifs à des mouvements forcés.

Des corps mobiles riziformes, analogues à ceux de l'hygroma, se rencontrent quelquefois dans le liquide des séreuses tendineuses. (*Voyez* Séreuses sous-cutanées.)

4° Séreuses sous-cutanées.

Les *bourses séreuses*, ou *bourses muqueuses*, sont des cavités situées dans le tissu cellulaire sous-cutané et destinées à faciliter le glissement de la peau dans les régions où elles existent. Elles ne sont pas des membranes séreuses, mais bien des surfaces. Elles ne se montrent pas chez le fœtus en même temps que la peau; leur développement est postérieur et la plupart ne se forment qu'après la naissance. Les bourses séreuses se développent, d'une manière générale, sur les saillies osseuses et sur tous les points du corps soumis à des frottements répétés. Ce sont ces frottements qui en déterminent la formation; voici comment : par suite des mouvements de la peau, le tissu cellulaire sous-cutané devient plus lâche à ce niveau, et peu à peu les cloisons du tissu cellulaire qui limitent les aréoles de ce tissu finissent par céder et se déchirent. En même temps que cette déchi-

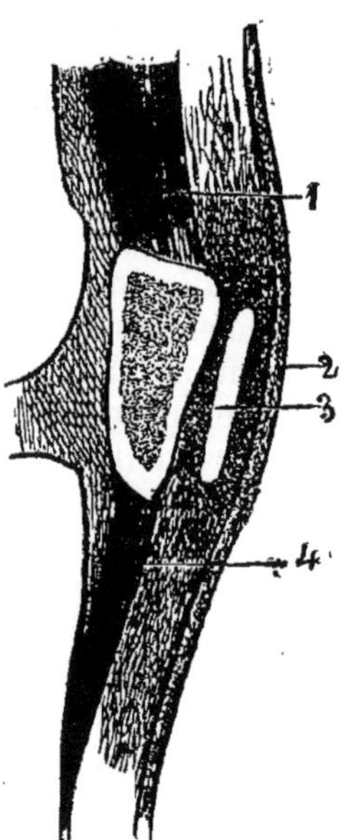

FIG. 84.

Séreuse sous-cutanée pré-rotulienne. — 1. Tendon du triceps. — 2. Peau. — 3. Séreuse. — 4. Ligament rotulien. (Coupe verticale et antéro-postérieure).

rure s'opère, les cloisons celluleuses qui persistent sont refoulées vers la surface de la nouvelle cavité en voie de formation; elles sont condensées à ce niveau et finissent par former à la cavité une paroi résistante. A première vue, cette paroi simule une membrane, mais il ne faut pas s'y méprendre, la membrane n'existe pas; il n'existe qu'une surface, qu'une paroi. La surface de la bourse séreuse est lisse, unie et onctueuse. Son mode de développement indique bien qu'il n'existe que des fibres de tissu cellulaire dans la paroi des bourses séreuses, et qu'elles sont dépourvues d'épithélium pavimenteux, de même que les séreuses tendineuses qui ont la même origine. (*Voyez plus haut.*)

D'après le mode de formation des bourses séreuses, il est facile de comprendre qu'elles se développeront anormalement dans quelque point du corps soumis à des frottements anormaux et répétés. On comprend aussi que certaines bourses séreuses ne se montrent point d'une manière constante chez tous les sujets.

Je divise les bourses séreuses sous-cutanées en quatre groupes. Dans le premier je décrirai les bourses séreuses *normales et constantes*; dans le deuxième, les bourses séreuses *normales et non constantes*; dans le troisième, les bourses séreuses *pathologiques*; enfin, dans le quatrième, les bourses séreuses *professionnelles*. Ces dernières sont d'une grande importance pour le médecin légiste, si l'on considère surtout que généralement la peau est épaisse et calleuse, au niveau des bourses séreuses professionnelles.

Le premier travail original qui ait paru sur ce sujet est une excellente thèse de M. Padieu, 1839, à laquelle presque tous les auteurs ont emprunté le tableau qu'il a présenté sur les bourses séreuses, tableau fort complet pour l'époque à laquelle il a été publié. En 1862, M. Max. Vernois a fait connaître l'existence d'une certaine quantité de bourses professionnelles inconnues avant cette époque.

1° Bourses séreuses normales et constantes.

Autour de la boule graisseuse de Bichat. . . . . . VERNEUIL.
Sur l'angle de la mâchoire inférieure. . . . . . . BÉCLARD.
Au-dessous de la symphyse du menton. . . . . . . VELPEAU.
Sur la pomme d'Adam. . . . . BÉCLARD.
Sur l'acromion. . . . . BÉCLARD.
Sur l'épitrochlée. . . . . BÉCLARD.
Sur l'épicondyle. . . . . VELPEAU.
Sur l'olécrane, découverte en 1782 par. . . . . . CAMPER.
Sur l'apophyse styloïde du radius. . . . . BOURGERY.
Sur l'apophyse styloïde du cubitus. . . . . BOURGERY.
Sur la face dorsale des articulations métacarpo-phalan-
  giennes. . . . . BÉCLARD.
Sur la face palmaire des articulations métacarpo-pha-
  langiennes. . . . . VELPEAU.
Sur la face dorsale des articulations des phalanges entre
  elles. . . . . BÉCLARD.
Sur l'épine iliaque antéro-supérieure. . . . . . . BOURGERY.
Sur le grand trochanter. . . . . BÉCLARD.
Sur l'ischion. . . . . VELPEAU.

Sur la moitié inférieure de la rotule, découverte en
  1782 par. . . . . CAMPER.
Sur l'angle supérieur et externe de la rotule. . . . PADIEU.
Sur les tubérosités des condyles du fémur. . . . . VELPEAU.
Sur les tubérosités du tibia. . . . . VELPEAU.
Sur la tête du péroné. . . . . FORT.
Sur la malléole interne. . . . . VELPEAU.
Sur la malléole externe. . . . . VELPEAU.
Sur les faces postérieure et inférieure du calcanéum. . LENOIR.
Sur la face dorsale des articulations des orteils. . . BÉCLARD.
Sur la face plantaire de la tête du cinquième métatar-
  sien. . . . . LENOIR.
Sur la face plantaire de la tête du premier métatar-
  sien. . . . . LENOIR.

2º Bourses séreuses normales et non constantes.

Sur l'apophyse épineuse de la septième vertèbre cer-
  vicale. . . . . BÉCLARD.
Sur la face externe du muscle grand dorsal. . . . BÉCLARD.
Sur la légion lombaire. . . . . CRUVEILHIER.
Sur la face externe de la cuisse. . . . . VELPEAU.
Sur la face antérieure de la cuisse. . . . . VELPEAU.
Sur la face dorsale du scaphoïde du pied. . . . VELPEAU.
Sur la face plantaire du scaphoïde du pied. . . . VELPEAU.
Sur l'articulion tarso-métatarsienne. . . . . . . BRODIE.
Sur la face interne de la tête du premier métatarsien. BRODIE.
Sur l'extrémité postérieure du cinquième métatarsien. VELPEAU.
Sur la face externe de l'extrémité antérieure du cin-
  quième métatarsien. . . . . VELPEAU.

3º Bourses séreuses pathologiques.

Sur la saillie des pieds-bots. . . . . BRODIE.
Sur le moignon des amputés. . . . . BÉCLARD.
Sur la gibbosité des bossus . . . . (?)
Sur les hernies anciennes. . . . . BROCA.

4º Bourses séreuses professionnelles.

Les unes se montrent sur des points du corps où il n'en existe pas
normalement ; les autres sont des bourses séreuses normales dont le
développement est exagéré par le frottement.

A. *Bourses séreuses professionnelles* (siége anormal).

CORDONNIERS.	En avant de la partie inférieure de la cuisse.
CHIFFONNIERS.	A la région lombaire, en forme de triangle.
CORROYEURS.	Au coude qui porte la *marguerite*.
DOREURS SUR MÉTAUX. . . .	A la partie antérieure et interne de l'avant-bras gauche.
FROTTEURS D'APPARTEMENTS.	Au cou-de-pied droit.
JOUEURS D'ORGUES.	Au-devant du grand trochanter droit et de la partie inférieure de la cuisse droite.
MENUISIERS.	Au-devant du sternum.
OUVRIERS EN PAPIERS PEINTS.	A la partie postérieure du cubitus gauche.
PORTEFAIX.	A la face externe du grand dorsal.
PORTEURS D'EAU.	Au bord externe et supérieur du trapèze.
PORTEURS A LA HALLE. . .	Au vertex.
RAMONEURS.	Au sacrum et aux deux genoux.
SCIEURS DE LONG (ouvriers du bas).	Au-dessus du carpe droit sur le vertex, et au-dessus de l'articulation acromio-claviculaire gauche.

B. *Bourses séreuses professionnelles* (siége normal).

Développement exagéré :

BIJOUTIERS-GRAVEURS. . . .	Des deux séreuses olécrâniennes.
BIJOUTIERS-GUILLOCHEURS. .	De la séreuse olécrânienne droite seulement.
BITUMINIERS.	Des deux séreuses pré-rotuliennes.
CASSEURS DE PIERRES (sur les routes).	De la séreuse pré-rotulienne gauche (par exception).
COUVREURS.	Des deux séreuses pré-rotuliennes.
PARQUETEURS-RABOTEURS. .	Des deux séreuses pré-rotuliennes.
RELIGIEUSES.	Des deux séreuses pré-rotuliennes.
TAILLEURS.	Des séreuses de la malléole externe, de la tête du péroné et de l'extrémité postérieure du cinquième métatarsien.
TISSERANDS.	De la séreuse de l'épine iliaque antérieure et supérieure.

Les bourses séreuses n'existent pas seulement sous la peau. On en trouve aussi au-dessous de la partie charnue de certains muscles dont elles facilitent le glissement. On les rencontre au-dessous du psoas-iliaque, en avant de l'articulation coxo-fémorale ; sous la partie charnue du deltoïde ; sous le grand fessier, au niveau de l'ischion et du grand trochanter, etc. (*Voyez* Séreuses tendineuses.)

Ces bourses séreuses peuvent devenir le siége d'épanchements et former des kystes sous-musculaires.

Quelquefois celles qui correspondent aux articulations communiquent avec la synoviale.

Applications pathologiques. — Elles sont relatives aux inflammations, aux phlegmons.

Les bourses séreuses sous-cutanées s'enflamment assez fréquemment. Cette *inflammation* détermine l'injection, la rougeur de la paroi et une accumulation de liquide séreux, séro-sanguinolent, séro-purulent ou purulent dans la cavité.

On la reconnaît à une tuméfaction douloureuse, avec chaleur et rougeur de la peau au niveau de la bourse séreuse. La fluctuation devient bientôt manifeste.

Les antiphlogistiques et les vésicatoires, qui réussissent ordinairement, n'épargnent pas toujours au malade l'incision par le bistouri. En songeant à la formation des bourses séreuses et à la structure de leur paroi, composée de tissu cellulaire refoulé, on comprendra que l'inflammation doive souvent se propager au tissu cellulaire voisin. C'est ce qui arrive en effet, et beaucoup de bourses séreuses enflammées sont le point de départ de phlegmons diffus.

Depuis plusieurs années, M. Verneuil, qui s'est particulièrement occupé de cette question, fait remarquer la fréquence de cette cause dans les *phlegmons*, surtout à la main et à l'avant-bras, à la suite de durillons forcés. On rencontre, en effet, à la paume de la main des hommes se livrant à des travaux manuels pénibles, des points calleux de la peau, qu'on appelle durillons, au-dessous desquels se trouve une bourse séreuse qui peut s'enflammer (durillon forcé). L'inflammation gagne de proche en proche les parties latérales de la racine du doigt et passe insensiblement sous la peau de la face dorsale de la main, d'où le phlegmon peut se propager à l'avant-bras.

L'inflammation des bourses séreuses passe quelquefois à l'état *chronique*, qui peut survenir lentement sans passer par l'état aigu, et constituer un kyste. Dans ce cas, le liquide contenu dans la cavité est séreux, quelquefois un peu épais, et contient de petits corps flottants pris par Raspail et Dupuytren pour des corps animés. Ces corps, appelés riziformes ou hordéiformes, à cause de leur ressemblance avec des grains de riz ou d'orge, sont formés par des concrétions fibrineuses. Lorsqu'ils sont nombreux, on peut, en pressant la tumeur, déterminer leur collision et une certaine crépitation. La paroi de ces kystes est épaisse et dure, et peut mesurer jusqu'à un centimètre. Elle est formée par la paroi celluleuse de la bourse séreuse et par de la fibrine concrète.

Les bourses séreuses sous-cutanées sont quelquefois affectées d'hydropisie ou *hygroma*. La cavité se remplit de liquide, lentement, sans douleur. Il est très-difficile d'établir une limite entre cette hydropisie et l'inflammation dans les cas où elle se montre lentement. Il en est de même des inflammations des grandes séreuses qu'on sépare difficilement des hydropisies : on est obligé de donner le nom d'hydrophlegmasies à ces lésions intermédiaires. En chirurgie on confond souvent, sous le nom d'hygroma, et l'hydropisie et l'inflammation chronique.

Quoi qu'il en soit, il n'en est pas moins vrai que toutes les maladies qui affectent les bourses séreuses se montrent beaucoup plus fréquemment chez les ouvriers, qui les irritent par les frottements. C'est pour cela que le parqueteur présente souvent un hygroma de la séreuse pré-rotulienne ; le tailleur, de la séreuse de la malléole externe, etc., etc.

La séreuse pré-rotulienne est fréquemment atteinte ; après elle, c'est la séreuse olécrânienne.

CHAPITRE XII.

DU SYSTÈME TÉGUMENTAIRE.

Le système tégumentaire comprend l'ensemble des membranes recouvrant la surface du corps et toutes les cavités intérieures qui s'ouvrent à l'extérieur par des ouvertures plus ou moins directes.

La peau qui forme la portion extérieure du système tégumentaire sera étudiée avec les organes des sens.

Nous nous occuperons des *muqueuses*. Nous décrirons successivement les attributs communs de ces membranes, leur structure et leur division, enfin leurs fonctions et leur développement.

Les *membranes muqueuses* sont tout à fait distinctes des séreuses avec lesquelles il n'est pas possible de les confondre. Elles en diffèrent d'abord par leur situation, car les cavités qu'elles limitent communiquent avec l'extérieur, tandis que les séreuses limitent des cavités closes. Nous verrons qu'elles en diffèrent considérablement par leur structure et par leurs fonctions.

§ 1. — **Division.** — Toutes les membranes muqueuses ne communiquent point entre elles, et, à ce point de vue, on peut les diviser en trois groupes, qui sont du reste confirmés par leur développement : muqueuse gastro-pulmonaire, comprenant les muqueuses digestive et respiratoire ; muqueuse génito-urinaire, c'est-à-dire des voies génitales et urinaires ; muqueuse oculaire.

§ 2. — **Couleur**. — D'une coloration plus ou moins rosée, les membranes muqueuses, sans cesse humectées par le liquide qu'elles exhalent, sont destinées à l'absorption, à la sécrétion ou à ces deux fonctions en même temps.

§ 3. — **Épaisseur**. — Leur épaisseur varie considérablement, depuis un quart de millimètre jusqu'à cinq à six millimètres.

§ 4. — **Adhérence**. — Quelques-unes adhèrent lâchement aux tissus qu'elles recouvrent et peuvent en être facilement séparées ; exemple : muqueuses œsophagienne, rectale, etc. ; d'autres adhèrent fortement, comme la muqueuse des bronches, et plus encore les muqueuses utérine et linguale, sur la face profonde desquelles s'implantent les muscles de l'utérus et de la langue. Cette adhérence est encore très-considérable sur certains points où la muqueuse se confond avec le périoste, pour former les fibro-muqueuses ; exemple : pituitaire, gencives, muqueuse palatine, etc.

§ 5. — **Sensibilité**. — Rien de plus variable que la sensibilité des muqueuses. Tandis que la conjonctive est d'une sensibilité extrême, certaines muqueuses, comme celle de la trachée et des bronches, sont insensibles au contact de corps étrangers. La plupart de ces membranes ont une sensibilité spéciale, qui détermine, lorsqu'elle est mise en jeu, des mouvements involontaires ; exemples : l'excitation de la pituitaire, qui produit l'éternuement ; celle du voile du palais, qui provoque le vomissement ; celle du gland et de la vulve, qui développe l'érection ; celle du rectum, qui donne lieu aux contractions de cet organe. Parmi les causes de ces mouvements involontaires, il en est quelques-unes dont nous n'avons pas la moindre conscience et qui déterminent des contractions purement réflexes ; exemple : la présence d'un aliment dans l'estomac, l'introduction d'un corps étranger, sonde, etc., dans l'utérus vers la fin de la grossesse, qui provoquent la contraction de ces organes.

§ 6. — **Transition insensible d'une muqueuse à une autre**. — Dans un même groupe de muqueuses, la gastro-pulmonaire, par exemple, la transition de cette membrane, en passant d'une région à une autre, se fait insensiblement, de sorte qu'elle semblerait être partout la même, si sa structure ne nous montrait de très-grandes différences dans ses divers départements.

§ 7. — **Structure**. — Toutes les membranes qui nous occupent présentent des caractères communs de structure. Elles sont toutes, sans exception, formées de deux couches analogues à celles de la peau, l'épithélium et le derme.

L'*épithélium*, analogue à l'épiderme, varie dans les diverses muqueuses : ici, on trouve des cellules formant une seule couche ; là, des couches d'épithélium stratifié. Cet épithélium se présente avec une forme spéciale pour chaque muqueuse, sur laquelle on peut trouver des cellules sphériques, pavimenteuses, cylindriques simples ou cylindriques à cils vibratiles.

Les liquides provenant des membranes muqueuses renferment tous des cellules épithéliales de même nature que celles de la muqueuse qui les a sécrétés, preuve d'une rénovation incessante des cellules épithéliales sur ces membranes.

On peut dire, d'une manière générale, que plus une surface est destinée à recevoir des pressions, plus l'épithélium s'aplatit et se stratifie. Parmi les surfaces destinées à subir le frottement et la pression, nous remarquons les muqueuses buccale, pharyngienne, œsophagienne, vaginale, et les synoviales, recouvertes d'épithélium pavimenteux stratifié. Les muqueuses, en contact avec des substances volatiles, de petits corpuscules volants, ou un élément anatomique comme l'ovule, sont toutes recouvertes d'épithélium cylindrique à cils vibratiles ; exemple : la muqueuse des voies respiratoires dans toute son étendue, la trompe d'Eustache, la muqueuse utérine et la muqueuse des trompes de Fallope. Entre ces deux extrêmes, on trouve des intermédiaires : c'est ainsi que la surface interne des artères et des veines, de même que celle des grandes séreuses, soumises à une pression très-peu considérable, présente une couche unique d'épithélium pavimenteux. On peut faire la même remarque pour les voies spermatiques et la plupart des conduits excréteurs des glandes recevant la pression des liquides : ces surfaces sont recouvertes d'une seule couche d'épithélium cylindrique. L'estomac et l'intestin sont soumis à une pression qui tient le milieu entre celles de la muqueuse pharyngienne et de la muqueuse spermatique : aussi voyons-nous sur la muqueuse de ces organes un épithélium de transition tenant le milieu entre le pavimenteux et le cylindrique. Nous reconnaissons parfaitement qu'il existe des exceptions à cette règle, mais nous croyons que l'élève trouvera dans cette division un moyen mnémonique très-utile. (*Voy.* Système épithélial et tableau des épithéliums.)

Le *derme* des membranes muqueuses, ou chorion, représente la partie essentielle de la membrane ; il est situé entre la couche épithéliale et les tissus plus profonds dont il est presque toujours séparé par une couche de tissu conjonctif.

Les éléments qui entrent dans sa constitution sont : fibres et corpuscules de tissu conjonctif, fibres élastiques, matière amorphe, fibres musculaires de la vie organique, vaisseaux, nerfs et glandes.

L'élément fondamental du derme est le *tissu conjonctif*, qui se montre sous forme de fibres isolées et de faisceaux entre-croisés. Au milieu de ces faisceaux, on constate des corpuscules de tissu conjonctif.

Quelques *fibres élastiques* assez rares se rencontrent isolées dans le derme.

Une *matière amorphe*, finement granuleuse, réunit ces éléments.

Des *fibres-cellules* se montrent, tantôt à l'état d'isolement, tantôt en faisceaux ou en couches.

Ces éléments n'entrent pas en même proportion dans la constitution des muqueuses, et, selon **M. Robin**, ils auraient une disposition différente sur les muqueuses à *épithélium pavimenteux* et sur celles qui sont pourvues d'*épithélium cylindrique*.

Dans les premières, les faisceaux de tissu conjonctif sont serrés et entremêlés d'un nombre considérable de fibres élastiques fines, ramifiées et anastomosées.

Elles présentent aussi des cellules plasmatiques ou noyaux embryoplastiques, ou corpuscules du tissu conjonctif, et de la matière amorphe.

Les fibres-cellules se montrent isolées dans l'épaisseur du derme et quelquefois sous forme de membranes au-dessous du chorion.

Dans les muqueuses à épithélium cylindrique, on trouve quelques différences. Les faisceaux du tissu conjonctif sont lâches et les fibres élastiques rares. Les fibres-cellules sont disséminées dans le derme.

On trouve des saillies ou papilles analogues aux papilles vasculaires de la peau, sur les muqueuses à épithélium pavimenteux, et sur l'intestin grêle où elles ont reçu le nom de villosités.

Les *artères* se ramifient à la face profonde du derme des muqueuses et forment des capillaires dont les mailles s'interposent aux autres éléments. Dans les muqueuses à épithélium cylindrique, il existe un réseau superficiel de vaisseaux capillaires qui affecte une forme spéciale pour la muqueuse de chaque organe. Les *veines* ne présentent rien de particulier.

Presque toutes les muqueuses contiennent des *vaisseaux lymphatiques*. Ils affectent une disposition spéciale sur les muqueuses à épithélium pavimenteux, où ils forment un réseau superficiel analogue à celui de la peau. Dans la muqueuse de l'intestin grêle, ils prennent leur origine par une dilatation centrale que l'on trouve au milieu des villosités.

Les *nerfs* des membranes muqueuses sont très-nombreux au niveau des ouvertures naturelles. Dans ces régions, ces membranes sont animées par des nerfs de la vie animale et jouissent d'une sensibilité extrême. Dans les muqueuses des parties profondes, les nerfs proviennent du grand-sympathique et ne présentent rien de particulier. Dans plusieurs muqueuses à épithélium pavimenteux, les nerfs se terminent dans l'épaisseur des papilles ; exemples : bouche, vagin.

Les muqueuses renferment dans leur épaisseur de petites *glandes* qui sont situées le plus souvent dans le tissu cellulaire sous-muqueux, pour les muqueuses à épithélium pavimenteux. Dans les autres, elles occupent souvent l'épaisseur du derme. Toutes ces glandes servent à la sécrétion de liquides, dont les uns exercent une action chimique spéciale sur les substances avec lesquelles on les met en contact ; exemple : les glandes des muqueuses du tube digestif. D'autres servent à faciliter le glissement de corps solides ou liquides ; exemples : les glandes de la conjonctive sécrétant un enduit visqueux qui facilite le glissement des larmes vers les points lacrymaux ; les glandes uréthrales concourant à la formation du liquide qui lubrifie l'urèthre pour faciliter l'écoulement du sperme ; les glandes de la vulve concourant à la formation du liquide qui lubrifie les organes génitaux externes de la femme pour faciliter l'intromission du membre viril. De petites glandes se trouvent aussi dans les parois des conduits biliaires pour former un mucus qui favorise l'écoulement de la bile, etc.

Les glandes des muqueuses peuvent se montrer sous la forme de glandes vasculaires sanguines, comme les follicules clos de l'intestin; sous forme de tubes, comme dans l'estomac; sous forme de glandes en grappe simple, comme dans la muqueuse bronchique. Elles sont toutes formées par une paroi propre recevant des vaisseaux capillaires par sa face externe, et revêtue d'une couche d'épithélium formateur qui donne naissance au liquide de sécrétion et se continue avec l'épithélium de la membrane muqueuse. Indépendamment de ces glandules, on voit des glandes volumineuses qui jettent leur produit de sécrétion sur les muqueuses : c'est ce que nous observons pour les glandes salivaires, le pancréas, le foie, etc. Leurs conduits excréteurs, qui sont un prolongement de la muqueuse, comme le développement le démontre pour la plupart d'entre elles, ont une structure particulière. (*Voy.* Système glandulaire.)

Voici un tableau qui résume d'une manière générale les différences de ces muqueuses.

1° **Muqueuses à épithélium pavimenteux.**	2° **Muqueuses à épithélium cylindrique.**
Riches en fibres élastiques.	Peu riches en fibres élastiques.
Faisceaux de fibres lamineuses très-serrés.	Faisceaux de fibres lamineuses peu serrés.

Fibres-cellules en membrane sous le chorion.

Fibres-cellules dispersées entre les éléments du derme.

Papilles nombreuses.

Pas de papilles, l'intestin grêle excepté.

Réseau lymphatique superficiel.

Glandes sous le derme.

Glandes dans l'épaisseur du derme.

§ 8. — Développement. — Avant le deuxième mois, aucune ouverture ne se trouve sur le corps de l'embryon. Après le second mois, on observe une dépression de la peau aux deux extrémités du tube digestif, dépression dont l'une formera la muqueuse de la bouche et du pharynx, et l'autre la muqueuse de la partie inférieure du rectum. En même temps, la muqueuse intestinale s'est formée aux dépens du feuillet interne du blastoderme (*voy.* Embryologie). Le *fovea cardiaca*, extrémité supérieure de la muqueuse intestinale, se dilate et forme l'estomac, tandis que l'extrémité inférieure, ou *fovea inferior*, formera le rectum. La muqueuse œsophagienne se développe sur place et provient d'un blastème particulier ; elle se porte vers les deux extrémités de l'œsophage, pour se confondre, d'une part, avec la muqueuse pharyngienne, et, d'autre part, avec celle de l'estomac. La muqueuse de l'anus, formée, comme celle du pharynx, par une dépression de la peau, se mettra en communication avec la muqueuse rectale provenant du *fovea inferior*. La muqueuse de la trachée et des bronches se développe aussi sur place et communique plus tard avec celle du pharynx.

En décrivant les organes génitaux, nous dirons comment se développe la muqueuse génito-urinaire.

§ 9. — Physiologie. — Les muqueuses, sans cesse lubrifiées par des liquides, sont destinées à l'absorption. Elles servent aussi de soutien aux petits organes de sécrétion qui sont situés dans leur épaisseur ; enfin, elles servent de réservoir à certains liquides de sécrétion.

L'*absorption* n'est pas douteuse, et l'on peut faire absorber une quantité considérable d'eau à la muqueuse des voies respiratoires. L'expérience a été faite maintes fois par les physiologistes sur le cheval, et, dans ces derniers temps, un médecin dont le nom nous échappe citait plusieurs observations de névralgie faciale guérie par des prises de morphine, qui agissait sur la pituitaire par absorption.

Depuis les expériences de Magendie, on sait que l'absorption se fait par deux voies, les lymphatiques et les veines. C'est par ces deux ordres de vaisseaux que se fait l'absorption du chyle. Il semble que l'absorption soit plus difficile sur les muqueuses à épithélium pavimenteux stratifié.

L'absorption de la muqueuse du rectum est très-manifeste, et nous sommes étonné de voir certains médecins douter de l'absorption des médicaments et du bouillon par cet organe. Personne ne met en doute l'absorption du laudanum, ses effets sont trop manifestes : pourquoi donc les autres substances ne seraient-elles pas absorbées ? Pendant huit jours, nous avons administré nous-même, trois fois par jour, un lavement de bouillon, contenant un peu de vin, à une enfant si proche de la mort, que le mouvement de déglutition ne se faisait pas. Nous eûmes recours à des moyens mécaniques pour empêcher la sortie du lavement. Eh bien, au bout de huit jours, l'enfant était dans un état voisin de la convalescence, et elle rendit par l'anus une selle parfaitement moulée, sans avoir rien rendu par cette ouverture les jours précédents. Ce fait n'a pas besoin de commentaires.

Nous avons déjà vu, avec le système épithélial, le rôle de l'épithélium dans l'absorption.

Il existe une autre espèce d'absorption, celle qui se fait dans les réservoirs des appareils de sécrétion. Quoique les tissus vivants ne se laissent point traverser par les liquides, comme cela se voit après la mort, autour de la vésicule biliaire, dont le liquide colore les organes en vert, il faut néanmoins reconnaître une absorption, limitée, il est vrai, des liquides de sécrétion. L'odeur du bouc ne reconnaît pas une autre cause. Si l'on songe au mécanisme de la sécrétion, on ne dira pas que le passage du sperme dans le sang tient à l'accumulation des matériaux de la sécrétion. Chez l'homme également, pendant la continence, il y a une absorption du sperme dans les vésicules séminales, et très-probablement la densité plus grande de l'urine du matin tient, en partie, à cette cause. Dans ce genre d'absorption peu active, l'épithélium toujours imbibé joue le rôle d'un filtre.

§ 10. — Applications pathologiques. — La plupart ont été décrites avec les épithéliums. On voit fréquemment l'inflammation affecter les muqueuses. (*Voy*. Inflammation, Système vasculaire.)

CHAPITRE XIII.

DU SYSTÈME TENDINEUX.

Les tendons, dont l'ensemble constitue le système tendineux, sont formés par un tissu qui dérive du tissu conjonctif, de la même manière que le tissu fibreux. Cependant le tissu des tendons présente des caractères suffisamment tranchés pour qu'on soit autorisé à les décrire séparément. L'étude isolée de chacun de ces tissus est très-importante, parce qu'elle sert à distinguer certaines parties que l'habitude ou un abus de langage fait confondre. Dans la paroi abdominale, par exemple, on trouve des membranes blanches et résistantes qui font suite aux fibres musculaires et qu'on décrit improprement sous le nom d'aponévroses.

Or, ces membranes blanches sont formées d'un tissu différent de celui des aponévroses, et Thompson a démontré qu'elles sont les tendons aplatis des muscles de la paroi abdominale, tandis que les vraies aponévroses de ces muscles entourent ces organes comme dans les autres régions. Il est donc nécessaire de ne point confondre les aponévroses d'enveloppe des muscles, qui sont fibreuses, avec les aponévroses d'insertion formées de tissu tendineux.

La distinction que nous admettons entre les tendons et les aponévroses n'est pas exclusive. Elle est seulement utile et nécessaire pour la netteté des descriptions. Nous ferons remarquer plus loin qu'il existe des points où les tendons envoient sur les aponévroses de nombreux faisceaux qui s'entre-croisent sur elles, comme on l'observe à l'avant-bras pour l'expansion aponévrotique du biceps, à la jambe pour les expansions que les muscles de la patte d'oie, le biceps et le tenseur du fascia lata envoient à l'aponévrose jambière.

§ 1. — Dispositions générales. — Les tendons sont des organes blancs et nacrés, *situés* aux extrémités des muscles, et rarement au milieu, comme dans le digastrique et l'omoplat-hyoïdien.

Chaque tendon présente deux extrémités, dont l'une s'insère sur l'os, tandis que l'autre se continue avec la partie charnue du muscle.

Les uns sont arrondis, comme on le voit autour des principales articulations ; les autres, aplatis et membraniformes, comme les tendons des muscles de la patte d'oie, du grand pectoral, du grand rond, du grand dorsal et des muscles de la paroi abdominale.

Les tendons sont durs, résistants et complétement dépourvus d'extensibilité.

Leur *ténacité* est si grande, qu'il est plus fréquent d'observer l'arrachement d'un tendon que sa rupture.

Ces organes *adhèrent* beaucoup plus fortement aux os qu'à la partie charnue du muscle, et dans les tractions violentes, il est fréquent d'observer la séparation de la partie tendineuse de la chair du muscle : c'est ce qu'on a observé quelquefois dans l'arrachement des doigts produit par une morsure de cheval ou par les rouages de quelque machine.

Leur *direction* est ordinairement rectiligne ; il n'est pas rare cependant d'observer des tendons qui se réfléchissent plus ou moins fortement sur des gaînes fibreuses pour augmenter la puissance du muscle, comme on l'observe pour les muscles de la patte d'oie, pour les péroniers, pour les fléchisseurs du pied, et pour tous les muscles de la jambe qui passent autour de l'articulation tibio-tarsienne.

Les surfaces osseuses servent souvent de *points de réflexion* aux tendons ; exemple : tendon de la longue portion du biceps sur la tête de l'humérus, tendon inférieur du même muscle autour de l'extrémité supérieure du radius, tendons des péroniers, jambier postérieur et fléchisseur commun des orteils, derrière les malléoles, etc.

Pour certains tendons, la réflexion est considérable, de sorte que l'action du muscle n'est point celle qu'indique la direction de la partie charnue ; dans ces cas, l'organe sur lequel le tendon s'insère se porte vers le point réfléchi comme si l'insertion fixe du muscle s'y trouvait ; exemple : tendon du grand oblique de l'œil, réfléchi sur une poulie cartilagineuse ; de l'obturateur interne sur la tubérosité de l'ischion ; du long péronier latéral sous le cuboïde, etc. On comprend que les fibres musculaires d'un muscle réfléchi concentrent leur action sur la poulie de réflexion.

Les tendons arrondis sont, à peu d'exceptions près, entourés d'une *gaîne fibreuse* qui les maintient pendant la contraction musculaire. Ces gaînes, déjà étudiées avec le tissu fibreux, sont un épaississement de la gaîne cellulo-fibreuse du muscle. Elles représentent un canal dont la surface interne est lisse, polie et onctueuse comme une surface articulaire ou séreuse. Cet état poli de la gaîne tendineuse est dû à une séreuse engaînante destinée à favoriser le mouvement des tendons dans leurs gaînes. (*Voy.* Séreuses tendineuses.)

On trouve, dans les gaînes tendineuses, de petits prolongements formés par des vaisseaux étendus de la gaîne au tendon et se rendant au tendon. Ces prolongements vasculaires, entourés par un repli de la séreuse, ont été indiqués par MM. Fuligelli et J. Guérin dans les gaînes tendineuses des doigts. Lorsque le tendon est court, on n'observe pas ces prolongements.

Lorsqu'une surface osseuse sert de réflexion à un tendon, on trouve entre elle et le tendon plus ou moins aplati une *séreuse tendineuse* vésiculaire qui en facilite le glissement. Cette séreuse, qui manque sur les tendons dont les mouvements sont très-peu étendus, existe au niveau du point où le frottement est le plus énergique, et, si ce point est très-rapproché d'une articulation, il peut s'établir une communication entre les deux cavités ; exemple : séreuse du tendon supérieur du poplité, etc. Il est probable que les culs-de-sac synoviaux situés sous le tendon du sous-scapulaire et du triceps étaient primitivement des séreuses séparées de l'articulation. Ne voyons-nous pas la séreuse située entre le psoas et la tête du fémur communiquer avec la synoviale dont elle est quelquefois bien distincte ?

§ 2. — **Structure.** — Les tendons, intermédiaires le plus souvent à l'os et à la partie charnue du muscle, sont entourés d'une gaîne de tissu conjonctif, mince et serré sur les tendons entourés de gaînes séreuses, et plus lâches sur ceux qui en sont dépourvus.

On trouve dans le tissu tendineux les éléments suivants : fibres et corpuscules du tissu conjonctif, fibres élastiques et vaisseaux capillaires.

Le *tissu conjonctif*, pour former les fibres tendineuses, agglomère ses éléments qui se rangent en faisceaux parallèles, rectilignes, de 0^{mm},1 à 1^{mm} de large, visibles à l'œil nu , comme on peut s'en assurer sur les tendons d'insertion des muscles abdominaux. Quoique ces faisceaux aient pour élément la fibre de tissu conjonctif, ils possèdent néanmoins des propriétés particulières dépendantes du rapport que les éléments affectent entre eux dans la constitution du faisceau tendineux.

Il existe, dans le tendon, du tissu conjonctif proprement dit, dont les éléments, fibres et cellules plasmatiques affectent la disposition qu'on leur connaît dans le tissu conjonctif. Il forme au tendon, comme je l'ai déjà dit, une enveloppe plus ou moins mince d'où partent des cloisons très-déliées qui pénètrent entre les faisceaux tendineux qu'elles séparent. Le tendon nous montre un exemple de la réunion de deux formes différentes du même tissu.

On trouve dans l'enveloppe celluleuse des tendons des *vaisseaux capillaires* qui font suite à ceux du muscle ou qui y pénètrent directement. Ces vaisseaux cheminent dans les minces cloisons qui séparent les faisceaux tendineux, et ceux-ci se nourrissent par imbibition.

Contrairement à l'opinion de tous les auteurs, M. Sappey admet des filets nerveux qui accompagnent les vaisseaux des tendons. Ils sont nombreux, nous les avons constatés. M. Sappey les a également montrés à M. Richet.

Le tissu tendineux adhère à la substance de l'os par une simple implantation de ses fibres ; on voit, à ce niveau, une transition insensible autour du tendon, entre son tissu et celui du périoste.

La réunion du tendon à la partie charnue du muscle se fait de la manière suivante, qui explique la différence de volume quelquefois considérable existant entre le tendon et la partie charnue.

L'extrémité des faisceaux primitifs des muscles, revêtue de myolemme, vient se mettre en contact immédiat avec le faisceau tendineux, et si la chair du muscle est plus épaisse, cette différence d'épaisseur n'est point due au volume plus considérable des faisceaux primitifs, attendu que ceux-ci sont plus minces que les faisceaux tendineux, mais bien à la manière dont les éléments musculaires viennent se grouper sur le tendon, les uns adhérant à l'extrémité même du faisceau tendineux, et les autres s'insérant sur sa longueur, à une hauteur variable. Il résulte de cette disposition, que chaque faisceau tendineux porte à son extrémité une sorte de bouquet de faisceaux musculaires. Dans les tendons très-larges, les faisceaux musculaires s'insèrent en moins grand nombre sur chaque faisceau tendineux.

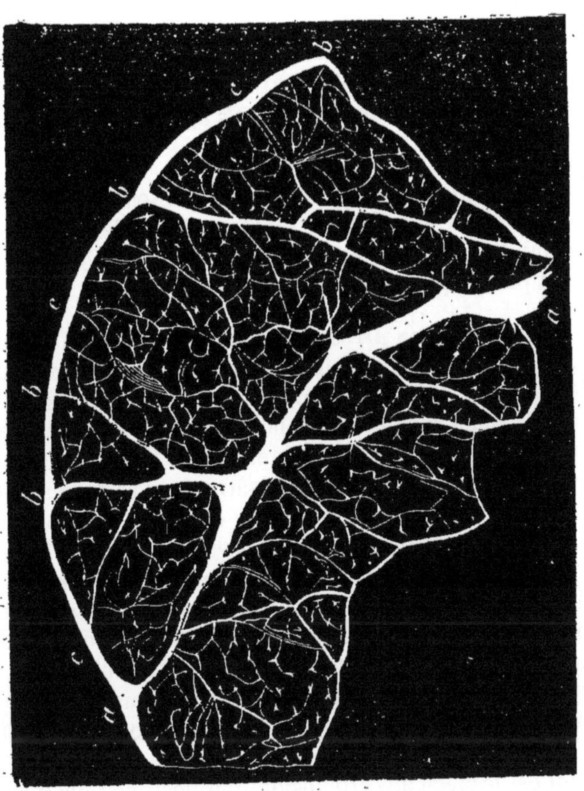

FIG. 85.

Coupe transversale d'un tendon d'Achille vu à un grossissement de 80 diamètres. La ligne courbe a, c, b, b, c, b, c, b indique la gaîne du tendon. — a, a. Cloison épaisse dans le tendon. — b, b, b, b. Cloisons secondaires fournies par la gaîne. — c, c, c. Cloisons plus petites. Toutes ces cloisons blanches sont formées de tissu conjonctif, et renferment les vaisseaux. Les espaces noirs qu'elles limitent correspondent à la coupe des faisceaux tendineux.

On voit souvent, au point de réunion du muscle et du tendon, ce dernier organe s'épanouir sous forme de membrane sur une étendue plus ou moins considérable. Il n'est pas sans importance de faire remarquer que le tendon de l'autre extrémité du muscle s'épanouit de la même manière, mais sur la face opposée du muscle ; exemple : le tendon inférieur des muscles gastrognémiens s'épanouit sur leur face antérieure, et leur tendon supérieur sur leur face postérieure ;

l'inférieur du soléaire s'épanouit en arrière , et le supérieur en avant, etc.

On voit des tendons qui se perdent au centre même de la partie charnue du muscle.

§ 3.—Développement.— Le mode d'apparition du tissu tendineux ne diffère point de celui du tissu conjonctif, et tout ce qui a été dit à propos de ce dernier tissu peut s'appliquer au développement des tendons.

§ 4.—Physiologie.— Les tendons représentent des cordons ou des membranes inextensibles par l'intermédiaire desquels les muscles font mouvoir les leviers osseux. Ils sont dépourvus de sensibilité, tant à l'état pathologique qu'à l'état normal.

§ 5.—Applications pathologiques.— Dans la rupture des tendons, le bout qui tient au muscle s'écarte en raison directe du volume du muscle, et un blastème est exhalé, par les deux surfaces de la rupture, dans la gaîne du tendon. Les éléments du tendon se développent dans cette cicatrice comme chez l'embryon. La couleur du tissu cicatriciel des tendons est grisâtre, à cause de la grande quantité de matière amorphe qu'on y trouve, et qui est résorbée en partie, un ou deux mois après que la rupture s'est produite.

Les phénomènes qui se produisent dans la *rupture* des tendons sont imités par les chirurgiens qui pratiquent la ténotomie pour donner plus de longueur à un muscle rétracté ou à un muscle ayant sa longueur normale et servant d'antagoniste à un muscle opposé, affecté de paralysie ou de dégénérescence graisseuse.

La rétraction du muscle , après la rupture ou l'arrachement du tendon , indique naturellement au chirurgien qu'il doit donner au membre qui est le siége de cette lésion une position telle que les deux insertions du muscle soient le plus rapprochées possible.

Les plaies et ruptures des tendons offrent peu de dangers, lorsqu'elles ne communiquent pas avec l'air extérieur ; mais, si elles se trouvent à ciel ouvert, il survient une suppuration plus ou moins longue, pouvant déterminer des fusées purulentes qui montent dans la partie charnue du muscle à une certaine distance. Dans ces cas, le tissu cicatriciel , situé entre les deux bouts du tendon, contracte fréquemment avec la gaîne des adhérences qui gênent plus tard les mouvements du muscle.

Le tissu tendineux ne s'enflamme pas, il est par conséquent à l'abri de la suppuration et de la gangrène. Il n'est point envahi par les tumeurs du voisinage. Il peut longtemps séjourner au milieu de tissus enflammés et en suppuration sans présenter d'altération. Cependant, au bout d'un certain temps , on observe l'exfoliation du tendon, comme cela se voit si fréquemment dans le panaris. Cette exfoliation tient probablement à son isolement au milieu de la gaîne séreuse, car lorsque le tendon est entouré d'une atmosphère celluleuse, il se recouvre de bourgeons charnus, et l'exfoliation n'a pas lieu.

CHAPITRE XIV.

DU SYSTÈME VASCULAIRE.

Nous décrirons dans le système vasculaire, les artères, les veines, les capillaires, le tissu érectile et les vaisseaux lymphatiques.

Article I. — Des artères.

Les artères sont des tubes élastiques et contractiles destinés à porter à tous les organes de l'économie le sang qui vient du cœur.

Dispositions générales. — Deux grosses artères partent du cœur : l'artère pulmonaire, artère de la petite circulation, qui part du ventricule droit pour se porter au poumon, et l'artère aorte, artère de la grande circulation, qui porte le sang rouge à tous les organes du corps, excepté au poumon.

Cette dernière s'éloigne du cœur en se divisant et se subdivisant jusqu'aux parties les plus reculées, de sorte que l'ensemble du système artériel présente une plus grande capacité vers sa terminaison.

Les artères forment des tubes toujours arrondis, qui conservent leur forme, même après la mort, à cause de l'élasticité de leur paroi. Si on les coupe, elles restent *béantes*.

Le calibre des artères diminue insensiblement et présente une grande régularité. Depuis les orifices du cœur, où se trouvent les valvules sigmoïdes, jusqu'aux capillaires, on ne rencontre aucune espèce de valvule.

Leur couleur est jaune, lorsqu'on les examine du côté de leur surface interne ou sur la tranche d'une coupe ; vue extérieurement, elle est d'un blanc grisâtre ; les plus petites sont un peu rosées. On les confond quelquefois avec des nerfs ; mais si on les presse entre les doigts, on sent qu'elles sont creuses, et elles ne présentent point les stries longitudinales qu'on observe à la surface des nerfs.

Le *trajet* des grosses artères est direct ; elles sont le plus souvent rectilignes, et à mesure qu'on se rapproche des petites artères, on voit des flexuosités plus ou moins prononcées se montrer sur leur trajet, aux artères de la tête, par exemple.

Les *rapports* de ces vaisseaux sont très-variés. Les artères, en contact avec un *os*, y déterminent des dépressions, des gouttières; au niveau des *articulations*, elles s'abritent du côté de la flexion, et lorsqu'elles traversent un *muscle*, l'ouverture de celui-ci est presque toujours garnie d'un anneau fibreux qui protége l'artère, comme on le voit pour l'aorte qui traverse le diaphragme, la fémorale qui perfore le troisième adducteur, et la poplitée, au niveau du soléaire. Les artères glissent ordinairement dans les interstices musculaires; elles côtoient et elles croisent souvent des muscles qui guident le chirurgien dans la recherche des vaisseaux et qu'on nomme pour cette raison muscles *satellites* ; exemple : le sterno-cléido mastoïdien est satellite de la carotide primitive; le biceps, de l'humérale; le long suspinateur, de la radiale; le couturier, de la fémorale; le jambier antérieur, de la tibiale antérieure; le pédieux, de la pédieuse. Les artères sont sous-aponévrotiques; quelques-unes font exception; ex. : celles des doigts, des orteils, du cuir chevelu, de la face, et l'artère sous-cutanée abdominale. Les artères sont, à peu près constamment, accompagnées par des *veines*; si l'artère est volumineuse, il existe une seule veine, qui se trouve ordinairement placée plus près de la peau; les artères plus petites ont deux veines satellites, et elles sont placées entre les deux. Il y a deux exceptions à cette règle. Dans le cordon ombilical, au lieu de voir deux veines accompagner une artère, on aperçoit deux artères qui accompagnent une veine ; il en est de même pour la veine et les artères coronaires du cœur. On observe deux veines pour une artère dans les membres au-dessous de la poplitée et de l'axillaire. Dans la plupart des artères de la tête on ne trouve qu'une veine pour chaque artère. Au niveau du tronc, les artères intercostales et lombaires ne sont accompagnées que par une veine, tandis que l'épigastrique et la mammaire interne, de même que toutes les branches collatérales des artères du bassin et de la sous-clavière, ont deux veines satellites. Les artères sont accompagnées aussi par des *vaisseaux lymphatiques* profonds qui rampent sur leur paroi. On voit souvent des nerfs accompagner ces vaisseaux, et l'on trouve dans beaucoup de régions un faisceau vasculo-nerveux entouré d'une gaîne celluleuse et constitué par une artère, une veine et un nerf. Il est fréquent de voir le nerf placé au-devant de l'artère, et la croisant en bas et en dedans : c'est ce qu'on voit au bras, pour le nerf médian ; à la cuisse, pour le nerf saphène interne, et à la jambe, pour le tibial antérieur. Du *tissu cellulaire* entoure les artères et adhère à leur gaîne; on voit quelquefois chez les vieillards une vraie séreuse artérielle, analogue aux séreuses tendineuses, se développer autour de l'artère par suite de la fréquence de ses mouvements. Cette particularité s'observe surtout à la carotide primitive.

Les *branches* qui naissent des artères sont collatérales ou terminales. Toutes ces branches forment à leur point de départ un angle aigu, rarement droit, avec le tronc de l'artère. A l'angle de séparation de ces vaisseaux, on observe, du côté de la cavité, une arête en forme de croissant, dont la concavité regarde le cœur, et qu'on appelle éperon. Aux extrémités des branches terminales et collatérales, ces vaisseaux s'envoient réciproquement de petites branches de communication qui se confondent pour former des anastomoses.

Selon la manière dont se fait cette fusion on lui donne les noms d'*anastomose* par inosculation, par convergence ou angulaire, et par communication transversale. Les exemples les plus apparents sont : les deux artères coliques supérieures, droite et gauche, qui s'anastomosent par inosculation, au niveau du colon transverse ; les deux artères vertébrales, qui se réunissent par anastomose angulaire sur la gouttière basilaire, et les artères cérébrales antérieures, qui s'anastomosent par communication transversale.

Structure.

Les parois artérielles sont formées par trois couches superposées, qu'on nomme par ordre de superposition : tunique externe, moyenne et interne. Elles sont intimement unies ; cependant la tunique externe adhère moins que l'interne à la moyenne.

1° Tunique externe.— La tunique externe, appelée aussi *celluleuse* ou *adventice*, est formée de tissu conjonctif à fibres entre-croisées, et contient des fibres élastiques fines. Cette couche est plus épaisse que la tunique interne, et beaucoup plus mince que la moyenne, sur les grosses artères, où elle mesure seulement de $0^{mm},09$ à $0^{mm},05$. Sur les artères moyennes et petites, la tunique externe est plus épaisse que la moyenne et mesure de $0^{mm},1$ à $0^{mm},35$ (Kolliker).

Les fibres élastiques sont placées sur la face profonde de la tunique externe ; elles forment une couche très-mince dans les grosses artères et beaucoup moins sur les artères de moyen calibre, où elle peut être divisée en lamelles, comme à l'humérale, à la fémorale, à la mésentérique.

La tunique externe ne contient pas de fibres musculaires ; elle est très-vasculaire, et c'est dans son épaisseur que se ramifient les vasa-vasorum.

Au point de vue des applications pathologiques et opératoires, il est extrêmement important de se rappeler que la tunique externe des artères a pour propriété d'être extensible, très-résistante, et de ne point se laisser déchirer par le fil à ligature qui étreint l'artère avec une force considérable. (*Voyez* plus loin, Applications pathologiques.)

2° Tunique moyenne.—La tunique moyenne donne aux parois artérielles leurs principales propriétés : élasticité et contractilité.

Elle est jaune, épaisse et formée de deux éléments, l'élément musculaire et l'élastique. Sur les grosses artères, l'élément élastique prédomine d'une manière très-marquée; il forme des lames dont les fibres ont une direction transversale. Ces lames irrégulières. représentent des tubes superposés; elles affectent la forme de grosses fibres aplaties et anastomosées en réseau, ou bien celle de membranes fenêtrées à fibres peu marquées. Entre ces lames, on trouve des couches de fibres musculaires lisses, qui alternent assez régulièrement avec elles. Quelques fibres de tissu conjonctif et quelques fibres élastiques traversent les couches musculaires. Ces éléments musculaires sont très-peu développés, et il est douteux que les grosses artères jouissent de contractilité.

Dans les artères de moyen calibre, l'élément élastique est un peu moins abondant que l'élément musculaire. Leur direction transversale explique pourquoi cette tunique se déchire toujours en travers, à la suite de tractions. L'élastique y existe sous forme de fibres anastomosées et formant de larges mailles. Sur les vaisseaux un peu volumineux de cette catégorie, ces fibres élastiques tendent à former des couches distinctes et lamelleuses. Les fibres musculaires forment des couches régulières et nombreuses.

La tunique moyenne des petites artères est exclusivement composée de fibres musculaires, sans mélange de tissu conjonctif et élastique. Cette tunique se fait remarquer sur les artères grosses et moyennes par sa friabilité. Elle se déchire sous le fil à ligature, sous l'influence d'un choc. Lorsqu'elle est fortement distendue, elle se rompt.

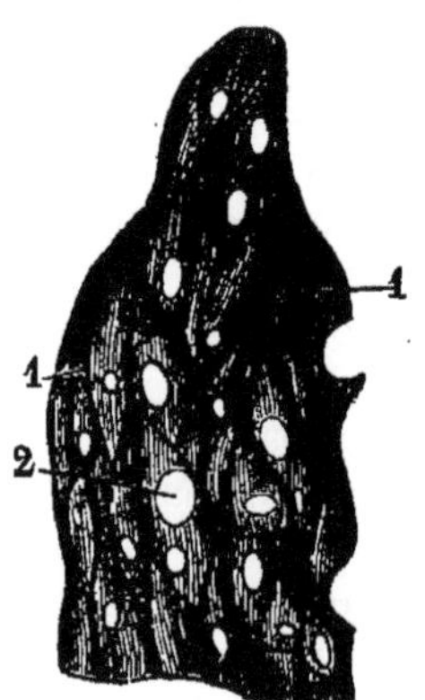

Fig. 86.

Lame élastique de la tunique moyenne des artères.

3° Tunique interne. — La tunique interne, de nature séreuse, adhère fortement à la moyenne dont elle semble faire partie; elle est formée d'une couche d'épithélium pavimenteux, en contact avec le sang, et doublée d'une couche élastique sur la face profonde.

Dans les grosses artères, la couche profonde de la tunique moyenne est formée de réseaux élastiques, à mailles longitudinales, prenant souvent l'aspect d'une membrane fenêtrée aux environs de la tunique moyenne. Au-dessous de l'épithélium, elle forme des lames élastiques pâles. Entre les élastiques de cette couche, on trouve une substance conjonctive homogène et granuleuse.

Dans les moyennes, la tunique interne présente également deux couches. La couche profonde est formée de lames striées, réunies à des réseaux élastiques et à une substance conjonctive analogue à celle des grosses artères. Ces éléments affectent une direction longitudinale.

Les petites artères présentent, au-dessous de l'épithélium, une membrane brillante, peu transparente, à laquelle Kölliker donne le nom de membrane élastique interne. Elle est fort mince et mesure 0mm,002. Elle se plisse après la mort. Des fibres élastiques en réseau entrent dans sa constitution; et elle présente des fentes et des trous, de sorte que quelques auteurs lui donnent le nom de membrane fenêtrée.

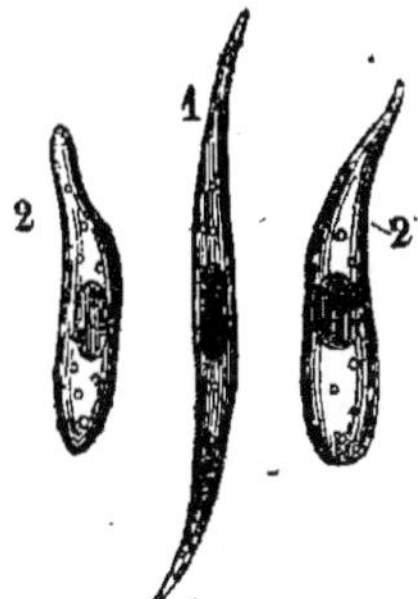

FIG. 87.

Cellules épithéliales de l'intérieur des vaisseaux vues à un grossissement de 350 diamètres. La cellule du milieu vient d'une artère; les deux autres, plus courtes, sont extraites des veines.

L'épithélium de la tunique interne des artères est composée de cellules pâles, allongées et fusiformes, tenant le milieu entre l'épithélium pavimenteux et l'épithélium cylindrique. Elles contiennent un noyau ovalaire et présentent une grande analogie avec les fibres musculaires lisses dont elles se distinguent par leur rigidité, par leur noyau et par leur réaction chimique. Ces cellules peuvent être détachées par lambeaux. La couche épithéliale est régulière et continue (M. Robin admet qu'elle manque par place chez l'adulte et chez le vieillard); elle n'est point stratifiée, et ses cellules ne se renouvellent point incessamment, comme cela s'observe dans les épithéliums stratifiés.

4° Vasa-vasorum. — Les vasa-vasorum sont de petits vaisseaux nourriciers des parois artérielles; ils se distribuent dans la tunique externe où ils forment des mailles arrondies et serrées (Robin). Quelques vaisseaux pénètrent dans les couches externes de la tunique moyenne (Kölliker). Les vasa-vasorum sont fournis par l'artère elle-même, qui nourrit sa propre paroi, ou par de petites artères voisines.

5° Nerfs vaso-moteurs. — Les artères contiennent des nerfs décrits sous le nom de *vaso-moteurs* ; ils sont fournis par le grand sympathique et se jettent sur les artères qu'ils accompagnent jusqu'à leurs dernières ramifications. Ils ont été étudiés surtout par MM. Shiff et Virchow, et président aux contractions artérielles. M. Shiff a pu suivre ces nerfs jusqu'à la moelle d'où ils proviennent, et il a remarqué que ceux du membre supérieur, qui se jettent sur l'artère sous-clavière, prennent leur origine dans la partie supérieure de la portion dorsale de la moelle épinière. La partie inférieure de la moelle fournit ceux de la jambe et du pied, tandis que les nerfs vaso-moteurs de l'abdomen, du bassin et de la cuisse, naissent de la moelle à la partie inférieure de la région dorsale. (Nous décrirons les nerfs vaso-moteurs à l'article *Capillaires*, où nous renvoyons le lecteur.)

Il n'existe pas de *lymphatiques* dans l'épaisseur des parois artérielles.

Physiologie. Résumé de la circulation artérielle.

On donne le nom de circulation au mouvement incessant des liquides dans des canaux ramifiés et clos de toutes parts.

Les liquides en circulation sont le sang, la lymphe et le chyle ; et quoique ces trois liquides présentent chacun une circulation indépendante, leurs canaux sont en communication, et la lymphe, de même que le chyle, sont versés dans le système veineux, au niveau du confluent des veines sous-clavières et jugulaires internes. Nous allons nous occuper de la circulation du sang ; en décrivant le système lymphatique, nous parlerons de la circulation de la lymphe et du chyle.

La circulation ne se fait point de la même manière dans les divers départements du système circulatoire, le cœur, les artères, les capillaires et les veines. La circulation du cœur sera étudiée après la description de cet organe. Il est, sans doute, inutile de rappeler qu'il existe une petite circulation, dans le cercle formé, en suivant le courant sanguin, par le ventricule droit, l'artère pulmonaire, le poumon, les veines pulmonaires et l'oreillette gauche ; tandis que la grande circulation, étendue du ventricule gauche à l'oreillette droite, comprend l'aorte et toutes ses divisions, les capillaires et toutes les veines qui aboutissent en définitive à l'oreillette droite. Nous nous occuperons ici de la circulation artérielle.

A chaque contraction, les ventricules envoient dans les artères un flot de sang qu'on appelle *ondée sanguine* : ce sont ces contractions qui constituent la principale cause de la marche du sang dans les artères. La circulation, dans ces vaisseaux, se fait par secousses intermittentes correspondant aux contractions ventriculaires ; et si l'on coupe une artère sur un animal vivant, le sang s'écoule par un jet saccadé, en rapport avec les contractions du cœur.

Nous passerons en revue le rôle que jouent l'élasticité et la contractilité des artères, la tension artérielle, le pouls et les obstacles à la circulation du sang artériel.

Élasticité des artères.— Les artères sont élastiques à la manière de tubes de caoutchouc, et cette élasticité était nécessaire pour que le système artériel, toujours plein, pût admettre les nouvelles colonnes de liquide envoyées par la contraction ventriculaire. Les parois des artères jouent le rôle de vrais ressorts : elles se laissent dilater dans toute l'étendue du système en même temps, toutes les fois que l'aorte reçoit une nouvelle ondée sanguine. Comme elles sont élastiques, leurs parois reviennent sur elles-mêmes. Les artères, par leur élasticité, n'ajoutent aucune force à la circulation du sang, elles rendent simplement ce qu'elles ont reçu ; elles ont été dilatées et elles reprennent leur force primitive.

Contractilité. — Les petites artères sont contractiles ; on peut s'en assurer en mettant à nu un de ces tubes sur un animal, et en excitant la contraction de ses parois. Cette contractilité des petites artères jointe à leur élasticité tend à régulariser le cours du sang artériel. C'est la contractilité des artères qui finit de vider le système artériel sur le cadavre, et d'envoyer tout le sang dans les veines. C'est aussi parce qu'elles sont contractiles que les petites artères ne donnent pas de sang à la surface des plaies, des amputations ; dans ces cas, la contraction des fibres musculaires est excitée par le contact de l'air ou de l'eau froide projetée sur la plaie.

Tension artérielle. — On donne ce nom à la pression que le sang exerce sur les parois des artères. Si l'on fait une ouverture à une artère, le sang s'échappe avec une impétuosité qui donne une idée de la pression exercée par le sang sur les parois artérielles, c'est-à-dire de la tension. On comprend que la tension augmente au moment de chaque contraction du cœur, mais elle ne cesse point dans l'intervalle qui sépare deux contractions.

Cette pression, exercée par le sang sur les parois artérielles, ne cessant jamais, il est évident que le système artériel est constamment tendu et bandé comme un *ressort*. Cette lutte constante entre les efforts du sang qui tend à sortir et la résistance des parois élastiques est une cause immense de progression du sang.

On a mesuré la tension du sang artériel au moyen d'un petit appareil nommé *hémodynamomètre*. C'est un tube rempli de mercure, que l'on adapte à un trou pratiqué sur la paroi artérielle. Le mercure du tube reçoit la pression du sang qui le repousse à une hauteur correspondante à la force d'impulsion. On remarque ainsi que la tension du sang est à peu près la même dans toutes les artères volumineuses. Sur les petites artères, l'ondée artérielle perd de sa force, et la tension est moindre.

Sur un point quelconque des grosses artères, on constate que la pression du sang fait équilibre à une colonne de mercure de quinze centimètres de hauteur. Sur les valvules sigmoïdes, par exemple, on évalue la pression qu'exerce le sang sur ces replis membraneux, après chaque contraction ventriculaire, à 1 kilog. 75 gramm.; poids énorme que la colonne sanguine, poussée par les ventricules, doit soulever à chaque systole ventriculaire.

Au moment de chaque contraction ventriculaire, l'impulsion que le ventricule donne à l'ondée sanguine augmente la tension du sang, et la colonne de mercure s'élève de 1 centimètre environ. Un jet de sang artériel avec ses saccades donne une idée de la tension artérielle et du renforcement que lui communique le cœur.

Les *mouvements respiratoires* exercent une influence sur la tension artérielle, et cette influence se manifeste par des oscillations de la colonne mercurielle dans l'hémodynamomètre. A chaque inspiration, la poitrine, en se dilatant, accélère la marche du sang veineux qui se précipite vers le thorax, où il existe une tendance au vide; en même temps, cette tendance au vide exerce aussi une action sur le sang artériel, en le retenant, pour ainsi dire, dans le thorax à chaque inspiration, et diminuant ainsi, dans une certaine proportion, la tension du sang.

La tension du sang est *diminuée* par les pertes de sang, par l'action de l'éther et du chloroforme, par les purgatifs salins qui agissent en enlevant au sang une partie de sa sérosité. L'alimentation insuffisante et l'inanition diminuent la tension du sang. Elle est plus forte après les repas. On comprend que l'absorption soit moins active lorsque le système circulatoire est bien tendu, tandis qu'elle se fait avec beaucoup plus de facilité lorsque la tension est moindre. Voilà pourquoi beaucoup de chirurgiens ont pris l'habitude de nourrir leurs malades immédiatement après les amputations; c'est pour la même raison que nous conseillons un bon repas arrosé d'excellents vins à nos élèves qui se font, par mégarde, des piqûres pendant les dissections. Dans ce cas, comme dans les précédents, on remplit le système circulatoire dont la tension augmente, et, de cette manière, on peut souvent éviter l'absorption des matières septiques.

Pouls. — Le pouls est le battement visible et palpable des artères. Chaque pulsation correspond à une contraction ventriculaire, et chez l'homme sain, de même que dans la plupart des malades, on peut compter le nombre des pulsations du cœur par les battements du pouls. Elles sont, à l'état normal, de 70 environ par minute. Le pouls n'existe que dans le système artériel, et on peut le constater jusque sur les plus petites artères. Il se produit sur tous ces vaisseaux en même temps, et il est dû à la contraction du cœur et à l'ondée sanguine qu'elle fait pénétrer dans le système circulatoire. Il semble extraordinaire que le pouls de l'artère radiale, très-éloignée du cœur, se produise en même temps que la contraction du ventricule. Il suffit de rappeler que la distension des artères a une limite; et comme les liquides sont incompressibles, on comprend qu'une colonne d'eau contenue dans un tube et poussée par une extrémité se meuve dans toutes ses parties en même temps. Il y a bien un petit retard du pouls des artères éloignées sur les contractions du cœur; mais comme il ne porte que sur un septième ou un douzième de seconde, nous pouvons le négliger.

Obstacles au cours du sang. — A mesure que le sang se rapproche des capillaires, les pulsations diminuent d'intensité et la tension artérielle est moindre. C'est que, dans sa marche, le sang est obligé de lutter contre plusieurs obstacles : 1° le frottement qu'il exerce contre les parois des artères lui fait perdre une partie de sa force; 2° les courbures des artères sont aussi une cause de ralentissement, car le frottement augmente, et le sang emploie une partie de sa force à les redresser; 3° la marche du sang est aussi un peu enrayée par les éperons qui se trouvent aux points de bifurcation des artères; 4° au moment où les artères se dilatent, elles rencontrent des organes qui les limitent, et le sang perd une partie de sa force en les repoussant; 5° une partie de la force artérielle du sang est encore perdue par l'allongement de l'artère au moment où l'ondée sanguine la pénètre; 6° le cours du sang se trouve encore ralenti, parce que ce liquide passe d'un espace plus étroit dans un espace plus large : c'est là une condition défavorable au cours des liquides, car on remarque que dans le système artériel l'artère aorte est plus petite que la somme des branches qu'elle fournit; 7° les anastomoses sont un obstacle au cours du sang : en effet, deux colonnes liquides, se rencontrant, perdent une partie de leur force. Tous ces obstacles, en faisant perdre au sang de sa force d'impulsion, tendent à régulariser son cours, de telle sorte qu'au moment de pénétrer dans les capillaires il a complétement perdu son intermittence.

Applications pathologiques et opératoires.

Elles sont relatives à la ligature des artères, aux plaies et aux anévrysmes traumatiques, à l'artérite, à la dégénérescence et aux anévrysmes spontanés, et à l'ossification.

On pratique la *ligature* des artères pour remédier à une hémorrhagie artérielle, ou pour tenter la cure d'un anévrysme. Pour lier ces vaisseaux, on se sert de fils cirés et étroits, et au moment où l'on va passer le fil sous l'artère, celle-ci doit être exactement séparée des organes qui l'entourent et du tissu cellulaire, dans une étendue d'un centimètre environ. Après avoir fait le nœud, le chirurgien serre le fil avec force. La tunique externe, qui est très-résistante, ne se laisse point diviser, tandis que les deux autres, qui sont friables et élastiques, sont rompues et se rétractent vers le centre du vaisseau. La surface de leur section exhale une lymphe qui se coagule et devient l'origine d'un bouchon obturateur, qui sera formé de fibrine coagulée.

On comprend que la ligature d'une artère un peu volumineuse doive déterminer certains troubles physiologiques. Lorsqu'on lie la fémorale dans le cas d'anévrysme poplité, on remarque, immédiatement après la ligature, que les battements des artères ont cessé au dessous. Bientôt après, le membre est engourdi, et la contractilité musculaire diminue. La peau perd sa coloration rosée et présente une teinte d'un blanc mat, en même temps que le membre se refroidit insensiblement. Pendant ce temps, les branches collatérales qui prennent naissance au-dessus de la ligature et qui s'anastomosent avec celles qui sont placées au-dessous, se dilatent peu à peu, de sorte qu'au bout d'un certain nombre d'heures, variable selon la région, la circulation artérielle est rétablie au-dessous de la ligature. Pendant que le sang s'efforce de distendre les vaisseaux collatéraux, le sang contenu dans la tumeur anévrysmale se coagule et la guérison peut avoir lieu. Dans quelques cas, la circulation collatérale ne se développe pas, et le membre est frappé de gangrène.

La structure des artères nous explique la manière singulière dont se comportent les *plaies par arrachement*. Il est ordinaire, en effet, de voir l'arrachement de diverses parties de notre corps par des machines ou par des morsures n'être suivi d'aucun écoulement sanguin. Dans ces cas, au moment de la traction, les tuniques moyenne et interne, friables, se sont rompues avant la tunique externe, résistante et extensible, qui s'allonge au niveau de la rupture et qui s'étire en s'amincissant au point d'obturer l'artère, sur l'orifice de laquelle elle forme un véritable bouchon.

Les avantages de l'*écraseur linéaire*, qui permet d'enlever des tumeurs volumineuses sans hémorrhagie, nous sont expliqués de la même manière. Au moment où la chaîne de l'instrument broie l'artère, les tuniques interne et moyenne sont divisées instantanément en raison de leur friabilité, tandis que la tunique externe, plus résislante, ne se laisse diviser qu'un peu plus tard par une trituration de sa paroi qui obture le calibre du vaisseau.

La connaissance de la structure et des propriétés des parois artérielles sert infiniment pour l'intelligence des plaies de ces vaisseaux. Les *plaies des artères* sont divisées en pénétrantes et non pénétrantes. Si elle n'est pas pénétrante et qu'elle intéresse la tunique externe seulement, ou bien l'externe et la moyenne en même temps, la plaie guérit comme dans les autres tissus, par exhalation de lymphe plastique, et, si elle est exposée à l'air, par la production de bourgeons charnus. On n'admet plus aujourd'hui que la tunique interne puisse former une hernie (anévrysme mixte interne) à travers la plaie.

Les plaies pénétrantes peuvent être produites par des instruments piquants, tranchants et contondants. Si les piqûres n'atteignent pas la dimension d'un millimètre, la petite plaie se cicatrise par exhalation de lymphe plastique sur les bords de l'ouverture. Si la plaie atteint ou dépasse un peu ces dimensions, il s'écoule un peu de sang qui s'infiltre dans le tissu cellulaire du voisinage et forme un caillot qui obture la plaie, et à la suite duquel la cicatrisation se produit. Mais il peut arriver que cette inflammation adhésive ne se montre pas, et que les bords de l'ouverture deviennent le siége d'une ulcération qui détermine les hémorrhagies consécutives.

Les plaies pénétrantes les plus graves sont produites par des instruments tranchants et faits perpendiculairement à l'axe du vaisseau. Si l'artère est complétement divisée, on comprend la gravité de cette blessure ; si la section est incomplète, la plaie tend à s'arrondir à cause de l'élasticité de l'artère. Dans ce cas, il peut se former un anévrysme faux primitif ou faux consécutif. Voici comment :

Lorsqu'une plaie artérielle se montre, le sang s'écoule au dehors, et il peut arriver que l'ouverture extérieure de la blessure cesse de fournir du sang, soit par suite de la coagulation du sang à ce niveau, soit par le défaut de parallélisme de la plaie de la peau et de celle des parties profondes. Le sang continue à sortir de l'artère, s'épanche dans les tissus qui l'entourent, et les refoule. On appelle cet épanchement sanguin au milieu des tissus, *anévrysme faux primitif* ou *diffus*. Il peut arriver que la blessure de l'artère se cicatrise par un bouchon fibrineux. A cause du peu de vascularité de la tunique moyenne, ce bouchon lui adhère très-faiblement, mais il est fortement uni à la tunique externe qui s'est reformée au-dessus de lui. L'artère qui a été blessée présente donc une cicatrice peu solide ; si une cause quelconque vient, au bout d'un certain temps, des mois ou des années, augmenter la tension de sang artériel, cette cicatrice sera soulevée par ce liquide, et comme elle est très-adhérente à la tunique externe qui est extensible, le sang soulèvera en même temps cette tunique. La tumeur ainsi formée est l'*anévrysme faux consécutif* ou *circonscrit*, dont le sac est constitué par la tunique externe de l'artère surmontée de la cicatrice.

Les artères sont susceptibles d'inflammation. L'*artérite* spontanée est rare, cependant on peut l'observer ; et, dans ces cas, on constate, le long du vaisseau, une douleur vive avec battements exagérés disparaissant rapidement, car le sang se coagule sur toute la longueur du tube enflammé. On peut alors sentir un cordon dur, comme dans la phlébite, et constater le développement de quelques symptômes tels que : engourdissement du membre et quelquefois exagération de la sensibilité, refroidissement de la même partie et parfois gangrène.

Une altération fréquente des parois artérielles consiste dans la *dégénérescence graisseuse*, qui détermine des plaques jaunes plus ou moins larges, visibles sur la face interne de l'artère et désignées sous le nom de dépôts athéromateux et stéatomateux. Dans cette lésion, on voit les éléments élastiques de la tunique moyenne se remplir de granulations graisseuses qui augmentent insensiblement et déterminent l'atrophie de cette fibre. Il est évident que les plaques graisseuses des artères font perdre aux parois de ces conduits leurs propriétés de résistance et de contractilité. Au niveau de ces points, il n'y a plus d'équilibre entre la tension du sang et la résistance affaiblie des parois de l'artère. Le sang repousse insensiblement la paroi artérielle à ce niveau, il se fait des éraillures dans la plaque graisseuse, et la tunique externe de l'artère est graduellement soulevée par le sang artériel pour former le sac de l'*anévrysme spontané*, connu sous le nom de *mixte externe*. Cette espèce d'anévrysme, qui est la plus commune, s'appelle encore anévrysme faux, par opposition aux anévrysmes vrais, qui sont formés par la dilatation simultanée des trois tuniques, sur un point de la circonférence du vaisseau. Fréquemment, l'anévrysme mixte externe présente la forme d'un sac communiquant par un orifice avec l'artère ; il constitue, en ce cas, une variété connue sous le nom d'anévrysme sacciforme, latéral ou kysteux.

On voit, d'après ce qui précède, et d'après ce que nous avons dit plus haut des anévrysmes traumatiques, qu'on doit donner le nom d'anévrysme à une *tumeur formée par du sang artériel liquide, communiquant avec la cavité d'une artère*. Cette tumeur détermine un soulèvement régulier des parties molles qui la recouvrent, sans changement de leur couleur ou de leur température. La main, appliquée sur un anévrysme, est soulevée par un mouvement d'expansion de cette tumeur, coïncidant avec le pouls. Au moment où ce soulèvement a lieu, on perçoit par l'auscultation un bruit de souffle produit par les vibrations des bords de l'ouverture faisant communiquer l'anévrysme avec l'artère, au moment de l'entrée du sang dans la tumeur, au moment de la contraction du cœur, et, par conséquent, de la diastole artérielle.

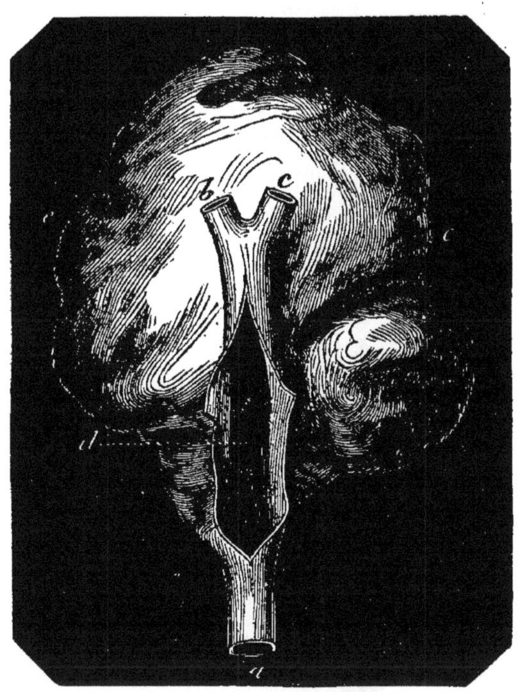

FIG. 88.

Anévrysme sacciforme de la carotide primitive, d'après Hodgson.— *a*. Artère carotide.— *b*, *c*. Branches de bifurcation. — *d*. Orifice de l'anévrysme. — *e*, *e*. Sac anévrysmal. La tumeur anévrysmale, dans cette figure, est située derrière l'artère qui est ouverte du côté sain.

Pendant l'existence de l'anévrysme, il se fait des concrétions fibrineuses qui forment des couches stratifiées et blanchâtres, emboîtées comme les squames d'un oignon, à la surface interne du sac anévrysmal; ces caillots se forment lentement, et il peut arriver, si la tumeur ne s'agrandit pas, que la stratification fibrineuse se continue jusqu'à l'ouverture et amène la guérison de l'anévrysme.

On voit quelquefois l'*ossification* des artères. Cette lésion n'est point une vraie ossification, mais un dépôt de sels calcaires dans l'épaisseur de la tunique moyenne. On peut constater, sur une grande quantité de vaisseaux en même temps, ces plaques ossiformes, qui font saillie à la surface interne du vaisseau et qui se détachent, dans certains cas, plus ou moins complétement, pour être emportées par le torrent artériel dans une petite artère dont l'obstruction pourra amener une gangrène dite sénile ou spontanée.

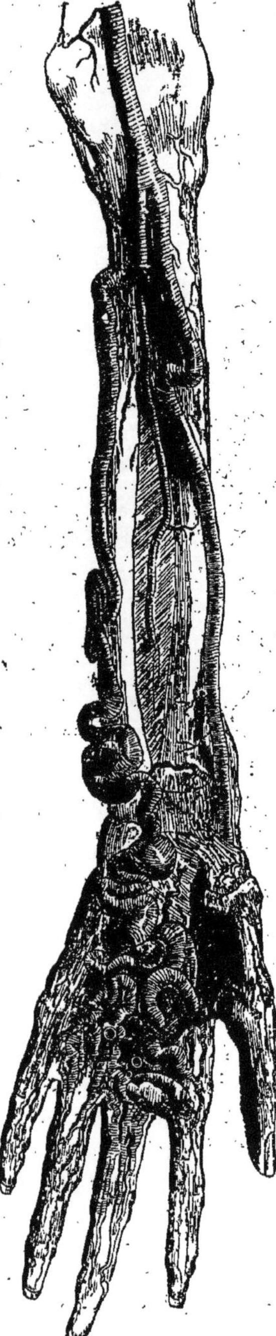

FIG. 89.

Exemple de dilatation artérielle avec allongement.

Ces dégénérescences graisseuse et calcaire s'observent surtout chez les vieillards ; elles affectent fréquemment les artères de la pulpe cérébrale et sont ainsi une des causes anatomiques principales de l'apoplexie.

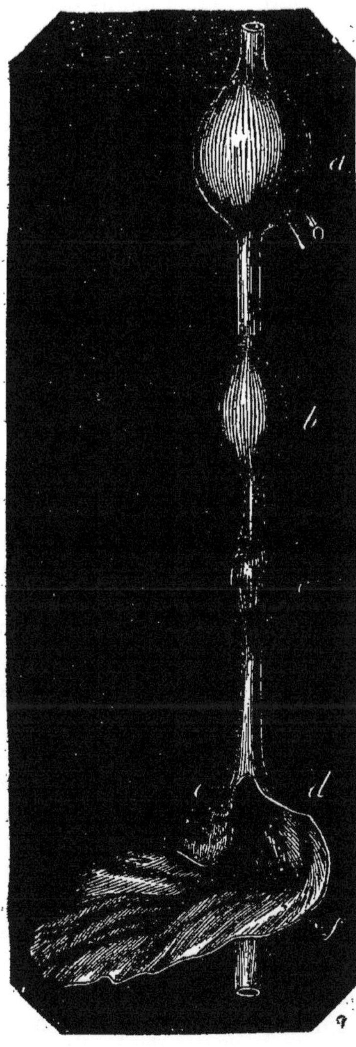

FIG. 90.

Dilatations périphériques d'une artère ou anévrysmes fusiformes, d'après Monro. — *a*. Anévrysme inguinal. — *b*, *c*. Deux anévrysmes fémoraux. — *d*. Anévrysme poplité ouvert. — *e*. Orifice supérieur. — *f*. Orifice inférieur.

Sous le nom d'*embolus*, on comprend tout corps solide[1] voyageant dans les vaisseaux. Si le vaisseau est une artère, on dit qu'il y a *embolie artérielle*. Ces corps peuvent être des dépôts calcaires, mais

1. Il est évident qu'il ne s'agit pas des globules.

plus souvent des caillots fibrineux , comme on l'observe quelquefois dans l'endocardite aiguë et chronique. Dans ces maladies , en effet, il se produit facilement , au niveau des orifices et des valvules du cœur, des concrétions fibrineuses qui peuvent être lancées par la contraction ventriculaire dans une artère plus ou moins éloignée. C'est ainsi que, dans ces maladies, on peut voir survenir brusquement une hémiplégie consécutive à l'arrivée d'un caillot obturateur dans l'une des artères cérébrales.

La *dilatation artérielle* est une maladie rare ; la figure 89 est un exemple de dilatation avec allongement des artères de l'avant-bras : elles sont flexueuses et donnent lieu à une tumeur pulsatile, noueuse et réductile par la pression.

Lorsque la dilatation de l'artère est limitée à un point de l'artère, on la décrit avec les anévrysmes et on lui donne le nom d'anévrysme fusiforme, dont on voit plusieurs exemples sur un seul sujet dans la figure 90.

Article II. — Des veines.

Les veines sont des vaisseaux chargés de porter le sang en retour vers le cœur.

Dispositions générales. — La capacité du système veineux est supérieure à celle du système artériel ; elle est double, selon quelques auteurs.

Les veines ont des parois molles et flasques qui s'aplatissent lorsqu'elles ont été divisées.

Elles présentent une couleur plus foncée que celle des artères, avec lesquelles il est difficile de les confondre.

Elles accompagnent ordinairement les artères et présentent, au niveau des flexuosités de ces dernières, un trajet à peu près rectiligne qui sert quelquefois à faire distinguer ces deux vaisseaux, à la faciale, par exemple. Cependant il y a des régions où les veines marchent isolément, comme les sinus de la dure-mère, les veines azygos et autres veines extra-rachidiennes, les veines intra-rachidiennes, la veine porte, la veine sus-hépatique et les veines sous-cutanées.

Le système veineux comprend deux espèces de veines : *sous-cutanées* et *profondes*. Ce sont ces dernières qui accompagnent généralement les artères. Quant aux veines sous-cutanées, elles sont situées dans la couche de tissu cellulaire qui sépare la peau de l'aponévrose. Elles se dessinent sur la peau sous forme de lignes bleuâtres plus ou moins saillantes. A leur terminaison , elles traversent les aponévroses pour se jeter dans le système veineux profond. Dans leur trajet, elles envoient des branches de communication qui traversent les couches aponévrotiques pour s'anastomoser avec les veines profondes. Dans certaines régions, les veines traversent des tissus fibreux avec lesquels elles contractent des adhérences, de telle sorte que, si on vient à les couper, elles restent béantes, comme les sinus : c'est ce qu'on observe pour les veines jugulaires, à la partie inférieure du cou, et pour le plexus veineux situé entre les deux feuillets de l'aponévrose moyenne du périnée, et pour quelques autres. Les veines sous-cutanées représentent une circulation complémentaire de la circulation veineuse profonde : en effet, dans les divers mouvements, les muscles, comprimant les veines profondes, gênent, dans ces vaisseaux, la circulation du sang qui se réfugie dans les veines superficielles. On peut aisément observer ce phénomène sur les bras des ouvriers qui contractent énergiquement leurs muscles, et sur le corps d'un cheval qui vient de courir.

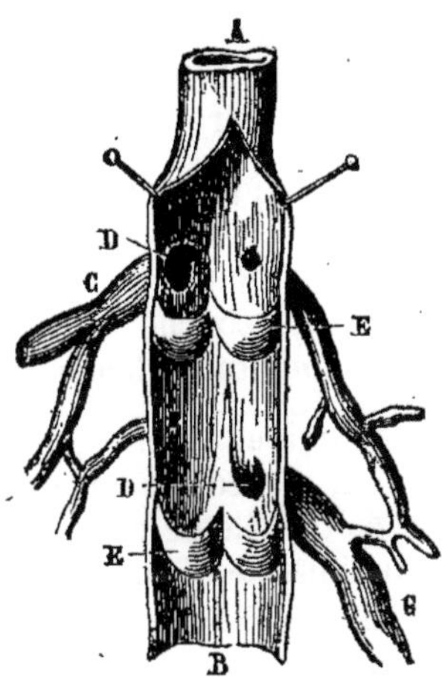

Fig. 91.

Veine ouverte avec quelques collatérales.

A. Extrémité qui regarde le cœur. — B. Extrémité qui regarde les capillaires. — C, C. Collatérales. — D, D. Leurs embouchures dans la veine. — E, E. Valvules dont la concavité regarde le cœur.

Valvules. — On trouve à la surface interne des veines des replis appelés valvules, destinés à empêcher le retour du sang vers les capillaires lorsqu'il y est sollicité par une cause quelconque. Elles sont surtout abondantes dans les membres où le sang est obligé de lutter contre la pesanteur ; elles sont plus nombreuses dans les veines sous-cutanées. Beaucoup de veines sont cependant dépourvues de valvules : les veines cérébrales et rachidiennes, les veines pulmonaires, la veine porte, la veine sus-hépatique, les veines utérines.

Les valvules sont des replis membraneux disposés par paires, de distance en distance ; elles représentent deux petits paniers de pigeons placés face à face, regardant le cœur par leur concavité et oblitérant complétement la veine par leur adossement, lorsqu'ils sont abaissés. Lorsque le sang chemine vers le cœur, les valvules sont relevées et s'adaptent parfaitement à la paroi veineuse ; elles se redressent et obturent le calibre de la veine, si le sang tend à rétrograder. On en trouve quelquefois trois sur le même point, et rarement quatre.

Structure.

De même que les artères, les veines sont formées de trois tuniques. Quelques auteurs en admettent quatre, parce qu'ils dédoublent la tunique moyenne, et qu'ils font de ses fibres longitudinales une couche spéciale.

1º Tunique externe.— La tunique externe, adventice ou celluleuse présente de l'analogie avec celle des artères ; elle en diffère en ce qu'elle renferme, surtout dans les veines de l'abdomen, des fibres musculaires lisses longitudinales. D'une manière générale, la tunique externe présente plus d'épaisseur que la tunique moyenne.

2º Tunique moyenne.— La tunique moyenne, d'un gris rougeâtre, est formée de tissu conjonctif, de fibres musculaires et de fibres élastiques, éléments beaucoup moins nombreux que dans les artères. Ce qui distingue encore cette couche de celle des artères, c'est la présence de fibres dirigées longitudinalement.

3º Tunique interne.— La tunique interne, de même épaisseur sur presque toutes les veines, possède la même structure que celle des artères. La lame sous-épithéliale de cette couche est souvent désignée sous le nom de tunique de Bichat.

Sur les grosses veines, on trouve de particulier le faible développement des fibres musculaires de la tunique moyenne et une quantité un peu plus considérable que dans les autres veines de lames et de réseaux élastiques. C'est ce qu'on observe dans la veine cave inférieure et les troncs brachio-céphaliques. Les fibres musculaires de cette tunique sont très-développées dans la veine splénique et dans la veine porte. La tunique externe des grosses veines contient une grande quantité de fibres lisses longitudinales, très-marquées surtout sur le trajet de la veine cave inférieure au moment où elle traverse le foie ; on en trouve aussi un certain nombre dans la plupart des grosses veines abdominales. Les éléments de tissu conjonctif présentent une direction transversale qui croise celle des fibres musculaires. Au niveau du cœur on trouve, sur la face externe des veines caves, des fibres musculaires striées analogues à celle du cœur, disposées en anneau, et s'étendant sur une longueur de plusieurs centimètres (Kölliker).

Les veines d'un calibre moyen, c'est-à-dire, de 2 à 9mm de diamètre, sont remarquables par le développement considérable des fibres circulaires de leur tunique moyenne. Ces éléments circulaires sont formés de tissu conjonctif, d'un grand nombre de fibres musculaires et de peu de fibres élastiques. C'est à leur surface interne, en dehors de la tunique interne, que se trouve la couche de fibres longitudinales formée de tissu conjonctif et de fibres élastiques.

Les petites veines présentent la même structure que les veines d'un calibre moyen ; mais on voit les éléments de la tunique moyenne diminuer insensiblement, de sorte que les veines les plus petites sont uniquement formées de tissu conjonctif et d'un épithélium.

Les *valvules* des veines sont constituées par un repli de la tunique interne et des fibres longitudinales de la moyenne. Leur bord libre est plus épais que le reste de leur étendue.

Les *vasa-vasorum* existent dans les tuniques externe et moyenne en assez grande abondance. Dans les valvules, ils s'avancent jusqu'à un demi-millimètre de leur bord libre.

On trouve sur les parois des grosses veines de rares *filets nerveux* dont on ne connaît pas le mode de terminaison.

De quelques veines en particulier.—Quelques veines présentent une structure particulière ; les veines de l'utérus gravide renferment des fibres musculaires dans l'épaisseur des trois tuniques dont l'externe présente ses éléments longitudinaux ; les veines du tissu osseux et les sinus de la dure-mère sont dépourvus de fibres musculaires ; les veines cérébrales présentent trois tuniques uniquement formées de tissu conjonctif et revêtues à l'intérieur d'épithélium arrondi ; c'est à peine si l'on trouve sur les plus grosses quelques fibres musculaires rares.

Sinus. — Les sinus veineux sont des veines particulières qui se distinguent des autres en ce que la surface externe des veines qui les constituent est adhérente au tissu qu'elles traversent, de sorte qu'elles restent béantes lorsqu'on vient à les couper ; exemple : sinus de la dure-mère, canaux veineux du tissu osseux. Ces sinus présentent un épithélium pavimenteux, tapissant une couche de tissu conjonctif mélangé de quelques fibres élastiques.

Physiologie. — Résumé de la circulation veineuse.

Le sang circule dans les veines d'une manière sensiblement uniforme et presque indépendante de l'action du cœur.

La circulation ne présente pas dans toutes les veines une harmonie aussi parfaite que dans les artères.

L'impulsion du cœur ne se faisant plus sentir dans ces vaisseaux, et le sang ayant rencontré des obstacles multipliés dans les artères et dans les capillaires, il est évident que la tension du sang sera beaucoup moindre que dans les artères. Du reste, les parois des veines sont beaucoup moins élastiques et ne reviennent pas rapidement sur elles-mêmes, quand elles sont distendues.

Mesurée à l'*hémodynamomètre*, la tension veineuse varie et fait équilibre à une colonne de mercure, qui mesure ordinairement deux centimètres. La tension du sang veineux est donc huit fois moins forte que celle du sang artériel.

Les causes qui font varier la tension artérielle exercent aussi une influence sur la tension veineuse; mais la plus active de toutes ces causes est certainement la respiration.

Causes qui déterminent le cours du sang veineux. — La cause première de la circulation veineuse réside dans les *contractions du cœur*, qui chassent le liquide sanguin de proche en proche à travers les artères et les capillaires. Nous savons déjà qu'on n'observe plus dans le système veineux les intermittences de la circulation artérielle, et que le sang s'écoule d'une veine coupée sous forme de jet continu. Ce jet ne s'élève pas ordinairement à plus de vingt centimètres, tandis que celui des artères monte jusqu'à deux mètres. La tension veineuse étant peu considérable, les causes qui accélèrent la circulation dans les veines doivent posséder une certaine énergie. Nous voyons, par exemple, la *contraction musculaire* contribuer puissamment à la marche du sang veineux ; pendant cette contraction, les valvules se redressent pour empêcher le sang de rétrograder dans les capillaires, et ce liquide comprimé par les muscles active sa marche. A cause de l'absence de contraction, on voit l'accumulation du sang veineux et des infiltrations se produire au membre inférieur par suite d'un repos prolongé.

Dans les veines dépourvues de valvules et qui descendent de la tête, le *poids* du sang, et le *vis à tergo* représenté par la force d'impulsion que le sang des capillaires communique, déterminent la circulation veineuse avec le secours des mouvements respiratoires.

Dans la veine porte, dépourvue aussi de valvules, la circulation reconnaît pour causes : le *vis à tergo*, la réplétion des capillaires par une portion du chyle, et la *contraction* des nombreuses fibres musculaires qu'on trouve dans cette veine.

La circulation des veines pulmonaires est prodigieusement activée par l'*élasticité* du poumon qui revient sur lui-même au moment de l'expiration et qui chasse pour ainsi dire le sang contenu dans les veines. La circulation dans les veines est encore activée par la contraction des parois de ces canaux, contraction lente à se produire et lente à s'éteindre, comme dans tous les muscles de la vie organique.

Déjà, plusieurs fois, il a été question de l'influence des *mouvements respiratoires* sur la circulation veineuse. A chaque inspiration, la dilatation du thorax tend à faire un vide qui est immédiatement comblé, d'un côté, par l'air qui se précipite dans les poumons, et d'un autre côté, par le sang veineux qui afflue de toutes parts vers le cœur. A la base du cou et au niveau du diaphragme, cette accélération du cours du sang veineux est favorisée par l'adhérence qui existe entre les parois des veines et le tissu fibreux environnant. Nous avons la preuve de cette aspiration du sang, au moment de l'inspiration, dans la *pénétration de l'air* dans les veines, lorsqu'une blessure profonde est faite dans le cou. Ce qui prouve encore l'accumulation du sang dans ces canaux pendant l'expiration, c'est la dilatation des veines de la tête et du cou, très-apparente chez les personnes qui retiennent leur respiration. On peut observer en même temps une augmentation de volume du foie, très-sensible à la percussion, et que des respirations accélérées font ensuite disparaître. L'accélération du cours du sang trouve encore une cause dans la position du système veineux, qui se rétrécit à mesure qu'on se rapproche du cœur. Enfin, les femmes coquettes savent fort bien que les saillies veineuses de la main et de l'avant-bras disparaissent par l'élévation de la main, de sorte que l'élévation de l'extrémité du membre favorise le cours du sang veineux.

Obstacles à la circulation veineuse. — Le sang veineux lutte contre des obstacles nombreux avant d'arriver au cœur. Dans beaucoup de veines, la *pesanteur* apporte une difficulté sérieuse à la circulation. Les *constrictions* de toute sorte, jarretières, cordons de jupe, manches, cravates et cols trop serrés, sont autant d'obstacles au cours du sang veineux.

A chaque contraction du cœur, il s'opère un reflux du sang vers les veines qui s'abouchent dans cet organe, et l'on peut constater sur l'animal vivant que ce reflux se produit jusqu'au tronc brachio-céphalique en haut, et jusqu'aux veines rénales en bas. Dans certaines lésions du cœur le sang veineux traverse difficilement cet organe, dont la contraction auriculaire se fait sentir jusqu'aux veines jugulaires ; les pulsations que présentent ces veines à ce niveau constituent le *pouls veineux*.

Applications pathologiques et opératoires.

1.—Saignée.—Nous avons vu que les veines sous-cutanées constituent un système circulatoire, complémentaire du système veineux profond. La position superficielle de ces veines explique pourquoi on les choisit pour pratiquer l'opération de la *phlébotomie*. On pique de préférence la veine médiane-céphalique, parce qu'elle ne se trouve pas en rapport avec des organes importants, et l'on exerce une compression au-dessus du coude pour gêner le retour du sang vers le cœur et obtenir ainsi une dilatation de la veine. Pendant l'écoulement du sang, on recommande au malade de presser, par des mouvements successifs, un objet quelconque dans sa main, afin que les muscles, par leur contraction, forcent le sang à se porter vers les veines superficielles, effet qu'il est facile de constater par un jet de sang qui suit immédiatement la contraction.

2. — Entrée de l'air dans les veines. — L'adhérence des veines au tissu fibreux de la base du cou nous fait prévoir que ces veines resteront béantes si on vient à les couper : aussi faut-il s'entourer des plus grandes précautions lorsqu'on opère sur ces parties, car la moindre blessure de ces veines est suivie de l'introduction brusque de l'air dans le cœur. Cet accident, presque toujours mortel si l'air est en certaine quantité, est déterminé par la dilatation de la cage thoracique au moment de l'inspiration et l'aspiration de l'air au niveau de la plaie.

3. — Absorption du pus. — L'adhérence des parois des veines aux tissus environnants nous explique pourquoi ces tubes restent béants à la suite des solutions de continuité : c'est ce qu'on observe dans le tissu utérin, dans le tissu osseux, dans les veines de l'aponévrose moyenne du périnée. Nous comprenons aussi pourquoi ces veines béantes s'enflamment si facilement, et donnent lieu aux symptômes de l'infection purulente consécutive à l'absorption du pus.

4. — Phlébite. — La phlébite est l'inflammation des parois des veines, qui s'épaississent et présentent une coloration rouge plus ou moins foncée. Dans cette inflammation, le sang se coagule et détermine sur tout le trajet du point enflammé un cordon dur, très-sensible au toucher, si la veine est superficielle, et présentant de petits renflements, des sortes de nodosités dus à la présence des valvules. Si la veine est superficielle, on voit de la rougeur le long de ce cordon. La douleur est excessive, et le malade présente un symptôme qui ne manque jamais, c'est l'œdème au-dessous du point malade, et une certaine dilatation des veines du voisinage. Il existe, en même temps, des symptômes fébriles en rapport avec l'intensité de l'inflammation. Si la phlébite guérit sans suppuration, elle porte le nom de *phlébite adhésive*, et la veine enflammée se confond avec le caillot qui la remplit pour former un cordon fibreux, de sorte que, dans la majorité des cas, elle a perdu sa perméabilité.

S'il y a suppuration, la phlébite est appelée *suppurative*, et dans ce cas, le pus peut se montrer en dehors de la veine, et former un abcès (ce sont les plus heureuses circonstances).

Le pus se forme souvent au centre même du caillot, et malheureusement, dans la plupart des cas, il est versé dans le torrent circulatoire, et détermine des symptômes généraux d'une extrême gravité, contre lesquels la thérapeutique est le plus souvent impuissante; c'est à l'ensemble de ce terrible cortége de symptômes qu'on donne le nom d'*infection purulente*.

5. — Phlegmatia alba dolens. — Il se développe quelquefois chez les femmes en couche, rarement chez les tuberculeux et les cancéreux, une maladie particulière, la *phlegmatia alba dolens*. Quelques médecins ne voient là qu'une phlébite; mais l'absence des symptômes inflammatoires propres à la phlébite, et l'examen des lésions anatomiques, nous font pencher vers l'opinion de ceux qui considèrent la maladie comme une coagulation spontanée du sang. Elle siége presque toujours dans les veines iliaques et fémorales.

La phlegmatia alba dolens se montre, dans presque tous les cas, sur l'un des membres inférieurs, et rarement sur le supérieur. Cette coagulation spontanée du sang chez la femme, après l'accouchement, tient évidemment au changement dans l'état anatomique des veines, qui ont été longtemps comprimées par l'utérus gravide. On constate dans cette maladie un œdème considérable du membre inférieur, accompagné de douleurs très-vives, augmentant par la pression, et de la présence d'un cordon analogue à celui qu'on rencontre dans la phlébite. A cause de ces symptômes, on donne encore à cette maladie le nom d'œdème blanc ou douloureux.

Nous avons déjà parlé des caillots qui voyagent dans les artères, embolies artérielles; ces caillots migrateurs se trouvent aussi dans les veines, où ils ont reçu le nom d'embolies veineuses. Ils prennent très-souvent naissance dans le sang qui s'est coagulé spontanément dans les veines du bassin, et il n'est pas extrêmement rare de voir une femme, après l'accouchement, faire un mouvement qui détermine la mort subite. Un mouvement un peu brusque suffit, en effet, pour détacher des veines iliaques un caillot volumineux qui suit le courant veineux, traverse le cœur droit, et vient déterminer l'asphyxie en oblitérant l'artère pulmonaire. Cette oblitération peut être partielle et la mort ne point survenir.

6. — Varices. — Les veines deviennent quelquefois le siége d'une dilatation morbide et permanente qui constitue les varices. Devenues variqueuses, les veines présentent un épaississement de leur paroi, et quelquefois même du tissu cellulaire ambiant. Les varices affectent le plus souvent les membres inférieurs et principalement le gauche ; elles siégent de préférence dans les veines sous-cutanées, dans les branches d'origine de la saphène interne. On observe souvent des varices des veines spermatiques (*varicocèle*), des veines du rectum (*hémorrhoïdes*). Lorsque les parois veineuses présentent cette dilatation, souvent héréditaire, qui dépend d'un vice de la constitution, et, en outre, de quelques causes détermi-nantes, elles ne reviennent presque jamais à leur état primitif, et le chirurgien est obligé de se borner, le plus souvent, à un traitement palliatif.

7. — Anévrysme artérioso-veineux. — La différence de tension dans les veines et dans les artères, et le mode de circula-tion du sang dans ces vaisseaux nous expliquent les phénomènes, les symptômes qui se produisent dans l'anévrysme artérioso-veineux.

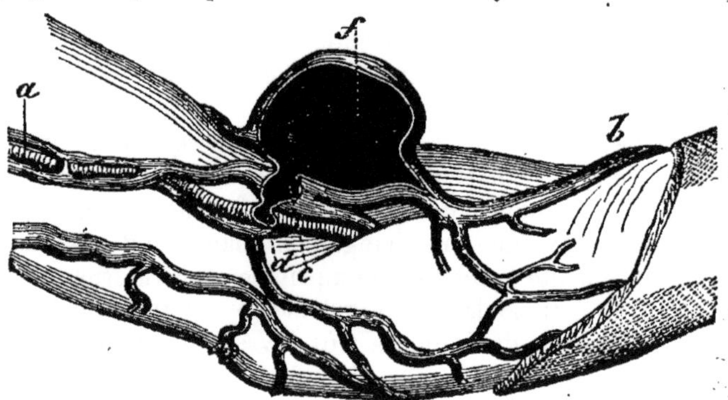

FIG. 92.

Anévrysme artérioso-veineux, forme rare (anévrysme de Park), survenu à la suite d'une saignée. — *a*. Artère humérale. — *b*. Veine médiane. — *c*. Cavité de la veine humérale faisant communiquer l'artère avec la veine médiane basilique. — *d*. Cavité de l'artère hu-mérale. — *f*. Sac anévrysmal formé par la veine médiane basilique.

On appelle ainsi la communication d'une artère avec une veine survenant à la suite d'une plaie de ces deux vaisseaux, d'une saignée maladroite dans laquelle la lancette a traversé la veine et l'artère, et rarement d'une ulcération simultanée des deux vaisseaux.

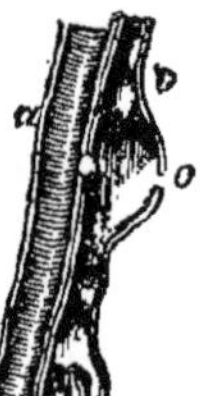

FIG. 93.

Varice anévrysmale. — *a*. Ar-tère. — *v*. Veine. — *o*. Point où la lancette a d'abord piqué. — Le point blanc qui est en face de la lettre *o* est l'ouverture de com-munication des deux vaisseaux.

Cette communication peut se faire entre trois et même quatre vaisseaux, de sorte que plusieurs de ces anévrysmes peuvent être superposés dans la même région.

Dans les cas les plus simples, il peut arriver deux choses : ou bien la plaie faite aux deux vaisseaux détermine une simple communication de la cavité de la veine avec celle de l'artère : dans ce cas, la lésion porte plus spécialement le nom de *varice anévrysmale* ; ou bien, après la blessure, il s'épanche une certaine quantité de sang entre l'artère et la veine ; le tissu cellulaire est refoulé et constitue une paroi à cette collection sanguine qui forme une sorte de petit anévrysme faux primitif. Dans ce cas, la tumeur anévrysmale existant entre la veine et l'artère, on donne plus spécialement à la lésion le nom d'*anévrysme artérioso-veineux*.

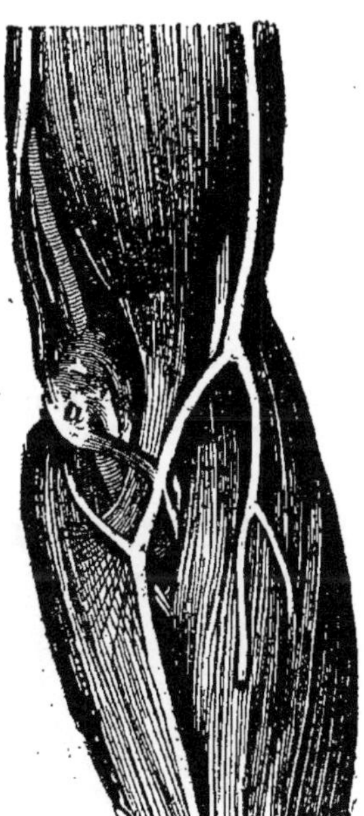

FIG. 94.

Anévrysme artérioso-veineux du pli du coude. La tumeur est intermédiaire à l'artère et à la veine.

La varice anévrysmale peut se montrer en même temps sur plusieurs vaisseaux superposés, ou coexister avec l'anévrysme proprement dit. Ces deux variétés ne diffèrent que par la présence ou l'absence de la tumeur, mais les symptômes sont les mêmes. Ils dérivent tous de la physiologie.

Le sang de l'artère passe sans cesse dans la veine en vertu de la tension beaucoup plus considérable dans le premier de ces vaisseaux.

Entre deux contractions du cœur, la diminution de la tension artérielle n'est pas assez forte pour permettre l'accès du sang veineux dans l'artère. Le courant artériel passant en partie dans la veine, on conçoit que le pouls soit plus petit au-dessous de la lésion que dans l'artère du côté opposé. Le sang veineux est gêné dans sa circulation, car il chemine des capillaires vers le cœur et il rencontre au niveau de la lésion un courant qui vient en sens inverse et qui contrarie son cours. Ceci explique la dilatation variqueuse, quelquefois considérable, que l'on observe au-dessous de la lésion ; quelquefois l'extrémité du membre prend une coloration bleuâtre. Le passage du sang artériel dans la veine détermine la vibration des bords de l'ouverture, et cette vibration se traduit par un frémissement qui se propage aux parois des vaisseaux dans une certaine étendue, et souvent par un bruit particulier pouvant être entendu à une grande distance, et que les malades comparent ordinairement au bourdonnement d'une guêpe. Ce bruissement, *frémissement vibratoire*, qui présente une recrudescence coïncidant avec la contraction ventriculaire, est produit par l'entrée du sang dans la veine.

Lorsqu'il existe une tumeur, elle est réductible par la pression.

La compression de l'artère au-dessus de la tumeur fait disparaître tous les symptômes, qui augmentent lorsqu'on comprime au-dessous.

Les pulsations se prolongent dans les troncs veineux dilatés au-dessous et au-dessus de la lésion dans une étendue de cinq à six centimètres.

Dans le cas d'anévrysme artérioso-veineux, la tumeur peut se montrer sur l'artère ou sur la veine, comme le montrent les deux figures ci-dessous.

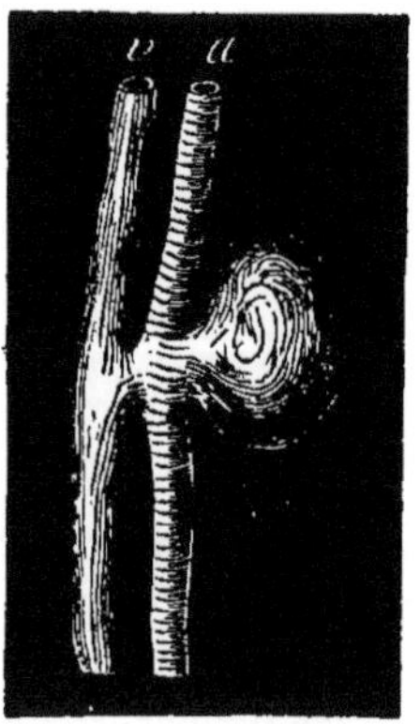

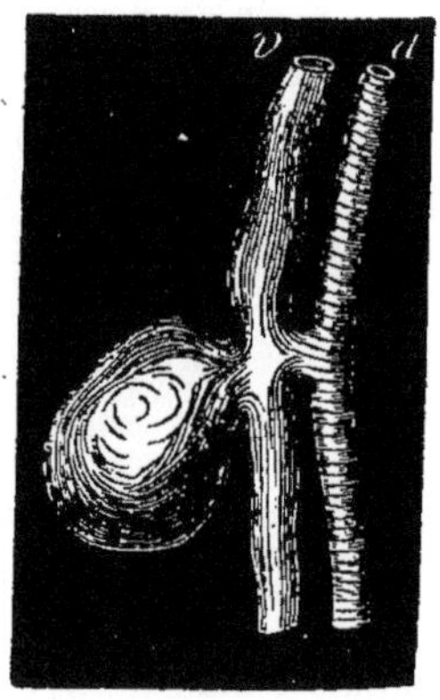

Fig. 95.

Anévrysme artérioso-veineux, dans lequel la tumeur s'est développée sur l'artère : c'est un anévrysme faux consécutif, compliquant une varice anévrysmale.

Fig. 96.

Anévrysme artérioso-veineux, dans lequel la tumeur s'est développée sur la veine. L'enveloppe ou sac est formée par le tissu cellulaire du voisinage.

Article III. — Des capillaires.

Les vaisseaux capillaires constituent dans leur ensemble un système de tubes anastomosés, intermédiaire aux systèmes veineux et artériel. Le sang est apporté par les artères aux capillaires, qui le rendent ensuite aux veines, et qui ralentissent considérablement le cours du sang artériel.

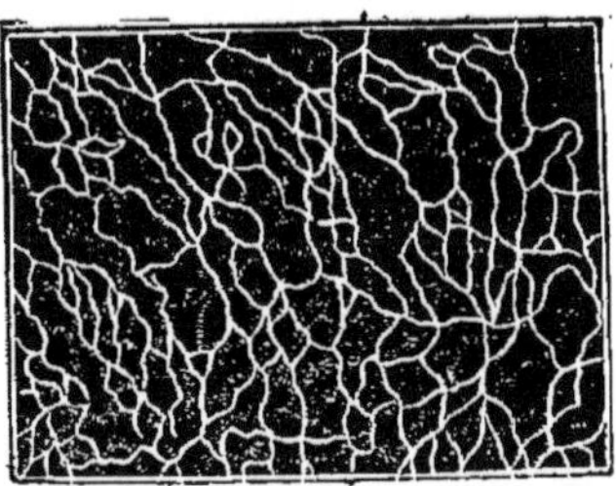

Fig. 97.

Réseau capillaire des membranes séreuses, d'après J. Béclard.

Les capillaires s'anastomosent fréquemment entre eux dans les tissus, et présentent des modes de conformation infinis, de sorte qu'il est à peu près possible, en voyant la disposition des capillaires d'une certaine région, de dire à quel tissu ils appartiennent.

C'est ainsi que les fins vaisseaux du tissu musculaire de la vie animale forment des mailles quadrilatères allongées, tandis que ceux du tissu utérin sont en forme de vrille, d'hélice. Les capillaires du rein forment des anses réunies en bouquets appelés glomérules, etc.

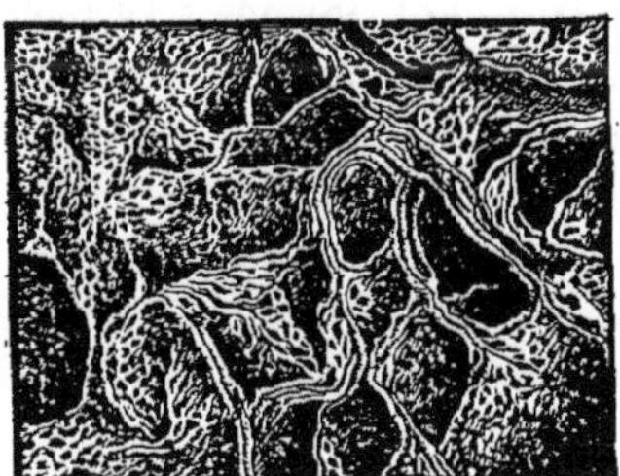

Fig. 98.

Réseau capillaire étalé à la surface interne des lobules pulmonaires.

Structure.

Il est difficile d'établir une limite entre les capillaires et les autres vaisseaux. Quelques auteurs, comme Kölliker, ne donnent ce nom qu'aux plus petits vaisseaux constitués par une seule couche, tandis que quelques autres, M. Robin par exemple, étendent leur domaine, comprenant dans leurs descriptions les radicules des systèmes veineux et artériel.

On distingue trois variétés de capillaires. Les plus fins forment la première variété ; ils ont de 0^{mm},007 à 0^{mm},030. Les moyens forment la deuxième, ils ont de 0^{mm},030 à 0^{mm},070. Les gros, qui forment la troisième, ont de 0^{mm},070 à 0^{mm},140.

1re variété. — Ils sont transparents, incolores, flexueux ou rectilignes, à bords nets. Ils ont une seule tunique formée d'une substance homogène, sans stries, sans fibres, sans granulations. On y trouve seulement des noyaux ovoïdes, dont le grand diamètre est dirigé parallèlement à l'axe du vaisseau. L'épaisseur de la paroi est de 0^{mm},004 à 0^{mm},002. Le calibre du vaisseau n'a donc que 0^{mm},005, diamètre inférieur à celui du globule sanguin qui a 0^{mm},007, et qui est obligé de s'allonger pour traverser ce capillaire. Les prétendus vaisseaux séreux ne pouvant recevoir que la partie liquide du sang n'existent pas, ou mieux, ne sont pas admis.

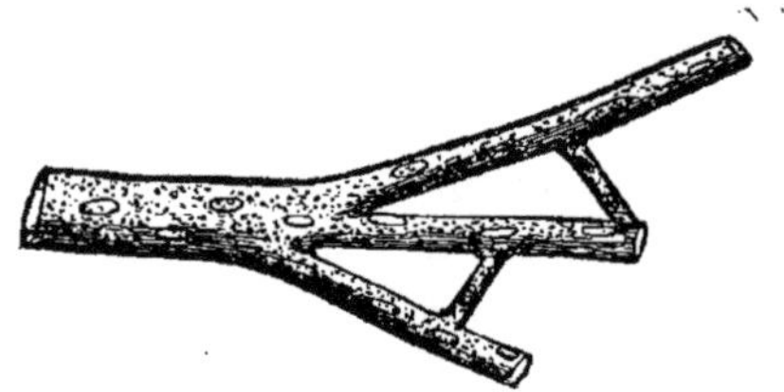

Fig. 99.

Capillaires fins anastomosés, et présentant des noyaux longitudinaux sur leur paroi.

La paroi des capillaires est très-résistante aux agents chimiques. Les capillaires les plus fins se trouvent dans l'encéphale, la moelle épinière, les muscles, les testicules.

2e variété. — Ces capillaires sont formés : 1° par la paroi de ceux de la première variété ; 2° par une autre couche placée en dehors de la première, contenant des fibres musculaires de la vie organique, à noyaux allongés ; leur grand diamètre est perpendiculaire au grand diamètre des noyaux de la couche interne. Ces deux tuniques réunies donnent à la paroi du capillaire de 0^{mm},002 à 0^{mm},004. On peut séparer les noyaux de ces fibres au moyen de l'acide nitrique étendu.

3e variété. — Ces capillaires sont formés : 1° par les deux tuniques précédentes ; 2° par une troisième tunique formée de fibres lamineuses, parallèles, onduleuses, longitudinales, et de fibres élastiques dirigées en tous sens. Cette tunique seule a une épaisseur de 0^{mm},012 à 0^{mm},020. On commence à apercevoir ces capillaires à l'œil nu. Les plus gros constituent déjà des veinules et des artérioles. On peut voir les trois tuniques de ces capillaires se continuer dans les gros vaisseaux. La tunique interne des capillaires forme la tunique interne des artères et des veines ; leur tunique externe forme la tunique celluleuse des artères et des veines. Quant à la tunique moyenne à noyaux transverses, elle se continue, avec la tunique moyenne à fibres circulaires, du côté des artères et du côté des veines.

Il semble, d'après les variétés qui existent dans le diamètre des vaisseaux capillaires, et d'après la manière dont certains globules s'allongent pour traverser les petits vaisseaux, qu'il pourrait exister des capillaires plus petits qui n'admettraient que le sérum du sang. On admettait autrefois ces capillaires, sous le nom de vaisseaux séreux; mais aujourd'hui il est peu d'auteurs qui croient à leur existence.

Développement. — Les capillaires ne se forment pas par des ramifications des autres vaisseaux, ils apparaissent sur place et naissent de toutes pièces.

Leur apparition est très-précoce chez l'embryon; ils se montrent aussitôt après le développement du blastoderme. Dans le développement des tissus, l'élément anatomique fondamental précède l'apparition des vaisseaux capillaires.

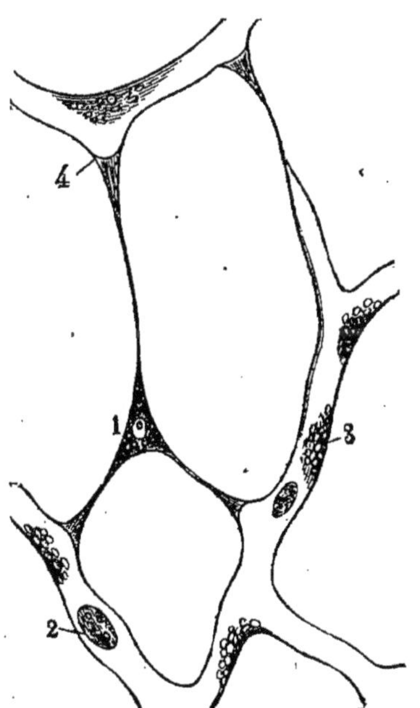

FIG. 100.

Capillaires en voie d'accroissement. — 1. Cellule étoilée se portant par trois prolongements vers trois prolongements de capillaires déjà creux. — 2. Corpuscule sanguin renfermant encore des granulations. — 3. Résidu du contenu des cellules primitives étoilées. — 4. Prolongement d'un capillaire relié à un prolongement de la cellule étoilée 1.

Le réseau capillaire se développe de deux manières :

1° En certains points, on voit des cellules se placer bout à bout et former une série; la portion de la paroi des cellules en contact avec les cellules voisines disparaît, et leur cavité communique. Le noyau des cellules fait partie de la paroi, et, de la sorte, se constitue un tube capillaire présentant des noyaux dans ses parois.

2° Sur les parois de ces tubes ainsi formés, on voit naître des prolongements qui s'effilent de plus en plus, et qui se portent au-devant des prolongements des cellules étoilées qui sont situés dans le voisinage. Les prolongements de ces cellules, qu'on appelle aussi cellules formatrices primitives, se dilatent en s'abouchant avec les prolongements des capillaires, et forment des vaisseaux capillaires fort minces, vrais *vaisseaux séreux*, qui n'admettent que le sérum du sang. Plus tard, ces prolongements se dilatent en même temps que la cavité du corps de la cellule, de telle sorte que l'ensemble des prolongements canaliculés concourt, pour une grande part, à la formation du réseau capillaire. Le corps de la cellule forme le point de réunion de plusieurs capillaires, et on ne le reconnaît que par la présence du noyau qui persiste sur un point de la paroi du capillaire. Cette théorie du développement des capillaires est défendue par MM. Schwann et Kölliker.

Physiologie.

Les capillaires servent à distribuer le sang dans les tissus, à la nutrition desquels ils président. Au niveau de ces vaisseaux, dans lesquels la circulation est considérablement ralentie, il s'opère des phénomènes d'endosmose et d'exosmose dont l'ensemble constitue la nutrition. Les vaisseaux capillaires forment un système clos de toutes parts, présentant des mailles qui entourent les divers éléments anatomiques des tissus. Tous ces éléments, faisant partie d'organes vivants, sont soumis comme tous les autres à un double mouvement d'assimilation et de désassimilation. L'élément anatomique prend au plasma du sang les principes qui conviennent à sa nutrition, et rejette de sa propre substance ceux qui ne lui servent plus et qui sont repris par le système lymphatique. En résumé, dans la profondeur des tissus, les éléments anatomiques se nourrissent aux dépens du plasma exhalé par les vaisseaux capillaires, et il n'existe aucune ouverture sur la paroi de ces vaisseaux.

On peut voir pendant la vie la circulation capillaire. M. le professeur Boulland, de Limoges, a signalé le premier ce fait dans une thèse inaugurale soutenue à Paris en 1849. Il a vu la circulation, pendant la vie, dans l'estomac et l'intestin de certains animaux. (*Voy.* Estomac.)

Influence des nerfs vaso-moteurs sur la circulation capillaire. — Comme le dit fort bien M. Vulpian dans ses leçons de physiologie, les vrais capillaires ne se contractent pas, et l'on ne devrait entendre par capillaires que les plus petits vaisseaux formés d'une seule membrane anhyste, contenant des noyaux longitudinaux dans son épaisseur. Ces vaisseaux présentent une certaine élasticité, mais ils ne contiennent aucun élément contractile; les nerfs vaso-moteurs n'ont sur eux aucune influence *directe*.

Cependant l'usage, souvent plus fort que la raison, nous force à admettre dans les capillaires des vaisseaux qui les unissent aux artérioles et aux veinules. C'est ainsi que M. Robin a été conduit à admettre trois variétés de capillaires, et lorsqu'on parle de la contractilité des vaisseaux capillaires, cette expression s'applique aux vaisseaux d'un certain calibre contenant des éléments musculaires dans l'épaisseur de leur paroi.

De même que les muscles de la vie animale sont soumis aux influences du système nerveux cérébro-spinal, de même les muscles de la vie organique présentent une contraction que régit le système nerveux ganglionnaire ou du grand sympathique. Les fibres musculaires de la vie organique que l'on trouve dans les vaisseaux ne sont pas soustraites à l'influence de ce nerf, comme Henle l'a dit le premier.

Stilling a donné le nom de nerfs vaso-moteurs aux filets nerveux qui sont situés sur les parois des artères et des gros capillaires et qui président à la contraction de leurs éléments musculaires. MM. Cl. Bernard, Shiff, Marey ont étudié spécialement l'action des nerfs vaso-moteurs dont on ne connaît pas encore le mode de terminaison.

Les nerfs vaso-moteurs sont donc fournis par le grand sympathique qui accompagne toutes les artères, et on peut le suivre à l'œil nu sur les vaisseaux de la tête, du thorax et de l'abdomen.

Les vaisseaux qui se rendent aux organes glandulaires reçoivent aussi une autre espèce de nerfs vaso-moteurs, fournis par le système nerveux de la vie animale, et exerçant sur les vaisseaux une influence inverse de celle du grand sympathique.

Commençons par examiner les nerfs vaso-moteurs principaux, c'est-à-dire fournis par le grand sympathique. Ils ont la propriété d'exciter la contraction des fibres musculaires des vaisseaux artériels et des gros capillaires. Ils jouent un rôle extrêmement important dans le développement des congestions actives, des phlegmasies. Leur rôle est immense dans certaines maladies, telles que la fièvre typhoïde et beaucoup d'autres. L'expérience mémorable que M. Cl. Bernard a faite sur un lapin montre de la manière la plus manifeste l'influence des nerfs vaso-moteurs sur la circulation.

En coupant le grand sympathique au niveau du cou, ou en extirpant le ganglion cervical supérieur du grand sympathique, il suspend complétement l'action de ce nerf sur les vaisseaux du côté correspondant de la tête. On voit, en effet, cette section être bientôt suivie d'augmentation de chaleur dans le côté correspondant de la tête; en même temps, la rougeur de la peau et la congestion des

muqueuses correspondantes se manifestent. Ces symptômes caractérisés, en définitive, par une congestion considérable, sont dus à la
paralysie des éléments contractiles des vaisseaux qui se laissent dilater
par le sang.

Ce qui prouve que la dilatation vasculaire tient à la paralysie de
ces nerfs vaso-moteurs, c'est que si l'on galvanise le bout central du
grand sympathique, on détermine de nouveau la contraction des
éléments musculaires des vaisseaux. Les symptômes, rougeur et chaleur, disparaissent, et les tissus correspondants deviennent pâles
jusqu'à ce qu'on cesse l'excitation du bout périphérique, auquel
moment les symptômes de paralysie des muscles vasculaires se manifestent de nouveau.

Nous avons dit plus haut que les vaisseaux des organes glandulaires recevaient une deuxième espèce de nerfs vaso-moteurs provenant du système nerveux de la vie animale. Ludwig et M. Cl. Bernard les ont étudiés, surtout dans la glande sous-maxillaire, qui les
reçoit de la corde du tympan, branche du facial. Ce qu'il y a de très
remarquable, c'est que ces nerfs ont une action inverse de celle des
vaso-moteurs du grand sympathique.

Nous avons vu que la section du grand sympathique dilate les
vaisseaux ; la section de la corde du tympan resserre, au contraire,
les vaisseaux de la glande sous-maxillaire, et ceux-ci se dilatent lorsqu'on galvanise le bout du nerf coupé qui tient à la glande. (*Voyez*,
pour plus de détails, le chapitre : Système glandulaire et sécrétions.)

M. Cl. Bernard admet l'existence de ces deux espèces de nerfs
vaso-moteurs dans toutes les glandes.

Voici quelques lignes extraites d'un discours prononcé, en 1866,
à la séance de rentrée de l'École de médecine de Nantes, par M. le
professeur Laënnec. Ces lignes, d'un style élégant et pittoresque,
expliquent mieux qu'aucune description le rôle des nerfs vaso-
moteurs.

« Par les nerfs vaso-moteurs, dont le nom rappelle l'usage, les
cellules nerveuses président à la répartition locale du liquide sanguin dans les différents départements de l'organisme. Par la contraction des armatures musculaires des dernières ramifications artérielles, le courant circulatoire est diminué dans un organe ; par
leur relâchement, cette région devient turgescente.

« En laissant arriver une quantité plus ou moins considérable de
sang dans les capillaires de la face, les vaso-moteurs ajoutent à l'harmonie des traits de l'homme blanc l'expression si mobile et si vivante
de la couleur. »

Avant de terminer, nous citerons une expérience qui fait parfaitement comprendre l'action des nerfs vaso-moteurs. Lorsqu'on passe brusquement, en appuyant fortement l'extrémité de l'ongle sur la peau, on excite les nerfs vaso-moteurs correspondants, et une ligne blanche indique immédiatement que le sang a été chassé des vaisseaux. Mais cette excitation a été si vive, qu'elle est immédiatement suivie d'une sorte de collapsus, de paralysie momentanée, indiqués par une ligne d'un rouge assez vif remplaçant la ligne blanche, et déterminée par la réplétion des vaisseaux. C'est là le propre des nerfs vaso-moteurs, de subir une sorte d'affaissement après une vive excitation.

Un autre exemple fera bien comprendre l'action de ces nerfs.

M. Brown-Séquard a dit depuis longtemps que les nerfs vaso-moteurs de la tête prennent leur origine dans la moelle allongée. Or, si nous examinons les phénomènes qui se passent du côté de la tête, dans une attaque d'épilepsie, nous pouvons les expliquer par l'action des nerfs vaso-moteurs.

Dans l'attaque d'épilepsie, il existe une surexcitation de la moelle allongée. Au début de l'attaque, l'excitation des nerfs vaso-moteurs chassant le sang des vaisseaux de la tête, détermine la pâleur de la face et la perte de connaissance. Un peu plus tard, la dépression de l'influx nerveux des vaso-moteurs se traduit par la rougeu de la face et des symptômes de congestion cérébrale.

Altérations pathologiques.

Dégénérescence graisseuse. — Les capillaires peuvent devenir le siége d'une *altération graisseuse* ou *athéromateuse*, dans laquelle des granulations graisseuses, isolées ou accumulées en amas irréguliers, donnent à la paroi une épaisseur plus considérable tout en affaiblissant sa résistance. C'est cette altération qui cause souvent la rupture des vaisseaux dans l'apoplexie cérébrale.

Tumeurs érectiles. — Les *tumeurs érectiles* sont constituées par la dilatation des capillaires et la formation de nouveaux vaisseaux. Dans ces tumeurs, on trouve simplement une augmentation de calibre et un allongement des capillaires sans aucun changement de structure. On y trouve aussi une hypergénèse des fibres du tissu conjonctif. Les tumeurs érectiles envahissent souvent les radicules du système artériel ; elles présentent une couleur rouge d'intensité variable, elles sont superficielles et donnent lieu quelquefois à des battements isochrones à ceux du pouls. On les nomme tumeurs érectiles artérielles. Lorsque les radicules veineuses font partie de la dilatation, comme cela s'observe aussi au niveau de quelques muqueuses, la bouche, par exemple, ces tumeurs, dites tumeurs érectiles veineuses, sont plus volumineuses et présentent fréquemment une coloration bleuâtre.

Inflammation. — L'*inflammation* peut se montrer dans tous les tissus de l'économie qui sont le siége de vaisseaux capillaires, et si elle se présente plus fréquemment dans tel ou tel tissu, on n'en connaît nullement la cause.

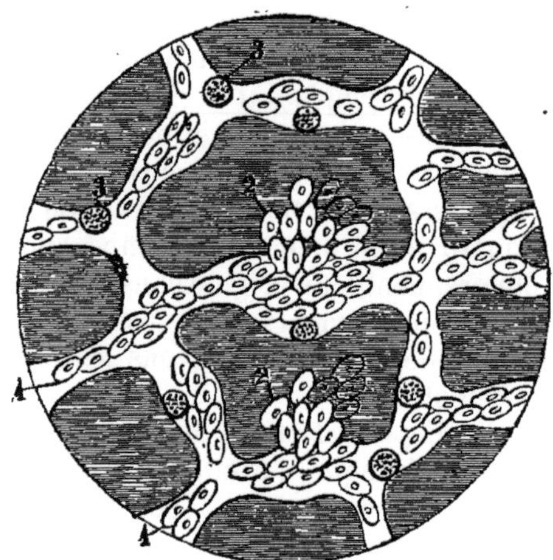

FIG. 101.

Vaisseaux sanguins de la membrane natatoire d'une grenouille, vus à un grossissement de 200 diamètres, et montrant le premier degré de l'inflammation déterminée par le contact d'un liquide irritant. On y voit les vaisseaux dilatés sur certains points, rétrécis sur d'autres, et quelques ruptures vasculaires laissant échapper les globules.

1, 1. Globules rouges ovales dans les capillaires. — 2, 2. Globules rouges sortis des vaisseaux rompus et infiltrés dans le voisinage. — 3, 3. Globules blancs (leucocytes).

Tous les phénomènes anatomiques et pathologiques de l'inflammation existent dans les vaisseaux capillaires ou en dérivent.

Il est évident que les nerfs vaso-moteurs de ces capillaires régissent la plupart des actes de cet état morbide.

Certainement, les anciens restaient dans le cercle de la vérité lorsqu'ils définissaient l'inflammation : une maladie des tissus caractérisée par rougeur, chaleur, douleur et tuméfaction. Ces quatre mots sont l'expression symptomatique de l'inflammation ; mais ils ne donnent pas la moindre idée de sa nature, et aujourd'hui cette définition est insuffisante.

Définition.—L'*inflammation* est un état anatomique morbide des tissus caractérisé par les phénomènes successifs qui suivent : rétraction, puis dilatation des vaisseaux capillaires, stase du sang dans ces vaisseaux, rupture de leur paroi et formation d'une quantité variable de fibrine.

Ou mieux encore : *L'inflammation est caractérisée anatomiquement par la rétraction suivie de la dilatation des capillaires, la stase du sang, la rupture des parois des capillaires, l'extravasation du sang et la formation de fibrine; et symptomatiquement, par la tuméfaction du tissu, sa coloration plus ou moins rouge et l'augmentation de sa température.*

Si l'on veut assister au développement d'une inflammation, d'une phlegmasie, il suffit de placer sous le champ du microscope la membrane interdigitale d'une patte de grenouille vivante et d'en déterminer l'inflammation par le contact d'une goutte d'acide concentré, ou bien au moyen d'une petite tige métallique rougie au feu. (Fig. 101.)

Circulation capillaire.—Avant d'irriter cette partie vivante, on remarque que la circulation capillaire se fait avec une parfaite régularité dans les capillaires entre-croisés. Le calibre de ces vaisseaux ne varie pas pour chacun d'eux, et l'on voit parfois, à l'une des extrémités capillaires les plus fines, un globule un peu volumineux hésiter, s'allonger et traverser lentement le vaisseau.

Lorsque la cause de l'inflammation a commencé à agir, les capillaires se rétractent, et le cours du sang est accéléré dans leur cavité. Aussitôt après, on observe une dilatation des mêmes vaisseaux, la circulation se ralentit, les globules se heurtent les uns contre les autres, et on voit déjà la circulation arrêtée dans quelques capillaires. La contraction primitive de ces vaisseaux est due à une excitation des nerfs vaso-moteurs, tandis que la dilatation consécutive est causée par leur paralysie. Tel est le *début* de l'inflammation.

La *stase sanguine* se communique de proche en proche aux capillaires du voisinage, de sorte qu'au bout d'un temps assez rapide, le tissu enflammé n'est plus le siége d'aucune circulation.

On peut voir alors des *déchirures* spontanées se produire dans les parois des vaisseaux capillaires et les globules sanguins sortir des vaisseaux.

Période d'exsudation. — C'est ici que va se montrer le phénomène le plus important et caractéristique de l'inflammation, la formation d'une quantité variable de fibrine, indépendante de celle qui existe dans le sang. Il semble que cette fibrine provienne par exhalation de tous les éléments anatomiques qui entrent dans la composition du tissu enflammé. Elle se forme sur place, elle s'interpose en prenant de la consistance aux divers éléments du tissu malade; et si ce tissu est une membrane à surface libre, la fibrine est exhalée sur cette surface. C'est la production et la coagulation de la fibrine qui détermine l'*hépatisation rouge* de la pneumonie, l'*induration* qui précède la formation du pus dans un phlegmon, l'*induration rouge* dans le ramollissement du cerveau, l'induration et la tuméfaction du testicule dans l'*orchite*, etc. C'est elle qui détermine les *fausses membranes de la pleurésie*, de la péricardite et de la péritonite. C'est elle encore qui constitue les *épanchements inflammatoires* fibrineux que l'on trouve dans les phlegmasies des membranes séreuses que nous venons de nommer. N'est-ce pas elle aussi qui forme ces *embolies fibrineuses* qui se détachent du cœur dans l'endocardite aiguë pour être lancées dans une artère qu'elles oblitèrent? Enfin, dans ces phlegmasies spéciales et spécifiques qu'on appelle maladies diphtéritiques, c'est la fibrine qui forme, par exhalation, les fausses membranes, comme on le voit dans le *croup* et dans l'*angine couenneuse*.

Arrivée à ce degré, l'inflammation peut rétrograder. Il se fait alors une résorption de la fibrine et une rétrocession de tous les actes morbides que nous venons de voir se produire dans le tissu enflammé. Les vaisseaux eux-mêmes recouvrent leur perméabilité. On dit, dans ce cas, que la phlegmasie s'est terminée par *résolution*. C'est ce qu'on observe le plus souvent dans la pneumonie. Il peut arriver aussi, l'inflammation s'arrêtant à ce degré, que la résorption de la fibrine ne se produise pas immédiatement et qu'elle donne au tissu une consistance et une dureté assez considérables. On appelle terminaison par *induration* ce résultat de la phlegmasie. On observe quelquefois, dans les inflammations, la *gangrène* comme terminaison. Cette mortification des tissus survient dans certains cas d'inflammation étendue, intense et dans lesquels le tissu enflammé est pour ainsi dire étranglé et dans l'impossibilité de se distendre. L'état général de l'individu et la nature de l'inflammation jouent certainement un certain rôle dans le développement de la gangrène.

Période de suppuration.—La terminaison par suppuration se voit fréquemment. La production du pus est toujours consécutive à l'exhalation de la fibrine et ne peut pas exister sans elle. On a souvent écrit que le pus est une transformation de tissus qui se désorganisent : proposition qui me semble inadmissible par la raison bien simple que certains tissus suppurent très-abondamment sans diminuer de volume. Les bourgeons charnus des plaies suppurent abondamment, et personne n'a constaté la destruction des tissus sous-jacents. Le pus vient-il du sang? Ceci n'est pas probable, car le sang venu du système artériel est partout le même au moment où il pénètre dans les capillaires, et, du reste, le pus renferme des corpuscules qui n'ont pas pu traverser la paroi des capillaires. On ne peut admettre que les globules du pus soient des globules de sang altérés; la structure des bourgeons charnus nous montre trop manifestement que les vaisseaux capillaires y sont complétement fermés. Il est probable que le pus reconnaît deux origines. Au centre des tissus, lorsque la suppuration se produit, il s'opère une transformation, une sorte de liquéfaction de la fibrine, qui se change en pus. Lorsqu'il s'est formé, à la surface d'une plaie, une couche continue de bourgeons charnus, ou lorsque, sur les parois d'un abcès, ces mêmes bourgeons sont réunis pour former la prétendue *membrane granuleuse*, il est évident qu'il ne se forme plus de fibrine, et cependant la suppuration fait des progrès. On est bien forcé d'admettre une action spéciale sur le sérum du sang, de la part du tissu qui constitue les bourgeons charnus et la membrane granuleuse. Après avoir été exhalé par les vaisseaux, le sérum traverse la substance propre des bourgeons charnus et se montre à leur surface avec les caractères du pus. Cette action des bourgeons charnus sur le sérum du sang présente la plus grande analogie avec la formation des liquides de sécrétion, et Hunter n'avait pas si mal fait d'appeler *membrane glandulaire* la couche des bourgeons charnus et la couche granuleuse. Pour ce savant, le pus était, par conséquent, un produit de sécrétion.

Du pus.—Le pus est un liquide neutre ou alcalin, un peu plus dense que l'eau et d'une couleur jaune ou jaune verdâtre, d'une odeur et d'une saveur fades. Il est homogène, d'une consistance analogue à celle de la crème. Lorsque le pus présente ces caractères, on dit qu'il est *louable*, ou de *bon aloi*. Quelquefois le pus est une sérosité louche contenant des flocons en suspension ; on dit, dans ce cas, qu'il est mal lié, et de *mauvais aloi*.

Examiné au microscope, le pus présente une matière amorphe liquide qui constitue le sérum, et de petits corps solides. D'une manière générale, le sérum et les parties solides peuvent être séparés par le repos ; la partie liquide surnage.

Le sérum du pus est constitué par de l'eau tenant en dissolution des chlorures, des sulfates et des phosphates alcalins, et un peu d'albumine.

Les corpuscules microscopiques tenus en suspension dans le sérum seraient, d'après les auteurs :

1o Des granulations fibrineuses ;

2o Des globules granuleux de l'inflammation ;

3o Des globules purulents ;

4o Des globules pyoïdes ;

5o Des gouttelettes graisseuses.

Les *granulations fibrineuses* sont de petits corpuscules de fibrine moléculaire, se formant pendant la période d'exsudation. Ce sont les *globulins* et les *noyaux* de quelques auteurs.

Les *globules granuleux de l'inflammation*, admis par Follin et M. Lebert, sont des corpuscules de 0mm,015 à 0mm,25, prenant aussi naissance pendant la période exsudative de l'inflammation, et fournis par l'agrégation d'un certain nombre de granulations fibrineuses.

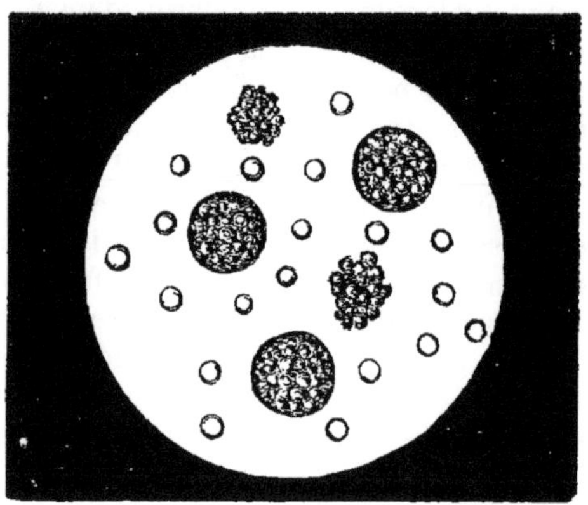

FIG. 102.

Globules granuleux de l'inflammation et granulations fibrineuses ou globulins du pus.

Les *globules purulents* sont des corpuscules de $0^{mm},007$ à $0^{mm},012$. Sous l'influence de l'acide acétique, ils se gonflent par endosmose, et les granulations qui y sont contenues s'agrégent pour former deux ou trois noyaux. Ils ont une membrane d'enveloppe.

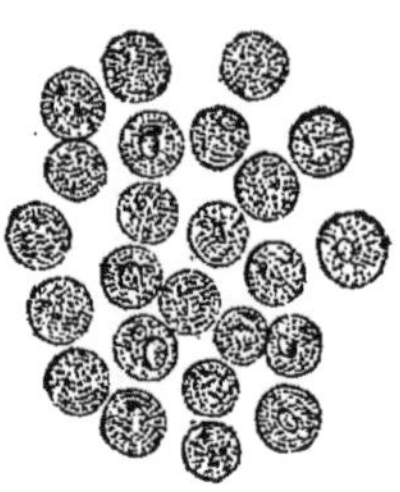

FIG. 103.

Globules de pus tirés de pus sain (louable). Ils commencent à s'altérer, car on observe sur quelques-uns la formation d'un noyau (250 diam.).D'ap. Bennett.

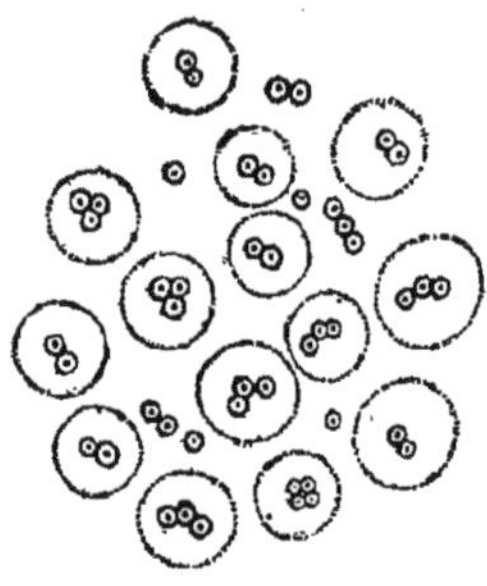

FIG. 104.

Les mêmes, après l'action de l'acide acétique, qui a déterminé la formation de noyaux en dilatant les globules.

Les *globules pyoïdes* de M. Lebert sont des globules de pus sans noyau, même après l'action de l'acide acétique.

Des *gouttelettes graisseuses* se rencontrent quelquefois entre les éléments du pus.

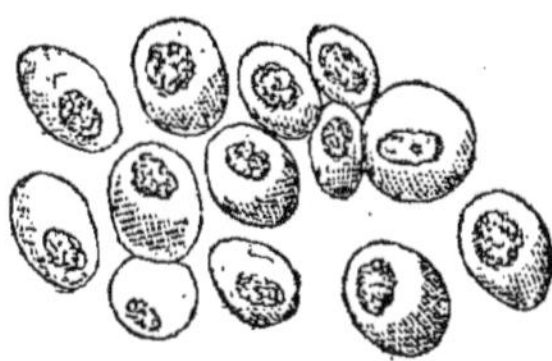

FIG. 105.

Variétés de globules purulents. — Globules de pus environnés d'une paroi cellulaire délicate. Noyau irrégulier après addition d'acide acétique.(D'aprèsBennett.)

M. Robin n'admet pas toutes ces distinctions, et, pour lui, le globule du pus, le globule granuleux de l'inflammation, le globule pyoïde ne sont qu'un seul élément anatomique analogue au *leucocyte* ou globule blanc du sang.

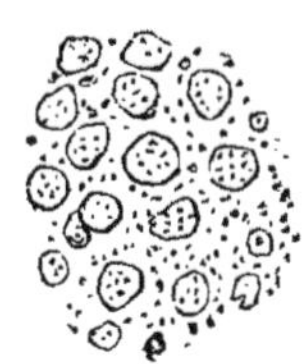

FIG. 106.

Variétés de globules purulents. — Globules purulents à formes irrégulières, provenant du pus scrofuleux (250 diam.).

Tous les faits plaident en faveur de l'opinion de M. Robin , et les différences que l'on observe entre les divers corpuscules présentent si peu d'importance , qu'on a peine à croire que des auteurs aient pu s'y arrêter. Pourquoi admettre des globules pyoïdes ? Ne sait-on pas que la plupart des cellules peuvent quelquefois se montrer sans noyau ? Follin distingue le globule du pus du leucocyte , parce que le premier est gonflé par l'acide acétique. Si Follin avait expérimenté dans les mêmes conditions sur les leucocytes et sur les globules purulents , il aurait vu qu'il n'y a aucune distinction à faire.

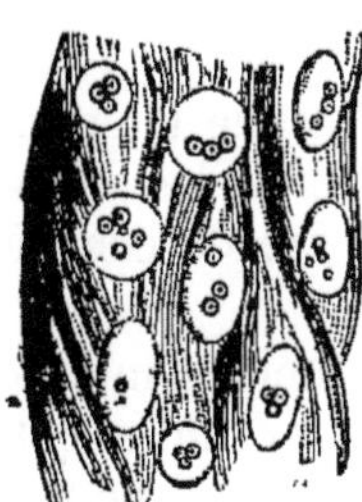

FIG. 107.

Spécimen de mucus expectoré de l'arrière-gorge, et ayant subi l'action de l'acide acétique. — On y remarque la disposition fibrillaire et les changements survenus dans les cellules de formation récente.(250 diam. Bennett).

Le *mucus* contient aussi des leucocytes en suspension. Les moyens qu'on donne ordinairement pour le distinguer du pus sont illusoires. En un mot, il faut se rappeler que les propriétés de ces liquides résident dans le sérum, et non dans les corpuscules de ces liquides. Telle est, du moins, l'opinion de M. Robin.

Article IV. — Du tissu érectile.

Les veines et les artères ne communiquent pas seulement par le système capillaire ; dans certaines régions, pour des besoins physiologiques particuliers, les capillaires sont modifiés et représentent un tissu susceptible de dilatation et de rétraction, auquel on donne le nom de tissu érectile. On le rencontre surtout dans les organes génitaux des deux sexes ; il forme les corps caverneux et les parois du canal de l'urèthre chez l'homme ; dans le sexe féminin, il constitue le bulbe du vagin, etc.

On a dit que le tissu érectile n'est pas, à proprement parler, placé entre les artères et les veines, mais entre les veines et les capillaires, de sorte qu'il est constitué par les extrémités veineuses dilatées.

Structure. — Ce tissu est formé, par une membrane extérieure qui le limite, par des cloisons ou trabécules parties de la surface interne de l'enveloppe et s'entre-croisant en tous sens pour limiter des espaces ou aréoles communiquant toutes entre elles et dans lesquelles le sang est contenu, en sorte que ce tissu ressemblerait à une éponge : d'où le nom de tissu spongieux qu'on lui donne quelquefois. D'un côté, le tissu érectile reçoit les veines, d'un autre côté on voit les vaisseaux capillaires s'ouvrir dans les aréoles. Il se laisse dilater, parce que des éléments élastiques entrent dans sa constitution. Il est contractile, parce qu'il renferme des fibres musculaires, et il résiste à une pression très-forte, parce qu'il renferme des éléments fibreux. Les aréoles sont tapissées dans toute leur étendue par la tunique de Bichat. Examinons la disposition de tous ces éléments, et nous comprendrons complétement la structure du tissu érectile.

Dans le courant de l'année 1867, un jeune micrographe distingué, M. Legros, a publié sur les tissus érectiles un mémoire fort intéressant et dans lequel il a fait une étude complète du tissu spongieux auquel on donne ce nom.

Selon M. Legros, l'*épithélium* de la tunique interne des veines existe dans les aréoles du tissu érectile ; les cellules épithéliales sont difficiles à observer. C'est pour cette raison qu'il ne les admit pas à l'époque de ses premiers travaux.

L'élément fondamental de ce tissu, et qui en forme la charpente, est l'*élément élastique* qui se montre en grande quantité sur les trabécules et surtout dans l'enveloppe de ce tissu. Les fibres élastiques forment des réseaux anastomosés et se présentent quelquefois sous forme de lamelles.

Les *fibres musculaires lisses* sont, d'après M. Legros, moins abondantes qu'on ne l'admet communément. On les trouve réunies en petits faisceaux, surtout sur les trabécules les plus fines. Quelques trabécules même sont uniquement formées par un faisceau musculaire recouvert de la membrane de Bichat. Selon le même observateur, on ne trouve pas de fibres musculaires dans la verge de l'éléphant.

Le *tissu fibreux* ne fait pas partie du tissu érectile à proprement parler ; il constitue une gaîne dans laquelle sont contenus les autres éléments. On trouve encore quelques fibres de tissu conjonctif et des noyaux embryo-plastiques au milieu des éléments élastiques.

La description que M. Legros donne des capillaires artériels de ce tissu tendrait à le faire considérer comme faisant partie du système capillaire et non des veines. Il admet que les *artères hélicines* arrivent directement jusqu'aux aréoles. Elles sont pourvues d'un appareil musculaire tellement puissant, que, dans les injections, on peut leur faire supporter une pression douze fois plus forte que la tension artérielle. Au moment de leur terminaison dans les aréoles, les fibres musculaires cessent brusquement, et la tunique interne se continue avec la surface interne des aréoles.

Indépendamment des vaisseaux qui s'ouvrent directement dans les aréoles, il existe encore des capillaires ordinaires qui se portent dans l'épaisseur de la paroi et des trabécules pour nourrir les éléments qui les constituent ; ils sont en petit nombre, comme dans les autres tissus élastiques.

Les *nerfs* pénètrent en nombre assez considérable dans l'épaisseur des tissus érectiles et se perdent sur les éléments contractiles des vaisseaux.

Physiologie. — Les tissus érectiles ont pour fonction de déterminer dans certains organes une augmentation de volume et une rigidité qu'on appelle *érection*.

L'érection est déterminée par l'accumulation du sang dans ces tissus ; et si une blessure profonde vient à les intéresser, il s'écoule une quantité considérable de sang.

Si l'on veut se rendre compte du mécanisme de l'érection, on constate une grande divergence d'opinions parmi les auteurs. Kobelt croit que le sang est retenu dans le tissu érectile par certains muscles à fibres striées du périnée. M. Sappey attribue cette action au muscle péripénien qu'il a décrit. Pour M. Rouget, le sang serait retenu dans le tissu érectile par la contraction même des trabécules de ce tissu. M. Kölliker attribue l'érection à la paralysie des fibres musculaires des trabécules, qui permettent aux aréoles de se dilater. Enfin, pour M. Robin, l'accumulation du sang dans les tissus érectiles pendant l'érection dépend d'une paralysie des nerfs vaso-moteurs qui augmente le calibre des petites artères de ce tissu, et par conséquent toute sa masse spongieuse.

M. Legros, rejetant toutes ces théories, place, comme M. Robin, la cause de l'érection dans les nerfs vaso-moteurs; mais, tandis que le maître explique le phénomène par une paralysie, lui, au contraire, admet qu'il y a une excitation de ces nerfs. Il établit d'abord, d'après des expériences, que le grand sympathique a une influence sur le développement du tissu érectile, développement qui est troublé par la paralysie ou la section de ce nerf. Une expérience a été faite sur la crête érectile d'un coq vivant, chez lequel l'extirpation du ganglion cervical supérieur, alors qu'il n'était que poussin, a nui à l'évolution de la moitié correspondante de la crête.

Le fait précédent et de nombreuses expériences prouvent que les tissus érectiles sont soumis à l'influence du grand sympathique. Nous ne pouvons, dans cet ouvrage, suivre l'auteur dans toutes ses explications; mais nous dirons avec lui que *les tissus érectiles ne sont que des capillaires modifiés, susceptibles de se congestionner activement sous l'influence d'une excitation physiologique ou pathologique du grand sympathique.*

Cette excitation détermine dans les artères une contraction successive des parois, et, par suite, un afflux de sang plus considérable.

Article V. — Des lymphatiques.

On appelle système lymphatique la réunion de vaisseaux blancs particuliers, que l'on trouve dans presque toutes les parties du corps, et de glandes lymphatiques que les vaisseaux traversent avant de déverser leur contenu dans le sang.

1° *Vaisseaux lymphatiques.*

Les lymphatiques sont des vaisseaux blancs, en général petits, remplis d'un liquide qu'on appelle lymphe, et qui convergent pour former deux canaux connus sous les noms de grande veine lymphatique droite et de canal thoracique.

L'*origine* des lymphatiques se fait par un réseau fermé de toutes parts, et se montrant dans l'épaisseur des organes et à leur surface. Il existe quelques régions dans lesquelles ces vaisseaux n'ont pas encore été découverts. C'est pour cela qu'on les trouve très-abondants au niveau des orifices où la peau se continue avec les muqueuses, paupières, narines, bouche, anus, vulve, méat urinaire. Ils sont aussi très-abondants sur la peau, et prennent naissance à la surface du derme ; c'est surtout aux extrémités des membres, sur la peau des doigts et des orteils qu'ils existent en grande quantité, de même qu'à la peau de la face. Le réseau lymphatique se montre avec une richesse considérable sur les membranes douées d'une grande sensibilité. (Sappey.)

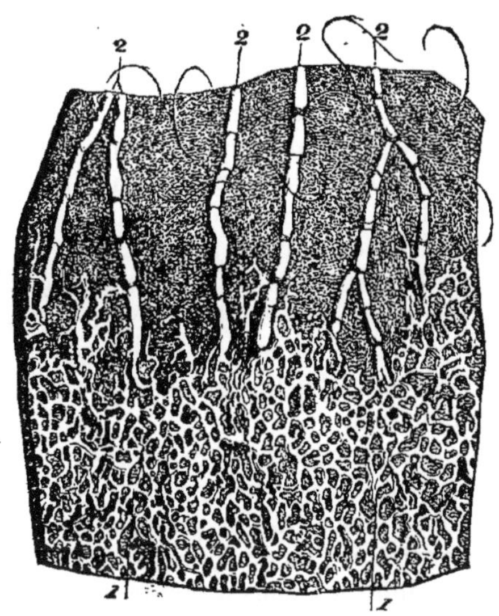

FIG. 108.

1, 1. Réseau lymphatique donnant naissance aux vaisseaux lymphatiques 2, 2, 2, 2.

Il y a des vaisseaux lymphatiques *superficiels* et *profonds* : les premiers, après avoir pris naissance sur le derme, traversent cette couche, et cheminent ensuite dans le tissu cellulaire sous-cutané, jusqu'à ce qu'ils rencontrent des glandes lymphatiques superficielles dans lesquelles ils se ramifient. Les lymphatiques profonds, nés dans l'épaisseur des tissus, se portent aussi vers les glandes lymphatiques profondes en suivant le trajet des vaisseaux sanguins.

Le *trajet* des lymphatiques est à peu près direct. Ils sont rectilignes, très-rapprochés, et s'anastomosent de manière à former un réseau à mailles longitudinales. Les vaisseaux superficiels occupent les régions où sont situées les veines superficielles, de sorte que dans le membre inférieur ils sont placés surtout à la face interne du membre, et suivent le trajet de la veine saphène interne jusqu'aux ganglions du pli de l'aine, tandis que ceux du membre supérieur suivent le trajet des veines superficielles de l'avant-bras, pour se jeter ensuite dans les ganglions de l'aisselle. A la tête, les lymphatiques descendent en grand nombre, et se jettent dans les glandes nombreuses qui forment un chapelet à grains très-serrés, étendu d'une apophyse mastoïde à l'autre, en passant par les régions parotidiennes et sus-hyoïdiennes. Les lymphatiques profonds s'accolent aux vaisseaux sanguins qu'ils accompagnent jusqu'à la racine du membre, où ils se jettent dans des ganglions profonds. Ceux des viscères sortent de l'organe en suivant le trajet des vaisseaux, et se rendent dans des ganglions voisins.

Vus extérieurement, les lymphatiques représentent de longs cordons minces, présentant sur leur trajet, et à des intervalles très-rapprochés, de petits renflements correspondant aux valvules de ces vaisseaux. Il est difficile de les apercevoir dans une dissection, et, pour les observer, il faut les rechercher minutieusement et prendre garde de les confondre avec des filets nerveux.

On n'observe pas dans les lymphatiques toutes les variétés d'*anastomoses* que nous avons décrites avec les artères. Celles qu'on trouve ne sont pas très-fréquentes, et se font le plus souvent par bifurcation; quelquefois aussi, on voit deux vaisseaux parallèles se confondre pour se diviser de nouveau.

Il existe dans les lymphatiques des valvules extrêmement nombreuses et disposées par paires, comme dans les veines. Ces replis ont exactement la même configuration que ceux des veines, mais ils sont différemment constitués; ils ne sont pas formés seulement par un repli de la tunique interne, mais de toute l'épaisseur de la paroi du vaisseau, de sorte qu'une rainure extérieure correspond à ses valvules.

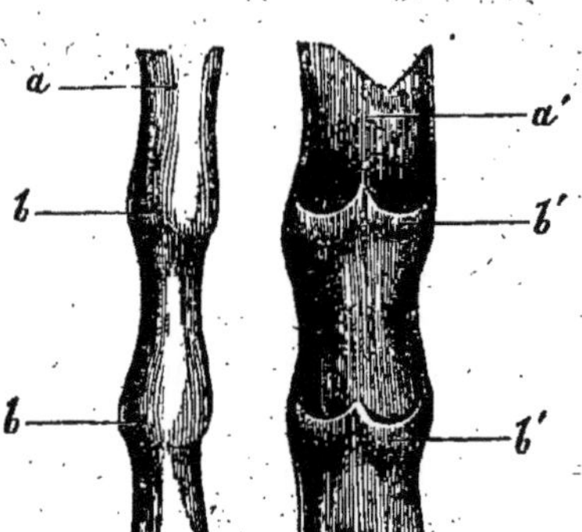

FIG. 109.

A gauche, on voit un vaisseau lymphatique entier. — *a*. Extrémité qui regarde le cœur. — *b*, *b*. Renflements correspondant aux valvules.

A droite, le lymphatique est ouvert. — *a'*. Extrémité qui regarde le cœur. — *b' b'*. Valvules.

Les vaisseaux lymphatiques viennent se rendre dans le système veineux en formant deux gros troncs. L'un, *grande veine lymphatique* droite, présentant de 2 à 4 centimètres de longueur, est situé sur le côté droit de la racine du cou, en dedans du scalène antérieur, et se jette à l'union des veines sous-clavière et jugulaire interne. Ce petit tronc reçoit tous les vaisseaux lymphatiques des organes de la moitié droite du corps située au-dessus du diaphragme. Tous les autres lymphatiques se jettent dans le *canal thoracique*. Ce canal, étendu le long de la colonne vertébrale, prend son origine au niveau de la deuxième vertèbre lombaire par une dilatation appelée *citerne de Pecquet*. Situé dans le médiastin, il longe la face antérieure de la colonne vertébrale, en la croisant de bas en haut et de droite à gauche. Il croise aussi la face postérieure de l'œsophage, et vient se jeter dans le système veineux, au confluent des veines jugulaire interne et sous-clavière gauche.

Tous les vaisseaux lymphatiques se *terminent* donc dans le système veineux ; mais dans leur trajet ces vaisseaux semblent se perdre dans l'épaisseur de renflements appelés ganglions lymphatiques. Cette terminaison n'est qu'apparente, et les vaisseaux ne font que traverser ces glandes qui exercent une action spéciale sur le liquide qu'ils contiennent. Presque tous les lymphatiques traversent un ou plusieurs ganglions avant d'arriver aux deux troncs de terminaison.

Structure. — Les parois des vaisseaux lymphatiques sont formées, comme les artères et les veines, de trois tuniques superposées et portant le même nom que dans les veines.

La tunique externe ou celluleuse est mince, et présente la même structure que celle des canaux veineux. Il en est de même pour les tuniques moyenne et interne.

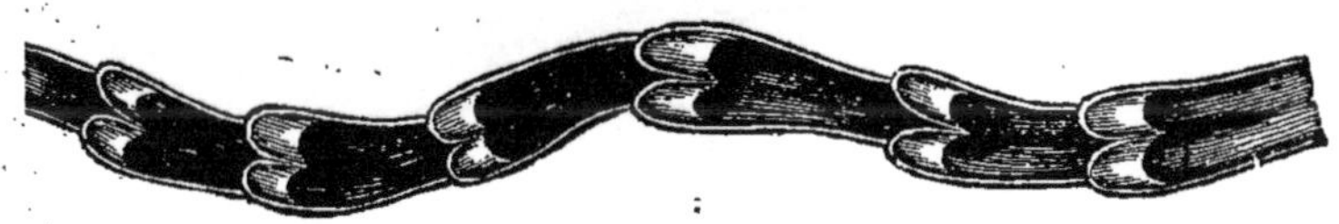

FIG. 110.

Vaisseau lymphatique avec ses valvules.

Il est un groupe de vaisseaux lymphatiques qui se distinguent des autres par leur fonction ; nous voulons parler des *vaisseaux chylifères* qui partent de l'intestin grêle, où ils naissent par une dilatation, au centre des villosités. Ces vaisseaux sont chargés de porter le chyle dans le canal thoracique après avoir traversé les ganglions mésentériques.

2° *Ganglions lymphatiques.*

Les ganglions, ou glandes lymphatiques, sont de petits organes appartenant au groupe des glandes vasculaires sanguines [1], et situés sur le trajet des vaisseaux lymphatiques qui les traversent.

Ces organes, très-nombreux, présentent une *forme* ovalaire et un volume qui varie depuis celui d'une lentille jusqu'à celui d'un haricot un peu volumineux. Leur coloration est rosée, et on les prend assez facilement, à première vue, pour des faisceaux musculaires dont ils ont la consistance.

A quelques exceptions près, les ganglions se rassemblent et forment des *groupes*, comme on le voit à l'aine, à l'aisselle et au cou. Ils sont généralement plongés dans le tissu cellulaire dont les cloisons adhèrent à leur surface.

Le grand axe de ces glandes est *dirigé* dans le sens des vaisseaux lymphatiques qui les traversent ; il est quelquefois important de se rappeler ce détail anatomique, qui peut, dans certains cas, comme dans l'adénite du pli de l'aine, contribuer à l'exactitude du diagnostic. On sait, en effet, qu'un ganglion enflammé du pli de l'aine est symptomatique d'une lésion des organes génitaux externes ou de l'anus, s'il est dirigé obliquement dans le sens de l'arcade crurale et des lymphatiques qu'il reçoit ; tandis que les lésions du membre inférieur déterminent l'engorgement des ganglions verticaux situés plus bas. (Velpeau.)

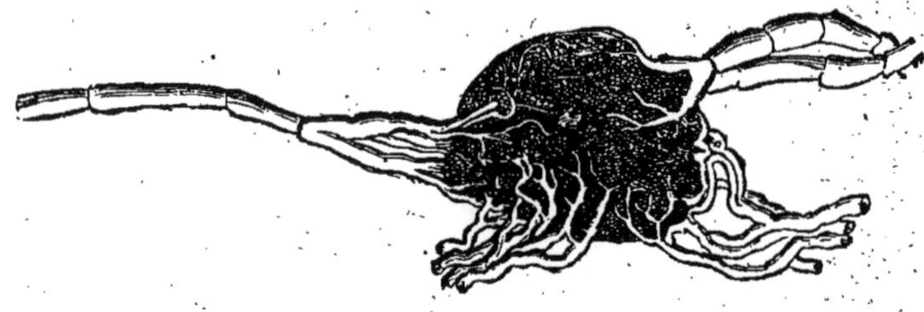

Fig. 111.

Structure du ganglion lymphatique. On voit d'un côté les vaisseaux afférents, et de l'autre les vaisseaux efférents.

Structure. — Les ganglions sont formés d'un tissu particulier revêtu d'une membrane. Cette *enveloppe*, plus mince sur les ganglions contenus dans les cavités du corps, est formée de fibres de tissu conjonctif, et de quelques fibres élastiques fines. De la face interne de la membrane enveloppante, partent des *cloisons* qui se portent

1. Pourquoi ces organes sont-ils considérés comme des glandes vasculaires, puisqu'ils ne renferment pas de *follicules clos*, éléments de ces glandes ? Du reste, ils ne sont pas vasculaires comme les autres glandes du même groupe.

tent vers le centre de l'organe, en s'entre-croisant de manière à limiter des aréoles communiquant les unes avec les autres. A mesure qu'on se rapproche du centre, ces cloisons sont de moins en moins distantes. Elles sont également formées de tissu conjonctif, dont les éléments sont moins avancés dans leur évolution que ceux de l'enveloppe. Quant à la structure de la *substance propre* de la glande, elle est pour ainsi dire indéchiffrable, et l'examen de cette substance est entouré de difficultés inouïes. Nous en donnerons pour preuve l'extrême divergence d'opinions qui existe entre les quelques hommes éminents qui font de l'anatomie une étude spéciale.

1° Nous ne citerons que comme mention l'opinion d'anciens anatomistes, qui voyaient dans le ganglion un simple enroulement de lymphatiques comparable à un peloton de fil.

2° D'après M. Sappey, pour qui la structure des ganglions est assez facile à constater, le ganglion serait composé de capillaires lymphatiques qui s'anastomosent, se croisent et s'entrelacent en tous les sens. Pour ce savant, les cellules que l'on y rencontre quelquefois se rattacheraient à un état pathologique.

3° Pour M. Robin, la substance propre de ces ganglions est formée par un amas de follicules clos de 0m,1 et plus, à parois minces, homogènes et friables, remplies d'épithélium nucléaire sphérique et d'épithélium pavimenteux. Ils contiennent un noyau nucléolé. Ces follicules remplissent les aréoles de la glande et sont pressés les uns contre les autres. Les capillaires sanguins se comportent dans ces glandes comme dans les autres glandes vasculaires. Quant aux vaisseaux lymphatiques, dit M. Robin, ils se divisent à l'infini en pénétrant dans la glande, deviennent flexueux, enlacent les follicules dans leurs ramifications, et se reconstituent sur l'extrémité opposée du ganglion. (Nysten, 11e édition, page 835.)

4° Depuis cette époque, M. Robin a modifié sa manière de voir. La substance propre des ganglions serait constituée par des cylindres flexueux repliés sur eux-mêmes comme les circonvolutions du cerveau, de telle façon qu'on ne peut déterminer leur longueur. Ils présentent une surface bosselée et un diamètre d'au moins 0mm,1 ; leur paroi est mince, homogène et pourvue de noyaux assez rares. De la surface interne de ces cylindres partent des cloisons qui en divisent l'intérieur en compartiments remplis d'une matière pulpeuse, formée par des épithéliums nucléaires et pavimenteux. Les capillaires sanguins traversent la paroi des cylindres et se ramifient entre les éléments épithéliaux. Les capillaires lymphatiques se ramifient pour former à leur surface des sinus lymphatiques.

5° M. Kölliker décrit aux ganglions une enveloppe, une substance corticale, une substance médullaire et un hile.

L'*enveloppe* est la même que celle que décrivent les autres auteurs. La *substance corticale* représente un système d'alvéoles communiquant entre elles, analogues au tissu spongieux; M. Kölliker donne à cette substance le nom de corps caverneux lymphatique. La surface interne des aréoles ne contient pas d'épithélium.

La *substance médullaire* ou centrale est entourée par la substance corticale, excepté au niveau du hile, d'où partent les vaisseaux efférents. Elle a une apparence spongieuse, et elle est formée uniquement par les vaisseaux lymphatiques.

Les *vaisseaux sanguins* pénètrent par tous les points de l'enveloppe et traversent, tout en conservant leur paroi intacte, la cavité des aréoles et même les cloisons qui les séparent. Ils pénètrent aussi dans la substance médullaire, présentent des rapports de simple contact avec les vaisseaux lymphatiques et sortent sous le nom de veines.

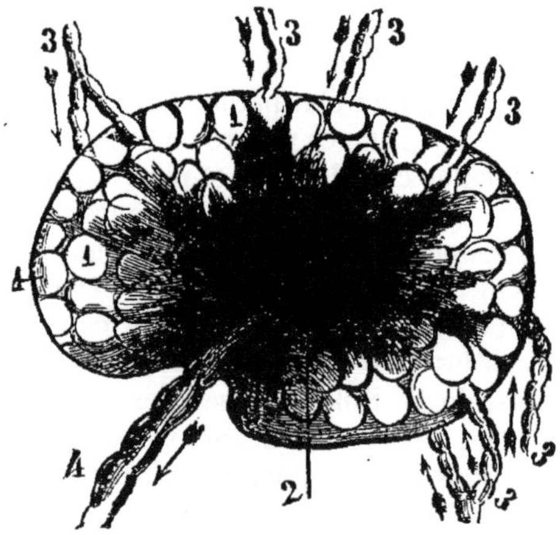

FIG. 112.

Structure du ganglion lymphatique, d'après Kölliker. La couche superficielle ou caverneuse est formée d'aréoles, 1, 1, communiquant entre elles. — 2. Substance profonde. — 3, 3, 3, 3. Vaisseaux lymphatiques afférents. — 4. Vaisseau lymphatique efférent, émergeant du hile et venant de la substance centrale du ganglion.

Les *lymphatiques afférents* du ganglion, c'est-à-dire ceux qui y parviennent, pénètrent par tous les points de la substance corticale, tandis que les vaisseaux qui sortent, ou efférents, partent toujours de la dépression du hile que présente le ganglion, et au niveau duquel la substance corticale manque. Les vaisseaux afférents pénètrent dans les aréoles de la substance corticale spongieuse, et versent leur contenu dans ces cavités comme les artères de la verge portent le sang dans les aréoles des corps caverneux. La lymphe qui remplit ces vacuoles entre en contact immédiat avec les capillaires sanguins.

Il est à remarquer que ces vaisseaux perdent complétement leur paroi en pénétrant dans le ganglion. A la surface interne de la substance corticale, on voit des vaisseaux lymphatiques se constituer de nouveau avec leurs parois, s'anastomoser fréquemment entre eux et former un plexus très-riche, d'où naissent plusieurs vaisseaux afférents qui sortent de la glande par le hile.

Nous aurions encore à citer des descriptions différentes des précédentes, mais on voit suffisamment par ces exemples que tout n'est pas encore dit sur la structure des ganglions.

La question de savoir si les lymphatiques et les veines communiquent au centre des ganglions n'est pas encore résolue ; cependant la plupart des anatomistes admettent l'indépendance de ces deux ordres de vaisseaux.

Physiologie. — Le système lymphatique sert à la circulation des liquides blancs et normaux du corps, la lymphe et le chyle. La lymphe, qu'il ne faut pas confondre avec la lymphe plastique dont il a été question lorsque nous avons étudié l'inflammation, est un liquide blanc rosé qui pénètre dans les vaisseaux lymphatiques au niveau de leur origine, et qui traverse les glandes lymphatiques, au niveau desquelles il subit une élaboration. Ainsi transformé par le contact de ces glandes, il pénètre dans le sang, dont il reconstitue une portion des éléments. Ce liquide est un produit de désassimilation fourni par les divers tissus. Il renferme, en outre, une partie du plasma sanguin exhalé par les capillaires au sein des tissus, et n'ayant pas servi à leur nutrition.

La lymphe contenue dans ces vaisseaux est transparente et se coagule par le refroidissement. Avant d'arriver au canal thoracique et à la veine lymphatique droite, elle subit une élaboration dans les glandes lymphatiques qu'elle traverse. La lenteur de la lymphe dans ces glandes contraste avec la rapidité de la circulation dans les vaisseaux eux-mêmes.

Les lymphatiques de l'intestin, en outre de la lymphe qu'ils contiennent, charrient aussi le chyle qu'ils absorbent dans la cavité de l'intestin grêle. Nous avons déjà dit que les vaisseaux chylifères se comportent comme les autres lymphatiques.

Les glandes lymphatiques, comme toutes les glandes vasculaires sanguines, du reste, ont reçu des interprétations physiologiques si nombreuses, qu'il est difficile d'adopter l'une d'elles sans une grande réserve. Aujourd'hui, la plupart des anatomistes et des physiologistes admettent que ces glandes sont destinées à former la plus grande partie des *corpuscules de la lymphe et du chyle*. Il est certain que les corpuscules sont beaucoup plus nombreux dans les vaisseaux lymphatiques efférents. Selon Kölliker et Brucke, la substance

corticale du ganglion serait le lieu principal de formation des corpuscules lymphatiques qui prennent aussi naissance, mais en moindre
quantité, dans la substance médullaire. Ces auteurs ont été amenés à
cette considération par la raison que la lymphe marche très-lentement
dans les aréoles de la substance corticale, et qu'elle est en contact
avec des vaisseaux sanguins dans lesquels la tension est beaucoup
plus forte que celle que la lymphe exerce sur les parois des aréoles
et sur les vaisseaux sanguins eux-mêmes. Beaucoup d'éléments
constituants du sang, disent-ils, doivent s'épancher dans les aréoles
lymphatiques et se mêler à la lymphe. Ce phénomène est une pure
transsudation.

Les *cellules*, *globules* ou *corpuscules lymphatiques* étant destinés à être versés dans le sang des veines sous-clavières et à se
transformer, partie en globules rouges et partie en globules blancs,
peuvent donc être considérés comme une sécrétion des glandes
lymphatiques qui ont encore une autre fonction à remplir. Elles
exercent en effet une influence sur la composition chimique du sang
et de la lymphe; car, à leur niveau, le sang cède de la fibrine à la
lymphe, qui lui rend de l'eau. (*Voy.* plus loin les liquides.)

Applications pathologiques. — Le siége, la direction et
les rapports des vaisseaux lymphatiques étant connus, on se fera
une juste idée du réseau de lignes rosées qui se produisent à la surface de la peau, et de l'adénite qui se montre si rapidement dans
l'inflammation superficielle des lymphatiques, *angioleucite* ou *lym-
phangite*. Au toucher, ces lignes rosées donnent la sensation d'un
fin cordon, très-douloureux, dont la présence est due à la coagulation de la lymphe. Ces cordons sont longitudinaux et à peu près
parallèles. L'obstruction de leur cavité par le caillot détermine un
œdème très-léger dans les points correspondant à l'origine des lymphatiques malades.

Dans l'*angioleucite profonde*, la plupart des symptômes physiques font défaut, et le chirurgien est obligé d'établir son diagnostic
d'après la douleur, l'œdème, l'adénite et les commémoratifs.

Dans l'inflammation aiguë des ganglions, *adénite aiguë*, le ganglion se tuméfie, devient dur et douloureux et peut suppurer. L'inflammation peut rester limitée à la glande ou se propager au tissu
cellulaire. Le point malade est rouge, douloureux, et présente une
saillie ovalaire. Cette inflammation, qui est le premier symptôme de
l'érésipèle et de l'angioleucite, reconnaît pour cause ces deux maladies et toutes les lésions de la peau ou des muqueuses qui intéressent les lymphatiques sur un point quelconque de leur trajet. Voilà
pourquoi les moindres excoriations peuvent produire une adénite;
exemple : les éruptions et les excoriations du cuir chevelu, les

excoriations et ulcérations de la verge, les écorchures de la main et du pied, etc. L'adénite se montre rapidement dans les cas de piqûres de la peau avec inoculation de matières septiques. C'est ainsi que les piqûres anatomiques développent si fréquemment l'angioleucite et l'adénite. Les abcès du creux de l'aisselle, qui s'observent si souvent dans ces cas, sont dus à une propagation de l'inflammation du ganglion au tissu cellulo-graisseux du creux de l'aisselle.

Le siége de la tumeur, la rougeur et la douleur ne permettent pas de confondre cette maladie avec une autre.

L'adénite peut siéger dans toutes les régions où l'on trouve des ganglions lymphatiques. Elle prend le nom de bubon lorsqu'elle survient à la suite d'accidents vénériens, ou bien comme symptôme de la peste.

L'adénite peut se montrer à l'état chronique ; on lui donne alors plus particulièrement le nom d'*engorgement ganglionnaire*. Cet engorgement, symptôme de syphilis ou de scrofule, se montre fréquemment. Dans la syphilis, il se manifeste sur un grand nombre de ganglions à la fois, et le développement de ces organes est très-peu considérable. Les ganglions cervicaux se prennent de préférence, et leur engorgement est un signe presque certain d'infection syphilitique.

L'engorgement ganglionnaire, chez les scrofuleux, affecte de prédilection les glandes lymphatiques du cou, qui forment quelquefois des tumeurs du volume d'une tête de fœtus au niveau de la région parotidienne ; elles existent souvent des deux côtés et présentent des bosselures correspondant à autant de ganglions. Chez les enfants scrofuleux, l'adénite chronique présente quelquefois une marche plus rapide : le ganglion se tuméfie ; il est d'abord indolent, et, au bout d'un temps plus ou moins long, il suppure et forme des abcès qui s'ouvrent à la surface de la peau et qui laissent des cicatrices indélébiles et irrégulières qu'on appelle écrouelles. Ces altérations inflammatoires des ganglions, chez les scrofuleux, accompagnent fréquemment les tubercules pulmonaires et autres, et il n'est pas rare de voir les individus qui en sont atteints succomber, à une époque plus ou moins éloignée, aux symptômes de la phthisie pulmonaire.

Les ganglions deviennent fréquemment le siége de *tumeurs* malignes dues à l'hypergénèse des éléments épithéliaux.

Les lymphatiques constituent une voie certaine pour l'*inoculation*, témoin l'absorption des matières septiques dans les piqûres anatomiques. C'est aussi par les lymphatiques que sont absorbés le virus-vaccin placé sous l'épiderme, le virus syphilitique au niveau d'une érosion de la peau ou d'une muqueuse, le virus de la rage et le venin du serpent à la suite d'une morsure, etc.

Les lymphatiques constituent aussi une voie de propagation des tumeurs cancéreuses. On voit en effet, lorsque le cancer est arrivé à un certain degré de développement, les ganglions correspondants s'engorger et devenir le siége du développement d'une nouvelle tumeur.

CHAPITRE XV.

LIQUIDES DE L'ORGANISME.

Les liquides que l'on rencontre dans le corps sont le produit des glandes, ou bien ils sont contenus dans les vaisseaux de la circulation. Les liquides de sécrétion seront étudiés avec les diverses glandes qui les fournissent. Nous nous occuperons seulement, dans ce chapitre, des liquides en circulation, la lymphe, le chyle et le sang, et encore nous ferons remarquer que les descriptions qui vont suivre ne doivent être considérées que comme des résumés, attendu que le cadre de l'ouvrage ne permet pas de donner un grand développement à ces sujets, qui sont plutôt du domaine de la physiologie. Cependant, comme il n'est pas possible d'avoir une idée parfaite de la structure du corps sans en connaître les liquides, nous ferons en sorte que ces résumés suffisent aux élèves.

Article Ier. — De la lymphe.

Nous avons déjà vu, avec les lymphatiques, que la lymphe est un liquide transparent, coagulable par le refroidissement et pénétrant dans les capillaires par infiltration à travers leur paroi. Nous avons vu également que ce liquide, produit de désassimilation des tissus, traverse les glandes lymphatiques, dans l'épaisseur desquelles il subit une élaboration telle, qu'il peut servir à la reconstitution du sang. En effet, les ganglions, par leur action spéciale sur la lymphe, donnent à ce liquide une certaine quantité de fibrine, et font naître dans son sein des corpuscules particuliers appelés des globules de lymphe. Ces globules cheminent vers le canal thoracique et sont versés par ce conduit dans le système veineux, où quelques-uns d'entre eux se transformeront au bout d'un temps variable en globules rouges, tandis que les autres formeront les globules blancs du sang.

Pour M. Robin, les corpuscules de la lymphe sont des *leucocytes*, dont nous donnerons la description avec le sang, car ces éléments et les leucocytes sont identiques. On trouve quelquefois, mais accidentellement, quelques globules rouges du sang et quelques vésicules graisseuses ; mais il est probable que leur présence dans la lymphe est accidentelle.

La lymphe est composée d'un plasma et de parties solides. Le plasma contient, pour 1,000 gr. de lymphe, 925 d'eau, 3,50 de fibrine, 57 d'albumine et 15 de matières extractives et de sels.

Les corpuscules de la lymphe se développent spontanément dans les radicules lymphatiques, où ils existent en fort petit nombre. Ils sont d'abord très-fins et augmentent de volume à mesure qu'ils approchent du canal thoracique. Ils se montrent en beaucoup plus grand nombre lorsque les lymphatiques ont traversé des ganglions. (*Voy.* Sang.)

La leucocythémie pourrait être rattachée aux maladies de la lymphe, mais on est dans l'habitude de faire rentrer cette maladie dans les altérations du sang.

Article II. — Du chyle.

Le chyle est un liquide blanc, qu'on rencontre à l'état de pureté dans les vaisseaux chylifères, et qui est formé par un mélange de lymphe et des produits de la digestion.

Ce liquide est d'un blanc laiteux, opaque, se coagulant par le refroidissement, comme le sang et la lymphe, et se séparant en deux parties, le caillot et le sérum.

Dans 1,000 gr. de chyle, on trouve 904 d'eau, des traces de fibrine, 70 d'albumine, 9 de matières grasses, et 14 de matières extractives et de sels. On comprend que la proportion d'albumine et de matières grasses doive beaucoup varier, en raison de la nature des aliments qui ont été absorbés.

On appelle *plasma* du chyle, comme dans le sang et la lymphe, la partie liquide et les matières qu'elle tient en dissolution.

La partie solide du chyle est constituée par trois espèces d'éléments : des gouttelettes graisseuses, des granulations et des éléments identiques à ceux de la lymphe, c'est-à-dire des leucocytes.

Les *leucocytes* présentent leurs dimensions et leurs propriétés ordinaires. On trouve dans le chyle quelques leucocytes à noyau libre qu'on nomme globulins. (*Voy.* Globules blancs du sang.)

Les granulations que présente le chyle ressemblent à de petits grains de poussière ; ils se dissolvent dans l'éther et sont, par conséquent, de nature graisseuse.

Les gouttelettes graisseuses en suspension dans ce liquide ont été appelées *globules* du chyle. Or, ce ne sont point des globules particuliers, ce sont simplement des gouttelettes graisseuses qui nagent dans le liquide et dont les dimensions varient depuis $0^{mm},006$ jusqu'à 0,01. Ces corpuscules, arrondis et très-nombreux, présentent un centre brillant et un contour obscur, caractère propre à la matière grasse.

Article III. — Du sang.

Le sang, auquel on a donné divers noms, celui de liquide nourricier et de chair coulante entre autres, est un liquide rouge, alcalin, d'une saveur spéciale un peu salée, d'une odeur particulière et d'une consistance demi-sirupeuse.

Il est utile d'observer que la même division ne s'applique pas au sang vivant et à celui qui est extrait du corps. Dans le sang vivant on distingue deux parties : l'une solide, constituée par les corpuscules ou globules du sang, et l'autre liquide, comprenant l'eau du sang et les substances dissoutes : c'est le plasma.

Lorsque le sang est extrait des vaisseaux, il se produit une coagulation spontanée, et ce liquide se divise en deux parties, le caillot et le sérum. Le caillot, ou cruor, est formé par la fibrine qui, en se coagulant, emprisonne tous les corpuscules du sang ; tandis que le sérum est constitué par l'eau du sang tenant en dissolution les autres éléments. Ce liquide diffère du plasma en ce qu'il ne contient pas de fibrine ; sa composition est la même que celle qu'on trouve sous l'épiderme soulevé d'un vésicatoire, et dans les infiltrations et épanchements de l'hydropisie.

Le sang est formé par les éléments suivants :

Fibrine.	2,5 à 3
Globules.	127
Albumine.	65 à 70
Matières extractives. . . .	
Sels et matières grasses. . .	10
Eau.	790 à 800
	1010

Ces chiffres représentent les matériaux du sang desséchés.

Pour obtenir la *fibrine*, il suffit de battre le sang, au moment où il sort des vaisseaux, avec une fourchette ou un petit balai ; cette substance s'attache au corps étranger sous forme de filaments blanchâtres. Le liquide restant constitue le sang défibriné, tel qu'on l'emploie dans la transfusion, le plus ordinairement.

Les *globules* représentés par le chiffre 127 présentent quelques variétés à l'état sain : c'est pour cela que tous les auteurs ne s'accordent pas à indiquer le même chiffre. Ces éléments sont extrêmement nombreux. Dans le caillot, ils sont pris par la fibrine qui les emprisonne au moment de sa coagulation. Lorsque le sang est défibriné, de même que sur le sang ordinaire, les globules se déforment, se gonflent et finissent par se rompre et se dissoudre dans le sérum. Pour empêcher cette altération, il faut mêler au sang, au moment où il est recueilli, une solution un peu concentrée de sulfate de soude, qui a la propriété de conserver les caractères physiques des globules, et qui permet de les séparer de l'eau par la filtration.

Les corpuscules du sang sont de trois espèces : les globules rouges ou hématies, les globules blancs ou leucocytes, et les globulins ou noyaux de leucocytes.

Les *globules rouges* sont des éléments anatomiques ayant forme de cellules. Dans la vie embryonnaire, ils possèdent un noyau qui disparaît lorsque l'embryon a plus de deux centimètres de longueur, et à ce moment les hématies présentent un diamètre double de celui qu'elles auront plus tard. Ces globules à noyaux disparaissent insensiblement, et au moment de la naissance on ne les rencontre plus.

Les globules rouges du sang proprement dits sont des éléments circulaires, biconcaves, d'un rouge vif à la lumière réfléchie, d'une teinte jaunâtre un peu rosée à la lumière transmise. Le centre du globule réfracte la lumière plus facilement que les contours et paraît plus transparent. Beaucoup d'observateurs ont pris ce point central plus clair pour un noyau.

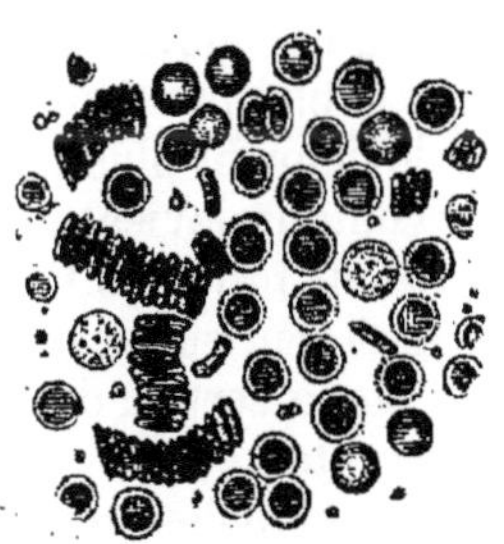

Fig. 113.

Globules sanguins extraits de l'extrémité du doigt. A droite de la figure ils sont isolés ; les uns sont aplatis et reposent sur leurs bords, d'autres sont obscurs au centre, tandis qu'une troisième variété présente une partie centrale transparente. Ces différences tiennent au point du foyer auquel on les considère. — A gauche de la figure, les globules se sont empilés les uns sur les autres en plusieurs points. On aperçoit aussi deux leucocytes et quelques granulations. Grossissement de 250 diamèt. (Bennett.)

Ils ont $0^{mm},007$ à $0^{mm},008$ de diamètre, et $0^{mm},002$ à $0^{mm},004$ d'épaisseur.

Les globules rouges sont mous, élastiques ; ils s'allongent pour traverser des vaisseaux capillaires qui ont moins de $0^{mm},007$, et reprennent ensuite leur forme primitive.

Composés d'une masse homogène, ils renferment des principes

salins, graisseux, et une matière colorante (hématosine) unie à la globuline.

L'eau les gonfle et les dissout rapidement après les avoir fait pâlir.

L'ammoniaque leur fait perdre leur élasticité en les rendant visqueux ; l'oxygène leur rend cette propriété. Ils sont plus ou moins rapidement dissous par l'acide acétique, l'acide tartrique, l'acide sulfurique étendu. Ils sont dissous par l'urine, les liquides des kystes. On observe quelquefois, au contact de ces liquides, un singulier phénomène : c'est qu'avant de se dissoudre ils ne se gonflent que sur l'une des faces. Le suc gastrique et le liquide du cœcum les durcissent, les rendent friables, et les dissocient en particules noirâtres. L'action du second est beaucoup plus énergique. Le suc intestinal a sur eux une action analogue à celle du suc gastrique.

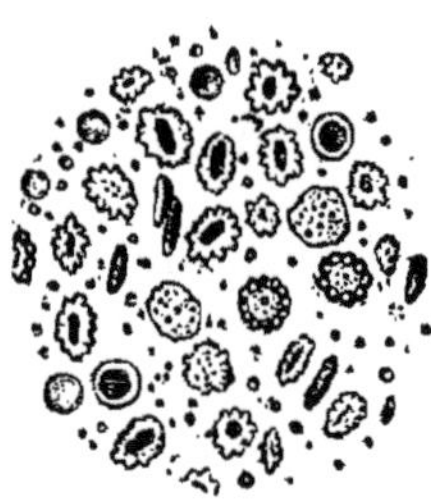

FIG. 114.

Globules sanguins déformés par l'exosmose (250 diamètres).

Hors des vaisseaux, les globules s'altèrent rapidement. Ils se recouvrent d'une mince couche d'un liquide glutineux dès qu'on les met au contact d'un liquide autre que le plasma. Alors ils s'empilent comme des pièces de monnaie. Ils deviennent plus petits et réfractent plus fortement la lumière. Leur contour devient plus foncé, leur centre plus brillant, ils prennent une teinte brunâtre. En même temps, ils se déforment et deviennent dentelés à leur surface (fig. 114). Cette altération des globules constitue un signe certain de la mort réelle.

Sur le cadavre ils perdent leur élasticité.

Dans les épanchements sanguins, les globules rouges se remplissent de granulations graisseuses et se gonflent. Ils finissent quelquefois par disparaître par atrophie graduelle, par résorption. Dans ces épanchements, on voit quelquefois la matière colorante des globules se séparer et ceux-ci devenir incolores.

Les globules sont pour quelques auteurs, le plus petit nombre des cellules contenant un liquide. Pour la plupart, c'est une petite masse constituée par de la globuline unie à la matière colorante rouge ou hématosine. La globuline est une substance spéciale aux globules rouges, et formée par une combinaison de fibrine et d'albumine. L'hématosine, représentée par 2 gr. environ dans les 127 de globules, est une matière colorante combinée à une certaine quantité de fer qui paraît nécessaire à la constitution du sang.

Les *globules blancs*, ou *leucocytes*, sont des éléments anatomiques auxquels M. Robin donne une extension considérable qui simplifie l'examen microscopique des liquides pathologiques et de quelques liquides normaux. Pour ce micrographe, les globules du pus, de la lymphe, du chyle, du mucus, de la salive, de l'urine, et les globules granuleux de l'inflammation, ne seraient autre chose que le leucocyte, c'est-à-dire le globule blanc du sang.

Ces éléments sont sphériques, d'une teinte grisâtre plus ou moins foncée ; leur contour est net et régulier, ils sont transparents ; leur surface est uniforme, lisse ; leur diamètre varie, selon les points où on les trouve, de 0mm,008 à 0mm,014. Ils sont constitués par une masse transparente, remplie de granulations très-fines. Le centre est brillant et jaunâtre. L'eau détermine le mouvement brownien dans ces éléments.

Les leucocytes ne conservent leurs caractères qu'autant qu'ils sont récemment formés. Lorsqu'au contraire ils sont formés depuis un certain temps, et qu'ils sont hors des vaisseaux, ils présentent de nombreuses modifications.

Ils se déforment et présentent pendant quelques heures des expansions sarcodiques qui se forment et disparaissent presque aussitôt.

L'eau rassemble les granules au centre du leucocyte, où ils deviennent cohérents et prennent au bout d'un quart d'heure l'apparence d'un noyau ovoïde. Cette formation de noyau s'observe constamment à l'état cadavérique et dans la salive, mais non dans le mucus des fosses nasales.

L'acide acétique produit les mêmes phénomènes, mais beaucoup plus rapides. Il détermine le rassemblement des granulations en trois ou quatre masses qui simulent des noyaux ovoïdes, irréguliers, et au bout d'une demi-heure il dissout l'enveloppe.

La soude, l'ammoniaque, gonflent et dissolvent ces éléments.

A l'état normal on trouve les leucocytes partout où il existe des globules rouges du sang et dans la lymphe. Ils glissent le long de la surface interne des petits vaisseaux sanguins, et ne sont pas en suspension au centre de ces vaisseaux.

On les rencontre dans le mucus, le pus, le colostrum, le lait des mamelles enflammées, le sperme, le liquide prostatique, le liquide amniotique, l'humeur vitrée chez le fœtus, la sérosité des vésicatoires, la synovie, le liquide céphalo-rachidien. Les muqueuses à l'état normal n'en présentent pas à leur surface, mais le plus léger trouble de la circulation suffit pour les faire apparaître.

Chez certaines personnes d'une mauvaise santé, les muqueuses exhalent habituellement des leucocytes.

C'est à la présence des leucocytes que le pus doit sa couleur et sa consistance.

Quelquefois, à la surface des muqueuses enflammées, les leucocytes se remplissent de gouttelettes graisseuses, jaunâtres, maintenues réunies par une matière amorphe attaquable par l'acide acétique qui dissout alors les gouttelettes graisseuses. On trouve surtout ces leucocytes dans les tissus enflammés, autour des épanchements sanguins.

Les leucocytes peuvent s'hypertrophier et acquérir un diamètre de 0^{mm},015 à 0^{mm},040.

D'après M. Robin, le rapport entre les leucocytes et les hématies serait : : 1 : 300.

On peut voir apparaître ces éléments anatomiques suivre leur développement, et être témoin de leurs altérations sur une plaie faite à la surface de la peau. On voit suinter de la plaie un liquide incolore : c'est le plasma, *lymphe plastique*. Une ou deux heures après on voit se former des corps sphériques, transparents, de 0^{mm},004 à 0^{mm},006 avec granulations. L'eau et l'acide acétique y déterminent l'apparition de deux ou trois noyaux. Trois ou quatre heures après ils ont acquis de 0^{mm},008 à 0^{mm},014.

Le rôle de ces éléments anatomiques est complétement inconnu. On ne sait pas davantage d'où ils proviennent.

On sait qu'ils ne sont doués d'aucune propriété malfaisante ; et à ce propos nous rappellerons que les propriétés des humeurs ne sont nullement dues aux solides qu'elles tiennent en suspension, mais à la partie liquide. Ceci prouve, qu'en ce qui concerne les venins et les virus, il ne faut pas compter avec le microscope.

M. Robin n'admet pas que les glandes vasculaires sanguines, rate, glandes lymphatiques, etc., soient chargées de former les globules blancs : car, dit-il, la lamproie ne possède ni rate ni ganglions, et cependant on constate chez elle la présence de globules blancs. D'après ce que nous avons dit de la lymphe, on a pu voir que les leucocytes ne se développent pas seulement dans les glandes lymphatiques, mais aussi qu'ils prennent spontanément naissance dans les liquides.

Les *globulins* sont considérés par M. Robin comme des noyaux libres de leucocytes, et présenteraient de 0^{mm},003 à 0^{mm},005. Ils sont sphériques, granuleux, et contiennent un nucléole. Ces corpuscules, que Kölliker appelle granules élémentaires, seraient, d'après cet auteur, versés par le canal thoracique dans le sang veineux.

Pour obtenir l'*albumine*, on prend le sérum dont on a déjà extrait la fibrine par le battage, et les globules par la filtration, et on la fait coaguler en chauffant le liquide ; on sait que l'albumine se coagule à une température de 70°.

Pour obtenir les matières extractives, les sels et les matières grasses, on a recours à la dessiccation du résidu et au traitement par l'eau, l'alcool, l'éther, etc. L'analyse devient ici très-difficile, et importe beaucoup moins au médecin et au physiologiste.

Nous avons voulu donner seulement un résumé de l'étude du sang ; le développement complet de cette étude eût été trop long. Nous renvoyons le lecteur au *Traité des humeurs* de M. Robin ; il y trouvera une histoire très-détaillée du liquide sanguin.

Altérations pathologiques.— Il n'entre pas dans notre plan d'examiner en détail toutes les maladies du sang ; cependant nous ne saurions nous dispenser d'en dire quelques mots, ne fût-ce que pour initier les élèves à leur étude.

Les principales altérations du sang consistent dans le changement du nombre des globules, dans l'augmentation, la diminution ou la transformation de la fibrine et dans la diminution de l'albumine.

Lorsque le nombre des globules est considérablement augmenté, il y a *pléthore*. Au commencement de l'augmentation du nombre de ces éléments, on n'observe aucun trouble ; mais, plus tard, le sang étant trop riche en globules, on constate des phénomènes congestifs vers tous les organes, et principalement vers le cerveau, rougeur de la face, pouls plein et dur, etc. Un régime débilitant, consistant surtout dans la réduction de la quantité des aliments, et de légères émissions sanguines améliorent cet état.

Lorsque le nombre des globules diminue jusqu'à un certain chiffre, qui peut atteindre 24 au lieu de 127, ce changement d'état du sang détermine une maladie qu'on appelle *anémie*. Cette altération des globules est souvent produite par des hémorrhagies. Le séjour dans un lieu obscur, l'étiolement, peuvent amener l'anémie : c'est ce qu'on voit chez les prisonniers qui séjournent dans les cachots, et aussi chez les ouvriers qui travaillent dans l'obscurité, comme on l'observe chez les mineurs d'Anzin.

L'anémie se développe quelquefois spontanément sous l'influence de certains troubles nerveux, comme cela s'observe fréquemment chez les jeunes filles à l'époque où l'utérus se prépare à remplir ses fonctions de menstruation. Ce mélange de symptômes nerveux et d'anémie a reçu le nom de *chlorose, chloro-anémie, pâles couleurs*. Cette maladie est presque spéciale à la femme, et se montre très-fréquemment. Elle détermine des symptômes variés du côté de tous les appareils ; leur énumération même serait trop longue. C'est dans ces cas d'anémie qu'on administre aux malades des préparations ferrugineuses dont on abuse beaucoup et qu'on ordonne quelquefois avec peu de discernement.

Les globules blancs sont quelquefois augmentés ; on peut voir leur nombre égaler et même surpasser ceux des globules rouges ; cette maladie a reçu le nom de *leucocythémie*. Nous ne discuterons pas la question de savoir lequel des deux savants a raison, de Virchow ou de Bennett, et si la cause de la leucocythémie tient à la prolifération des globules blancs par les glandes vasculaires sanguines ou à la destruction des globules rouges par les mêmes organes. Nous ferons remarquer seulement que cette affection s'accompagne presque toujours d'accès fébriles intermittents quotidiens, et qu'elle amène une hypertrophie considérable du foie et de la rate, quelquefois aussi des glandes lymphatiques. Elle détermine une grande débilité qui fait des progrès incessants jusqu'à la mort du malade. Il meurt par épuisement, à moins qu'il ne soit emporté par une hémorrhagie nasale, cérébrale, etc., ce qui se voit assez souvent. On ne connaît pas de moyens à opposer à cette fatale maladie.

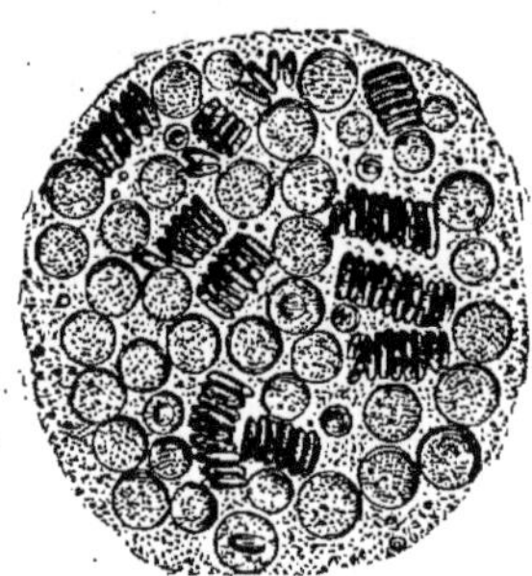

Fig. 115.

Aspect que présente une goutte de sang dans la leucocythémie (d'après Bennett).

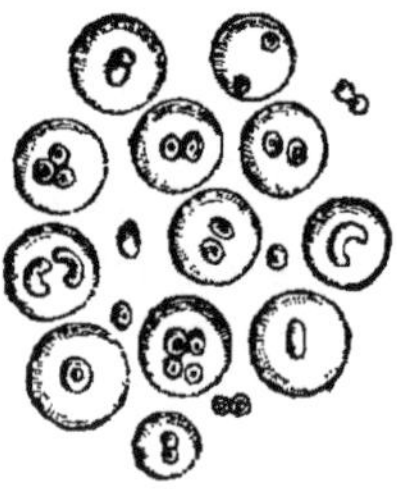

Fig. 116.

Aspect que présente une goutte de sang de leucocythémique après l'addition d'acide acétique.

L'augmentation des globules blancs du sang se rencontre encore dans la cachexie paludéenne, *fièvre intermittente chronique*, qui détermine l'hypertrophie du foie et surtout de la rate, en même temps que l'altération des globules. Elle présente une certaine analogie avec la leucocythémie, et donne lieu à des infiltrations séreuses multiples, ce qui n'arrive pas dans l'autre maladie.

D'après M. Robin, l'*infection purulente* déterminerait aussi l'augmentation considérable des leucocytes, et cela se conçoit aisément, puisque pour lui le globule de pus et le leucocyte sont identiques.

La manière de voir de M. Robin peut ne pas être exacte ; mais on est en droit de douter de la valeur des moyens préconisés par les auteurs pour reconnaître les divers globules de pus, de mucus, etc., lorsqu'on voit un homme d'une si grande valeur affirmer qu'il n'existe aucune différence entre ces éléments, et que toutes les propriétés des liquides qui les contiennent sont dues uniquement au sérum.

L'augmentation de la fibrine du sang est déterminée par les *phlegmasies*. Le rhumatisme articulaire aigu est la maladie qui élève le plus le chiffre de la fibrine, qui peut monter de 3 à 9 ; vient ensuite la pneumonie, qui peut faire monter ce chiffre à 8, etc. Lorsque la fibrine est augmentée, le sang présente une plasticité plus grande ; il se recouvre d'une *couenne inflammatoire* après qu'il a été extrait des vaisseaux. Cette couenne, qui se montre à la surface du caillot, est grisâtre ou d'un gris jaunâtre ; elle est due à l'excès de fibrine qui surnage et se coagule immédiatement. Il ne faut pas confondre cette couenne inflammatoire avec une couenne semblable qui se rencontre dans l'anémie. La couenne de l'anémie est également due à la coagulation de la fibrine, qui se trouve en excès relativement aux globules qui ont diminué.

Il est difficile de savoir si l'altération du sang dans certaines maladies est due à une diminution ou à une altération de la fibrine ; de ce nombre sont le *scorbut*, le *purpura hemorrhagica*, la *fièvre typhoïde* et les *fièvres éruptives hémorrhagiques*.

Personne n'ignore que, dans le *scorbut*, l'altération profonde des gencives s'accompagne d'une mollesse des tissus dans lesquels le sang s'extravase avec facilité : car le moindre choc suffit pour déterminer une bosse sanguine sur un scorbutique.

Dans le *purpura hemorrhagica*, survenant le plus souvent chez des cachectiques mal nourris, mal vêtus, on voit le sang s'extravaser dans l'épaisseur de la peau et former des taches rouges que la pression du doigt ne fait pas disparaître. Ce liquide suinte en même temps à la surface de quelque muqueuse.

Il semble qu'au début la *fièvre typhoïde* constitue une phlegmasie ; elle présente en effet une augmentation dans le chiffre de la fibrine qui semble ensuite diminuer après le premier septenaire, car c'est à dater de ce moment qu'il peut se former des taches pétéchiales et diverses hémorrhagies muqueuses.

Cette tendance aux hémorrhagies, cette diffluence de la fibrine, sont beaucoup plus marquées dans les fièvres éruptives, auxquelles on donne le nom, dans ce cas, de *fièvres hémorrhagiques*. Qu'il s'agisse d'une variole, d'une rougeole ou d'une scarlatine, l'éruption prend une teinte livide, et il se produit des pétéchies. On voit en même temps le sang être exhalé par les diverses muqueuses, et l'on constate des hématuries, des épistaxis, des hémoptysies, des entérorrhagies. Il est très-difficile d'arrêter l'écoulement du sang ; dans l'épistaxis, par exemple, on emploie souvent tour à tour et en vain tous les hémostatiques.

Nous avons eu occasion de voir un malade dans le service de M. Piorry, à la Charité ; on lui avait pratiqué une saignée au bras en pleine variole hémorrhagique : durant toute la nuit, il a été impossible d'arrêter l'écoulement sanguin. Ces fièvres hémorrhagiques sont d'une gravité désespérante.

La diminution de l'albumine dans le sang peut s'observer dans le cours d'une anémie ancienne et très-prononcée ; mais elle mérite à peine d'être mentionnée. Il n'en est pas de même en d'autres circonstances.

Dans la *maladie de Bright*, le malade perd une quantité considérable d'albumine par les urines. Peu à peu le sang désalbuminisé devient moins plastique, et les phénomènes d'endosmose et d'exosmose sont changés. Le sérum du sang passe à travers la paroi des capillaires, s'infiltre dans le tissu cellulaire et s'épanche dans les cavités séreuses. Cette hydropisie est plus marquée dans les tissus abondamment pourvus de tissu cellulaire. Il ne faut pas la confondre avec les hydropisies qu'on rencontre dans les maladies organiques du cœur et dans certaines maladies du foie, où la transsudation de la sérosité est due à l'accumulation du sang dans les veines et à l'augmentation de la tension sanguine dans les capillaires.

DEUXIÈME PARTIE.

CHAPITRE PREMIER.

DE L'OSTÉOLOGIE.

Nous renverrons le lecteur au chapitre *Système osseux*, dans lequel nous avons traité de tout ce qui est relatif aux os en général. Nous allons procéder immédiatement à la description des diverses parties du squelette, après avoir indiqué aux élèves la méthode qu'ils doivent suivre ordinairement dans la description d'un os.

Méthode générale de description d'un os.

1o Nom.	10° Division ; exemple : sternum , os coxal.
2o Espèce (long, plat ou court).	11° Régions. Faces : corps , extré-mités.
3o Pair ou impair.	
4o Situation.	
5o Direction.	12° Rapports.
6o Forme.	13° Conformation intérieure.
7o Volume.	14o Structure.
8o Densité.	15o Développement.
9o Dimensions.	16o Variétés anatomiques.

Ce plan est facile à suivre. La direction d'un os pourrait peut-être embarrasser. Pour la comprendre, on suppose habituellement le squelette placé dans une caisse fermée, et divisé en deux parties par un plan vertical et médian qui le partagerait d'avant en arrière en deux moitiés. Le plan de la caisse situé en avant du squelette forme le plan *antérieur*; le plan qui se trouve en arrière forme le plan *postérieur*; les plans *externes* sont constitués par les côtés de la caisse. Les extrémités représentent les plans *supérieur* et *inférieur*. On appelle plan *médian* ou *interne* le plan fictif qui diviserait d'avant en arrière le squelette en deux parties égales.

Certains os et autres organes ont une direction simple. Ainsi ils peuvent être verticaux. On dit alors qu'ils sont dirigés *de haut en bas* ou *de bas en haut*. Ils peuvent être horizontaux, et en ce cas être dirigés *d'avant en arrière*, c'est-à-dire du plan antérieur vers le plan postérieur; ou dirigés *de dedans en dehors*, c'est-à-dire du plan interne ou médian vers le plan externe.

La direction peut ne pas être aussi simple. Supposons, par exemple, qu'un os long vertical, comme nous l'avons supposé plus haut, présente son extrémité supérieure inclinée un peu en dehors, ainsi qu'on le voit au fémur : on dit alors que l'os est dirigé obliquement *de haut en bas* et *de dehors en dedans*. Si l'extrémité supérieure, au lieu d'être inclinée en dehors, était inclinée en arrière comme on le voit au sternum, on dirait alors que l'os est dirigé obliquement *de haut en bas* et *d'arrière en avant*.

La direction peut être encore plus compliquée. Si l'extrémité supérieure de l'os est inclinée du côté du plan externe et en même temps du côté du plan postérieur, c'est-à-dire en dehors et en arrière, on dit que l'organe est dirigé obliquement de haut en bas, d'arrière en avant et de dehors en dedans. Cela veut dire que l'une des extrémités est *supérieure, externe* et *postérieure*, c'est-à-dire rapprochée des trois plans de même nom, par rapport à l'autre extrémité qui est *inférieure, interne* et *antérieure*. Il faut, dans cette énumération, revenir constamment au point de départ ; nous nous ferons mieux comprendre par un exemple. Ainsi l'humérus est dirigé de *haut* en bas, *d'arrière* en avant, de *dehors* en dedans. Les mots « haut, arrière et dehors » sont le point de départ de chacune des trois directions et se rapportent à l'extrémité supérieure.

ARTICLE PREMIER.

TÊTE.

La tête est composée de vingt-deux os, non compris les osselets de l'ouïe : huit constituent le crâne, quatorze forment la face.

§ 1. — Crâne.

Le crâne est composé de huit os : quatre impairs : frontal, ethmoïde, sphénoïde, occipital ; quatre pairs : les pariétaux, les temporaux.

I. — FRONTAL.

Position.—Placez en avant la surface convexe, en bas la surface qui présente à la partie moyenne une grande échancrure.

Os impair, médian, symétrique, situé à la partie antérieure du crâne ; il présente à étudier trois faces et trois bords.

Face antérieure. — Convexe ; elle présente sur la ligne médiane, et de bas en haut, la bosse frontale moyenne et la suture frontale qui disparaît chez l'adulte. De chaque côté, une bosse, dont la saillie est souvent en rapport avec un certain développement de l'intelligence, c'est la *bosse frontale*. Au-dessus de cette bosse, cette face est lisse et se porte en fuyant, en haut et en arrière; au-dessous, une gouttière; plus bas, une saillie décrivant une courbe à concavité inférieure, c'est l'*arcade sourcilière* qui donne insertion, par sa partie interne, au muscle sourcilier. Toutes ces parties sont recouvertes par le muscle frontal et l'aponévrose épicrânienne. De chaque côté de la face antérieure, on trouve une surface triangulaire allongée, à sommet supérieur, faisant partie de la fosse temporale, donnant attache au muscle temporal et séparée du reste de la face antérieure par une ligne rugueuse qui se confond avec celle qui limite de tous côtés la fosse temporale.

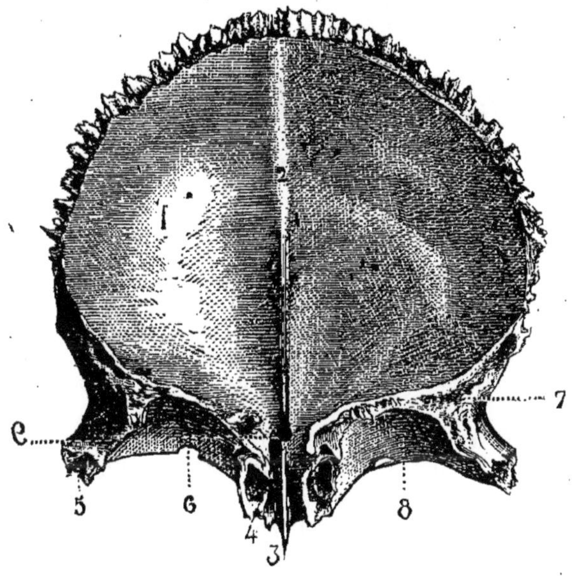

Fig. 117. — Os frontal vu par sa face postérieure.

1. Fosse frontale. — 2. Origine de la gouttière longitudinale supérieure. — 3. Épine nasale du frontal. — 4. Apophyse orbitaire interne. — 5. Apophyse orbitaire externe. — 6. Trou sus-orbitaire, existant souvent à l'état d'échancrure. — 7. Surface articulaire pour la grande aile du sphénoïde. — 8. Voûte orbitaire. — 9. Trou borgne au-dessous de la crête frontale.

Face postérieure. — On y trouve, sur la ligne médiane, de bas en haut : 1o le *trou borgne*, qui loge une expansion de la dure-mère et une petite veine qui va se jeter dans le sinus longitudinal supérieur (9); 2o la *crête frontale*, de 3 à 4 centim. de longueur, pour l'insertion de la faux du cerveau; 3o la *gouttière longitudinale*, qui forme le commencement de la gouttière longitudinale supérieure (2). On trouve au-dessous du trou borgne une large échancrure, *l'échancrure ethmoïdale.*

De chaque côté de la ligne médiane, il existe : 1° une dépression, *fosse frontale* (1), dont la profondeur est le plus souvent en rapport avec la saillie des bosses frontales; 2° une saillie au-dessous, *bosse orbitaire*, formée par une paroi osseuse très-mince. Cette face est parsemée dans toute son étendue d'éminences mamillaires et d'impressions digitales, beaucoup plus marquées sur la bosse orbitaire.

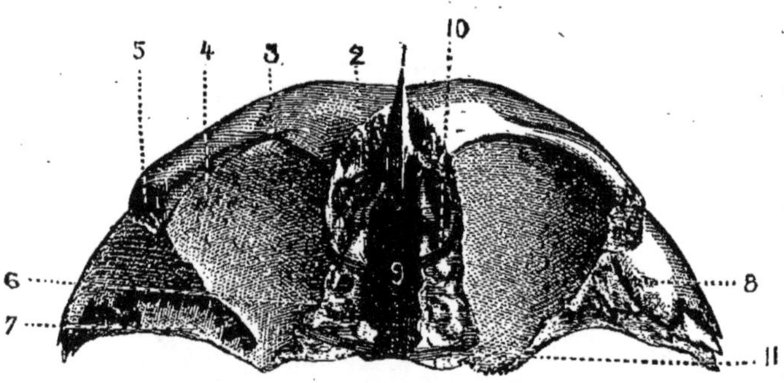

FIG. 118. — Os frontal vu par sa face inférieure.

1. Épine nasale du frontal. — 2. Apophyse orbitaire interne. — 3. Trou sus-orbitaire. — 4. Fossette lacrymale. — 5. Apophyse orbitaire externe.—6. Cellules frontales.—7, Bord postérieur du frontal. — 8. Surface articulaire, triangulaire pour le sphénoïde. — 9. Échancrure ethmoïdale. — 10. Gouttière concourant à la formation du trou orbitaire interne antérieur. — 11. Gouttière pour le trou orbitaire interne postérieur.

Face inférieure. — Elle présente : 1° sur ses parties latérales, la voûte de l'orbite, triangulaire, lisse, creusée d'une fossette, à sa partie externe, *fossette lacrymale* (4), pour loger la glande lacrymale; 2° sur la ligne médiane, l'*échancrure ethmoïdale* (9), destinée à l'articulation de l'ethmoïde; sur sa partie antérieure on trouve des rugosités et une épine appartenant au bord antérieur. Les parties latérales de cette échancrure présentent des demi-cellules qui s'articulent avec celles de l'ethmoïde, et à la partie antérieure avec l'os unguis, l'orifice des sinus frontaux et deux gouttières transversales qui se réunissent à des gouttières semblables de l'ethmoïde pour former de chaque côté les deux *trous orbitaires internes* (10 et 11).

Bord supérieur. — Dentelé, épais, articulé avec le bord antérieur du pariétal, il est taillé en biseau aux dépens de la table interne en haut, aux dépens de la table externe en bas, où il est plus mince; il décrit une courbe concave inférieurement.

Bord antérieur. — Il présente : 1º sur la ligne médiane, la partie antérieure de l'échancrure ethmoïdale. On y trouve un prolongement, *épine nasale supérieure*, s'articulant en avant avec les os propres du nez, en arrière sur la ligne médiane avec la lame perpendiculaire de l'ethmoïde, et concourant de chaque côté à la formation de la voûte des fosses nasales. On y trouve aussi des rugosités très-prononcées qui s'articulent en dedans avec les os propres du nez, et en dehors avec l'apophyse montante du maxillaire supérieur ; 2º sur les parties latérales, *l'arcade orbitaire*, bord osseux lisse, concave inférieurement, épais en dedans, mince et tranchant en dehors. Elle est limitée en dedans et en dehors par deux saillies, *l'apophyse orbitaire interne*, qui s'articule avec l'apophyse montante du maxillaire supérieur, et *l'apophyse orbitaire externe* qui s'articule avec l'os malaire.

Bord postérieur. — Mince et tranchant, le bord postérieur n'existe pas sur la ligne médiane où l'on trouve l'échancrure ethmoïdale. De chaque côté, ce bord est taillé en biseau aux dépens de la table interne, pour s'articuler avec les petites ailes du sphénoïde. Aux extrémités de ce bord, on trouve une facette triangulaire très-rugueuse et très-large. Cette facette, qui s'articule avec la grande aile du sphénoïde, est le point de réunion des trois bords de l'os qui se rendent à chacun de ses angles. Le bord supérieur se porte à l'angle externe, le bord postérieur à l'angle interne, et le bord antérieur à l'angle antérieur. (*Voyez* fig. 118.)

Développement. — Le frontal se développe par deux points d'ossification, un de chaque côté de la ligne médiane. En se réunissant, ils forment la suture frontale. Cet os est creusé, à sa partie inférieure et médiane, de deux cavités qui se montrent de onze à treize ans, *sinus frontaux*. Ces cavités sont ordinairement séparées par une cloison médiane ; elles sont en communication avec le méat moyen des fosses nasales par l'intermédiaire de l'infundibulum de l'ethmoïde. Un prolongement de la muqueuse pituitaire tapisse la surface de ces cavités.

Le frontal s'articule avec douze os : les deux pariétaux, le sphénoïde et l'ethmoïde, du côté du crâne ; les malaires, les unguis, les maxillaires supérieurs et les os propres du nez, du côté de la face.

II. — ETHMOÏDE.

Position. — Placez en avant et en haut l'apophyse qui a la forme d'une crête.

Os impair, médian, symétrique, situé à la base du crâne, en arrière du frontal, en avant du sphénoïde, au-dessus des fosses nasales, entre les cavités orbitaires.

Cet os est formé de deux parties distinctes : 1° la *partie médiane;* 2° les *masses latérales.*

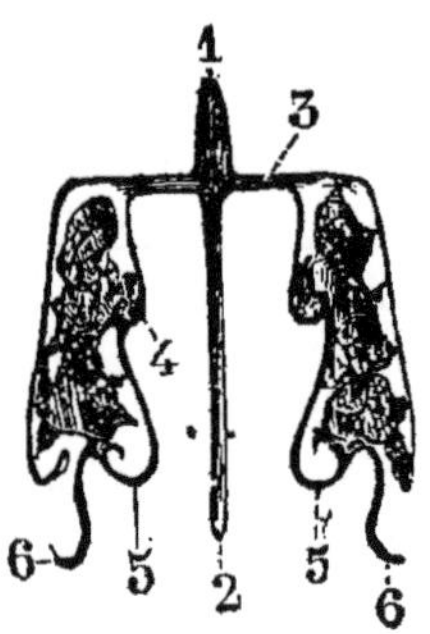

Fig. 119. — Coupe schématique verticale et transversale de l'ethmoïde.

1. Apophyse crista-galli. — 2. Lame perpendiculaire de l'éthmoïde. — 3. Lame criblée. — 4. Cornet supérieur. — 5, 5. Cornets moyens. — 6, 6. Apophyse unciforme sortant du méat moyen.

La *partie médiane* est formée par deux lames osseuses qui se coupent perpendiculairement.

L'une, verticale, forme : 1° à la partie supérieure, une apophyse triangulaire, épaisse, se terminant insensiblement en arrière, placée immédiatement en arrière du trou borgne du frontal et donnant insertion à la faux du cerveau, c'est *l'apophyse crista-galli* (1); 2° à la partie inférieure, une lame osseuse beaucoup plus longue et plus mince, *lame perpendiculaire de l'ethmoïde,* creusée sur ses deux faces de petites gouttières pour des vaisseaux et des nerfs, articulée en avant avec l'épine nasale du frontal et les os propres du nez, en arrière avec le sphénoïde, en bas et en arrière avec le vomer, en bas et en avant, à l'état frais seulement, avec le cartilage de la cloison des fosses nasales (2).

L'autre lame, horizontale, croisant la précédente à l'union de la lame perpendiculaire et de l'apophyse crista-galli, constitue la *lame criblée* de l'ethmoïde (3), supportant par ses deux bords les *masses latérales* de cet os qui y sont comme suspendues. De chaque côté de l'apophyse crista-galli, la face supérieure de cette lame criblée est creusée en forme de gouttière plus profonde en avant, c'est la *gouttière ethmoïdale.* On y trouve des trous nombreux, disposés plus ou moins régulièrement sur deux lignes antéro-postérieures, au nombre de dix-huit ou vingt, et donnant passage aux filets du nerf olfactif et aux ramifications des artères ethmoïdales. On y trouve encore, de chaque côté de l'apophyse crista-galli, une fente, *fente ethmoïdale,* où passe le filet ethmoïdal du rameau nasal du nerf ophthalmique de Willis, et une branche de l'artère ethmoïdale antérieure. La lame criblée par sa partie inférieure forme la plus grande partie de la voûte des fosses nasales.

Les *masses latérales* sont cubiques. Elles sont placées entre les fosses nasales et les cavités orbitaires, et réunies l'une à l'autre seulement par la lame criblée de l'ethmoïde. Elles présentent six faces.

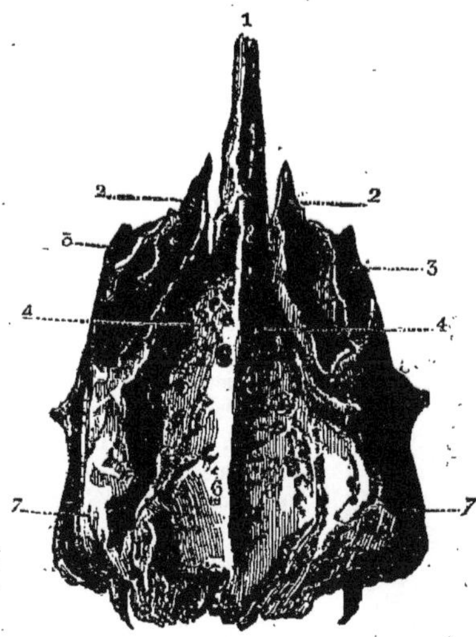

FIG. 120.—Face supérieure de l'ethmoïde.

1. Partie antérieure de la lame perpendiculaire. — 2, 2. Partie antérieure des masses latérales. — 3, 3. Cellules antérieures de l'ethmoïde. — 4, 4. Trous de la lame criblée. — 6, 6. Partie postérieure des gouttières ethmoïdales. — 7, 7. Cellules ethmoïdales postérieures. — 8. Apophyse crista-galli.

Face externe. — Cette face, formée par l'*os planum* ou *lame papyracée*, est lisse, un peu sinueuse, et articulée avec le frontal en haut, le maxillaire supérieur et le palatin en bas, l'unguis en avant et le sphénoïde en arrière.

Face interne. — Elle forme une grande partie de la paroi externe des fosses nasales. On y trouve à la partie supérieure une saillie plus marquée en arrière, c'est le *cornet supérieur des fosses nasales* ou *cornet de Morgagni*; au-dessous, une dépression qui communique avec les cellules postérieures de l'ethmoïde, *méat supérieur des fosses nasales*; en bas, une saillie plus considérable que la première, formée par une lamelle osseuse contournée sur elle-même et convexe en dedans, c'est le *cornet moyen*. Cette face présente, comme la lame perpendiculaire, de petites gouttières ramifiées pour loger des vaisseaux et des nerfs.

Face supérieure. — Elle présente des dépressions qui se réunissent à celles de l'échancrure ethmoïdale du frontal et deux gouttières transversales formant avec celles du frontal les trous orbitaires internes.

Face inférieure. — Plus irrégulière que la supérieure, elle offre à considérer : 1º le bord inférieur du cornet moyen; 2º une cavité placée au-dessous, *méat moyen*, au fond et en avant de laquelle se trouve un conduit osseux de deux à trois millimètres de diamètre, convexe en avant et se dirigeant vers le sinus frontal. Ce conduit, qui communique avec les cellules ethmoïdales antérieures, s'appelle *infundibulum*; 3º du fond de ce méat, on voit sortir une lamelle osseuse, mince, libre, et qui se dirige par une extrémité libre vers l'orifice du sinus maxillaire. Cette lamelle osseuse concourt à rétrécir l'orifice du sinus : elle s'appelle apophyse *unciforme*.

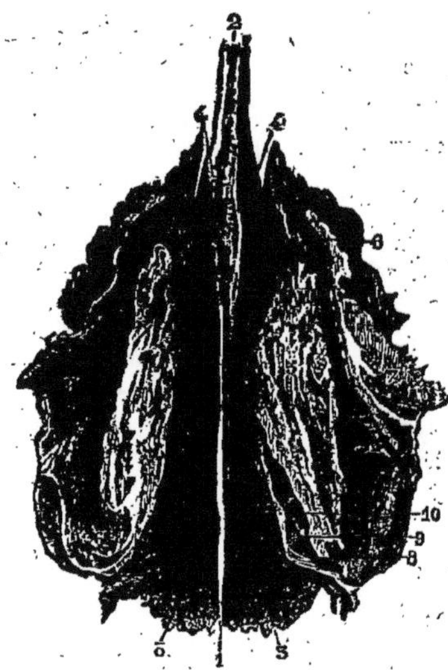

Fig. 121. — Face supérieure de l'ethmoïde.

1. Extrémité postérieure. — 2. Partie antérieure de la lame perpendiculaire. — 3, 3. Partie postérieure de la lame criblée. — 4, 4. Partie antérieure de la lame criblée. — 5, 5. Bord inférieur du cornet moyen. — 6. Partie antérieure du méat moyen. — 7, 7. Apophyse unciforme. — 8. Partie postérieure du cornet supérieur. — 9. Partie postérieure du méat supérieur. — 10. Un orifice des cellules ethmoïdales postérieures.

Face antérieure. — Elle se place derrière l'apophyse montante du maxillaire supérieur, en dedans et en arrière de l'os unguis.

Face postérieure. — Elle s'articule avec la face antérieure du corps du sphénoïde. Entre les deux masses latérales, le bord postérieur de la lame criblée s'articule aussi avec le corps du sphénoïde.

Cet os est presque entièrement formé de tissu compacte, et s'il est léger, s'il surnage dans l'eau, cela tient à ce que les lamelles compactes sont séparées par de nombreuses cavités. Ces cavités sont divisées en deux groupes : 1º les *cellules ethmoïdales antérieures*, indépendantes des autres, communiquant avec l'infundibulum et le méat moyen; 2º les *cellules ethmoïdales postérieures*, indépendantes des premières et communiquant avec le méat supérieur.

Cet os s'articule avec treize os : le frontal et le sphénoïde, du côté du crâne; les os propres du nez, les unguis, les maxillaires supérieurs, les palatins, les cornets inférieurs et le vomer, du côté de la face.

Développement. — Trois points osseux : un pour les masses latérales, un pour l'apophyse crista-galli. Le premier apparaît au cinquième mois, le deuxième après la naissance. Les cellules ethmoïdales ne sont complètes qu'à l'âge de cinq ans.

III. — SPHÉNOÏDE.

Position.—Placez en haut et en avant les deux extrémités du plus grand diamètre de l'os.

Situé à la partie moyenne de la base du crâne, enclavé au milieu des autres os qui en constituent la base, il est placé derrière l'ethmoïde et le frontal, en avant de l'occipital et du rocher, et concourt à former la cavité crânienne, les fosses nasales, les cavités orbitaires, la fosse temporale, la fosse zygomatique et la fosse ptérygo-maxillaire.

Pour bien étudier cet os, on doit ne considérer que le corps, qui est cubique, et présente, par conséquent, six faces. Il faut décrire avec chacune de ces faces le prolongement qui s'y rattache. C'est ainsi que nous examinerons : 1° la petite aile du sphénoïde avec la face supérieure ; 2° l'apophyse ptérygoïde avec la face inférieure ; 3° la grande aile avec la face latérale.

Face antérieure. — Elle est placée derrière l'ethmoïde. Elle présente : 1° de chaque côté de la ligne médiane, l'orifice des *sinus sphénoïdaux*, en partie fermés par une lamelle osseuse, *cornet de*

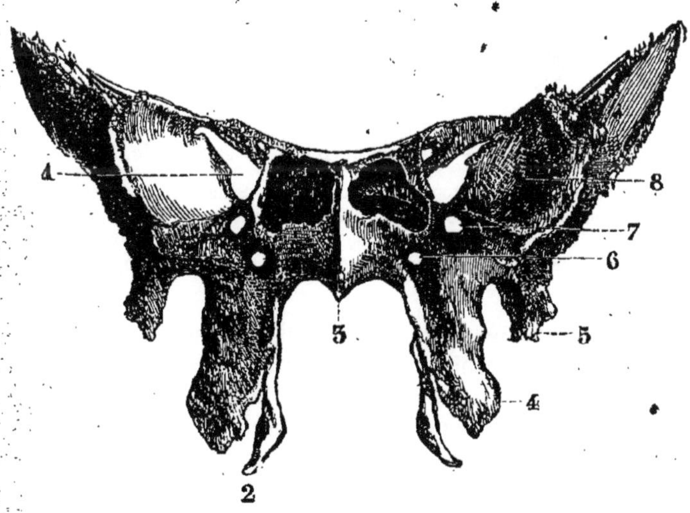

FIG. 122. — Face antérieure du sphénoïde.

1. Fente sphénoïdale. — 2. Aile interne de l'apophyse ptérygoïde. — 3. Bec du sphénoïde. — 4. Aile externe de l'apophyse ptérygoïde. — 5. Epine du sphénoïde. — 6. Trou vidien. — 7. Trou grand rond. — 8. Face antérieure ou orbitaire de la grande aile.

Bertin, et tapissés par un prolongement de la muqueuse des fosses nasales ; 2º entre les deux sinus, une ligne rugueuse médiane et verticale formant en bas la crête sphénoïdale qui s'articule avec la lame perpendiculaire de l'ethmoïde ; 3º au-dessus des orifices, une ligne rugueuse transversale, s'articulant avec le bord postérieur de la lame criblée de l'ethmoïde ; 4º en dehors, une surface rugueuse verticale plus large, s'articulant avec la face postérieure des masses latérales de l'ethmoïde et avec l'os palatin.

Face postérieure. — Petite, quadrilatère, rugueuse, elle s'articule dans toute son étendue avec l'occipital ; dans la plupart des os qu'on étudie, cette face est formée par un trait de scie nécessité par la réunion précoce du sphénoïde et de l'occipital.

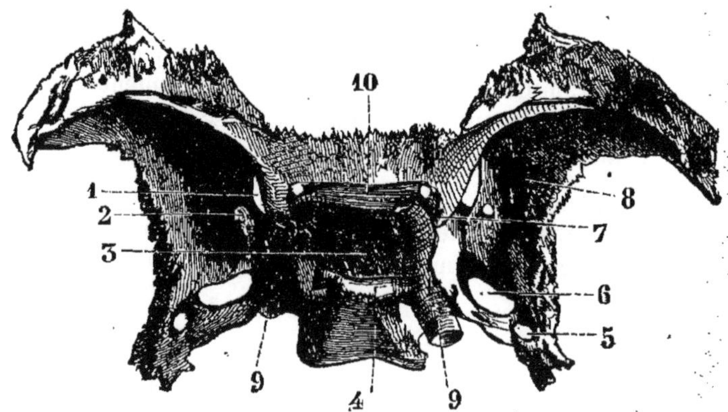

FIG. 123. — Face supérieure du sphénoïde.

1. Fente sphénoïdale. — 2. Trou grand rond. — 3. Selle turcique. — 4. Lame quadrilatère du sphénoïde. — 5. Trou petit rond. — 6. Trou ovale. — 7. Apophyse clinoïde antérieure. — 8. Face supérieure de la grande aile du sphénoïde. — 9. Artère carotide sur la gouttière caverneuse. — 10. Gouttière optique présentant les trous optiques à ses deux extrémités.

Face supérieure (fig. 123). — Elle présente d'avant en arrière et sur la ligne médiane : 1º une petite crête qui s'articule avec le bord postérieur de la lame criblée de l'ethmoïde ; 2º une surface lisse, quadrilatère, sur laquelle sont creusées de chaque côté de la ligne médiane, d'avant en arrière, deux gouttières très-peu marquées, *gouttières olfactives* ; 3º une gouttière transversale un peu concave en avant, *gouttière optique* (10), se terminant de chaque côté par un petit canal oblique en bas, en avant et en dehors, *trou optique* ; sur la gouttière repose le *chiasma* des nerfs optiques, dans le trou passent le nerf optique et l'artère ophthalmique ; 4º une dépression profonde, *selle turcique* ou *fosse pituitaire*, qui loge la glande pituitaire ; 5° la *lame quadrilatère* du sphénoïde, séparant la selle turcique de la gouttière basilaire. Cette lame osseuse présente sur ses bords latéraux deux échancrures : la supérieure, dans laquelle passe le nerf moteur oculaire commun, et l'inférieure, pour le nerf moteur oculaire externe. Les deux angles libres de cette lame présentent une saillie, *apophyse clinoïde postérieure.*

Sur les parties latérales de cette face, on trouve : 1° une gouttière, *gouttière caverneuse*, oblique de bas en haut, d'arrière en avant, étendue du trou déchiré antérieur à la base de la petite aile du sphénoïde, décrivant deux courbures, la postérieure concave en bas, l'antérieure concave en haut : l'artère carotide interne est située dans cette gouttière, de même que le sinus caverneux (9) ; 2° une saillie arrondie formant l'angle postérieur de la petite aile du sphénoïde, c'est l'*apophyse clinoïde antérieure*. Entre les apophyses clinoïdes antérieure et postérieure, de chaque côté de la selle turcique, on trouve un petit tubercule, *apophyse clinoïde moyenne*, dont le développement est variable suivant les sujets, et qui quelquefois envoie un prolongement osseux aux apophyses clinoïdes antérieure et postérieure.

Petites ailes du sphénoïde ou apophyses d'Ingrassias. — Prolongement mince et triangulaire dont la face supérieure concourt à former l'étage antérieur de la base du crâne, et dont la face inférieure concourt à former la voûte orbitaire et la fente sphénoïdale.

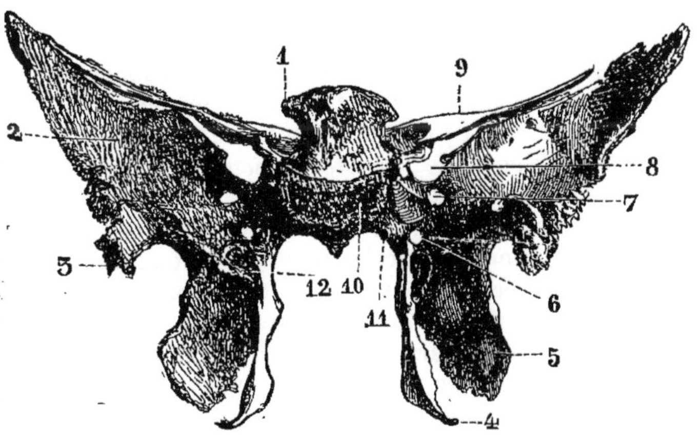

Fig. 124. — Face postérieure du sphénoïde.

1. Apophyse clinoïde postérieure. — 2. Grande aile du sphénoïde. — 3. Épine du sphénoïde. — 4. Aile interne et crochet de l'apophyse ptérygoïde. — 5. Aile externe. — 6. Trou vidien. — 7. Trou grand rond. — 8. Fente sphénoïdale. — 9. Apophyse d'Ingrassias. — 10. Surface articulaire s'articulant avec l'occipital. — 11. Conduit ptérygo-palatin. — 12. Fossette surmontant la fosse ptérygoïde et donnant insertion au muscle péristaphylin externe.

Le bord antérieur des petites ailes, rugueux, est articulé avec le bord postérieur du frontal. Le bord postérieur, très-mince et lisse, sépare l'étage moyen de l'étage supérieur de la base du crâne. Le bord interne, confondu avec le corps du sphénoïde, est traversé par le trou optique et présente une échancrure qui limite en avant la gouttière caverneuse. L'angle antérieur est confondu avec le corps de l'os. L'angle postérieur forme l'apophyse clinoïde antérieure. L'angle externe, très-aigu, très-mince, forme le sommet du triangle; il se termine en s'effilant contre le bord postérieur du frontal: on l'appelle *apophyse ensiforme* ou *xiphoïde*.

Face inférieure.—On y voit : 1° sur la ligne médiane, une crête qui s'insinue dans la gouttière du bord supérieur du vomer; cette crête, *rostrum* ou *bec* du sphénoïde, se continue avec la crête de la face antérieure; 2° de chaque côté de la crête, une gouttière qui reçoit les bords de la gouttière du vomer ; un peu en dehors, une petite gouttière se terminant souvent en avant par le conduit *ptérygo-palatin* qui va s'ouvrir dans la fosse ptérygo-maxillaire et qui laisse passer l'artère ptérygo-palatine et le nerf pharyngien de Bock.

Deux prolongements, les *apophyses ptérygoïdes* (fig. 122 et 124), se rattachent à cette face. L'apophyse ptérygoïde présente une base confondue avec le reste de l'os ; un sommet bifurqué ; une face interne qui fait partie des fosses nasales ; une face externe qui fait partie de la fosse zygomatique ; une face antérieure, lisse dans sa moitié supérieure pour concourir à la formation de la fosse ptérygo-maxillaire, rugueuse au-dessous pour s'articuler avec le palatin ; une face postérieure concave, c'est la *fosse ptérygoïdienne*, profonde, et donnant insertion dans toute son étendue au muscle ptérygoïdien interne. A la partie supérieure de cette fosse, il existe une petite dépression ovale, *fossette naviculaire*, pour l'insertion du muscle péristaphylin externe (fig. 124, 12). La bifurcation du sommet a fait donner aux deux branches de la bifurcation le nom d'*ailes* : 1° l'aile interne verticale, petite et contournée à son sommet en forme de crochet, dont la concavité regarde en dehors ; ce crochet sert de poulie de réflexion au tendon du péristaphylin externe ; 2° l'aile externe large, déjetée en dehors et donnant insertion par sa face externe au muscle ptérygoïdien externe. Entre ces deux ailes, on voit une portion du palatin qui fait partie de la fosse ptérygoïdienne. Deux canaux traversent la base de cette apophyse, d'avant en arrière : l'un interne, le conduit *vidien*, qui s'abouche en arrière au-dessous du trou décliné antérieur et qui donne passage au nerf vidien et à l'artère vidienne ; l'autre externe, le trou *grand rond*, dont l'orifice postérieur est situé dans la cavité crânienne et qui laisse passer le nerf maxillaire supérieur (fig. 124, 7).

Faces latérales. — Elles sont complétement masquées par l'insertion des grandes ailes. Ces appendices présentent une face supérieure, une face externe, une face antérieure ; un bord interne convexe et un bord externe concave ; une extrémité inférieure ou interne, une extrémité supérieure ou externe. Les deux bords se confondent aux deux extrémités. La grande aile est très-étendue, elle monte jusque dans la fosse temporale. Elle est concave en haut

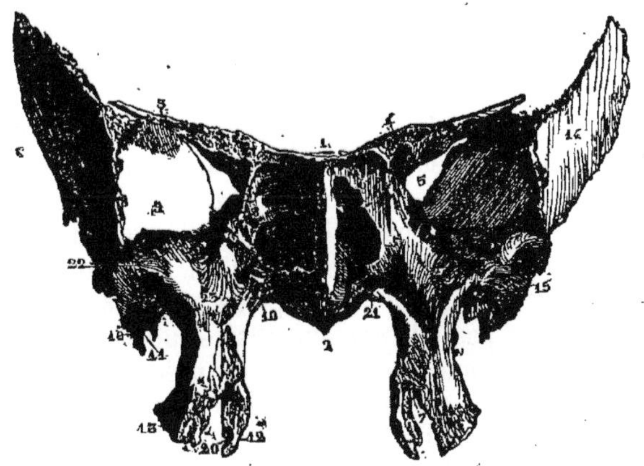

FIG. 125. — Face antérieure du sphénoïde.

1, 1. Orifice des sinus sphénoïdaux de chaque côté de la crête.—2. Crête sphénoïdale. — 3, 4. Apophyses d'Ingrassias. — 5. Fente sphénoïdale. — 6. Fragment du cornet de Bertin. — 7. Fosse ptérygoïde. — 8. Fragment du cornet de Bertin.—9. Face orbitaire.—10. Trou vidien. — 11. Epine du sphénoïde. — 12. Aile interne de l'apophyse ptérygoïde. — 13. Aile externe. — 14. Face temporale. — 15. Fosse zygomatique. — 20. Crochet de l'aile interne de l'apophyse ptérygoïde. — 21. Trou ptérygo-palatin. — 22. Crête qui sépare la fosse temporale de la fosse zygomatique.

pour concourir à la formation de la cavité crânienne. La face supérieure, concave, présente des éminences mamillaires et des impressions digitales. La face externe est divisée vers la partie moyenne par une crête (fig. 125, 22) ; la portion qui est au-dessous donne insertion au ptérygoïdien externe et fait partie de la fosse zygomatique ; celle qui est au-dessus concourt à former la fosse temporale et donne insertion au temporal. La face antérieure est une petite face quadrilatère, qui concourt à former la paroi externe de la cavité orbitaire. Limitée en bas par un bord lisse qui fait partie de la fente sphéno-maxillaire, limitée en arrière par un autre bord lisse qui fait partie de la fente sphénoïdale et qui se confond en bas avec l'apophyse ptérygoïde, cette face présente deux bords rugueux et articulaires, un supérieur pour le frontal, un antérieur pour l'os malaire.

Le bord externe, concave et rugueux, est taillé en biseau en arrière aux dépens de la table interne, en avant aux dépens de la table externe. Il s'articule avec la portion écailleuse du temporal. Le bord interne, convexe et très-long, commence à l'extrémité externe et se termine à l'extrémité interne en passant sur les côtés du corps du sphénoïde et concourant à former la fente sphénoïdale. A l'origine de ce bord, en haut, existe une surface triangulaire, rugueuse, très-large, qui s'articule avec une facette semblable que nous avons déjà étudiée sur le frontal, au point de convergence des bords. C'est le long de ce bord qu'on trouve d'avant en arrière et disposés sur une ligne courbe concave en dehors : 1° la fente sphénoïdale (fig. 123, 1); 2° le trou grand rond (fig. 122, 7); 3° le trou ovale, et 4° le trou petit rond.

Dans la fente sphénoïdale, large en dedans, étroite en dehors, limitée par la petite aile en haut, la grande aile en bas, le corps du sphénoïde en dedans, passent les nerfs moteur oculaire commun, moteur oculaire externe, pathétique, ophthalmique de Willis, la veine ophthalmique et quelques branches de l'artère méningée moyenne. Dans le trou grand rond, placé à 2 ou 3 millimètres au-dessous de la fente, passe le nerf maxillaire supérieur; dans le trou ovale, placé à 1 centimètre en arrière du précédent, large, dirigé en arrière et en dehors, passent le nerf maxillaire inférieur et l'artère petite méningée; à 2 millimètres en arrière et en dehors de lui, le trou petit rond ou sphéno-épineux laisse passer l'artère méningée moyenne. La portion la plus reculée du bord interne, étendue du corps du sphénoïde à l'extrémité interne de la grande aile, s'articule avec le rocher. L'extrémité interne vient se placer dans l'angle de réunion qui sépare les portions pierreuse et écailleuse du temporal. Elle se termine par une apophyse saillante au-dessous de la base du crâne, c'est l'*épine du sphénoïde*. Elle donne attache au ligament sphéno-maxillaire, et au muscle interne du marteau. L'extrémité externe est mince, tranchante et taillée en biseau aux dépens de la table interne en avant et de la table externe en arrière. Elle vient s'engrener au point de réunion du frontal, du pariétal et du temporal et former là des sutures écailleuses.

Cet os s'articule avec douze os : 1° avec tous les os du crâne; 2° du côté de la face, avec les palatins, les malaires et le vomer. Le sphénoïde est creusé de cavités, *sinus sphénoïdaux*, qui augmentent avec l'âge. Ils sont ordinairement divisés en deux parties par une cloison verticale et médiane, et pénètrent quelquefois jusque dans l'apophyse basilaire de l'occipital.

Développement. — Huit points d'ossification principaux : deux pour les petites ailes, deux pour la partie antérieure du corps, deux pour les grandes ailes, deux pour la partie postérieure du corps. Les quatre premiers constituent chez le fœtus une portion distincte qu'on appelle sphénoïde antérieur, tandis que la partie postérieure, formée aussi par quatre points osseux, constitue le sphénoïde postérieur.

Il existe encore deux points de chaque côté, un pour l'aile interne de l'apophyse ptérygoïde et un pour le cornet de Bertin.

IV. — OCCIPITAL.

Position.—Placez la face concave en haut, l'angle le plus épais en avant.

Os impair, médian et symétrique, situé à la partie postérieure et inférieure du crâne, au-dessus de la colonne vertébrale, au-dessous des pariétaux, en arrière des temporaux et du sphénoïde. On lui considère deux faces, quatre bords et quatre angles.

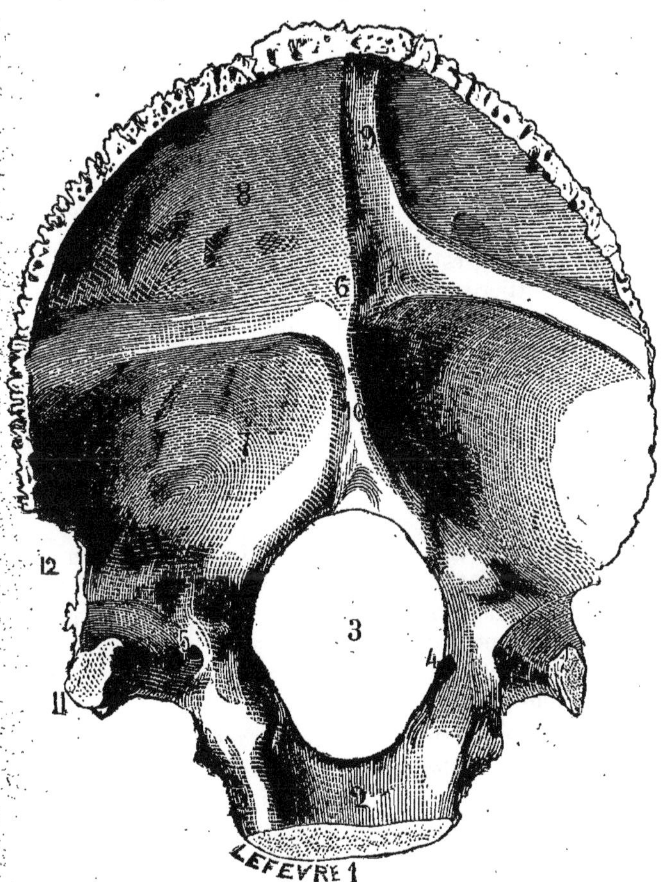

FIG. 126. — Face supérieure de l'occipital.

1. Apophyse basilaire. — 2. Gouttière basilaire. — 3. Trou occipital.—4. Trou condylien antérieur. — 5. Portion de gouttière latérale avec le trou condylien postérieur. — 6. Protubérance occipitale interne, au niveau du pressoir d'Hérophile, entre les gouttières latérales. — 7. Fosse occipitale inférieure. — 8. Fosse occipitale supérieure. — 9. Partie postérieure de la gouttière longitudinale supérieure se continuant par exception avec la gouttière latérale gauche. — 10. Crête occipitale interne. — 11. Apophyse jugulaire. — 12. Portion de l'occipital s'articulant avec la portion mastoïdienne du temporal.

Face supérieure. — Quelques auteurs la décrivent sous le nom d'*antérieure*. Elle est concave et présente un grand trou, le *trou occipital*, dans lequel passent le bulbe rachidien, l'artère vertébrale, le nerf spinal. Je prendrai ce trou comme point de départ et j'examinerai successivement ce qui se trouve en avant de lui, en arrière et sur ses côtés. On y voit : 1o en avant, la *gouttière basilaire* (2), en rapport avec la protubérance annulaire, se continuant avec la lame quadrilatère du sphénoïde. Sur les bords de cette gouttière, une très-petite gouttière qui se réunit à une autre semblable du bord postérieur du rocher pour former la gouttière pétreuse inférieure; 2o en arrière, une large surface présentant quatre fosses, *fosses occipitales ;* les deux supérieures présentent des éminences mamillaires et des impressions digitales, ce sont les fosses cérébrales (8); les deux inférieures, lisses, constituent les fosses cérébelleuses (7). Les quatre fosses sont séparées par des crêtes qui viennent toutes converger vers le centre où se trouve la *protubérance occipitale interne* (6). La crête qui sépare les fosses cérébelleuses, *crête occipitale interne* (10), est très-saillante et mince; les autres sont creusées d'une gouttière. Celle qui sépare les fosses cérébrales présente la terminaison de la gouttière longitudinale supérieure ; celles qui séparent les fosses supérieures des inférieures présentent la gouttière latérale ordinairement plus profonde à droite qu'à gauche; 3o de chaque côté du trou se trouve une saillie qui correspond aux condyles de l'occipital et un petit conduit, *trou condylien antérieur*, où passent le nerf grand hypoglosse et une petite branche artérielle (4).

Face inférieure. — On voit : 1o En avant du trou, la surface basilaire de l'occipital, rugueuse, recouverte en avant par la membrane muqueuse de la partie supérieure du pharynx, point de départ fréquent des polypes naso-pharyngiens et donnant insertion en arrière, près du trou, aux muscles petit droit et grand droit antérieurs de la tête (fig. 127, 6-8).

2o En arrière du trou, une large surface au centre de laquelle se trouve une saillie, *protubérance occipitale externe*, donnant insertion au ligament cervical postérieur; entre cette protubérance et le trou occipital, la *crête occipitale externe*, de chaque côté de laquelle partent deux lignes courbes à concavité interne et antérieure :

A, la ligne courbe occipitale supérieure (1), qui part de la protubérance occipitale et qui se dirige vers l'apophyse mastoïde du temporal ;

B, la ligne courbe occipitale inférieure (2), qui part de la partie moyenne de la crête et qui se porte vers l'apophyse jugulaire. Toute la portion de face, située au-dessus de la protubérance et de la ligne supérieure, est recouverte par le muscle occipital. Plusieurs muscles s'insèrent sur les rugosités que l'on trouve entre le trou occipital et la ligne courbe supérieure. Sur la ligne courbe supérieure s'insèrent : à la lèvre supérieure, l'occipital ; à l'interstice, le trapèze en dedans, le sterno-cléido-mastoïdien en dehors ; à la lèvre inférieure, le grand complexus en dedans, le splénius en dehors. Entre les deux lignes courbes s'insèrent le grand et le petit complexus ; sur la ligne courbe inférieure, on remarque, vers la partie moyenne, des rugosités pour l'insertion du grand droit postérieur en dedans, du petit oblique en dehors (10). De chaque côté de la crête, tout près du trou, il existe une dépression profonde pour l'insertion du petit droit postérieur (3).

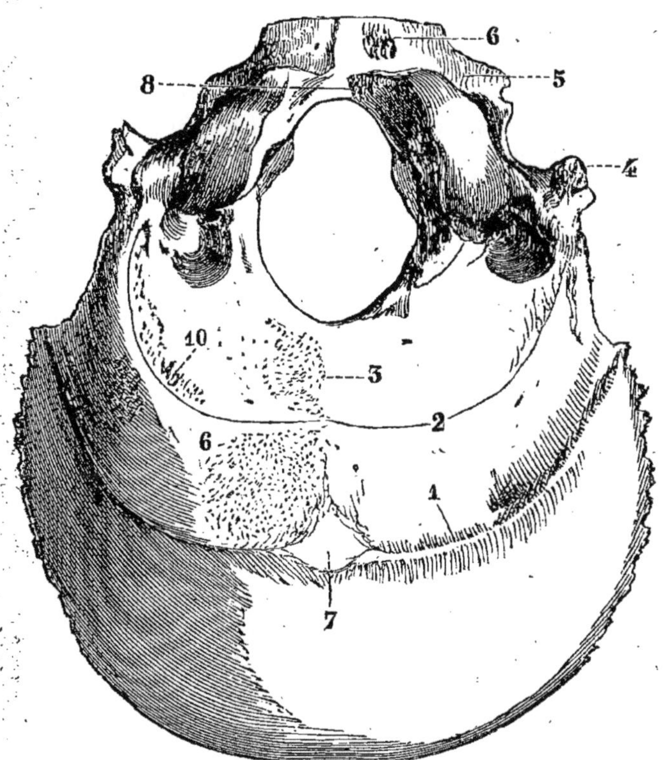

FIG. 127. — Face inférieure de l'occipital.

1. Ligne courbe supérieure. — 2. Ligne courbe inférieure. — 3. Crête occipitale externe, insertion du petit droit. — 4. Apophyse jugulaire. — 5. Ce numéro, placé un peu trop en avant, indique le trou condylien antérieur. — 6. Insertion du muscle grand droit antérieur. — 7. Protubérance occipitale externe. — 8. Insertion du muscle petit droit antérieur. — 9. Insertion du muscle grand complexus. — 10. Insertions des muscles grand droit postérieur et petit oblique.

3° De chaque côté du trou, deux saillies et deux fossettes : une saillie interne, ou *condyle*, obliquement dirigée d'arrière en avant, de dehors en dedans, dont la face articulaire regarde en bas et en dehors, pour s'articuler avec la cavité glénoïde de l'atlas ; une saillie externe, placée à 5 ou 6 millimètres de la précédente, *apophyse jugulaire* (4), qui donne insertion au muscle droit latéral de la tête ; une fossette, *fossette condylienne antérieure*, au fond de laquelle existe constamment un trou, *trou condylien antérieur* (5), pour le passage du nerf grand hypoglosse ; une *fossette condylienne postérieure*, au fond de laquelle existe quelquefois un petit trou pour le passage d'une veine qui va dans le sinus latéral. (*Voy.* fig. 133.)

Bords postérieurs. — Ils sont fortement dentelés et s'articulent avec le bord postérieur du pariétal.

Bords antérieurs. — Ils s'articulent avec le temporal. A leur partie moyenne s'élève une saillie correspondant à l'apophyse jugulaire, et qui les divise en deux parties : l'une postérieure, un peu dentelée, qui s'articule avec la portion mastoïdienne du temporal ; l'autre antérieure, rugueuse dans sa moitié interne pour s'articuler avec le sommet du rocher, échancrée dans sa moitié externe pour former, avec le rocher, le trou déchiré postérieur.

Angle postérieur. — Articulé avec les deux pariétaux. C'est là qu'on trouve fréquemment un os wormien.

Angle antérieur. — Très-épais, connu sous le nom *d'apophyse basilaire de l'occipital*, il s'articule avec le corps du sphénoïde.

Angles latéraux. — Ils s'articulent avec le point de réunion du pariétal et du temporal.

Développement. — Nous possédons de vagues renseignements sur le développement de cet os. Certains auteurs ont admis onze points d'ossification ; d'autres, un plus petit nombre. M. Cruveilhier en admet quatre : un pour l'écaille ou portion large de l'occipital, située en arrière du trou ; un pour la portion basilaire, et un pour chaque partie latérale ou condylienne.

V. — TEMPORAL.

Position. — Placez en haut et en avant la portion mince et tranchante ; en dehors, l'apophyse allongée qui en dépend.

Os pair, situé sur les parties latérales du crâne, de chaque côté du corps du sphénoïde et de l'apophyse basilaire de l'occipital, au dessous des pariétaux, en arrière des grandes ailes du sphénoïde, en avant de l'occipital, concourant à former la cavité crânienne, la fosse temporale et la face inférieure de la base du crâne.

Cet os est divisé en trois portions : une mince, supérieure, *portion écailleuse ;* une épaisse, postérieure, en forme de mamelon, *portion mastoïdienne ;* une pyramidale, interne, *portion pierreuse ou rocher.*

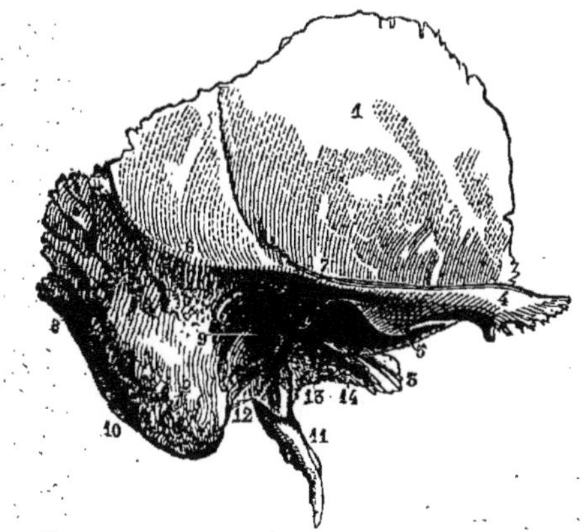

Fig. 128. — Temporal droit vu par sa face externe.

1. Portion écailleuse du temporal. — 2. Portion mastoïdienne. — 3. Portion pierreuse ou rocher. — 4. Apophyse zygomatique. — 5. Tubercule zygomatique. — 6. Racine longitudinale de l'apophyse zygomatique. — 7. Paroi antérieure du conduit auditif externe. — 8. Trou mastoïdien. — 9. Conduit auditif externe. — 10. Apophyse mastoïde. — 11. Apophyse styloïde. — 12. Apophyse vaginale.

Portion écailleuse. — Elle est mince et verticale ; elle présente une face interne, une face externe et une circonférence.

Face interne. — Elle est concave, pourvue de quelques éminences mamillaires et d'une gouttière antéro-postérieure qui loge une des branches de l'artère méningée moyenne.

Face externe. — Légèrement convexe et lisse, elle fait partie de la fosse temporale. Une apophyse limite cette face en bas, c'est l'*apophyse zygomatique* (4). De 2 centimètres et demi à 3 centimètres de longueur, l'apophyse zygomatique est dirigée horizontalement d'arrière en avant, de dedans en dehors ; son sommet, dentelé, taillé en biseau aux dépens du bord inférieur, s'articule avec l'os malaire ; la face externe, convexe, est recouverte par la peau ; la face interne, concave, est en rapport avec le tendon du muscle temporal. Le bord supérieur donne insertion à l'aponévrose temporale ; le bord inférieur, rugueux et concave, au muscle masséter. La base est aplatie de haut en bas ; sur sa partie supérieure glisse le muscle temporal ; à la partie inférieure se trouve un tubercule, *tubercule zygomatique* (5), pour l'insertion du ligament latéral externe de l'articulation temporo-maxillaire. Deux lignes ou racines de l'apophyse zygomatique partent de cette base : l'une fait suite au bord inférieur de l'apophyse et se porte transversalement en dedans, c'est la *racine transverse ;* elle se bifurque, envoie une branche postérieure vers l'épine du sphénoïde et une branche antérieure vers la crête qui sépare la fosse zygomatique de la fosse temporale; elle est concave transversalement, convexe d'avant en arrière; l'autre fait suite au bord supérieur de l'apophyse zygomatique et se porte horizontalement en arrière, c'est la *racine antéro-postérieure* ou *longitudinale*, qui se bifurque en envoyant une branche en haut et en arrière pour se confondre avec la ligne qui limite la fosse temporale, et une en bas qui se porte sur la paroi antérieure du conduit auditif externe. Il existe une cavité au-dessous, en arrière et en dedans de la base de l'apophyse zygomatique, c'est la *cavité glénoïde*, divisée en deux parties par une fente, *scissure de Glaser*, dans laquelle passent la longue apophyse du marteau ou *apophyse de Raw*, le muscle externe du marteau, l'artère tympanique. La partie antérieure de cette cavité est seule articulaire.

Circonférence. — Elle décrit les trois quarts d'un cercle. En avant, elle est rugueuse et taillée aux dépens de sa table externe; en haut et en arrière, les rugosités sont moins prononcées, et elle est taillée en biseau aux dépens de sa table interne. Elle s'articule avec le pariétal et avec la grande aile du sphénoïde.

Portion mastoïdienne. — Cette portion, beaucoup plus volumineuse chez l'adulte et surtout chez le vieillard, se prolonge en bas sous forme de saillie, *apophyse mastoïde* (10). On lui considère deux faces et une circonférence.

Face externe. — Elle est rugueuse et donne insertion de haut en bas au muscle sterno-cléido-mastoïdien, au splénius et au petit complexus, qui s'insère surtout au sommet. Sur cette face se voit le *trou mastoïdien* (8), dans lequel passe la veine mastoïdienne qui se rend au sinus latéral, et une petite branche de l'artère occipitale qui se rend à la dure-mère.

Face interne.—Elle est concave, et fait partie de la cavité crânienne; elle est parcourue du haut en bas par une portion de la gouttière latérale, presque toujours plus profonde à droite. Le sommet, ou apophyse mastoïde, présente à sa partie interne une échancrure profonde, oblique en avant et en dedans, *rainure digastrique*, pour l'insertion du muscle digastrique.

Circonférence. — Dentelée, elle s'articule en haut avec l'angle postérieur et inférieur du pariétal, et en arrière avec le bord antérieur de l'occipital.

Portion pierreuse ou rocher. — De forme pyramidale et triangulaire, le rocher se dirige en dedans et en avant; il présente une base, un sommet, trois faces et trois bords.

Base. — Confondue avec les portions écailleuse et mastoïdienne, elle présente le *conduit auditif externe* aplati d'avant en arrière, légèrement concave en bas, dont la description, ainsi que celle des cavités creusées dans le rocher pour l'appareil de l'audition, sera faite lorsque nous étudierons les organes des sens.

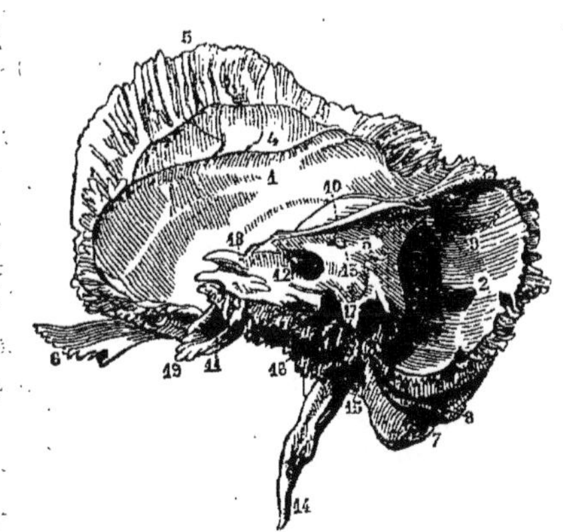

Fig. 129. — Face interne du temporal droit.

1. Portion écailleuse. — 2. Portion mastoïdienne. — 3. Rocher. — 4. Quelques gouttières ramifiées logeant des divisions de l'artère méningée moyenne.— 5. Bord de la portion écailleuse taillée en biseau. — 6. Apophyse zygomatique. — 7. Apophyse mastoïde. — 8. Rainure digastrique. — 9. Partie antérieure du sinus latéral droit. — 10. Bord supérieur du rocher. — 11. Orifice interne du canal carotidien. — 12. Conduit auditif interne.— 13. Aqueduc du vestibule. — 14. Apophyse styloïde. — 15. Trou stylo-mastoïdien. — 16. Orifice inférieur du canal carotidien. — 17. Petite crête osseuse qui divise en deux parties l'échancrure qui concourt à la formation du trou déchiré postérieur. — 18. Sommet du rocher. — 19. Partie inférieure du sommet du rocher où s'insère le muscle péristaphylin interne.

Sommet. — Tronqué, il se place dans l'angle rentrant formé par le corps et la grande aile du sphénoïde et concourt à former le trou déchiré antérieur. On y trouve l'orifice interne du canal carotidien. Les faces du rocher, au nombre de trois, étant parfaitement limitées, soit par leurs articulations, soit par une crête supérieure, je ne vois pas pourquoi on décrirait au rocher quatre faces. Cette manière de procéder rend incompréhensible sa description.

Face antérieure. — Elle présente en dehors une saillie plus développée chez les jeunes sujets, empiétant sur le bord supérieur et formée par les canaux demi-circulaires de l'oreille interne. Au milieu de cette face se trouve un trou en forme de fente, peu considérable, c'est l'*hiatus de Fallope*, auquel font suite deux gouttières qui longent la face antérieure du rocher jusqu'au sommet. L'hiatus communique avec l'*aqueduc de Fallope*, situé dans le rocher. Il laisse passer une petite artériole, branche de la méningée moyenne, et quatre nerfs, le grand pétreux superficiel et le petit pétreux superficiel venant du facial, le petit pétreux profond interne et le petit pétreux profond externe venant du glosso-pharyngien. Le premier de ces quatre nerfs passe par l'hiatus même ; les autres passent par trois petits orifices particuliers. Ils se placent tous ensuite dans les deux gouttières de la face antérieure faisant suite à l'hiatus. En dedans de la face antérieure du rocher, près du sommet, se trouve une petite dépression sur laquelle repose le ganglion de Gasser.

Face postérieure. — Vers le milieu, on voit le *conduit auditif interne* (fig. 129, 12), qui a 1 centimètre environ de profondeur et une direction transversale. Le fond est criblé de trous et divisé en quatre fossettes par une crête verticale et une crête horizontale qui s'entre-croisent. Le nerf facial, le nerf auditif et une petite branche artérielle passent par ce conduit. La fossette antérieure et inférieure du fond du conduit auditif présente un trou qui forme l'*orifice interne de l'aqueduc de Fallope*. Cet aqueduc se dirige horizontalement en avant vers l'hiatus de Fallope, avec lequel il communique; là, il se dévie horizontalement en dehors, puis verticalement en bas, pour former à la face inférieure du rocher le trou stylo-mastoïdien. La première portion de ce canal a 3 ou 4 millimètres, la seconde et la troisième ont chacune 10 à 12 millimètres. Le nerf facial est contenu dans cet aqueduc, de même que l'artère stylo-mastoïdienne. Celle-ci s'anastomose avec la branche qui pénètre par l'hiatus de Fallope, et avec celle qui entre par le conduit auditif interne. — A quelques millimètres en dehors du conduit auditif, il existe un petit orifice triangulaire dont le siége est un peu variable, *aqueduc du vestibule*, qui communique avec le vestibule de l'oreille interne, et dans lequel passe une artériole destinée au périoste de la cavité vestibulaire et au vestibule membraneux.

Face inférieure. — Elle fait partie de la surface extérieure de la base du crâne. Rétrécie vers la partie interne, elle présente à étudier sept parties bien distinctes les unes des autres ; de ces sept parties, cinq sont placées sur le trajet d'une ligne oblique qui irait du sommet de l'apophyse mastoïde au sommet du rocher : les deux autres sont placées en arrière. De dehors en dedans, nous trouvons : 1° le *trou stylo-mastoïdien* (15), où passent le nerf facial et l'artère stylo-mastoïdienne ; 2° l'*apophyse styloïde* (14), immédiatement en dedans de ce trou, donnant insertion au bouquet de Riolan, composé des ligaments stylo-maxillaire et stylo-hyoïdien et des muscles stylo-hyoïdien, stylo-glosse et stylo-pharyngien ; 3° une lame osseuse qui fait suite à la paroi antérieure du conduit auditif externe et s'étend du trou stylo-mastoïdien au canal carotidien, en passant devant l'apophyse styloïde qu'elle embrasse : c'est l'*apophyse vaginale* qui limite en arrière la cavité glénoïde ; 4° l'orifice inférieur du *canal carotidien* (16), qui s'infléchit en dedans pour s'ouvrir au sommet du rocher : ce canal communique par un petit orifice avec la caisse du tympan, l'artère carotide interne et des rameaux du grand sympathique passent par le canal, un rameau du nerf glosso-pharyngien et une branche artérielle de la carotide interne passent par l'orifice de communication ; 5º une surface rugueuse où s'insère le muscle pé-·ristaphylin interne.

Sur la même face , mais en arrière des parties que nous venons de décrire , nous trouvons : 1º derrière le trou stylo-mastoïdien , une surface rugueuse , *surface jugulaire* , qui s'articule avec l'apophyse jugulaire de l'occipital ; 2º derrière l'apophyse styloïde et en dehors du canal carotidien , une dépression à fond lisse , plus ou moins profonde suivant les sujets, c'est le *golfe de la veine jugulaire interne*. Il existe à côté de l'apophyse styloïde un petit trou dont le pourtour donne insertion au muscle de l'étrier et constitue l'orifice inférieur de la pyramide (canal qui conduit le muscle de l'étrier dans la caisse du tympan).

Bord supérieur. — Il commence en dehors par une crête qui sépare les portions écailleuse et mastoïdienne, se dirige obliquement en dedans et en bas et présente dans toute son étendue une gouttière , *gouttière pétreuse supérieure.*

Bord antérieur. — Libre dans sa moitié interne , il s'articule avec la partie postérieure de la grande aile du sphénoïde. Dans sa moitié externe , il est confondu avec la portion écailleuse, et là on trouve une fente qui ne s'ossifie jamais et plusieurs trous qui sont traversés par de petites branches artérielles de la méningée moyenne destinées à la membrane muqueuse de la caisse du tympan. La portion libre de ce bord forme avec la portion écailleuse un angle rentrant qui reçoit l'épine du sphénoïde. Dans cet angle , on trouve deux canaux, superposés comme les deux canons d'un fusil double , communiquant avec la caisse du tympan ; le supérieur constitue la portion osseuse de la trompe d'Eustache , l'inférieur donne passage au muscle interne du marteau. La lamelle osseuse qui les sépare ne constitue pas le *bec de cuiller* , comme le disent quelques auteurs. En 1834 , M. Huguier a bien décrit le bec de cuiller qui appartient à l'extrémité postérieure du conduit du muscle interne du marteau taillée en gouttière dans la caisse du tympan (*voyez* Organe des sens, Oreille moyenne). L'autre canal, souvent difficile à apercevoir , est placé entre le conduit du muscle interne du marteau et la scissure de Glaser ; il communique aussi avec la caisse du tympan et donne passage à la corde du tympan.

Bord postérieur. — Le bord postérieur du rocher présente de dehors en dedans : 1º la gouttière latérale; 2º une vaste échancrure concourant à former le trou déchiré postérieur ; 3º un orifice triangulaire, *aqueduc du limaçon*, dans lequel passe une branche artérielle qui va se distribuer au limaçon , et une petite veine qui se jette dans le sinus pétreux inférieur ; 4º la portion interne de ce bord qui s'articule par contact avec l'occipital, et sur laquelle on trouve la gouttière pétreuse inférieure.

Le temporal est articulé avec cinq os : le pariétal, l'occipital et le sphénoïde du côté du crâne, le maxillaire inférieur et l'os malaire du côté de la face.

Cet os est remarquable par la fragilité de sa portion pierreuse qui est le siége fréquent de fractures. Elle est en effet creusée de cavités nombreuses, et de plus formée d'un tissu compacte friable. La portion mastoïdienne est creusée de cellules, *cellules mastoïdiennes*, d'autant plus développées qu'on l'examine chez un sujet plus âgé. Selon Murray, ces cellules n'existent pas chez les jeunes enfants et se montrent seulement à l'adolescence. Arnemann dit que c'est à l'âge de seize ou dix-sept ans qu'elles communiquent avec la caisse du tympan par un orifice qui paraît avoir été constaté pour la première fois par Vésale (Richet, *Anatomie médico-chirurgicale*, 1re édit., p. 235).

Cet os se développe par cinq points d'ossification : un pour chacune des trois portions, un pour l'apophyse styloïde et un pour le fond du conduit auditif externe. Le point osseux du conduit auditif apparaît sous forme d'un anneau qui entoure la membrane du tympan, et qui présente sur sa circonférence interne un sillon circulaire dans lequel s'insère la membrane, comme le verre d'une montre dans sa rainure métallique. Chez certains animaux, ce cercle reste libre et constitue l'os tympanal.

VI. — PARIÉTAL.

Position.—Placez la face concave en dedans, l'angle le plus aigu en avant et le bord le plus mince en bas.

Os pair, situé à la voûte et sur les parties latérales du crâne, en arrière du frontal, en avant de l'occipital, au-dessus du temporal et de la grande aile du sphénoïde.

Il s'articule avec ces quatre os et le pariétal du côté opposé.

Il présente deux faces, quatre bords, quatre angles.

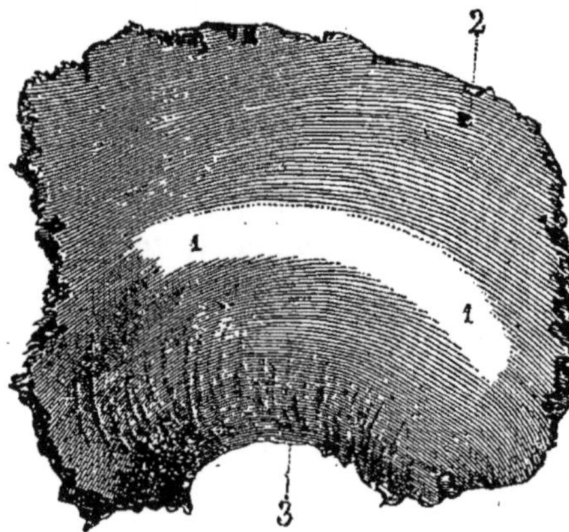

FIG. 130. — Face externe du pariétal gauche.

1,1. Bosse pariétale.—2. Trou pariétal qui livre passage à la veine émissaire de Santorini.—3. Bord inférieur ou temporal.

Face externe. — Divisée en deux parties par une ligne courbe à concavité inférieure qui limite la fosse temporale. Au-dessous de la ligne s'insère le muscle temporal ; au-dessus, la face externe est lisse et en rapport avec l'aponévrose épicrânienne. Au milieu de cette face il existe une saillie, *bosse pariétale.*

Face interne. — Concave, parsemée d'impressions digitales et d'éminences mamillaires, elle présente au milieu une dépression correspondant à la saillie extérieure, *fosse pariétale.* Elle est sillonnée par des gouttières ramifiées (9) qui partent de l'angle inférieur et antérieur de l'os, et qui s'irradient en arrière et en haut. Les branches de l'artère méningée moyenne sont contenues dans ces gouttières.

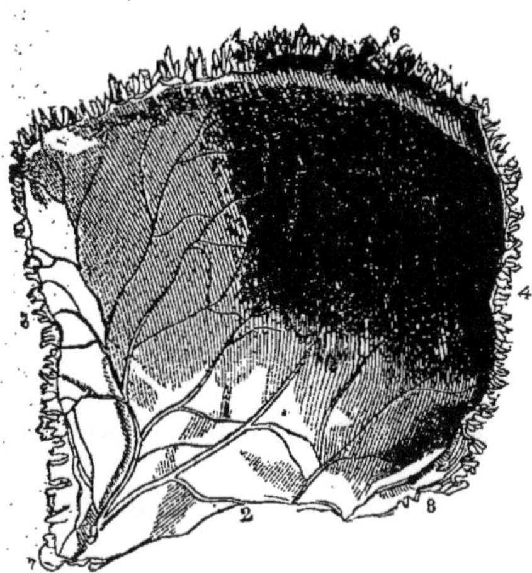

Fig. 131. — Face interne du pariétal droit.

1. Bord supérieur.—2. Bord inférieur taillé en biseau aux dépens de la lame externe.—3. Bord antérieur. — 4. Bord postérieur. — 6. Trou pariétal. — 7. Angle antérieur et inférieur. —8. Angle postérieur et inférieur.—9. Gouttière ramifiée pour loger les branches de l'artère méningée moyenne.

Bord antérieur. — Dentelé, épais en haut, mince en bas, il s'articule dans toute son étendue avec le frontal ; en haut il est taillé en biseau aux dépens de la table externe, en bas aux dépens de la table interne (3).

Bord postérieur. — Fortement dentelé ; il s'articule avec l'occipital (4).

Bord supérieur. — Très-épais, articulé avec celui du côté opposé, il présente du côté de la face interne une portion de gouttière concourant à former la gouttière longitudinale supérieure ; un trou, qui n'est pas constant, le *trou pariétal* (6), qui laisse passer la *veine émissaire* de Santorini, et une petite artère venant de l'occipitale.

Bord inférieur. — Le plus court et le plus mince, il est concave et taillé en biseau aux dépens de la face externe pour s'articuler avec l'écaille du temporal (2).

Angle supérieur et antérieur. — Il forme un angle droit ; il s'articule avec celui du côté opposé et avec le frontal : c'est là qu'on trouve chez le fœtus la fontanelle antérieure.

Angle supérieur et postérieur. — Presque droit, il s'articule avec celui du côté opposé et avec l'occipital : c'est là qu'on trouve la fontanelle postérieure.

Angle inférieur et antérieur. — Mince, pointu, il est creusé à sa face interne d'un canal ou d'une gouttière très-profonde, point de départ des ramifications de la face interne du pariétal. Ces ramifications ont été comparées par des anatomistes aux nervures d'une feuille de figuier. Cet angle est taillé en biseau, en avant, aux dépens de la table interne, pour s'articuler avec le frontal ; en bas, aux dépens de la table externe, pour la grande aile du sphénoïde et le temporal. Au niveau de cet angle et du point de réunion de ces quatre os, le chirurgien s'abstient d'appliquer le trépan, à cause de la présence de l'artère méningée moyenne, située en dedans (7).

Angle inférieur et postérieur. — Échancré, il s'articule, par ses dentelures peu profondes, avec la portion mastoïdienne du temporal ; la partie postérieure de l'échancrure est placée dans l'angle rentrant que forment la portion mastoïdienne et l'occipital, et correspond aux fontanelles latérales du fœtus. La partie antérieure de l'échancrure est située dans l'angle rentrant formé par les portions mastoïdienne et écailleuse du temporal. Taillée en biseau en avant aux dépens de la table externe, en arrière aux dépens de la table interne, elle s'engrène solidement avec le temporal (8).

Cet os se développe par un seul point d'ossification placé au centre de l'os, d'où partent des aiguilles osseuses divergentes vers les angles et les bords.

§ 2. — Du crâne en général.

Le crâne est une boîte osseuse, formée par les os que je viens de décrire, située au-dessus et en arrière de la face, sur la colonne vertébrale.

Il est ovoïde, à petite extrémité dirigée en avant.

Les diamètres du crâne présentent de nombreuses différences. Ils ont été mesurés par Bichat. Le diamètre antéro-postérieur, étendu du trou borgne à la protubérance occipitale interne, est de 13 centimètres et demi ; le vertical, étendu de la partie antérieure du trou occipital au milieu de la gouttière bi pariétale, est de 11 centimètres ; le transverse, qui réunit la base des deux rochers, est de 12 centimètres. Je ferai remarquer en passant que ces chiffres sont les mêmes que ceux des diamètres du détroit supérieur du bassin.

Le crâne consiste à étudier la *voûte*, la *base* et les *parties latérales*.

I. — VOUTE DU CRANE.

La voûte est limitée par une ligne qui passerait en avant sur la bosse frontale moyenne, en arrière sur la protubérance occipitale externe, et latéralement sur la ligne courbe du pariétal qui limite la fosse temporale.

Surface extérieure ou convexe de la voûte. — Elle est recouverte par les muscles frontal et occipital et l'aponévrose épicrânienne, dont elle est séparée par le périoste ou péricrâne.

Sur la ligne médiane et d'avant en arrière, on y trouve la bosse frontale moyenne, la suture frontale, marquée seulement chez les jeunes sujets, la fontanelle antérieure, la suture bipariétale ou sagittale formée par la réunion des deux pariétaux, le trou pariétal pour les veines émissaires de Santorini, et une branche de l'artère occipitale, la fontanelle postérieure, enfin l'écaille de l'occipital.

Sur les côtés et d'avant en arrière, on trouve la bosse frontale, la portion lisse du frontal qui est au-dessus, la suture fronto-pariétale, la bosse pariétale, la suture lambdoïde, formée par la réunion des deux sutures pariéto-occipitale et bi pariétale, ainsi appelée de sa ressemblance plus ou moins complète avec un λ ; enfin la bosse occipitale, sur les côtés de laquelle se trouve, à l'union de l'occipital, du temporal et du pariétal, la fontanelle latérale.

Surface intérieure de la voûte crânienne. — Elle a un aspect différent. Elle est rugueuse, inégale ; on y voit des saillies et des dépressions, tandis que l'autre était lisse et unie. Les dentelures des os n'y sont point apparentes comme à la surface extérieure. On y trouve :

Sur la ligne médiane, d'avant en arrière, la crête frontale, la gouttière longitudinale supérieure qui loge le sinus du même nom et qui se continue jusqu'à la protubérance occipitale interne pour se jeter le plus souvent dans la gouttière latérale droite ; enfin les sutures et les fontanelles que nous avons étudiées à la surface opposée.

Sur les parties latérales, d'avant en arrière, la fosse frontale, la suture fronto-pariétale, la fosse pariétale, la suture occipito-pariétale et la fosse occipitale supérieure ou cérébrale. Ces dernières parties sont sillonnées par les ramifications qui logent l'artère méningée moyenne.

II. — Région latérale du crane.

Appelée aussi *fosse temporale*, elle est limitée en bas par l'arcade zygomatique et sa racine longitudinale, en avant par le bord postérieur de l'os malaire et une crête de la face antérieure du frontal, en haut par la ligne courbe pariétale. Cette fosse temporale, ouverte en bas, communique avec la fosse zygomatique ; elle est recouverte par l'aponévrose temporale qui s'insère sur les limites que je viens d'indiquer, et qui concourt à former une loge ostéo-fibreuse dans laquelle prend insertion le muscle temporal. Les os qui la constituent sont : en haut le pariétal, en bas et en arrière le temporal, en avant la grande aile du sphénoïde et le frontal. Les sutures que forment ces os ont été présentées dans le petit tableau suivant par M. le professeur Cruveilhier.

Sutures fronto-pariétale {
sphéno-pariétale { sphéno-temporale.
temporo-pariétale.
sphéno-frontale. { fronto-jugale.
spléno-jugale.

III. — Base du crane.

La base comprend cette portion du crâne située au-dessous d'une ligne horizontale passant par la bosse frontale moyenne, la protubérance occipitale externe et le bord supérieur du rocher.

Elle présente une surface intérieure en rapport avec l'encéphale, une surface extérieure en rapport dans sa moitié antérieure avec la face, et dans sa moitié postérieure avec la colonne vertébrale et les muscles de la nuque.

Surface intérieure de la base du crâne ou face supérieure. — Cette face est inclinée d'avant en arrière, de haut en bas ; elle a l'apparence d'un petit escalier à trois degrés irréguliers dont le degré supérieur constitue l'*étage supérieur*, le degré moyen, l'*étage moyen*, et le degré inférieur, l'*étage inférieur*.

1° *Étage supérieur ou antérieur.* — Formé au milieu par l'ethmoïde, sur les côtés par le frontal, en arrière par les petites ailes du sphénoïde, limité en arrière par le bord libre des petites ailes, au milieu par la gouttière optique, cet étage présente les sutures qui réunissent ces divers os et qui en prennent le nom : sphéno-frontale, sphéno-ethmoïdale, ethmoïdo-frontale.

On y voit : au milieu, l'*apophyse crista-galli* qui sépare les deux *gouttières ethmoïdales* auxquelles font suite en arrière les gouttières olfactives ; sur les parties latérales, les bosses orbitaires qui présentent des saillies et des dépressions, ainsi que de petites gouttières ramifiées logeant des divisions de l'artère méningée moyenne.

A l'apophyse crista-galli s'attache la faux du cerveau. Sur la lame criblée qui forme les gouttières ethmoïdales et sur les gouttières

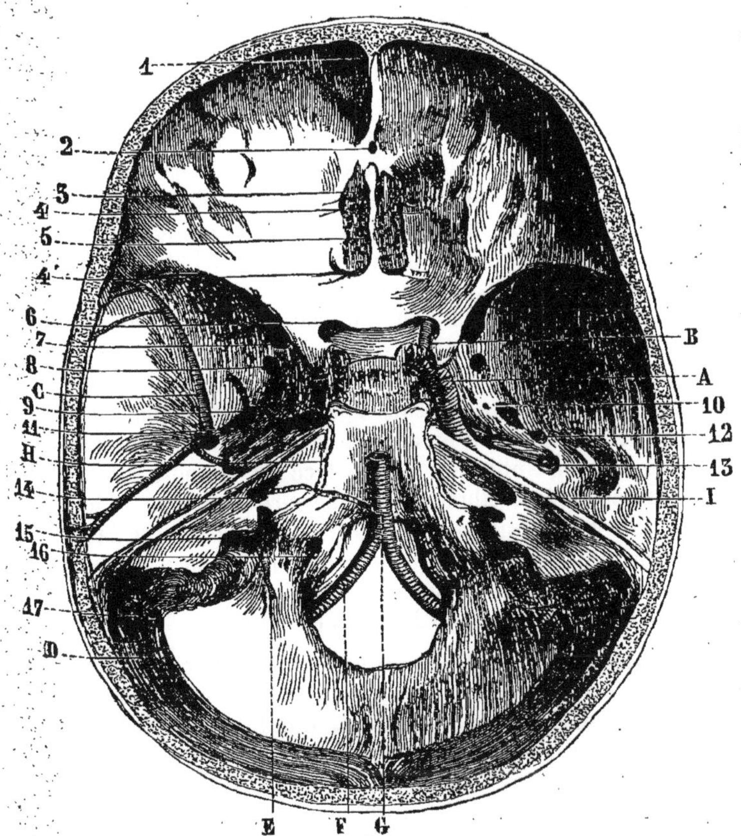

FIG. 132. — Surface intérieure de la base du crâne.

1. Crête frontale. — 2. Trou borgne. — 3. Fente ethmoïdale de chaque côté de l'apophyse crista-galli. — 4. Trou ethmoïdal antérieur. — 4'. Trou ethmoïdal postérieur. — 5. Trous de la lame criblée. — 6. Trou optique. — 7. Fente sphénoïdale. — 8. Trou grand rond. — 9. Trou ovale avec l'artère petite méningée. — 10. Petit trou, non constant, en dedans du trou ovale, laissant passer quelquefois la racine motrice du ganglion optique. — 11. Trou déchiré antérieur ; du côté droit on voit la carotide interne sortir par ce trou. — 12. Trou petit rond pour l'artère méningée moyenne. — 13. Hiatus de Fallope avec deux gouttières parallèles qui s'étendent de l'hiatus au sommet du rocher. — 14. Conduit auditif interne avec un rameau artériel de l'artère vertébrale. — 15. Trou déchiré postérieur où l'on voit se rendre la gouttière latérale D et la gouttière pétreuse inférieure H. — 16. Trou condylien antérieur. — 17. Trou mastoïdien dans la gouttière latérale. — A. Artère carotide interne. — B. Ophthalmique. — C. Méningée moyenne. — D. Sinus latéral dans la gouttière latérale. — E. Artère méningée postérieure de la pharyngienne inférieure. — F. Vertébrale. — G. Trou basilaire. — H. Gouttière pétreuse inférieure et sinus pétreux inférieur. — I. Gouttière pétreuse supérieure et sinus pétreux supérieur.

olfactives reposent les nerfs olfactifs ; sur les parties latérales sont placés les lobes antérieurs du cerveau.

Sur cet étage on remarque quatre trous : 1º le *trou borgne* (2), qui loge une expansion de la dure-mère, et une petite veine qui va se jeter dans le sinus longitudinal supérieur ; 2º les *trous olfactifs* (5), étudiés par Scarpa, disposés sur deux séries assez irrégulières, de chaque côté de la gouttière ethmoïdale : dans ces trous passent les prolongements tubuleux de la dure-mère et les ramifications du nerf olfactif qui y sont contenues ; des ramifications des artères ethmoïdales y passent aussi ; 3º la *fente ethmoïdale* (3), petite fente de 3 ou 4 millimètres de long, située immédiatement à côté de l'apophyse crista-galli, et donnant passage au filet ethmoïdal du rameau nasal du nerf ophthalmique de Willis et à une ramification principale de l'artère ethmoïdale antérieure ; 4º les *trous orbitaires internes* ou *ethmoïdaux* (4-4). Ce sont les orifices de petits canaux qui partent de l'orbite ; on les aperçoit difficilement parce qu'ils sont cachés sous le bord externe de la gouttière ethmoïdale. Le trou orbitaire interne antérieur est en face de la fente ethmoïdale ; il laisse passer l'artère ethmoïdale antérieure et le même filet ethmoïdal qui ne fait que traverser la gouttière pour pénétrer dans la fente. Le trou orbitaire interne postérieur est situé à la partie postérieure de la même gouttière, contre le bord antérieur du sphénoïde. Il laisse passer l'artère ethmoïdale postérieure.

2º *Étage moyen*. — Il est formé au milieu par le corps du sphénoïde, sur les côtés par la grande aile du même os et les portions pierreuse et écailleuse du temporal. Limité en arrière par la lame quadrilatère du sphénoïde au milieu, et le bord supérieur du rocher de chaque côté, cet étage présente les sutures qui réunissent la grande aile au temporal : pétro-sphénoïdale, temporo-sphénoïdale.

Cet étage présente au milieu, d'avant en arrière : 1º la gouttière optique sur laquelle repose le chiasma des nerfs optiques ; 2º la selle turcique qui loge le corps pituitaire ; 3º la lame quadrilatère du sphénoïde, présentant deux échancrures de chaque côté, dans lesquelles passent, en haut le nerf moteur oculaire commun, en bas le nerf moteur oculaire externe. On trouve sur les côtés, des éminences mamillaires et des impressions digitales en rapport avec le lobe postérieur du cerveau.

La partie moyenne de l'étage moyen est limitée à ses angles par quatre apophyses, *apophyses clinoïdes*, qui donnent insertion, les antérieures à la petite circonférence de la tente du cervelet, les postérieures à la grande circonférence. Les parties latérales sont parfaitement limitées en avant et en arrière par les petites ailes du sphénoïde et le bord supérieur du rocher, qui présente la gouttière pétreuse supérieure dans laquelle est logé le sinus pétreux supérieur. La tente du cervelet s'insère sur ce bord.

Sur les parties latérales de cet étage on remarque une dépression, une gouttière, une fente et sept trous. La *dépression* est située au sommet du rocher, sur sa face antérieure. Le ganglion de Gasser est placé dans cette dépression et donne là ses trois branches : nerf ophthalmique, nerf maxillaire supérieur, nerf maxillaire inférieur. La gouttière, *gouttière caverneuse*, est étendue du trou déchiré antérieur à l'apophyse clinoïde antérieure ; sur elle sont placés le sinus caverneux et l'artère carotide interne qui le traverse (A). La fente, *fente sphénoïdale* (7), allongée transversalement, présente à sa partie interne un petit tubercule non constant pour l'insertion de l'anneau de Zinn, anneau fibreux formé par la bifurcation du tendon du muscle droit externe de l'œil. Cette fente est traversée par le nerf moteur oculaire commun, le nerf moteur oculaire externe, le nerf pathétique, le nerf ophthalmique de Willis au moment où il se divise en lacrymal, frontal, nasal, la veine ophthalmique, de petites branches artérielles de l'artère méningée moyenne, et un prolongement de la dure-mère qui va former le périoste de l'orbite. Parmi ces organes, les deux nerfs moteurs oculaires et le nerf nasal traversent l'anneau de Zinn. Les trous sont tous groupés à côté du corps du sphénoïde et du sommet du rocher. Le *trou optique* (6), au-dessus de la fente sphénoïdale, le *trou grand rond* (8) à 3 millimètres au-dessous, le *trou ovale* (9) à 12 millimètres en arrière et en dehors du précédent, le *trou petit rond* (12) à 2 millimètres en arrière de celui-ci, sont disposés suivant une ligne courbe concave en dehors. Le *trou déchiré antérieur* (11), formé par la réunion du sommet du rocher et du corps du sphénoïde, est situé en dedans du trou ovale. L'orifice antérieur du *canal carotidien* est situé au-dessus de ce trou, à l'origine de la gouttière caverneuse. L'*hiatus de Fallope* (13) est situé sur le milieu de la face antérieure du rocher ; il est entouré de deux ou trois trous très-petits, et il précède deux petites gouttières qui se dirigent vers le trou déchiré antérieur.

Les organes qui passent dans ces trous sont les suivants : 1° dans le trou optique, le nerf optique et l'artère ophthalmique (B) ; 2° dans le trou grand rond, le nerf maxillaire supérieur ; 3° dans le trou ovale, le nerf maxillaire inférieur et l'artère petite méningée (9) ; 4° dans le trou petit rond, l'artère méningée moyenne (2), qui se divise en deux branches immédiatement après avoir traversé le trou : ces deux branches se placent dans deux gouttières osseuses qui partent du trou et se portent, l'une vers l'angle antérieur et inférieur du pariétal, l'autre vers l'occipital ; 5° dans l'hiatus de Fallope, une branche de l'artère méningée moyenne qui va s'anastomoser dans l'aqueduc de Fallope avec l'artère stylo-mastoïdienne, et quatre nerfs, le grand nerf pétreux superficiel et le petit nerf pétreux superficiel du facial, le petit nerf pétreux profond interne et le petit nerf pétreux profond externe : réunis deux à deux, ces nerfs descendent vers le sommet du rocher dans les deux gouttières parallèles qui ont déjà été indiquées ; 6° dans le trou déchiré antérieur, fermé à l'état frais par une membrane fibreuse, passent une petite branche artérielle venant de la pharyngienne inférieure, et le nerf vidien ; 7° dans l'orifice antérieur du canal carotidien passe l'artère carotide interne qui se jette aussitôt sur la gouttière caverneuse : cette artère passe donc au-dessus du trou déchiré antérieur et non dedans, comme le prétendent certains auteurs.

3° *Étage inférieur.* — Il est formé dans presque toute son étendue par l'occipital, sur les côtés et en avant par la face postérieure du rocher et la face interne de la portion mastoïdienne du temporal. Limité en arrière par la protubérance occipitale interne et par les gouttières latérales, en avant par le bord supérieur du rocher, cet étage présente la suture temporo-occipitale.

A. Sur la ligne médiane et d'avant en arrière on rencontre : 1° la *gouttière basilaire*, sur laquelle reposent la protubérance annulaire et le tronc basilaire (G) ; 2° le *trou occipital* ; 3° la *crête occipitale interne* pour l'insertion de la faux du cervelet ; 4° la *protubérance occipitale interne*, en rapport avec le *pressoir d'Hérophile.*

B. Sur les côtés et d'avant en arrière, on trouve : 1° le *conduit auditif interne* (14), au milieu de la face postérieure du rocher ; 2° à 2 ou 3 millimètres en dehors, l'*aqueduc du vestibule* ; 3° la *gouttière pétreuse inférieure* (H), située à la partie interne de la suture pétro-occipitale, qui loge le sinus pétreux inférieur ; 4° le *trou déchiré postérieur* (15), à la partie moyenne de la même suture : ce trou, irrégulier, a une longueur d'un centimètre et demi, ordinairement plus grand du côté droit et divisé en trois parties par deux crêtes osseuses ; 5° le *trou condylien antérieur* (16), situé sur les côtés du trou occipital, à 1 centimètre en dedans et en arrière du trou déchiré postérieur et en partie caché par une saillie qui se trouve en cet endroit ; 6° la *gouttière latérale* (D), plus large à droite qu'à gauche, qui commence au niveau de la protubérance occipitale interne, se dirige horizontalement en dehors, descend verticalement sur la portion mastoïdienne du temporal à la base du rocher. Elle gagne de nouveau l'occipital sur les côtés du trou occipital pour se terminer au trou déchiré postérieur : elle loge le sinus latéral ; 7° *un trou* presque constant qui s'ouvre dans la portion mastoïdienne de la gouttière latérale, c'est le *trou mastoïdien* (17) ; 8° les *fosses occipitales inférieures* ou *cérébelleuses* déjà décrites.

Les organes qui passent par les trous de l'étage inférieur sont les suivants : 1º dans le trou occipital, le bulbe et ses enveloppes, pie-mère, arachnoïde, dure-mère, l'artère vertébrale (F), le nerf spinal ; 2º dans le conduit auditif interne, le nerf facial, le nerf auditif et une petite artère (14) qui pénètre avec le facial dans l'aqueduc de Fallope, où elle s'anastomose avec l'artère stylo-mastoïdienne ; 3º dans l'aqueduc du vestibule, une petite artère pour le périoste du vestibule et une veine qui va se jeter dans le sinus pétreux inférieur ; 4º dans le trou déchiré postérieur, le nerf glosso-pharyngien vers la partie antérieure, le nerf pneumogastrique et le nerf spinal à la partie moyenne, avec une branche artérielle, *artère méningée pos-térieure* (E), branche de l'artère pharyngienne inférieure, et la veine jugulaire interne à la partie postérieure ; 5º dans le trou condylien antérieur, le nerf grand hypoglosse et souvent une petite artère, branche de la pharyngienne inférieure ; 6º dans le trou mastoïdien, une petite artère venant de l'occipitale et une veine qui va dans le sinus latéral.

Surface extérieure de la base du crâne ou face infé-rieure. — Elle est divisée en deux parties par une ligne transver-sale passant par la racine transverse des deux apophyses zygomati-ques, immédiatement en arrière de la base des apophyses ptéry-goïdes. Je donnerai à cette ligne le nom de *ligne bizygomatique* (*voyez* fig. 133). Je désignerai la portion qui est en arrière de cette ligne sous le nom de *portion cervicale*, et celle qui est en avant sous le nom de *portion faciale*. Je n'indiquerai pas dans cette description les organes qui traversent les trous et les fentes de la base du crâne, parce qu'ils ont déjà été décrits avec la surface intérieure.

Portion cervicale de la face inférieure de la base du crâne. — Cette portion est formée, dans la plus grande partie de son étendue, par la face inférieure de l'occipital ; sur les parties latérales, par la face inférieure du temporal en avant, et dans l'angle que forment par leur écartement les portions écailleuse et pierreuse du temporal, par la partie postérieure de la grande aile du sphénoïde. Les sutures de ces divers os ont déjà été indiquées.

1º Sur la ligne médiane et d'avant en arrière, on voit la surface basilaire recouverte par la muqueuse pharyngienne et donnant inser-tion à l'aponévrose du pharynx et aux muscles grand et petit droit antérieur de la tête ; le trou occipital ; la crête occipitale externe ; enfin la protubérance occipitale externe placée à l'extrémité de la crête au milieu de l'occipital et sur laquelle s'insère le naphé médian cervical postérieur.

2º De chaque côté de la ligne médiane, on rencontre des rugosi-tés et des dépressions, des saillies et des trous, le tout disposé d'une façon très-irrégulière. Pour étudier avec plus de soin tous ces détails, j'indiquerai quelques points de repère.

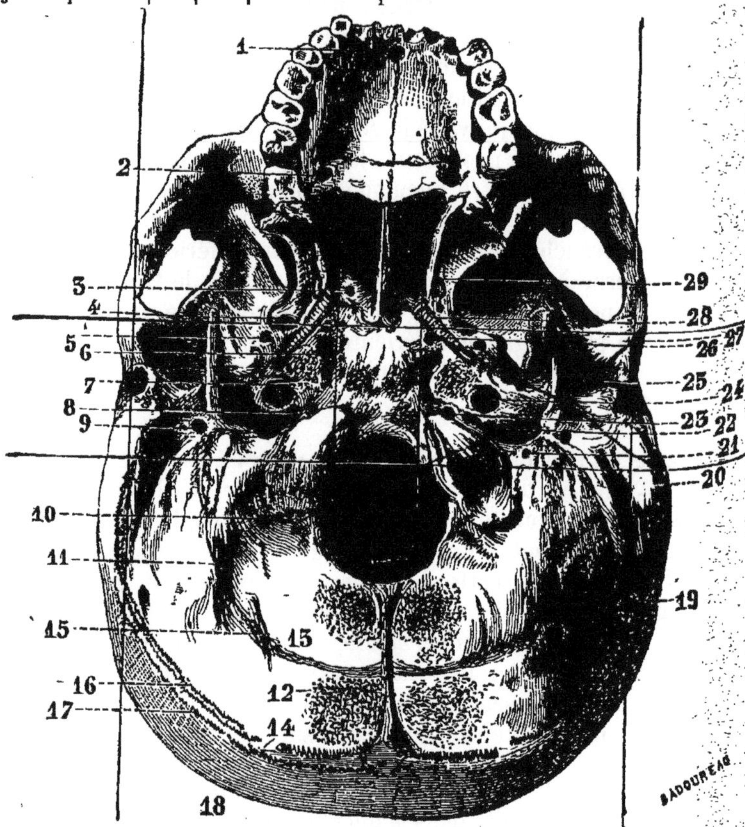

FIG. 133. — Surface extérieure de la base du crâne.

1. Trou palatin antérieur. — 2. Conduit palatin postérieur. — 3. Trou ptérygo-palatin. — 4. Trou ovale. — 5. Trou petit rond. — 6. Trou déchiré antérieur. — 7. Surface rugueuse au sommet du rocher pour l'insertion du péristaphylin interne. — 8. Trou déchiré postérieur droit. — 9. Trou stylo-mastoïdien. — 10. Trou condylien postérieur. 11. Insertion du muscle petit oblique. — 12. Insertion du grand complexus. — 13. Insertion du muscle petit droit postérieur. — 14. Ligne courbe supérieure de l'occipital avec l'insertion du muscle occipital. — 15. Ligne courbe inférieure de l'occipital. — 16. Insertion du muscle splénius. — 17. Insertions des muscles trapèze et sterno-cléido-mastoïdien. 18. Portion de l'occipital qui surmonte la ligne courbe supérieure. — 19. Trou mastoïdien. — 20. Apophyse mastoïde. — 21. Apophyse jugulaire de l'occipital où s'insère le muscle droit latéral. — 22. Trou déchiré postérieur gauche. — 23. Trou condylien antérieur. — 24. Orifice inférieur du canal carotidien. — 25. Scissure de Glaser. — 26. Trou vidien. — 27. Tubercule zygomatique. — 28. Portion cartilagineuse de la trompe d'Eustache.—29. Fossette naviculaire pour l'insertion du péristaphylin externe. On voit en outre sur cette figure deux lignes transversales sans numéros : la ligne bizygomatique et la ligne bi mastoïdienne, et deux lignes antéro-postérieures de chaque côté de la ligne médiane, l'une réunissant l'apophyse mastoïde au tubercule zygomatique, l'autre réunissant le condyle de l'occipital à l'apophyse ptérygoïde. (Voy. la description.)

Vous remarquez d'abord que de chaque côté du trou occipital il existe, sur une ligne transversale à laquelle je donnerai le nom de *ligne condylo-mastoïdienne* (*voyez* la fig. 133), trois saillies osseuses. La plus rapprochée du trou est le *condyle de l'occipital*, la plus externe est l'*apophyse mastoïde* dont le développement varie selon les sujets, la moyenne est l'*apophyse jugulaire* qui donne insertion au muscle droit latéral (21). De chacune de ces saillies part une ligne qui se dirige en arrière et en dedans en décrivant une courbe à concavité interne. Celle qui part de l'apophyse mastoïde se porte à la protubérance occipitale externe et constitue la ligne courbe occipitale supérieure (14); celle qui part de l'apophyse jugulaire se porte à la partie moyenne de la crête occipitale externe et constitue la ligne courbe occipitale inférieure (15); enfin celle qui prend naissance sur les condyles forme les bords du trou occipital. Immédiatement en arrière de la ligne transversale qui réunit ces trois saillies, on trouve deux dépressions : l'une interne, entre le condyle et l'apophyse jugulaire, c'est la fossette condylienne postérieure, au fond de laquelle se trouve souvent un petit trou, trou condylien postérieur (10), qui laisse passer une veine; l'autre, externe, entre l'apophyse jugulaire et l'apophyse mastoïde, c'est la rainure digastrique pour l'insertion du muscle digastrique.

En avant de la ligne condylo-mastoïdienne, si vous examinez cette région avec un peu d'attention, vous remarquerez qu'il existe là, de chaque côté de la surface basilaire de l'occipital, un quadrilatère dont les quatre angles et les quatre côtés sont parfaitement indiqués. Le côté postérieur est formé par la ligne condylo-mastoïdienne; le côté antérieur par la racine transverse de l'apophyse zygomatique, prolongée sur l'apophyse ptérygoïde; le côté externe par la racine longitudinale de l'apophyse zygomatique qui se réunit à l'apophyse mastoïde en limitant la fosse temporale, et le côté interne un peu oblique par le bord de l'apophyse basilaire qui s'étend de l'apophyse ptérygoïde au condyle.

Les angles sont constitués par quatre saillies. L'apophyse mastoïde forme l'angle postérieur et externe, le condyle de l'occipital l'angle postérieur et interne, le tubercule zygomatique (27) l'angle antérieur et externe, l'apophyse ptérygoïde l'angle antérieur et interne.

Les côtés de ce quadrilatère sont égaux. Ils ont chacun 4 centimètres sur une tête ordinaire d'adulte.

De plus, vous devez remarquer deux lignes saillantes qui se croisent au milieu du quadrilatère : l'une qui va de l'apophyse mastoïde à l'apophyse ptérygoïde et qui est constituée d'arrière en avant par l'apophyse mastoïde, par l'apophyse vaginale de l'apophyse styloïde, par l'épine du sphénoïde, par une ligne qui se porte à l'aile externe de l'apophyse ptérygoïde et par l'apophyse ptérygoïde ; l'autre, étendue du tubercule zygomatique au condyle, saillante aussi, est formée d'avant en arrière par la branche de bifurcation inférieure de la racine longitudinale de l'apophyse zygomatique, par le bord externe de la paroi antérieure du conduit auditif externe, par l'apophyse styloïde et par le condyle.

Ces deux lignes, qui s'entre-croisent au milieu du quadrilatère et qui sont formées par une série de crêtes et d'apophyses, divisent le quadrilatère en quatre triangles dans chacun desquels vous trouverez des trous, des dépressions et des surfaces.

L'apophyse vaginale constitue le point de réunion des sommets des quatre triangles. Le *triangle antérieur*, plus grand que les autres, présente en dehors la cavité glénoïde au fond de laquelle se trouve la scissure de Glaser (25) [artère tympanique, muscle externe du marteau et apophyse de Raw], et en dedans le trou ovale (4) (nerf maxillaire inférieur et artère petite méningée), en arrière duquel vous voyez le trou sphéno-épineux ou petit rond (5) [artère méningée moyenne]. Le *triangle postérieur*, beaucoup plus petit, présente un trou au fond d'une fossette, le trou stylo-mastoïdien (9) [nerf facial, artère stylo-mastoïdienne]. Le *triangle externe*, très-petit également, montre seulement l'orifice externe du conduit auditif externe. Le *triangle interne* est formé par la partie interne de la face inférieure du rocher et par les sutures qui le réunissent à l'occipital et au sphénoïde. Il présente le trou déchiré postérieur (22) en arrière du rocher (nerfs glosso-pharyngien, pneumogastrique, le spinal, artère méningée postérieure, veine jugulaire interne), le trou déchiré antérieur (6) au niveau du sommet du rocher (fermé par une lame fibreuse que traverse le nerf vidien et une branche de l'artère pharyngienne inférieure), la portion osseuse de la trompe d'Eustache (28), l'orifice du conduit du muscle interne du marteau et l'orifice extérieur du conduit de la corde du tympan. Au niveau de la surface qui réunit le bord antérieur du rocher à la grande aile du sphénoïde et sur la face inférieure du rocher, on trouve de dedans en dehors la surface d'insertion du muscle péristaphylin interne (7), l'orifice inférieur du canal carotidien (24) [artère carotide interne et filets du grand sympathique], l'aqueduc du limaçon (petite artère venue de la pharyngienne inférieure et petite veine), et le golfe de la veine jugulaire interne (il loge le sinus de la veine jugulaire interne). On trouve encore dans ce triangle, devant le condyle, la fossette condylienne antérieure et le trou condylien antérieur (nerf grand hypoglosse et quelquefois une petite branche de l'artère pharyngienne inférieure).

Portion faciale de la face inférieure de la base du crâne.

Cette portion est située en avant de la ligne transversale *bizygomatique* qui forme, comme nous l'avons vu, le côté antérieur du quadrilatère qui est en arrière. Cette ligne passe immédiatement en arrière des apophyses ptérygoïdes et des fosses nasales.

1° Sur la ligne médiane et d'arrière en avant, on trouve la crête de la face inférieure du sphénoïde, la lame perpendiculaire de l'ethmoïde et l'épine nasale du frontal.

2° De chaque côté, elle présente immédiatement, à côté de la ligne médiane, une gouttière à concavité inférieure formant la voûte des fosses nasales et constituée par la lame criblée de l'ethmoïde, l'apophyse sphénoïdale du palatin et le corps du sphénoïde ; en dehors, la partie inférieure des masses latérales de l'ethmoïde et l'apophyse ptérygoïde ; plus en dehors, une crête partant de l'apophyse ptérygoïde, se dirigeant en dehors et en avant, et faisant partie de la fente sphéno-maxillaire. En avant de cette crête on trouve la paroi supérieure de l'orbite, formée par le frontal et par la petite aile du sphénoïde, une portion de la paroi interne de l'orbite formée par l'ethmoïde et une portion de la paroi externe formée par la grande aile du sphénoïde. Là aussi il existe en dedans les trous orbitaires internes, et en arrière le trou optique et la fente sphénoïdale ; en arrière de la crête qui vient d'être indiquée, une surface losangique séparée de la fosse temporale par une autre crête qui va de la précédente à la racine transverse de l'apophyse zygomatique et qui peut être considérée comme une branche de bifurcation de la racine transverse de cette apophyse. Cette surface losangique donne insertion au muscle ptérygoïdien externe.

Tableau des apophyses, des crêtes et des rugosités de la portion cervicale de la face inférieure de la base du crâne et des muscles qui s'y insèrent.

A. EN ARRIÈRE DE LA LIGNE CONDYLO-MASTOÏDIENNE.

1° Ligne courbe supérieure de l'occipital.	Muscles occipital, trapèze, sterno-cléido-mastoïdien, splénius.
2° Ligne courbe inférieure et au-dessus.	Muscles grand complexus, petit complexus, grand droit postérieur de la tête et petit oblique.
3° Espace rugueux au-dessous de la ligne courbe inférieure. . .	Petit droit postérieur de la tête.

B. EN AVANT DE LA LIGNE CONDYLO-MASTOÏDIENNE.

1° Entre les deux quadrilatères : Surface basilaire.	Muscles grand et petit droit antérieur de la tête.

2º Quadrilatère :

Angle postérieur et externe. . . . Apophyse mastoïde.— Muscle petit complexus.

Angle postérieur et interne.   . . . Condyle.

Angle antérieur et externe.   . . . Tubercule zygomatique.—Ligament latéral externe de l'articulation temporo-maxillaire.

Angle antérieur et interne. . . . . Apophyse ptérygoïde.

Bord antérieur. . . . . Racine transverse de l'apophyse zygomatique.

Bord postérieur. . . . . Apophyse jugulaire. — Petit droit latéral.
                                    Rainure digastrique. — Muscle digastrique.

Bord interne. . . . . Rebord de l'apophyse basilaire.

Bord externe. . . . . Racine longitudinale de l'apophyse zygomatique.

Diagonale du tubercule zygomatique au condyle. . . . . Apophyse styloïde. — Bouquet de Riolan.

Diagonale de l'apophyse mastoïde à l'apophyse ptérygoïde. . . . . Apophyse vaginale, épine du sphénoïde.—Ligament sphéno-maxillaire. — Muscle externe du marteau.

Tableau des artères, des veines et des nerfs qui passent par les trous et fentes du crâne.

Les organes seront indiqués d'avant en arrière.

1º ARTÈRES.

Surface intérieure :

1º Artère ethmoïdale antérieure (méningée antérieure). . . . . . Trou orbitaire interne antérieur.

2º Artère ethmoïdale postérieure (méningée antérieure). . . . Trou orbitaire interne postérieur.

3º Artère ophthalmique. . . . . Trou optique.

4º Artère carotide interne. . . . Canal carotidien.

5º Artère méningée moyenne. . . Trou petit rond.

6º Branche de la mén. moyenne. . Hiatus de Fallope.

7º Artère petite méningée. . . . Trou ovale.

8º Branche de la pharyngienne inférieure. . . . . Trou déchiré antérieur.

9º Branche de la vertébrale. . . . Conduit auditif interne.

10º Branche de la pharyngienne inférieure. . . . . Aqueduc du vestibule.

11º Branche de la pharyngienne inférieure (méningée postérieure). Trou déchiré postérieur.

12° Artère mastoïdienne.	Trou mastoïdien.
13° Artère vertébrale.	Trou occipital.
14° Branche de la pharyngienne inférieure quelquefois.	Trou condylien antérieur.
15° Artère pariétale (de l'occipitale).	Trou pariétal.

Surface extérieure :

16° Artère stylo-mastoïdienne. . .	Trou stylo-mastoïdien.
17° Branche de la pharyngienne inférieure.	Aqueduc du limaçon.
18° Artère tympanique.	Scissure de Glaser.

2° VEINES.

Presque toutes ces artères sont accompagnées par une ou deux veines correspondantes qui portent le même nom et qui passent par les mêmes trous. J'indiquerai seulement ici celles qui passent par des trous différents ; ce sont :

1° Veine ophthalmique. . . .	Fente sphénoïdale.
2° Veine jugulaire interne. . .	Trou déchiré postérieur.

La plupart des veines qui traversent les trous du crâne communiquent dans la cavité crânienne avec les sinus et établissent une communication entre les systèmes intra-crânien et extra-crânien ; elles portent le nom de *veines émissaires*; ce nom a été surtout appliqué par Santorini à la veine qui passe par le trou pariétal.

3° NERFS.

Filet ethmoïdal du rameau nasal du nerf ophthalmique. . . .	Fente ethmoïdale.
1re paire. Nerf olfactif.	Trous de la lame criblée.
2e paire. Nerf optique.	Trou optique.
3e paire. Nerf moteur oculaire commun.	Fente sphénoïdale.
4e paire. Nerf pathétique.	Idem.
5e paire. Trijumeau : ophthalmiq. { lacrymal. .	Idem.
	frontal. .	Idem.
	nasal. . .	Idem.
Nerf maxillaire supérieur.	Trou grand rond.
Nerf maxillaire inférieur.	Trou ovale.
6e paire. Nerf moteur oculaire externe.	Fente sphénoïdale.
Nerfs grand et petit pétreux superficiels (7e paire). . Nerfs petits pétreux profonds interne et externe (9e paire).	Hiatus de Fallope et gouttière de la face antérieure du rocher.
Nerf vidien (7e et 9e p.). .	Trou déchiré antérieur.
7e paire. Nerf facial.	Conduit auditif interne.

8e paire. Nerf auditif.　.　.　.　.　.　.　Conduit auditif interne.
9e paire. Nerf glosso-pharyngien.　.　Trou déchiré postérieur.
10e paire. Nerf pneumogastrique.　.　　　Idem.
11e paire. Nerf spinal.　.　.　.　.　.　　　Idem.
12e paire. Nerf grand hypoglosse.　.　Trou condylien antérieur.

IV. — DÉVELOPPEMENT DU CRANE.

De très-bonne heure, chez l'embryon, le crâne apparaît sous l'apparence d'une vésicule membraneuse qui augmente peu à peu de volume. Les points d'ossification, indiqués dans la description des os en particulier, s'y développent; ceux de la voûte précèdent ceux de la base, selon Meckel et Blandin. Mais ces derniers se développent beaucoup plus rapidement, de sorte qu'à la naissance l'ossification de la base est presque complète, tandis qu'à la voûte les os sont séparés par des membranes.

Du crâne à la naissance. — Au moment de la naissance, le crâne présente des particularités très-intéressantes.

Les diamètres sont : l'occipito-frontal, de 11 centimètres et demi; le bipariétal, étendu du bord inférieur d'un pariétal à l'autre, 9 centimètres à 9 centimètres et demi ; le vertical a aussi 9 centimètres à 9 centimètres et demi. Les deux premiers diamètres peuvent diminuer d'une certaine étendue par la compression latérale de la tête.

Une membrane fibreuse forme la trame dans laquelle se développent les os du crâne. Pendant que ceux-ci s'ossifient, ils sont très-vasculaires et formés d'aiguilles osseuses, à la voûte surtout, qui rayonnent du centre vers la circonférence comme les vaisseaux qui les accompagnent. Haller a fait voir ces vaisseaux rayonnés. M. Paul Dubois a montré aussi la grande vascularité des os du crâne à la naissance en faisant sourdre des gouttelettes de sang par la compression des os dépouillés du péricrâne. M. Dubois aurait vu, dit-il, une injection poussée dans les vaisseaux de l'enfant jaillir sous forme de jets à la surface des os du crâne dépouillés du périoste. Valleix, en 1835 et 1836, a vu aussi une injection suinter à la surface de ces os.

A ce moment, les os de la voûte crânienne sont très-minces et forment ce qui sera plus tard la table interne. De nombreux vaisseaux émergent des os, se répandent à leur surface externe et se mélangent à une substance molle celluleuse située entre les os et le péricrâne. D'après Valleix, ce tissu cellulo-vasculaire s'ossifie un peu plus tard pour former le *diploé*. Plus tard, la table externe s'ossifie à son tour. L'ossification a donc lieu de dedans en dehors. Ce mode de développement expliquerait, d'après Valleix, la formation du bourrelet osseux dans le céphalæmatome, celui-ci étant constitué par une tumeur sanguine développée dans la trame cellulo-vasculaire de la surface externe de ces os et empêchant dans ce point la formation de la table externe.

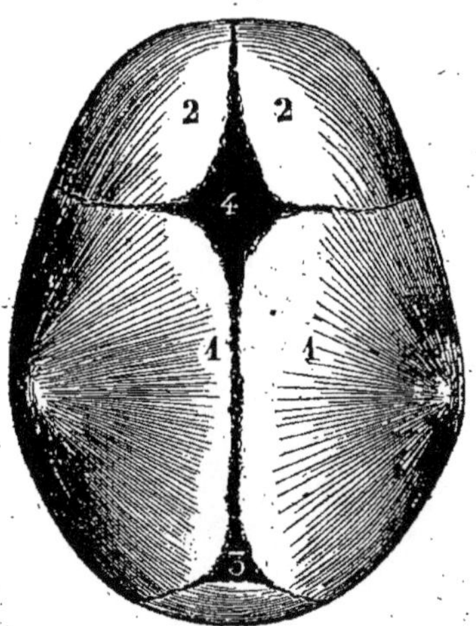

FIG. 134.— Voûte du crâne chez le fœtus.

1, 1. Pariétaux. — 2, 2. Frontal. — 3. Fontanelle postérieure. — 4. Fontanelle antérieure.

Les bords dentelés des os de la voûte du crâne vont à la rencontre les uns des autres. Les dentelures se dévient plus ou moins pour s'engrener réciproquement. Mais comme les os s'ossifient du centre vers la circonférence, il en résulte que les angles qui sont les parties les plus éloignées du centre de l'os s'ossifient en dernier lieu et sont remplacés pendant un certain temps par des espaces membraneux qui constituent les *fontanelles*. L'antérieure est losangique, spacieuse de 3 à 4 centimètres à la naissance; elle est formée par les angles des pariétaux et les deux moitiés du frontal (4). La postérieure, triangulaire, est presque fermée à la naissance; c'est une dépression constituée par l'angle supérieur de l'occipital qui s'enfonce au-dessous des deux pariétaux (3). Les fontanelles latérales, triangulaires, petites, existent au point de réunion de la portion mastoïdienne du temporal, du pariétal et de l'occipital. La fontanelle antérieure, qui persiste le plus longtemps, a disparu à l'âge de quatre ans. Après la réunion des dentelures des os du crâne, il reste dans les sutures une membrane appelée *cartilage sutural*. Cette membrane, découverte par Hunauld en 1730, étudiée par Ferrein en 1744, existe entre tous les os, excepté entre les osselets de l'ouïe, entre l'occipital et le sphénoïde. Le cartilage sutural adhère au périoste et à la dure-mère. Il est détruit par la macération.

Base du crâne chez l'enfant.

La base du crâne n'est étudiée par les auteurs que chez l'adulte.

10.

Il importe cependant de faire remarquer que les diverses parties de cette région du squelette sont bien différentes chez l'enfant et surtout au moment de la naissance.

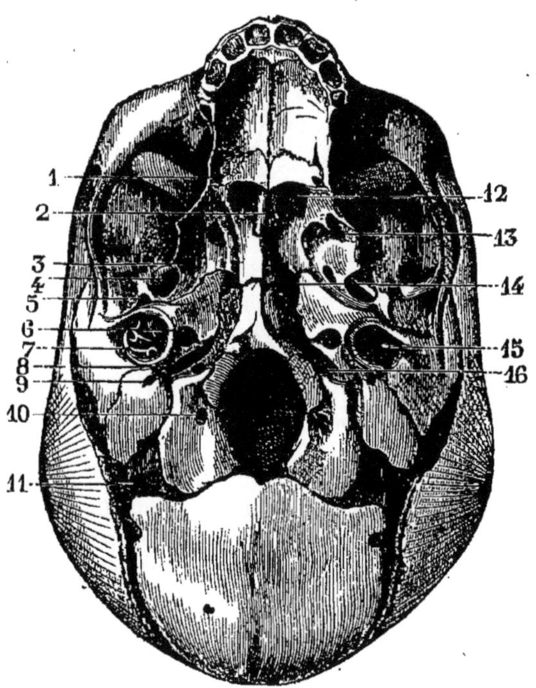

FIG. 135. — Base du crâne chez le fœtus à terme.

1. Conduit palatin postérieur. — 2. Partie postérieure du vomer. — 3. Trou vidien. — 4. Trou ovale. — 5. Trou petit rond. — 6. Trou carotidien. — 7. Cercle tympanal dans lequel on voit la membrane du tympan et les osselets de l'ouïe. — 8. Trou déchiré postérieur. — 9. Trou stylo-mastoïdien. — 10. Trou condylien postérieur. — 11. Fontanelle latérale. — 12. Orifice postérieur des fosses nasales. — 13. Fosse de l'apophyse ptérygoïde. — 14. Cartilage de séparation entre l'occipital et le sphénoïde.— 15. Conduit auditif externe. — 16. Trou condylien antérieur.

En examinant la base du crâne d'un enfant au moment de la naissance (fig. 135), on est d'abord frappé par l'absence de parties saillantes, par le raccourcissement du diamètre transversal et l'écartement qui existe entre le trou occipital et les fosses nasales.

1° Nous avons vu, sur la base du crâne de l'adulte, des parties saillantes nombreuses : apophyses ptérygoïdes, apophyses styloïdes, vaginales et mastoïdes, condyles de l'occipital. Chez l'enfant, surtout dans le cours de la première année, ces saillies font défaut, et la base du crâne présente une surface à peu près uniforme. Cette absence de saillies entraîne nécessairement l'absence des dépressions correspondantes. C'est ainsi que, chez l'enfant, la cavité glénoïde du temporal existe à peine ; cela se conçoit, puisque l'apophyse vaginale et la racine transverse de l'apophyse zygomatique font défaut. Les fossettes condyliennes n'existent pas, puisque plus tard elles résultent de la saillie des condyles de l'occipital et de l'apophyse jugulaire qui manquent. Aussi, chez l'enfant, les trous condyliens antérieurs et postérieurs sont-ils situés à fleur de tête. Il en est de même du trou stylo-mastoïdien, qui est très-superficiel et presque en dehors du crâne chez le fœtus, tandis que, chez l'adulte, il est placé au fond d'une fossette limitée par les apophyses mastoïde, styloïde et jugulaire ; ces saillies manquent chez l'enfant et conséquemment la rainure digastrique située ordinairement à la face interne de l'apophyse mastoïde. Ce que nous venons de dire fait comprendre la facilité avec laquelle le nerf facial peut être comprimé par le forceps après la sortie du crâne. Si l'apophyse mastoïde existait à cet âge, cette compression ne pourrait pas se produire.

2° Chez l'enfant, le diamètre transverse de la base du crâne est tellement court, que le conduit auditif externe regarde presque directement en bas au lieu de regarder en dehors comme chez l'adulte. Il semble que l'oreille de l'enfant se porte pour ainsi dire au-dessous du crâne. Il résulte de ce raccourcissement que la membrane du tympan (7) est visible sur la figure 135, tandis que plus tard elle se redresse pour regarder en dehors et un peu en bas. Cette position du conduit auditif tient à sa brièveté, car il se développe ensuite vers son orifice externe, tandis que chez l'enfant il est presque uniquement réduit à un anneau osseux, *cercle tympanal* (7). A mesure que l'enfant grandit, la membrane du tympan s'enfonce dans le conduit auditif.

3° Enfin on peut remarquer l'espace considérable qui existe entre le trou occipital et les fosses nasales ; il en résulte que, chez l'enfant nouveau-né, l'arrière-cavité des fosses nasales est très-large, ce qui n'est pas sans utilité, puisque cette région est indispensable, pour la respiration, à l'enfant qui tette. Avant de terminer cet article, nous ferons remarquer que le raccourcissement et l'obliquité en bas et en dehors des apophyses ptérygoïdes entraînent nécessairement un raccourcissement en hauteur des fosses nasales.

Progrès du développement chez l'adulte. — Après la naissance, après la formation des sutures et la disparition des fontanelles, les os du crâne continuent à s'accroître. Ils ont chacun une circulation veineuse indépendante. La cavité crânienne peut grandir et, par conséquent, les os se développer tant que les sutures existent.

C'était l'opinion de Gall, adoptée par M. Malgaigne. On remarque, en effet, que lorsque les sutures du crâne se soudent de bonne heure, le cerveau est arrêté dans son développement, comme MM. Requin, Richet et Trousseau l'ont vu dans un cas.

Vers l'âge de trente-cinq à quarante ans les sutures s'ossifient, de sorte que tous les os de la voûte crânienne se réunissent pour n'en former qu'un seul. En même temps que le cartilage sutural est envahi par l'ossification, les canaux veineux de chaque os communiquent avec ceux des os voisins à travers les sutures. A dater de ce moment la cavité crânienne ne grandit plus, mais il se passe d'autres phénomènes.

Modification des os du crâne chez le vieillard. — Chez le vieillard, le cerveau participe au mouvement de retrait de la plupart des organes. Il diminue de volume, et quoique la sérosité sous-arachnoïdienne vienne combler la cavité, on ne peut s'empêcher de voir là, une tendance au vide qui appelle vers le centre les parois du crâne. La table interne semble, en effet, céder et se porte vers la cavité crânienne. Elle s'écarte de la table externe, les cellules du diploé deviennent plus larges, les os augmentent d'épaisseur. Cela se voit également, comme l'a indiqué M. A. Andral en 1836, sur les crânes d'individus guéris d'hydrocéphale. Chez certains vieillards, la table externe suit le retrait de la table interne, le crâne s'amincit et la tête diminue de volume. Chez d'autres, le diploé est résorbé inégalement, la table interne se déprime fortement en certains points pour former des dépressions plus ou moins profondes, et dans ces points les os deviennent d'une fragilité extrême.

Os wormiens. — Un médecin de Copenhague, Wormius, décrivit, dit-on, le premier ces os, qui ont conservé son nom. Les os wormiens sont de petits os irréguliers, dont le nombre et le volume varient, ainsi que le siége, selon les sujets. On sait cependant qu'ils ne se rencontrent qu'à la voûte du crâne, au milieu des sutures dentelées. Très-rares dans la suture fronto-pariétale, on les trouve quelquefois dans la suture bipariétale, souvent dans la suture lambdoïde; plus souvent encore, on en trouve un au point de réunion des deux pariétaux et de l'occipital : c'est l'os épactal ou os wormien proprement dit.

Ces os présentent la même structure et le même développement que les os larges de la voûte du crâne. Ce sont des os accidentels, que la plupart des anatomistes considèrent comme des points supplémentaires d'ossification.

§ 3. — Face.

Les os qui constituent la face sont au nombre de quatorze : treize s'articulent entre eux et forment un massif adhérent au crâne, la mâchoire supérieure.

La mâchoire inférieure n'est formée que par un seul os.

	Os nasaux.		Os nasaux.	
Malaire.	Unguis.	Cornet inférieur. Vomer. Cornet inférieur.	Unguis.	*Malaire.*
	Maxillaire supérieur.		Maxillaire supérieur.	
	Palatin.		Palatin.	

Maxillaire inférieur.

1. — MAXILLAIRE SUPÉRIEUR.

Position. — Placez en bas le bord alvéolaire, en dedans la concavité de ce bord, et en avant sa portion la plus mince.

Os irrégulier, placé au centre de la mâchoire supérieure, autour duquel viennent se grouper tous les petits os qui concourent avec lui à la formation de cette mâchoire. Il s'articule en dedans avec le cornet inférieur et le vomer, en dehors avec l'os malaire, en avant avec les os propres du nez, en arrière avec le palatin, en haut avec l'unguis. Il s'articule encore à sa partie supérieure avec deux os du crâne, le frontal et l'ethmoïde.

Je considérerai à cet os deux faces et quatre bords : une face interne qui regarde les fosses nasales et qui présente une saillie, *apophyse palatine*; une face externe proéminente, sous forme de pyramide triangulaire creusée d'une cavité, un bord antérieur le plus long, un bord postérieur le plus épais, un bord supérieur irrégulier et mince, un bord inférieur creusé de cavités, *alvéoles*.

Face interne. — Elle présente, à l'union du quart inférieur avec les trois quarts supérieurs, *l'apophyse palatine* (9) n'existant que dans les deux tiers antérieurs, prolongement considérable qui s'articule avec celui du côté opposé pour former la voûte palatine et le plancher des fosses nasales. Le bord postérieur de cette apophyse, rugueux, s'articule avec la lame horizontale du palatin. A sa partie antérieure, il existe une saillie osseuse, *épine nasale antérieure* (4). Son bord interne, rugueux, très-large, est surmonté d'une crête qui forme avec celle du côté opposé une scissure dans laquelle se place le vomer. Ce bord, dans sa partie antérieure la plus large, présente un trou parfaitement visible sur la face supérieure, se terminant en gouttière à la partie inférieure et se confondant avec celui du côté opposé : c'est le *canal palatin antérieur* (9), unique du côté de la voûte palatine, bifurqué du côté des fosses nasales, dans lequel passe le nerf sphéno-palatin interne et une branche de l'artère sphéno-palatine. La face supérieure de cette apophyse est concave et lisse pour former le plancher des fosses nasales ; la face inférieure est rugueuse pour former la voûte palatine, elle se prolonge jusqu'au rebord alvéolaire.

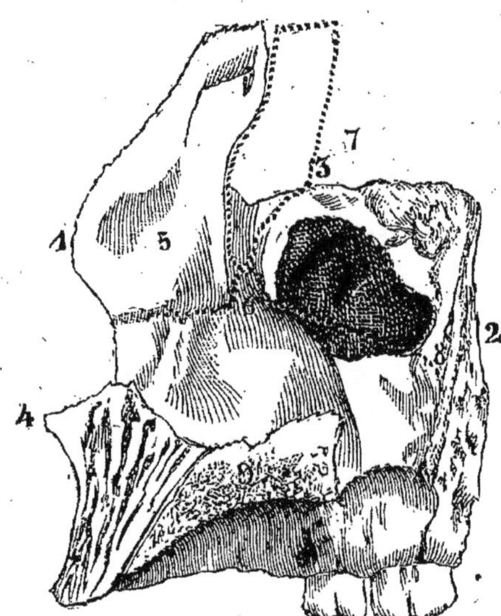

Fig. 136. — Face interne du maxillaire supérieur droit.

1. Bord antérieur. — 2. Bord postérieur. — 3. Bord supérieur. — 4. Épine nasale antérieure et inférieure. — 5. Apophyse montante. — 6. Partie inférieure de la gouttière lacrymonasale. — 7. Ponctuation indiquant les limites de l'os unguis avec une pointe inférieure qui s'articule au-dessus de 6 avec l'apophyse lacrymale du cornet inférieur. — Entre 6 et 8 on voit l'orifice du sinus maxillaire et une ligne ponctuée qui indique l'articulation du cornet inférieur. — 8. Gouttière formant avec le palatin le canal palatin postérieur. — 9. Apophyse palatine présentant une gouttière dirigée en bas et en avant, concourant à former le palatin antérieur.

Au-dessus de l'apophyse palatine, la face interne de l'os présente d'avant en arrière : 1° la face interne de l'*apophyse montante* du maxillaire supérieur (5) ; 2° une gouttière faisant partie du *canal nasal* (6) ; 3° l'orifice du *sinus maxillaire* ; 4° une surface rugueuse, verticale pour l'articulation du palatin (8). L'apophyse montante présente à sa partie inférieure et à sa partie moyenne deux surfaces déprimées et lisses qui font partie, l'inférieure du méat inférieur, la supérieure du méat moyen des fosses nasales. Elle présente aussi deux lignes rugueuses antéro-postérieures : l'une placée entre les deux surfaces déprimées et s'articulant avec le cornet inférieur ; l'autre placée en haut près du sommet et s'articulant avec le cornet moyen. La gouttière qui concourt à former le canal nasal est très-profonde, plus étroite à la partie moyenne qu'aux extrémités, légèrement concave en arrière ; elle a de 12 à 14 millimètres de long. Sa partie inférieure s'étale dans le méat inférieur. Les deux bords de la gouttière s'articulent en haut avec l'unguis (7), en bas avec le cornet inférieur (6), qui complète le canal nasal. L'orifice du sinus maxillaire est assez large pour permettre l'introduction du doigt ; mais lorsque l'os est articulé, il devient beaucoup plus petit, car il est rétréci à sa partie inférieure par le cornet inférieur, à sa partie supérieure

par l'ethmoïde , à sa partie antérieure par l'unguis , à sa partie postérieure surtout par le palatin. Cet orifice présente à sa partie inférieure une fente dans laquelle est reçue la lame verticale du palatin.
Par cet orifice on peut apercevoir une cavité, *sinus maxillaire* ou
antre d'Higmore, à forme de pyramide triangulaire, dont la base
correspond à l'ouverture, dont le sommet détermine une saillie sur
la face externe de l'os, et dont les trois faces correspondent aux trois
faces que nous retrouverons sur la face externe de l'os. On trouve
dans cette cavité des cloisons osseuses, irrégulières, petites et peu
marquées. On y voit, dans quelques cas, les racines des dents molaires qui y proéminent. Cette cavité à l'état frais est tapissée par
la muqueuse pituitaire et communique avec les fosses nasales. La
surface rugueuse, placée en arrière du sinus, s'articule avec l'os
palatin. Elle présente souvent à sa partie la plus reculée une gouttière qui, se dirigeant vers la voûte palatine, concourt à former le
canal palatin postérieur.

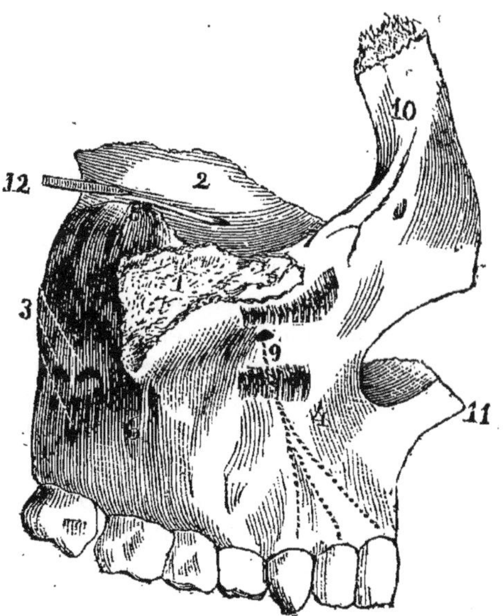

FIG. 137. — Face externe du maxillaire supérieur droit.

1. Tubérosité malaire. — 2. Face orbitaire de la pyramide du maxillaire. — 3. Bord
postérieur de l'os et trous qui livrent passage aux nerfs dentaires postérieurs et à des branches de l'artère alvéolaire. — 4. Fosse canine et insertion du muscle canin. — 6. Bord
inférieur de la pyramide du maxillaire. — 7. Bord antérieur de la pyramide concourant à
la formation du rebord de l'orbite. — 8. Gouttière sous-orbitaire et artère sous-orbitaire.
— 9. Trou sous-orbitaire ; la ligne ponctuée indique le trajet inter-osseux du nerf dentaire antérieur. — 10. Apophyse montante du maxillaire supérieur. — 11. Epine nasale
antérieure, et inférieure. — 12. Artère sous-orbitaire.

Face externe. — Cette face présente une saillie en forme de pyramide triangulaire, dont le développement est en rapport avec celui du sinus maxillaire. Le sommet rugueux, ou *apophyse malaire* (1), s'articule avec l'os malaire. Les trois faces et les trois bords de cette pyramide se continuent directement avec les trois faces et les trois bords de l'os malaire. Le bord inférieur de la pyramide se perd en s'arrondissant vers la première ou la seconde grosse molaire (6). Le bord antérieur (7) concourt à former le rebord orbitaire¹ ; le bord postérieur concourt à former la fente sphéno-maxillaire. La face (7) supérieure de cette pyramide, ou plancher de l'orbite (2), formée par la paroi supérieure mince du sinus maxillaire, présente dans sa moitié postérieure une gouttière, *gouttière sous-orbitaire* (8), qui, sous forme de canal, *canal sous-orbitaire*, traverse le bord antérieur de la pyramide et s'ouvre sur sa face antérieure par un orifice, *trou sous-orbitaire* (9). Dans la gouttière, dans le canal et dans le trou passent le nerf maxillaire supérieur et l'artère sous-orbitaire. Dans le canal sous-orbitaire, on trouve l'embouchure d'un petit conduit qui descend vers les dents incisives et canines, dans l'épaisseur de la paroi antérieure du sinus: c'est le *canal dentaire antérieur*. Il loge le nerf dentaire antérieur, et une petite artère venant de la sous-orbitaire, destinés aux racines dentaires de la partie antérieure de l'arcade. La face antérieure de la pyramide est très-large; on y trouve le trou sous-orbitaire (9) et au-dessous une dépression, *fosse canine* (4). Le muscle canin s'insère dans cette fosse au-dessous du trou sous-orbitaire. Elle présente, en avant et en haut, la face externe de l'apophyse montante, sur laquelle s'insère l'élévateur commun de l'aile du nez et de la lèvre supérieure; en avant et en bas, la saillie de la dent canine, et en dedans de cette saillie une dépression, *fossette myrtiforme* ². La face postérieure, concave en dehors, convexe et large en dedans, où elle porte le nom de *tubérosité maxillaire*, forme la paroi postérieure du sinus; elle fait partie de la fosse zygomatique et de la fosse ptérygo-maxillaire. Elle est creusée de gouttières irrégulières et percée de trous (3) dont le nombre varie. Ces gouttières et ces trous logent les nerfs dentaires postérieurs et des branches de l'artère alvéolaire.

Bord antérieur. — Le plus long, il offre de bas en haut : 1° la partie antérieure de l'apophyse palatine, formant le bord interne de la fossette myrtiforme; 2° l'épine nasale antérieure (4) ; 3° un bord, concave en dedans, qui concourt à la formation de l'ouverture antérieure des fosses nasales; 4° le bord antérieur de l'apophyse

---

1. Il donne insertion au muscle élévateur propre de la lèvre supérieure.
2. Où s'insère le muscle myrtiforme.

montante (10) qui s'engrène avec les os propres du nez. On remarque que cette apophyse montante a la forme d'une pyramide triangulaire aplatie latéralement, et présentant une base confondue avec l'os, un sommet supérieur qui s'engrène avec le frontal, une face externe qui fait partie de la face externe de l'os, une face interne qui fait partie de la face interne, une face postérieure concave, étroite, formant la gouttière du canal nasal, un bord antérieur pour les os propres du nez, un bord interne et un bord externe formant les deux bords de la gouttière du canal nasal.

Bord postérieur. — Arrondi, épais; dans sa moitié supérieure il forme la paroi antérieure de la fosse ptérygo-maxillaire; dans sa moitié inférieure il s'articule avec l'apophyse pyramidale du palatin.

Bord supérieur. — Ce bord présente d'avant en arrière : 1o le sommet rugueux de l'apophyse montante; 2o l'extrémité supérieure de la gouttière nasale; 3o des rugosités qui séparent le plancher de l'orbite de la paroi interne du maxillaire et qui s'articulent en avant avec l'unguis, en arrière avec l'ethmoïde.

Bord inférieur. — Il est creusé de trous, *alvéoles*, plus larges en arrière qu'en avant, dont le fond présente autant de prolongements creux que les dents correspondantes ont de racines.

Développement. — Les anatomistes sont loin de s'accorder sur le développement de cet os. Voici comment s'exprime M. Cruveilhier :

« Ce que l'observation m'a démontré, c'est que sur l'os maxillaire du fœtus et même sur celui de l'adulte, on trouve deux scissures très-remarquables, qui semblent indiquer la séparation primitive de l'os en trois pièces :

« 1o Une première scissure, qu'on peut appeler *scissure incisive*, se voit du côté de la voûte palatine ; elle tombe sur la cloison qui sépare l'alvéole de la canine de l'alvéole de l'incisive latérale, se continue en arrière jusqu'au canal palatin antérieur, et en haut se prolonge sur la face interne de l'apophyse montante. Cette scissure n'est apparente que sur la face interne du maxillaire supérieur; sur la face externe de cet os elle n'existe pas ou s'efface de si bonne heure qu'on ne la rencontre presque jamais. La portion de l'os maxillaire circonscrite par la scissure soutient les deux dents incisives et représente l'os incisif ou intermaxillaire des animaux. Dans le bec-de-lièvre, c'est au niveau de cette scissure qu'a lieu la solution de continuité. Il paraîtrait donc probable que cette partie antérieure de l'os maxillaire se développe par un point spécial.

« 2o Une deuxième scissure non moins constante se voit au niveau du conduit sous-orbitaire et se prolonge, sous la forme d'une petite suture, jusqu'à l'orifice antérieur de ce conduit : on peut l'appeler *scissure orbitaire.* »

L'os sus-maxillaire, un des plus précoces dans son développement, paraît du trentième au trente-cinquième jour de la vie intra-utérine. C'est au niveau de l'arcade alvéolaire que débute l'ossification.

Le développement par un point spécial de la partie antérieure du maxillaire supérieur ne paraît point douteux aujourd'hui. Dès le commencement de ce siècle, Gœthe a décrit la portion antérieure du maxillaire supérieur sous le nom d'*os incisif* ou *intermaxillaire.* Selon ce savant, l'os incisif reste isolé pendant toute la vie chez les quadrupèdes, tandis que chez l'homme il se soude au reste de l'os au deuxième mois de la vie intra-utérine. Le point de réunion de ces os est visible à la voûte palatine sous la forme d'une suture obliquement dirigée de l'intervalle qui sépare les incisives de la canine au canal palatin antérieur ; il correspond précisément à la division osseuse qu'on observe quelquefois chez l'enfant naissant et qui est toujours accompagnée de *bec-de-lièvre.* Après les remarques de Gœthe, les auteurs s'accordaient à regarder le bec-de-lièvre et cette division comme un arrêt de développement dans lequel la soudure ne se serait pas opérée ; mais, depuis les beaux travaux de J. Geoffroy Saint-Hilaire et de M. Coste, le doute n'est plus permis à cet égard.

Chez le fœtus et l'enfant naissant, le maxillaire supérieur a peu d'étendue verticalement. Plus tard, le sinus, en se développant, augmente les dimensions de la face.

II. — CORNET INFÉRIEUR.

Position. — Placez sa face convexe en dedans, son bord convexe régulier en bas, l'extrémité pointue en arrière.

Cet os est formé par une petite lamelle osseuse contournée, articulée avec l'apophyse montante du maxillaire supérieur, l'unguis, l'orifice du sinus maxillaire, l'os palatin et l'ethmoïde.

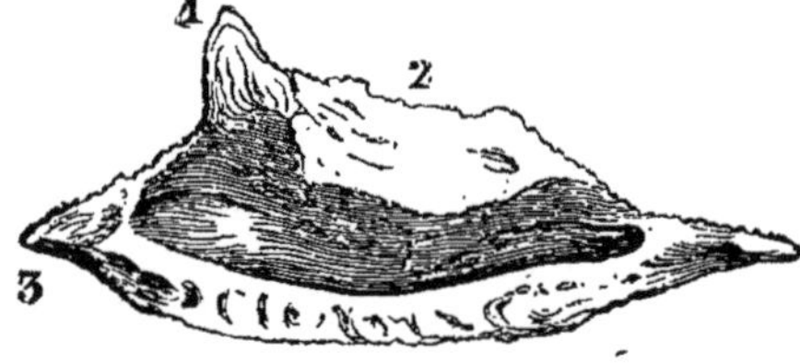

FIG. 138. — Face concave ou externe du cornet inférieur gauche.

1. Apophyse nasale ou ascendante. — 2. Apophyse auriculaire ou descendante. — 3. Extrémité antérieure.

Face interne. — Convexe, elle regarde la cloison des fosses nasales.

Face externe. — Concave, elle regarde le méat inférieur.

Bord inférieur. — Épais, libre, il est situé dans le méat inférieur.

Bord supérieur. — Il présente aux deux extrémités des rugosités pour l'articulation de l'apophyse montante du maxillaire supérieur et du palatin, et à sa partie moyenne deux apophyses minces : l'une antérieure, *apophyse nasale* (1), verticale, petite, qui s'articule avec la partie inférieure de l'unguis et les bords de la gouttière nasale pour compléter le canal nasal ; l'autre postérieure, plus large, qui se dirige en bas, *apophyse auriculaire* (2), et se place sur l'orifice du sinus maxillaire qu'elle concourt à rétrécir. Entre les deux apophyses du bord supérieur, on voit quelques rugosités qui s'articulent avec l'ethmoïde.

Extrémité inférieure. — Elle est un peu obtuse.

Extrémité supérieure. — Elle est effilée.

Développement. — Cet os se développe par un point d'ossification qui se montre dans le cinquième mois qui suit la naissance (Cruveilhier).

III. — Os malaire.

Position.—Placez en avant sa face convexe, en bas et en dedans la large surface rugueuse triangulaire qu'il présente pour l'articulation du maxillaire supérieur.

Cet os s'articule en bas avec le maxillaire supérieur, en haut avec l'apophyse orbitaire externe du frontal, en arrière avec l'apophyse zygomatique, en dedans avec la grande aile du sphénoïde.

Plus ou moins proéminent, selon les sujets dont il détermine la saillie de la pommette, cet os présente trois faces. quatre bords et quatre angles.

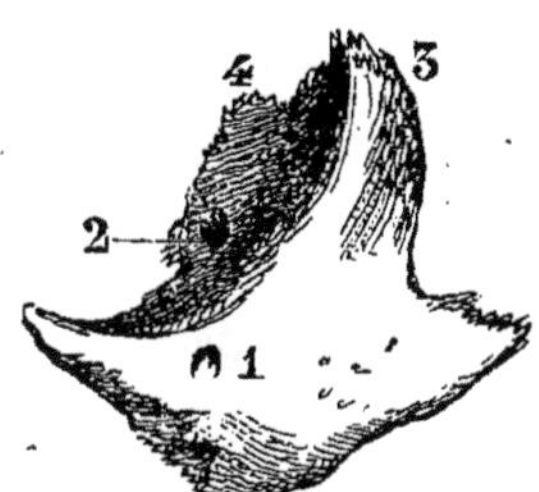

Fig. 139. — Face antérieure de l'os malaire gauche.

1. Trou malaire. — 2. Orifice orbitaire du trou malaire du côté de l'orbite. — 3. Angle supérieur. — 4. Apophyse orbitaire.

Face antérieure. — Convexe, lisse, elle donne insertion aux muscles grand et petit zygomatique.

Face postérieure. — Concave, elle fait partie de la fosse temporale et de la fosse zygomatique.

Face supérieure ou orbitaire. — Concave, elle concourt à former les parois inférieure et externe de l'orbite et elle limite en avant la fente sphéno-maxillaire. La portion d'os qui supporte cette face s'appelle *apophyse orbitaire* de l'os malaire. Le bord qui termine l'apophyse est échancré au milieu pour fermer la fente sphéno-maxillaire, articulaire en haut pour la grande aile du sphénoïde, articulaire en bas pour le maxillaire supérieur. L'apophyse orbitaire est concave en haut et en dedans, comme le bord qui la supporte.

Bord antérieur et supérieur. — Concave, lisse, il concourt à former le rebord orbitaire.

Bord antérieur et inférieur. — Il s'articule de même que les deux angles voisins avec la tubérosité malaire ou sommet de la pyramide que l'on trouve sur le maxillaire supérieur.

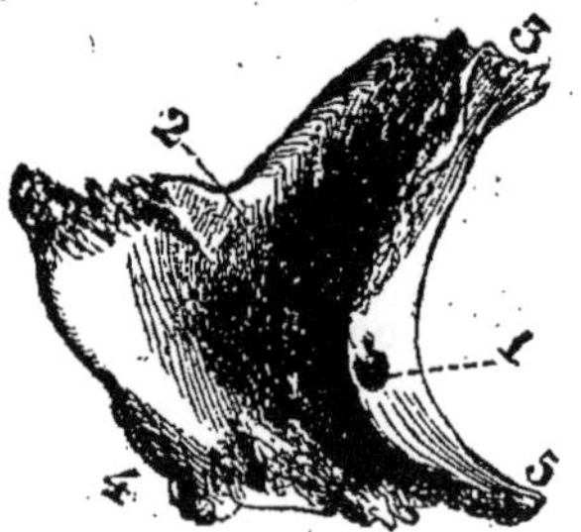

Fig. 140. — Face postérieure de l'os malaire gauche.

1. Orifice orbitaire du trou malaire sur l'apophyse orbitaire. — 2. Orifice temporal du trou malaire. — 3. Angle supérieur. — 4. Angle inférieur. — 5. Angle antérieur.

Bord postérieur et supérieur. — Il forme un angle presque droit, dont la moitié inférieure horizontale se continue avec l'apophyse zygomatique, et la supérieure presque verticale se continue avec la ligne du frontal qui limite en avant la fosse temporale. Ce bord donne insertion à l'aponévrose temporale.

Bord postérieur et inférieur. — Presque horizontal, rugueux, il donne insertion par sa partie postérieure au muscle masséter.

Angle supérieur. — Allongé, vertical, épais, il s'articule avec l'apophyse orbitaire externe du frontal.

Angle inférieur. — Presque droit, il s'articule avec la tubérosité malaire du maxillaire supérieur ; on y trouve un petit tubercule, *tubercule malaire* (4).

Angle antérieur. — Il s'articule avec le maxillaire supérieur et concourt à former le rebord orbitaire.

Angle postérieur. — Large et mince, taillé en biseau aux dépens de son bord supérieur, il s'articule avec le sommet de l'apophyse zygomatique.

On trouve ordinairement sur l'os malaire un conduit, *conduit malaire* (1, 2), divisé en trois branches qui s'ouvrent par trois orifices sur les faces cutanée, temporale et orbitaire de l'os. Il est fréquent de ne trouver qu'un ou deux trous; des nerfs et des vaisseaux les traversent.

Développement. — Cet os se développe par un seul point osseux qui se montre vers le cinquantième jour de la vie intra-utérine.

IV. — Os unguis ou lacrymal.

Position.— Placez en dehors la face qui présente une crête verticale, en bas le crochet qui termine cette crête, en avant la gouttière qui longe la crête.

L'unguis est une lamelle osseuse, mince, verticale, qui sépare l'orbite des fosses nasales. Il a deux faces et quatre bords.

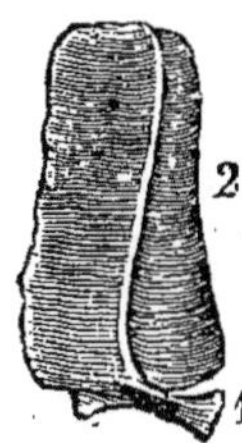

Fig. 141. — Face externe de l'os unguis droit.

On y voit une crête verticale se terminant en bas par un crochet, 1, concourant à limiter l'orifice supérieur du canal nasal. — 2. Bord antérieur de l'os.

Face interne. — Parcourue par de nombreux petits sillons, elle concourt à former la paroi externe des fosses nasales.

Face externe. — Elle est pourvue d'une crête tranchante verticale formant la lèvre postérieure de la gouttière lacrymo-nasale et se terminant en bas par un petit crochet (1) destiné à former une partie de l'orifice supérieur du canal nasal. En arrière de la crête, la face externe plane de l'os concourt à former la paroi interne de l'orbite. En avant, la face externe est creusée en gouttière qui forme la gouttière lacrymo-nasale avec l'apophyse montante du maxillaire supérieur.

Bord antérieur. — Il s'articule avec l'apophyse montante du maxillaire supérieur (2).

Bord postérieur. — Il s'articule avec l'os planum de l'ethmoïde.

Bord supérieur. — Il s'articule avec le frontal.

Bord inférieur. — Il s'articule avec le maxillaire supérieur et le cornet inférieur.

Développement. — Un seul point osseux se montre pour cet os au commencement du troisième mois de la vie intra-utérine.

V. — OS PROPRE DU NEZ OU OS NASAL.

Position.— Placez en arrière la face concave, en haut l'extrémité la plus épaisse, en dedans le bord le plus épais et taillé en biseau aux dépens de la face postérieure.

Os pair, situé en avant et au-dessus des fosses nasales qu'il concourt à former, articulé avec le frontal, l'ethmoïde, le maxillaire supérieur et l'os nasal du côté opposé. Il présente deux faces et quatre bords.

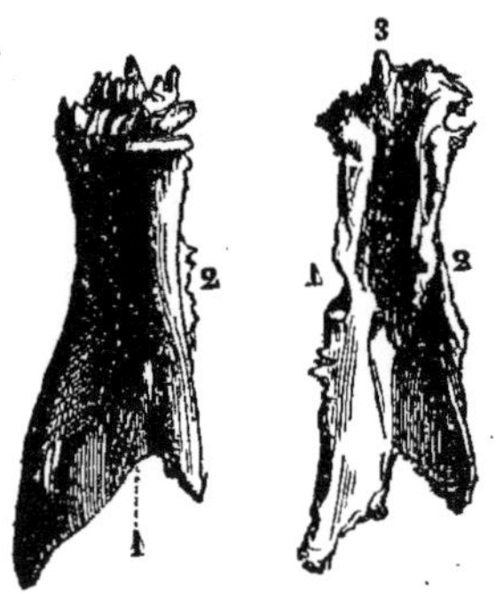

FIG. 142. — Os propres du nez.　　FIG. 143. — Face postérieure du même os.

Fig. 142. Face antérieure de l'os nasal du côté droit. On y voit l'extrémité supérieure dentelée pour l'articulation du frontal. — 1. Échancrure du bord inférieur pour le passage d'un rameau nerveux. — 2. Bord interne.

Fig. 143. 1. Bord externe. — 2. Bord interne. — 3. Extrémité supérieure.

Face antérieure. — Concave en haut, convexe en bas, elle donne insertion au muscle pyramidal.

Face postérieure — Concave, elle fait partie de la voûte des fosses nasales. Elle présente de petits sillons pour les vaisseaux et les nerfs.

Bord supérieur. — Épais, il s'articule avec le frontal.

Bord inférieur. — Mince et tranchant, il s'unit aux cartilages latéraux du nez et présente, à sa partie moyenne, une échancrure dans laquelle passe un filet nerveux.

Bord interne. — Taillé en biseau aux dépens de la table interne, il s'articule avec celui du côté opposé, et en arrière avec la lame perpendiculaire de l'ethmoïde et l'épine nasale du frontal.

Bord externe. — Il s'articule avec l'apophyse montante du maxillaire supérieur ; il est taillé en biseau aux dépens de la face externe.

Développement. — Un seul point osseux se montre à la fin du deuxième mois de la vie intra-utérine pour former cet os.

VI. — Os PALATIN.

Position.— Placez en bas et en arrière la grosse apophyse qui réunit les deux portions horizontale et verticale du palatin, et en dedans l'angle rentrant formé par la réunion des deux portions horizontale et verticale de cet os.

L'os palatin, un peu irrégulier, est formé de deux parties : l'une petite et horizontale, *os quadratum*, faisant partie de la voûte palatine ; l'autre beaucoup plus grande, verticale, appliquée contre la face interne du maxillaire supérieur et concourant à former la paroi externe des fosses nasales. En se réunissant, ces deux portions forment un angle droit dont l'ouverture regarde les fosses nasales.

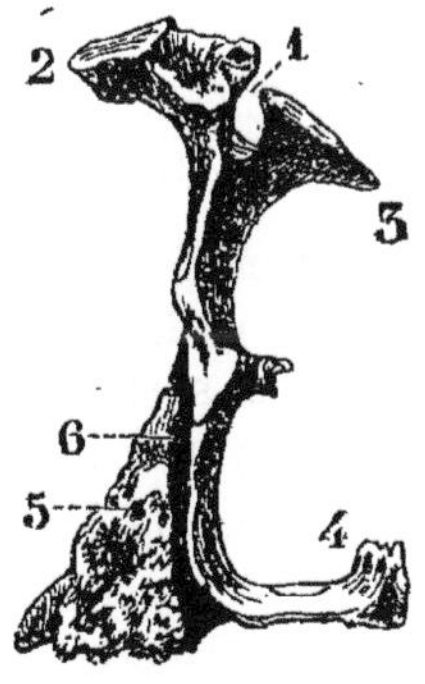

Fıg. 144. — Palatin droit vu par devant.

1. Échancrure concourant à la formation du trou sphéno-palatin. — 2. Apophyse orbitaire ou antérieure. — 3. Apophyse sphénoïdale ou postérieure. — 4. Portion horizontale. — 5. Surface rugueuse sur l'apophyse pyramidale s'articulant avec le bord postérieur du maxillaire. — 6. Gouttière concourant à la formation du canal palatin postérieur.

La portion horizontale, ou os quadratum, carrée, petite, présente deux faces et quatre bords.

Face supérieure. — Concave et lisse, elle fait partie du plancher des fosses nasales.

Face inférieure. — Un peu inégale, elle fait partie de la voûte palatine.

Bord antérieur. — Rugueux, il s'articule avec l'apophyse palatine du maxillaire supérieur, que l'os quadratum continue en arrière, et avec laquelle il présente beaucoup d'analogie.

Bord postérieur. — Mince, concave, il donne insertion à l'aponévrose du voile du palais.

Bord interne. — Rugueux, il s'articule avec celui du côté opposé et forme avec lui, supérieurement, une scissure dans laquelle est reçu le vomer. Ce bord est terminé en arrière par une petite saillie, *épine nasale postérieure*, qui donne insertion au muscle palato-staphylin.

Bord externe. — Il est confondu avec la portion verticale de l'os.

La portion verticale du palatin, mince, présente deux faces et quatre bords.

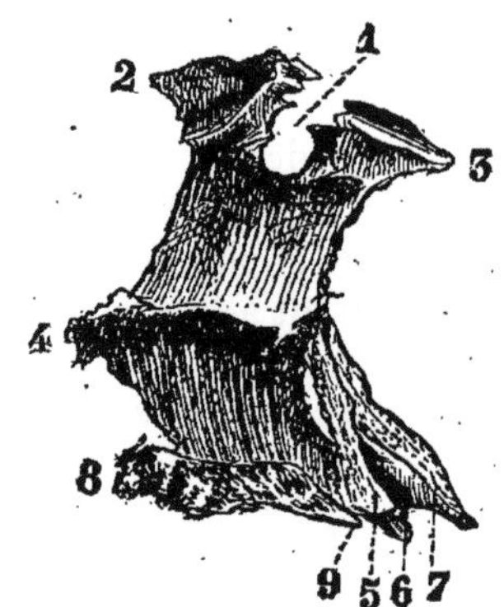

FIG. 145. — Palatin droit vu par sa face interne.

1. Trou sphéno-palatin. — 2. Apophyse orbitaire. — 3. Apophyse sphénoïdale. — 4. Apophyse du bord antérieur de l'os concourant à rétrécir l'orifice du sinus maxillaire et située à l'extrémité d'une ligne rugueuse articulée avec le cornet inférieur. — 5. Gouttière de la face postérieure de l'apophyse palatine, s'articulant avec l'aile interne de l'apophyse ptérygoïde. — 6. Gouttière de la face postérieure de l'apophyse palatine concourant à la formation de la fosse ptérygoïdienne. — 7. Gouttière de la même apophyse s'articulant avec l'aile externe de l'apophyse ptérygoïde. — 8. Portion horizontale du palatin. — 9. Épine nasale postérieure.

Face interne. — Sur cette face on trouve deux crêtes antéro-postérieures qui s'articulent, l'inférieure avec le cornet inférieur (4), la supérieure avec le cornet moyen, et deux surfaces déprimées qui font partie du méat inférieur et du méat moyen des fosses nasales.

Face externe. — Elle s'applique à la face interne du maxillaire supérieur et un peu à celle de l'apophyse ptérygoïde. En passant du maxillaire sur l'apophyse ptérygoïde, elle forme le fond de la fosse ptérygo-maxillaire qu'elle sépare de la fosse nasale correspondante. Entre cette face et le maxillaire supérieur il existe un canal, *canal palatin postérieur*, qui descend obliquement de la fosse ptérygo-maxillaire à la voûte palatine. Ce canal est quelquefois presque entièrement formé par le palatin. On trouve alors sur la face externe de cet os une petite crête osseuse qui regarde dans la fosse ptérygo-maxillaire (6).

Bord antérieur. — Mince, il est pourvu d'une languette osseuse qui rétrécit l'orifice du sinus maxillaire et qui se place dans la fissure que l'on trouve à la partie inférieure de cet orifice (4).

Bord postérieur. — Il s'applique sur la face interne de l'apophyse ptérygoïde.

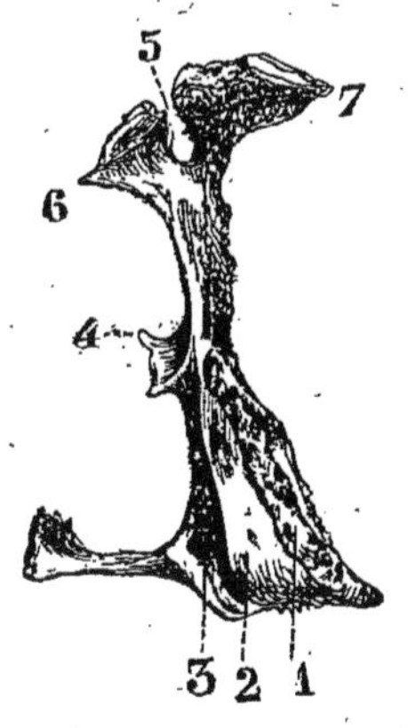

FIG. 146. — Palatin droit vu par derrière.

1, 2, 3. Apophyse palatine. — 1. Gouttière rugueuse pour l'articulation de l'aile externe de l'apophyse ptérygoïde. — 2. Gouttière lisse et concave concourant à la formation de la fosse ptérygoïdienne. — 3. Gouttière rugueuse pour l'articulation de l'aile interne de l'apophyse ptérygoïde. — 4. Crête osseuse pour l'articulation du cornet inférieur. — 5. Trou sphéno-palatin. — 6. Apophyse sphénoïdale ou postérieure. — 7. Apophyse orbitaire ou antérieure.

Bord inférieur. — Confondu avec l'os quadratum, il présente en arrière une apophyse, *apophyse pyramidale* (1, 2, 3), volumineuse et en forme de pyramide triangulaire, dont le sommet se dirige en bas, en arrière et en dehors. La base de cette apophyse se confond avec le point de fusion des deux lames horizontale et verticale du palatin et correspond à l'orifice inférieur du canal palatin postérieur. Le sommet est placé sur le sommet de l'aile externe de l'apophyse ptérygoïde. La face externe, rugueuse, est articulée avec la partie postérieure du maxillaire supérieur; la face postérieure est creusée de trois gouttières : l'une, médiane, lisse, qui fait partie de la fosse ptérygoïdienne qu'elle complète en bas ; les deux autres, rugueuses et articulaires, s'articulent avec le bord antérieur des deux ailes de l'apophyse ptérygoïde. La face inférieure, libre, semble continuer la voûte palatine et comble l'espace triangulaire situé entre le sommet des deux ailes de l'apophyse ptérygoïde et le rebord alvéolaire. Elle présente quelquefois du côté interne un ou deux petits trous, *canaux palatins accessoires.*

Bord supérieur. — Il présente au milieu une échancrure qui forme, avec le corps du sphénoïde, le *trou sphéno-palatin* (5), orifice qui sépare la fosse nasale de la fosse ptérygo-maxillaire. En avant et en arrière de cette échancrure on trouve deux apophyses : l'antérieure s'appelle *apophyse orbitaire* (7) ; la postérieure, *apophyse sphénoïdale* (6). L'apophyse sphénoïdale se porte en haut, en arrière et en dedans, au-dessous du corps du sphénoïde. Elle présente trois faces : une inférieure ou interne, concave, formant paroi des fosses nasales ; une externe faisant partie de la fosse zygomatique ; une supérieure articulée avec le sphénoïde et formant par sa réunion avec cet os le *conduit ptérygo-palatin*. L'apophyse orbitaire, au lieu d'être inclinée en dedans comme la précédente, se porte en dehors et en avant. Elle présente cinq facettes, trois articulaires, deux non articulaires ; ces deux dernières sont placées à la partie la plus reculée du plancher de l'orbite : l'une petite, triangulaire, forme l'angle postérieur de ce plancher ; l'autre est placée au fond de la fosse ptérygo-maxillaire. La crête qui les sépare concourt à former la fente sphéno-maxillaire. Des trois facettes articulaires, l'antérieure s'articule avec le maxillaire supérieur ; l'interne, plus large, s'articule avec l'ethmoïde ; la postérieure avec le corps du sphénoïde.

VII. — VOMER.

Le vomer, formé par une petite lamelle osseuse, constitue la partie postérieure de la cloison des fosses nasales.

Il a deux faces et quatre bords.

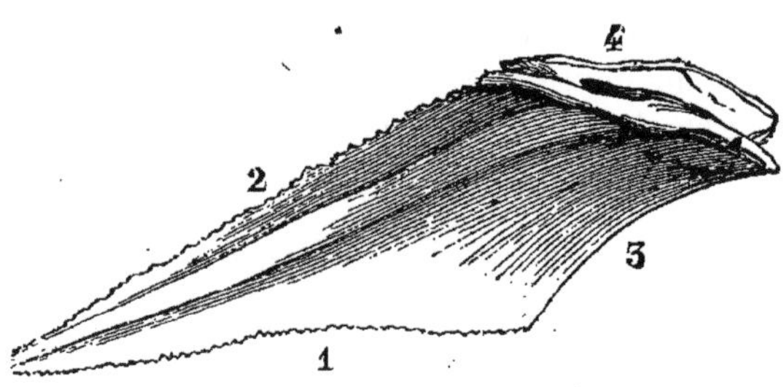

FIG. 147. — Vomer.

1. Bord inférieur. — 2. Bord antérieur. — 3. Bord postérieur. — 4. Bord supérieur présentant une gouttière qui s'articule avec le sphénoïde. On voit par transparence dans cet os un canal qui contient à l'état frais le prolongement caudal du cartilage de la cloison du nez.

Les **faces** sont recouvertes par la muqueuse pituitaire ; elles sont tantôt verticales, tantôt un peu inclinées.

Le **bord supérieur**, le plus court, épais, est creusé d'une gouttière profonde qui reçoit la crête de la face inférieure du sphénoïde (4).

Le **bord inférieur**, mince, long, est reçu dans la fissure que forment par leur réunion les apophyses palatines du maxillaire supérieur et les portions horizontales du palatin (1).

Le **bord postérieur**, étendu du sphénoïde à la voûte palatine, sépare les deux fosses nasales.

Le **bord antérieur**, le plus long, s'articule en haut avec la lame perpendiculaire de l'ethmoïde, et en bas avec le cartilage de la

cloison, qui envoie dans l'épaisseur du vomer un prolongement cartilagineux (2).

VIII. — MAXILLAIRE INFÉRIEUR.

Os impair, médian, symétrique, formant à lui seul la mâchoire
inférieure, articulé avec le temporal. Il présente un corps et deux
extrémités.

Le *corps*, courbé en forme de fer à cheval, présente deux faces et
deux bords.

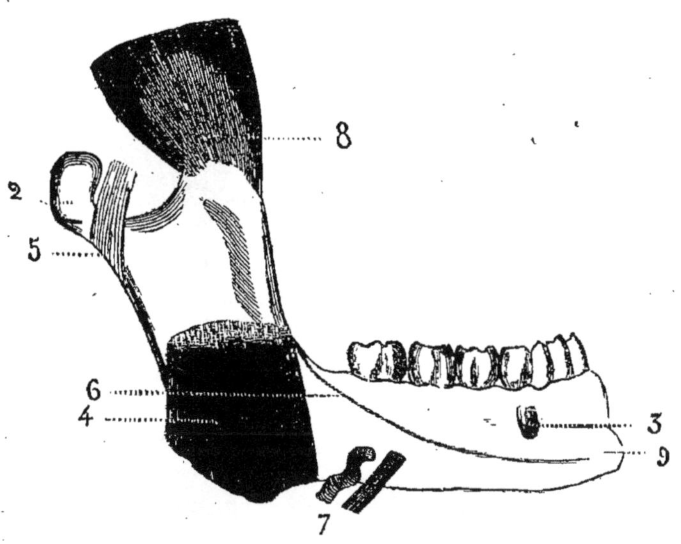

FIG. 148. — Face externe du maxillaire inférieur.

2. Condyle articulaire. — 3. Trou mentonnier. — 4. Muscle masséter. — 5. Ligament
latéral externe. — 6. Ligne oblique externe. — 7. Veine et artère faciales. — 8. Temporal.
— 9. Tubercule mentonnier.

Face antérieure. — Convexe, elle présente sur la ligne médiane la symphyse du menton, point de soudure des deux moitiés de
l'os ; de chaque côté de la ligne médiane, et près du bord inférieur,
le *tubercule mentonnier* (9), d'où part une ligne qui se porte obliquement vers l'apophyse coronoïde : c'est la *ligne oblique externe*
(6). La portion qui est au-dessus de cette ligne est recouverte par
les gencives, et présente le *trou mentonnier* (3). Au-dessous de la
ligne, cette face est légèrement rugueuse pour des insertions musculaires.

Face postérieure. — Elle présente sur la ligne médiane et à
la partie inférieure quatre petits tubercules irréguliers ; peu distincts

quelquefois, ce sont les *apophyses géni*. Les inférieures donnent insertion au muscle génio-hyoïdien, et les supérieures au muscle génio-glosse. Au-dessous des apophyses géni, on voit naître une ligne, *ligne oblique interne* ou *myloïdienne* (6), qui se porte aussi vers l'apophyse coronoïde ; elle donne insertion au muscle mylo-hyoïdien. Au-dessus de cette ligne, près de la ligne médiane, il existe une dépression, *fossette sublinguale* (7), qui loge la glande de même nom. Le reste de la face postérieure de l'os, placé au-dessus de la ligne myloïdienne, est recouvert par les gencives. Au-dessous de la ligne, et vers sa partie moyenne, il existe une fossette, *fossette sous-maxillaire* (8), qui loge la glande de même nom (fig. 149.)

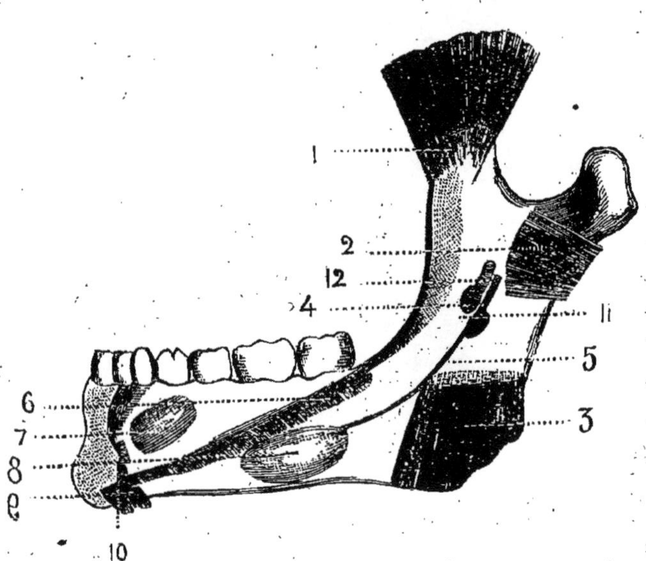

Fɪɢ. 149. — Face postérieure ou interne du maxillaire inférieur.

1. Muscle temporal. — 2. Muscle ptérygoïdien externe.—3. Muscle ptérygoïdien interne. — 4. Trou dentaire avec l'artère dentaire inférieure et nerf dentaire inférieur. — 5. Nerf myloïdien venu du dentaire. — 6. Ligne myloïdienne et muscle mylo-hyoïdien. — 7. Fossette sublinguale. — 8. Fossette sous-maxillaire. — 9. Insertion du digastrique dans la fossette digastrique. — 10. Apophyse géni avec les muscles génio-glosses et génio-hyoïdiens. — 11. Épine de Spyx. — 12. Artère dentaire inférieure.

Bord supérieur ou alvéolaire. — Mince en avant, épais en arrière, il est creusé d'alvéoles analogues à celles du maxillaire supérieur. Les extrémités de ce bord sont déjetées vers la ligne médiane.

Bord inférieur. — Il est mousse, lisse ; ses extrémités sont déjetées en dehors ; le contraire a lieu au bord supérieur. Ce bord présente près de la ligne médiane une dépression, *fossette digastri-que* (9), pour l'insertion du muscle de même nom. Il est longé en dedans par l'artère et la veine sous-mentales. Le corps de l'os est croisé sur sa face externe et en arrière par l'artère et la veine faciales.

Les *extrémités du maxillaire inférieur*, ou *branches*, présen-tent deux faces, quatre bords et quatre angles.

Face externe. — Elle est plane et rugueuse en bas pour l'in-sertion du masséter.

Face interne. — Elle présente au milieu un trou : c'est l'orifice du canal dentaire (4), d'où part un sillon, *sillon myloïdien* (5), qui se dirige vers la face interne du corps de l'os. Il loge le nerf myloï-dien, branche du dentaire inférieur. Une petite épine borde l'ori-fice du canal dentaire, c'est l'*épine de Spyx* (11). Au-dessous du trou, la face interne est rugueuse pour l'insertion du muscle ptéry-goïdien interne.

Bord postérieur ou parotidien. — Mousse, arrondi, il est en rapport avec la grande parotide; c'est le plus long.

Bord antérieur. — Il constitue la face antérieure de l'apo-physe coronoïde; il est formé par la réunion des deux lignes obliques du corps de l'os.

Bord inférieur. — Il est confondu avec le corps de l'os.

Bord supérieur. — Il est concave : c'est l'*échancrure sig-moïde*.

Angle supérieur et antérieur ou apophyse coronoïde. — Il a la forme d'une pyramide triangulaire à sommet supérieur, dont la longueur et la direction sont variables, et dont les trois faces sont formées par les deux faces de la branche de la mâchoire et l'espace qui sépare en avant le prolongement des deux lignes obli-ques du corps de l'os. Elle donne insertion au muscle temporal (4).

Angle supérieur et postérieur. — Il présente une tête ou *condyle* (fig. 148, 2) dont le grand axe se dirige obliquement en dedans et un peu en arrière. Déjeté vers la partie interne, légère-ment incliné en avant, revêtu de cartilage à la partie antérieure, le condyle s'articule avec la cavité glénoïde du temporal. La partie ré-trécie au-dessous du condyle, ou *col*, donne insertion, à sa partie interne, au muscle ptérygoïdien externe (2), et, à sa partie externe, au ligament latéral externe de l'articulation temporo-maxillaire.

Angle inférieur et antérieur. — Il est confondu avec le corps de l'os.

10"

Angle inférieur et postérieur ou angle de la mâchoire.
— Il est rugueux, et donne insertion en dehors au masséter, en
dedans au ptérygoïdien interne (3). Il est séparé de la peau par une
bourse séreuse.

Le maxillaire inférieur est parcouru par un canal, *canal dentaire*.
Vers le tiers antérieur du corps de l'os, il se bifurque, s'ouvre par
une branche à la surface de l'os, forme le *trou mentonnier*, et par
une autre branche, *canal incisif*, il se continue jusqu'à la ligne
médiane. Dans toute l'étendue de ce canal, il existe de petits trous
qui le font communiquer avec les alvéoles. A l'état frais, ce canal
renferme l'artère dentaire inférieure et le nerf dentaire, qui fournissent dans leur trajet des branches aux racines de chaque dent et
se divisent en avant en artère et nerf mentonniers, artère et nerf
incisifs, qui traversent les canaux de même nom.

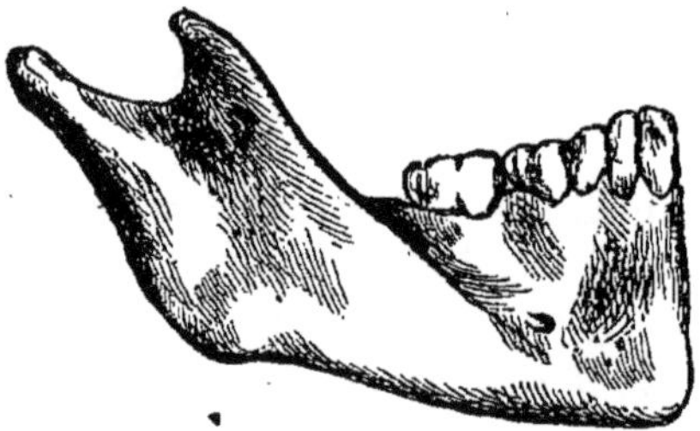

FIG. 150. — Maxillaire
inférieur d'enfant.

Le trou mentonnier est rapproché du bord inférieur; la branche
et le corps de l'os forment un
angle obtus.

La description précédente s'applique au maxillaire de l'adulte;
mais, chez le fœtus et chez le vieillard, il existe quelques particula-

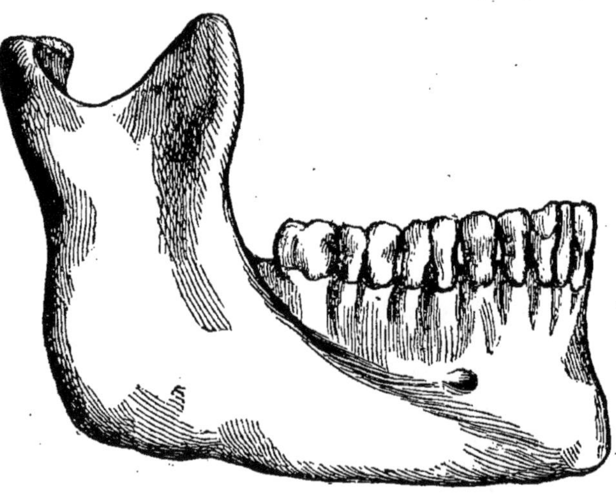

FIG. 151. — Maxillaire inférieur d'adulte.

Le trou mentonnier est placé à égale distance des deux bords de l'os. La branche et le
corps de la mâchoire forment un angle droit.

rités : 1º Chez le fœtus, les dents sont renfermées dans l'épaisseur du rebord alvéolaire, de sorte que ce bord est épais et très-développé. Le bord inférieur l'est beaucoup moins : aussi le trou mentonnier est-il placé près du bord inférieur de l'os. L'angle de la mâchoire est plus obtus chez le fœtus. Le canal dentaire chez le fœtus est double entre l'orifice du canal dentaire et le trou mentonnier ; l'inférieur est analogue à celui de l'adulte ; le supérieur, plus large, se dirige immédiatement au-dessus des dents de lait ; il s'oblitère après la première dentition. Sur la lèvre postérieure du bord alvéolaire, chez l'enfant, on remarque un petit trou derrière chaque dent, *iter dentis*. Au fond de ce petit trou se trouve une dent destinée à remplacer celle de la première dentition. A l'état frais, le *gubernaculum dentis* le traverse. 2º Chez le vieillard, les dents tombent ; le bord alvéolaire s'use, et le trou mentonnier paraît rapproché du bord supérieur ; chez lui encore le canal dentaire se rétrécit.

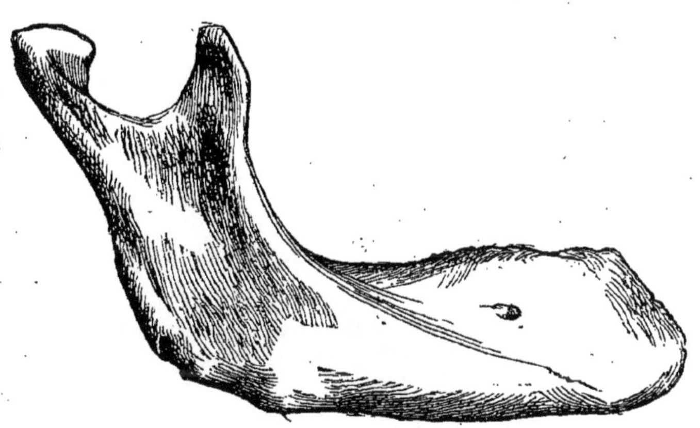

FIG. 152. — Maxillaire inférieur de vieillard.

Le trou mentonnier est plus rapproché du bord supérieur. Les alvéoles sont usées ; la branche et le corps de l'os forment un angle obtus. Les figures 150, 151 et 152 ont été dessinées d'après une pièce naturelle de MM. les docteurs Delabarre et Andrieu.

Développement. — C'est le premier os du squelette qui s'ossifie. Les points osseux se montrent du trentième au trente-cinquième jour de la vie intra-utérine. Il se développe par deux points osseux, un pour chaque moitié. Un point osseux en forme d'aiguille a été indiqué par Spyx du côté interne de l'os. C'est ce point qui forme l'épine qui borde l'orifice du canal dentaire.

FACE EN GÉNÉRAL.

Après avoir étudié séparément les quatorze os qui composent la face, nous devons maintenant les grouper et étudier le massif osseux qu'ils constituent au-dessous du crâne. Ce massif est situé au-dessous de la portion antérieure de la base du crâne, en avant de la ligne que nous avons désignée sous le nom de *bizygomatique*.

La face, considérée dans son ensemble, a la forme d'un prisme triangulaire à face antérieure libre, à face supérieure adhérente au crâne, à face postérieure ou gutturale. Les extrémités seraient représentées par les os malaires et les branches du maxillaire inférieur.

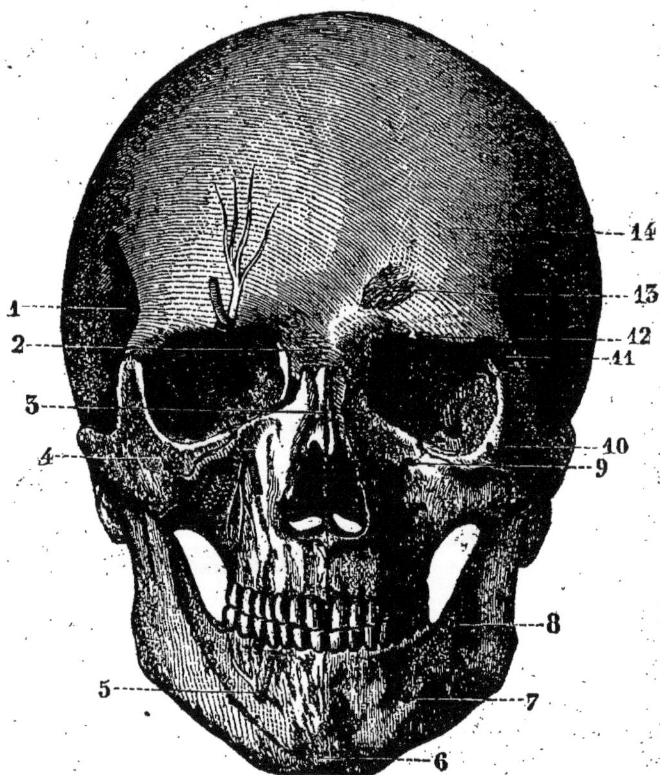

FIG. 153.— Face antérieure de la tête.

1. Partie antérieure de la fosse temporale. — 2. Bosse frontale moyenne. — 3. Os nasaux. — 4. Os malaire. — 5. Nerfs et vaisseaux mentonniers sortant par le trou mentonnier. — 6. Tubercule mentonnier. — 7. Trou mentonnier. — 8. Ligne oblique externe du maxillaire inférieur. — 9. Trou sous-orbitaire ; du côté opposé on voit sortir le nerf et l'artère sous-orbitaires. — 10. Trou malaire. — 11. Apophyse orbitaire externe. — 12. Trou sus-orbitaire ; du côté opposé on voit sortir l'artère frontale de l'ophthalmique et le nerf sus-orbitaire ou frontal. — 13. Insertion du sourcilier. — 14. Face antérieure du frontal.

Face antérieure. — Elle présente sur la ligne médiane et de haut en bas : 1° l'articulation des os propres du nez entre eux et avec le frontal ; 2° l'ouverture antérieure des fosses nasales ; 3° l'épine nasale antérieure et la suture qui réunit les maxillaires supérieurs ; 4° la symphyse du menton.

De chaque côté elle présente : 1° la cavité orbitaire ; 2° la face antérieure de la pyramide triangulaire qui s'élève du maxillaire supérieur ; 3° la face antérieure de l'os malaire ; 4° plus bas, la face antérieure du maxillaire inférieur.

Face supérieure. — Très-irrégulière ; en rapport avec la base du crâne, elle présente sur la ligne médiane les fosses nasales, séparées par le vomer ; sur les côtés, les cavités orbitaires, séparées des fosses nasales par le bord supérieur du maxillaire supérieur et par l'unguis.

Face postérieure. — Irrégulière ; formée : 1° d'un étage supérieur limité en bas par la voûte palatine : cet étage présente sur la ligne médiane le bord postérieur mince du vomer ; immédiatement à côté, l'orifice postérieur des fosses nasales ; plus en dehors la fosse ptérygoïdienne et ses deux ailes ; 2° d'un étage inférieur formé par la voûte palatine et par la face postérieure du maxillaire inférieur.

Extrémités. — Les extrémités ou faces latérales sont formées par l'os malaire et la face externe de la branche du maxillaire inférieur.

Après la description détaillée des os de la face en particulier, je crois inutile d'insister sur la description de la face en général. J'aurai soin seulement d'indiquer les cavités que tous ces os forment par leur réunion. Je décrirai avec la face antérieure : 1° les *cavités orbitaires* ; 2° les *fosses nasales*, avec la fosse postérieure ; 3° la *voûte palatine* ; 4° la *fosse ptérygoïde*, avec les faces latérales ; 5° la *fosse zygomatique* ; 6° la *fosse ptérygo-maxillaire*.

1° Cavité orbitaire. — La cavité de l'orbite est située sur les parties latérale, antérieure et supérieure de la face. Elle a la forme d'une pyramide quadrangulaire à sommet postérieur. Cette pyramide présente à étudier une base, un sommet, quatre parois, quatre angles. L'axe de la pyramide n'est pas directement antéro-postérieur, mais un peu oblique en arrière et en dedans, de sorte que la paroi interne se porte directement d'avant en arrière, tandis que la paroi externe est oblique en arrière et en dedans.

Base ou rebord orbitaire. — Elle est coupée obliquement en dehors et un peu en arrière. Elle est formée en haut par l'arcade orbitaire et les apophyses orbitaires interne et externe, en bas et en dedans par le bord externe de l'apophyse montante du maxillaire supérieur, en bas et en dehors par le bord interne et antérieur de l'os malaire. On y trouve aussi les sutures qui réunissent ces trois os.

Sommet. — Il est formé par la partie la plus large de la fente sphénoïdale et la lamelle osseuse qui la limite en dedans.

Paroi supérieure. — Elle présente la voûte orbitaire du frontal en avant, la face inférieure de la petite aile du sphénoïde en arrière, et la suture qui les réunit. A la partie antérieure de cette paroi, sur le rebord orbitaire, on trouve : 1° en dedans, une échancrure pour la poulie cartilagineuse du muscle grand oblique ; 2° au milieu, le trou sus-orbitaire pour le passage de l'artère et du nerf sus-orbitaires ; 3° en dehors, derrière le rebord orbitaire, la fossette lacrymale pour la glande lacrymale.

Paroi inférieure. — Triangulaire, un peu oblique en bas, en avant et en dehors, elle est formée dans presque toute son étendue par la face supérieure de la pyramide située sur la face externe du maxillaire supérieur. A sa partie la plus reculée, elle présente une petite facette triangulaire appartenant au palatin, avec une suture qui réunit cette facette au maxillaire. En avant et en dehors, elle est formée par la face orbitaire de l'os malaire. Sur cette paroi amincie qui recouvre le sinus maxillaire, on trouve la gouttière sous-orbitaire et le nerf maxillaire supérieur, gouttière qui se termine par le canal sous-orbitaire.

Paroi externe. — Elle est formée par la face antérieure de la grande aile du sphénoïde en arrière, et par la face orbitaire de l'os malaire en avant. Une suture réunit ces os.

Paroi interne. — Elle est formée d'arrière en avant par le corps du sphénoïde, par l'os planum de l'ethmoïde, par l'unguis et la gouttière lacrymo-nasale. Des sutures verticales unissent ces os. A la partie antérieure de cette paroi se trouve la gouttière lacrymonasale, de 12 millimètres de long environ, formée dans sa moitié antérieure par l'apophyse montante du maxillaire supérieur et dans sa moitié postérieure par l'unguis. Elle se termine insensiblement en haut, tandis qu'en bas elle est limitée par un trou que forment les deux bords de la gouttière en s'inclinant l'un vers l'autre en forme de crochet. Cet orifice est le commencement du canal nasal. Le *canal nasal* est un conduit de 12 millimètres environ, commençant en haut dans la cavité orbitaire, se terminant en bas dans le méat inférieur des fosses nasales. De 3 à 4 millimètres de diamètre environ, ce canal, légèrement aplati latéralement, plus étroit au milieu, décrit une légère courbure, convexe en dehors et en avant. Il est formé en avant, en dehors et en arrière par le maxillaire supérieur, et en dedans : 1° par l'apophyse verticale du cornet inférieur en bas; 2° par la partie inférieure de l'unguis en haut.

Angle supérieur et interne.—Il présente la suture du frontal avec l'unguis et l'ethmoïde; on y trouve au niveau de la suture fronto-ethmoïdale deux orifices, *trous ethmoïdaux* ou *orbitaires internes*. L'antérieur communique dans la cavité crânienne avec les gouttières ethmoïdales et donne passage à l'artère ethmoïdale antérieure et au filet ethmoïdal du rameau nasal du nerf ophthalmique de Willis, organes qui traversent ce trou de l'orbite vers le crâne. Le postérieur laisse passer l'artère ethmoïdale postérieure qui a la même direction. A la partie postérieure de cet angle, on voit le trou optique où passent le nerf optique et l'artère ophthalmique.

Angle supérieur et externe. — Il est formé par la réunion du frontal avec la grande aile du sphénoïde et l'os malaire. Il présente dans sa moitié postérieure la fente sphénoïdale élargie vers le sommet de l'orbite, formée par les deux ailes et par le corps du sphénoïde. La veine ophthalmique, de petites branches artérielles de la méningée moyenne, une expansion de la dure-mère et les nerfs moteur oculaire commun, moteur oculaire externe, pathétique, nasal, frontal, lacrymal traversent cette fente.

Angle inférieur et interne. — Peu marqué, il se confond tellement avec les deux parois qu'il sépare, qu'on pourrait dire que la cavité orbitaire a la forme d'une pyramide triangulaire. Il présente d'arrière en avant la suture qui unit l'apophyse orbitaire du palatin au corps du sphénoïde, celle qui réunit le maxillaire supérieur à l'ethmoïde et à l'unguis; c'est à la partie antérieure de cet angle qu'on trouve l'orifice supérieur du canal nasal.

Angle inférieur et externe. — Il est formé en avant par la face orbitaire de l'os malaire; en arrière, par la fente sphéno-maxillaire. Celle-ci, formée en haut par la grande aile du sphénoïde, en bas par le maxillaire supérieur, en avant par l'os malaire, laisse voir le fond de la fosse ptérygo-maxillaire et le trou grand rond. A l'état frais, le périoste passe de la paroi externe de l'orbite sur la paroi inférieure comme un pont, de sorte que les vaisseaux et le nerf qui s'engagent dans la gouttière sous-orbitaire sont séparés de la cavité par le périoste qui les applique contre le maxillaire.

2° Fosses nasales. — Les fosses nasales sont des cavités situées au centre des os de la face et séparées par une cloison, *cloison des fosses nasales*. Elles présentent à étudier : une cavité, deux orifices, quatre parois.

La **Cavité des fosses nasales**, beaucoup plus large à la partie inférieure, communique avec la cavité du pharynx et avec plusieurs prolongements situés dans l'épaisseur des os qui entourent les fosses nasales, *sinus*.

Paroi inférieure. — Appelée aussi *plancher*, cette paroi est formée par l'apophyse palatine du maxillaire supérieur et par la portion horizontale du palatin. Elle est lisse, concave transversalement, horizontale.

Paroi supérieure. — En forme de voûte, elle n'a que 4 à 6 millimètres de largeur. Plus élevée à la partie moyenne qu'à ses extrémités, cette paroi est formée par cinq os · les os propres du nez, l'épine nasale du frontal, creusée en arrière de deux gouttières, la lame criblée de l'ethmoïde, l'apophyse sphénoïdale du palatin qui s'incline vers la ligne médiane en s'appliquant à la face inférieure du corps du sphénoïde, et le corps du sphénoïde lui-même.

Paroi interne. — Verticale, régulière, formée par la cloison, cette paroi est construite par deux os, la lame perpendiculaire de l'ethmoïde en haut et en avant, le vomer en bas et en arrière. Ces deux os interceptent entre eux, à la partie antérieure, un espace triangulaire qui, chez le squelette, laisse communiquer les deux fosses nasales. A l'état frais, cet espace est comblé par le cartilage de la cloison.

Paroi externe. — Oblique de haut en bas et de dedans en dehors, la paroi externe est très-irrégulière et présente des orifices, des saillies et des anfractuosités. Elle est formée par six os : la face interne des masses latérales de l'ethmoïde en haut, la face interne du maxillaire supérieur et de son apophyse montante en bas et en avant, l'unguis en haut entre l'ethmoïde et l'apophyse montante, la portion verticale du palatin en arrière, la face interne de l'apophyse ptérygoïde qui forme la limite postérieure de cette paroi, et le cornet inférieur qui s'articule avec les quatre premiers. On trouve sur cette paroi trois lames osseuses, contournées sur elles-mêmes, qu'on a appelées *cornets*.

Le *cornet supérieur* ou *cornet de Morgagni*, à peine marqué, ne peut être distingué que sur son extrémité postérieure. Il appartient à l'ethmoïde; pour l'apercevoir, il faut regarder la face interne des masses latérales de l'ethmoïde par la partie postérieure. Le *cornet moyen*, placé au-dessous, est plus volumineux; il est aussi une dépendance de l'ethmoïde. Le *cornet inférieur* est indépendant; c'est un os isolé, beaucoup plus volumineux et plus allongé que les deux autres. Les cornets ont tous une face interne convexe qui regarde la cloison des fosses nasales; une face externe concave qui regarde le côté opposé ; un bord inférieur libre dans la cavité des fosses nasales ; un bord supérieur adhérent. Ces os sont couverts de petits sillons dans lesquels rampent des vaisseaux. Les espaces placés au-dessous des cornets constituent les *méats*. Ils prennent le nom du cornet au-dessous duquel ils sont placés. Ainsi le *méat supérieur* est situé au-dessous du cornet supérieur, le *méat moyen* au-dessous du cornet moyen, etc. On conçoit facilement que le supérieur est plus petit que les deux autres, puisque le cornet qui le recouvre est beaucoup plus petit. Les méats moyens peuvent être considérés comme les principaux prolongements de la cavité des fosses nasales, dans lesquelles viennent s'ouvrir d'autres prolongements anfractueux creusés au centre de plusieurs os, les *sinus*. Dans le méat supérieur, en arrière, on voit l'ouverture des cellules ethmoïdales postérieures, ou sinus ethmoïdal postérieur, et plus en arrière, l'ouverture des sinus sphénoïdaux. Dans le méat moyen, vers la partie moyenne, on voit celle du sinus maxillaire considérablement rétrécie par l'ethmoïde, l'unguis, le cornet inférieur et le palatin. On y trouve aussi à la partie antérieure l'ouverture d'un canal osseux qui parcourt l'ethmoïde de bas en haut et d'arrière en avant, *infundibulum*. Ce conduit s'ouvre en haut dans les sinus frontaux ; il communique dans son trajet avec les cellules antérieures de l'ethmoïde, et par un petit orifice avec le sinus maxillaire. Dans le méat inférieur, vers la partie antérieure, on voit l'orifice inférieur du canal nasal.

Orifice antérieur. — L'orifice antérieur de la fosse nasale se confond avec celui du côté opposé. Il a la forme d'un cœur de carte à jouer. Il est formé par les os propres du nez et le maxillaire supérieur. On y trouve à la partie inférieure l'épine nasale antérieure.

Orifice postérieur. — Séparé de celui du côté opposé par le vomer, cet orifice forme un quadrilatère limité en haut par le corps du sphénoïde, en bas par le bord postérieur de la voûte palatine, en dedans par le bord postérieur du vomer, en dehors par le bord postérieur de l'aile interne de l'apophyse ptérygoïde.

A l'état frais, les fosses nasales sont recouvertes, dans toute leur étendue, par la muqueuse pituitaire, membrane qui en revêt toutes les saillies et dépressions, et qui envoie un mince prolongement dans les sinus.

Les fosses nasales sont différentes chez l'enfant et chez l'adulte. La description qui précède s'applique aux fosses nasales de ce dernier. A la naissance, par suite du peu d'étendue de haut en bas de l'os maxillaire supérieur et de l'ethmoïde, les fosses nasales sont très-petites ; de plus, les sinus, spacieux chez l'adulte et communiquant largement avec les fosses nasales, sont à peine marqués chez l'enfant.

3° Voûte palatine. — Plus ou moins profonde, selon les sujets, la voûte palatine est constituée par l'apophyse palatine du maxillaire supérieur en avant, et par la portion horizontale du palatin en arrière. On y remarque une suture en forme de croix qui réunit ces divers os. C'est au point d'entre-croisement de ces sutures que l'on peut toucher cinq os avec la pointe d'une aiguille. Il faut se rappeler la présence du vomer au-dessus de ce point. La voûte palatine présente des crêtes nombreuses et des sillons dans lesquels rampent des vaisseaux. Elle est limitée en dehors et en avant par le bord alvéolaire du maxillaire ; mais, en arrière, elle se prolonge en contournant le maxillaire par une petite facette appartenant à l'apophyse pyramidale du palatin. Il existe à la partie antérieure de la voûte palatine, sur la ligne médiane, le canal palatin antérieur, simple en bas, bifurqué du côté des fosses nasales, où passe l'artère sphéno-palatine et le nerf sphéno-palatin. En arrière et en dehors, à la partie interne de la dernière grosse molaire, on trouve le canal palatin postérieur pour le passage de l'artère palatine supérieure et des nerfs palatins. Il existe souvent sur la face inférieure de l'apophyse pyramidale du palatin un ou deux orifices ; ce sont les canaux palatins accessoires qui donnent passage à des nerfs palatins.

4° Fosse ptérygoïde. — Située dans l'apophyse ptérygoïde, cette fosse est allongée verticalement, limitée sur les côtés par les ailes de l'apophyse et complétée en bas par une portion de la face postérieure de l'apophyse pyramidale du palatin. Elle donne attache au muscle ptérygoïdien interne. Elle présente à sa partie supérieure, contre l'aile interne, une petite facette concave, *fossette scaphoïde*, pour le muscle péristaphylin externe.

5° Fosse zygomatique. — C'est une cavité incomplète dépourvue de paroi postérieure et de paroi inférieure. Située sur les côtés de la face, entre l'apophyse ptérygoïde, le maxillaire supérieur et la branche du maxillaire inférieur, elle présente une paroi interne formée par l'aile externe de l'apophyse ptérygoïde, en avant de laquelle se trouve la fosse ptérygo-maxillaire, une paroi externe formée par la branche du maxillaire inférieur, une paroi antérieure formée par la face postérieure de la pyramide qui surmonte le maxillaire supérieur, et une paroi supérieure incomplète, limitée en avant par une crête qui la sépare de la fente sphéno-maxillaire, et en dehors par une crête qui la sépare de la fosse temporale.

6° Fosse ptérygo-maxillaire. — Bichat a donné ce nom à une cavité que l'on trouve au fond de la fosse zygomatique, derrière le maxillaire supérieur. Cette cavité profonde, en forme de fente, présente une ouverture du côté de la fosse zygomatique ; une *paroi* *interne* ou *fond*, formée par la portion verticale du palatin et par une des facettes non articulaires de l'apophyse orbitaire de cet os ; une *paroi antérieure* formée par le bord postérieur du maxillaire supérieur, et une *paroi postérieure* formée par la face antérieure de l'apophyse ptérygoïde.

La fosse ptérygo-maxillaire se termine en pointe en bas, tandis qu'en haut elle est élargie. Dans ce point, elle se réunit à la fente sphéno-maxillaire et à la fente sphénoïdale au-dessous du sommet de la cavité orbitaire.

On trouve cinq trous dans la fosse ptérygo-maxillaire : deux sur la paroi postérieure, le *trou grand rond*, où passe le nerf maxillaire supérieur, et le *conduit vidien* où passent le nerf vidien et l'artère vidienne ; un sur la paroi interne, le *trou sphéno-palatin*, fermé à l'état frais par la muqueuse pituitaire, où passent les nerfs sphéno-palatins et l'artère sphéno-palatine ; un sur la paroi supérieure, le *conduit ptérygo-palatin*, où passent l'artère ptérygo-palatine et le nerf pharyngien de Bock ; un sur la partie inférieure et interne, le *canal palatin postérieur*, pour l'artère palatine supérieure et les nerfs palatins.

Dans la cavité de cette fosse, on trouve à l'état frais le ganglion de Meckel, qui a des connexions avec tous les nerfs que je viens d'énumérer et avec la terminaison de l'artère maxillaire interne qui donne toutes les branches qui accompagnent ces nerfs.

Développement de la face. — Nous avons décrit le développement de chaque os en particulier. Il nous reste à décrire le développement de la face en général. On trouve bien dans les auteurs la description des régions et des cavités de la face et leurs différences aux divers âges de la vie. Ces mêmes auteurs font bien remarquer aussi que ces différences tiennent surtout à la petitesse du sinus maxillaire et au peu de hauteur de l'ethmoïde et du maxillaire supérieur chez le fœtus, tandis que la formation de ce sinus et l'accroissement du maxillaire et de l'ethmoïde donnent à la face de l'adulte les caractères qu'elle présente. Mais, pour ce qui touche au développement des sinus de la face et au rôle qu'ils jouent, ils sont à peu près muets.

Chez le fœtus et l'enfant. — La face présente un diamètre vertical très-peu étendu, et un diamètre transversal très-considérable à la partie supérieure.

En avant : cavités orbitaires très-développées, un peu aplaties de haut en bas ; fosses nasales petites, aplaties dans le même sens ; absence de la fosse canine ; épaississement des rebords alvéolaires qui renferment les follicules dentaires.

En arrière : brièveté des apophyses ptérygoïdes ; dimensions peu considérables de l'orifice postérieur des fosses nasales; obliquité en bas et en avant de ces apophyses et de ces orifices, due au peu de développement du sinus maxillaire; voûte palatine peu étendue d'avant en arrière.

Sur les côtés : branches de la mâchoire très-obliques de haut en bas, d'arrière en avant; angle obtus formé par le corps et les branches, de sorte que la portion articulaire du condyle de cet os qui se trouve en avant chez l'adulte regarde en haut chez l'enfant.

2° *Chez l'adulte*. — Les sinus étant développés, le maxillaire supérieur, l'ethmoïde et le palatin s'étant allongés dans le sens vertical, la physionomie est changée, et la face se présente telle qu'elle a été décrite dans les généralités.

3° *Chez le vieillard*. — Chute des dents; usure des bords alvéolaires, prééminence du menton qui se rapproche du nez; par suite de cette usure, l'angle de la mâchoire devient obtus comme chez le fœtus, ce qui fait qu'à ces deux âges de la vie les luxations sont difficiles, pour ne pas dire impossibles. Enfin, à cet âge, les sinus sont tellement développés que les parois osseuses qui les limitent deviennent minces et fragiles et se brisent à la moindre pression.

DENTS.

Les dents sont des corps durs, blancs, implantés dans les alvéoles des deux os maxillaires.

Division des dents. — Il existe chez l'adulte trente-deux dents, seize sur chaque mâchoire. Celles de la mâchoire supérieure sont exactement représentées par celles de l'inférieure.

Chaque mâchoire présente, en procédant d'avant en arrière, quatre *incisives*, deux à droite et deux à gauche, deux *canines*, l'une à droite et l'autre à gauche, et dix *molaires*, dont cinq sont situées du côté droit et cinq du côté gauche. Parmi ces cinq molaires, les deux antérieures de chaque côté sont appelées *petites molaires*, tandis que les trois postérieures constituent les *grosses molaires*. On donne le nom de *dents de sagesse* aux dernières grosses molaires de chaque mâchoire. Il en existe quatre.

On compte les dents de la ligne médiane vers les côtés : ainsi l'incisive médiane s'appelle première incisive; la petite molaire, située immédiatement en arrière de la canine, s'appelle première petite molaire, etc., etc. En résumé, il existe chez l'adulte huit incisives, quatre canines, huit petites molaires et douze grosses molaires dont quatre dents de sagesse.

Caractères généraux des dents. — Au nombre de trente-deux chez l'adulte, seize à chaque mâchoire, les dents sont formées d'une partie libre dans la cavité buccale, la *couronne;* d'une partie implantée dans les alvéoles, la *racine*. Une portion rétrécie, le *collet,* sépare la couronne de la racine.

La *couronne*, brillante, recouverte d'émail, est à nu dans la cavité buccale. La portion voisine du collet est recouverte par les gencives, qui exhalent au niveau de leur bord libre une matière saline d'un blanc jaunâtre qui constitue le tartre des dents. Les couronnes sont régulièrement juxtaposées pour former les arcades dentaires ; elles sont séparées les unes des autres par un intervalle triangulaire où séjournent les aliments. La décomposition de ces aliments, qui rend toujours l'haleine plus ou moins fétide chez les individus qui n'ont pas soin de leur bouche, n'est pas sans influence sur la carie dentaire.

L'arcade dentaire inférieure décrit une courbe plus petite que celle de la supérieure, et, dans une bouche normalement conformée, les dents de la mâchoire supérieure, surtout les incisives, débordent en dehors les dents inférieures de 2 à 3 millimètres.

Le *collet* des dents correspond au rebord alvéolaire ; il est enfoui dans la gencive.

La *racine*, enfoncée dans l'alvéole, adhère à ses parois par une membrane fibreuse qui se continue au niveau du bord libre de l'os avec le périoste du maxillaire et la substance des gencives. Cette membrane, *périoste alvéolo-dentaire*, forme une seule couche qui s'étend à toute la surface de l'alvéole. Les dents présentent au sommet de chaque racine un trou pour le passage des vaisseaux et des nerfs qui vont concourir à la formation de la pulpe dentaire.

Caractères particuliers des dents. — Chaque espèce de dents présente des caractères particuliers, et il est très-facile de distinguer une incisive, une canine, une petite molaire et une grosse molaire. On peut aller plus loin dans ce diagnostic : il est possible, une dent quelconque étant donnée, de dire à quelle mâchoire elle appartient. Le médecin doit savoir distinguer les dents, et quoiqu'il ne s'occupe point des altérations de ces organes, il doit au moins en connaître l'état normal et pathologique, afin de pouvoir donner des conseils à ses clients, et au besoin au dentiste lui-même.

1° *Incisives*. — La couronne des incisives est étroite. Près du collet elle est arrondie, leur face antérieure est convexe et verticale ; leur face postérieure est taillée en biseau du collet au bord libre de la couronne ; les faces latérales s'effilent à mesure qu'on se rapproche du bord libre, et sont séparées des dents voisines par un très-petit espace triangulaire à sommet supérieur ; au niveau de ce sommet la gencive s'élève sous forme de pointe.

Le collet est complétement arrondi. La racine est unique, conique et aplatie transversalement. De cet aplatissement résultent deux bords ; l'antérieur est plus épais que le postérieur.

Les incisives supérieures se distinguent des inférieures par leur couronne qui est plus aplatie et plus large, et par leur racine, qui est plus arrondie. Les médianes ont une couronne beaucoup plus large que les latérales.

Les incisives inférieures présentent de chaque côté de la racine un sillon longitudinal qui donne à cette racine l'aspect de deux racines réunies. Leur couronne est étroite et allongée. Ce sont les plus petites de toutes les dents.

2º *Canines.* — Les canines situées de chaque côté des incisives, aux deux mâchoires, présentent des caractères très-tranchés. Elles ont une forme plus cylindrique que les autres dents à une seule racine, les seules avec lesquelles on pourrait les confondre. Leur couronne est conique et forme une pointe qui déborde légèrement le bord libre des autres dents. Cette couronne est convexe, arrondie sur la face externe, aplatie et même taillée en biseau sur la face interne.

La racine des canines est plus longue que celle des incisives ; elle détermine au-devant de l'os une saillie considérable à la mâchoire supérieure, où elle est connue sous le nom de bosse canine.

Les canines supérieures se distinguent des inférieures par leur racine, qui est beaucoup plus épaisse et plus longue. Cette racine reçoit un rameau nerveux du sous-orbitaire au moment où celui-ci passe au-dessous du globe oculaire, ce qui explique la douleur excessive qu'on éprouve quelquefois, au moment de l'extraction de cette dent, et la dénomination de *dent de l'œil* qu'elle a reçue du vulgaire. Quoique l'extraction de ces dents soit fort douloureuse et quelquefois difficile, on fait preuve d'ignorance en rattachant à cette opération une lésion quelconque du globe oculaire.

Les racines des canines inférieures, plus petites que les autres, présentent un sillon longitudinal plus marqué sur le côté externe.

Les canines supérieures ne correspondent pas aux inférieures. Comme les incisives supérieures sont plus larges que les autres, les canines se trouvent écartées et se placent entre la canine inférieure et la première petite molaire.

3º *Petites molaires ou bicuspidées.* — Les petites molaires tiennent le milieu, pour le volume comme pour la position, entre les canines et les grosses molaires.

Leur couronne est surmontée, du côté de la surface triturante, de deux tubercules séparés par un sillon antéro-postérieur ; l'externe est plus gros que l'interne. La face de la couronne qui touche les dents voisines est un peu aplatie, tandis que les faces interne et externe sont convexes et arrondies ; le tubercule externe est plus gros que l'interne.

Leur racine est unique et quelquefois bifide. Lorsqu'elle est unique, elle présente un sillon longitudinal assez marqué. Les supérieures sont plus souvent bifides que les inférieures.

Les petites molaires supérieures se distinguent des inférieures par le plus grand volume des deux tubercules de la surface triturante de la couronne. Il est facile de remarquer aussi, surtout pour la première, que le tubercule externe déborde en dehors la petite molaire inférieure, de telle sorte que la face externe de la couronne des supérieures est beaucoup plus longue que l'interne, ce qu'on n'observe pas pour les inférieures.

4° *Grosses molaires ou multicuspidées.* — Les grosses molaires possèdent une couronne très-volumineuse, pourvue, du côté de la surface triturante, de trois, quatre et cinq tubercules ou cuspides séparés par des sillons.

Leurs racines sont toujours multiples, excepté dans quelques cas, pour les dents de sagesse. Il est aisé de distinguer les grosses molaires supérieures des grosses molaires inférieures. Il est possible même de reconnaître une première, une seconde et une troisième grosse molaire. On dit qu'une dent est *barrée* lorsqu'une ou deux racines se recourbent en crochet et embrassent une portion plus ou moins considérable de substance osseuse. L'extraction d'une dent barrée ne peut être pratiquée qu'à la condition de rompre la racine crochue ou de fracturer un fragment du maxillaire.

Comment distinguer les grosses molaires supérieures et inférieures ? Le bord externe de la surface triturante des grosses molaires supérieures est plus saillant que l'interne. Le contraire existe pour les inférieures.

On les distingue surtout par les racines. Les racines des inférieures sont presque toujours au nombre de deux. Elles sont très-fortes, parallèles, aplaties d'avant en arrière et disposées de telle sorte que l'une est antérieure et l'autre postérieure. L'antérieure est presque toujours parcourue dans le sens de sa longueur par un sillon longitudinal qui lui donne l'aspect de deux racines soudées.

Les racines des supérieures sont au nombre de trois, on en trouve quelquefois quatre et même cinq. Le plus souvent elles divergent. L'interne se dirige en dedans et les deux autres en dehors. Elles sont moins longues et moins fortes que celles des inférieures. Comment distinguer chacune des grosses molaires ? La première grosse molaire de la mâchoire supérieure présente la couronne la plus large et la plus volumineuse. Elle a ordinairement quatre tubercules ou cuspides séparés par un sillon en croix. Elle présente à sa face interne un sillon vertical qui sépare les deux tubercules internes et qui se prolonge sur le collet, ce qu'on n'observe que très-rarement sur les autres. Les racines sont plus longues, plus grosses et plus divergentes.

La deuxième grosse molaire supérieure ne présente que trois tubercules. Les racines sont moins divergentes que celles de la première, et conséquemment le collet est moins rétréci : aussi son extraction est-elle plus facile que celle de la première.

La troisième grosse molaire supérieure, ou *dent de sagesse*, est irrégulière ; la face triturante de la couronne est quelquefois mamelonnée et comme plissée. Souvent on y trouve trois tubercules. Les racines sont parfois soudées ; elles sont plus courtes et présentent sur leurs faces des sillons qui indiquent le vestige des trois racines.

Les trois grosses molaires de la mâchoire inférieure présentent entre elles des différences analogues à celles des grosses molaires de la mâchoire supérieure.

Structure.

Les dents sont formées d'une partie dure et d'une partie molle. La partie dure, la seule que l'on trouve sur les dents desséchées, est

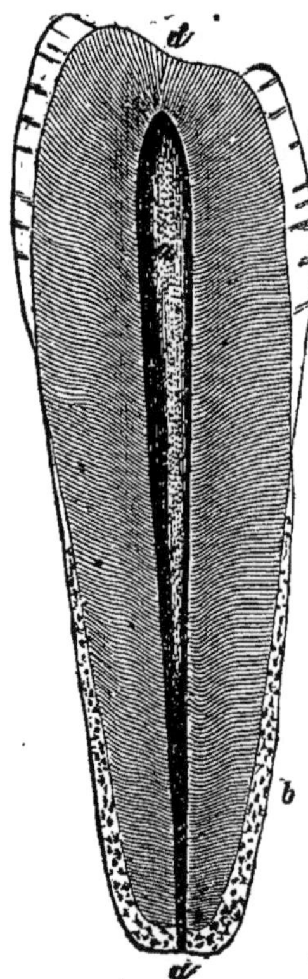

Fig. 154. — Coupe verticale d'une incisive.

a, a. Pulpe dentaire remplissant la cavité de la dent. — *b*. Cément s'étendant autour de la racine jusqu'au collet. — *c*. Email s'étendant autour de la couronne. — *d*. Ivoire, l'émail est usé sur le bord tranchant de la dent ; sur la coupe de l'ivoire, les lignes noires représentent les canalicules dentaires.

constituée par la réunion de l'*ivoire*, de l'*émail* et du *cément*. La partie molle, qu'on appelle *pulpe dentaire*, remplit la cavité de la dent.

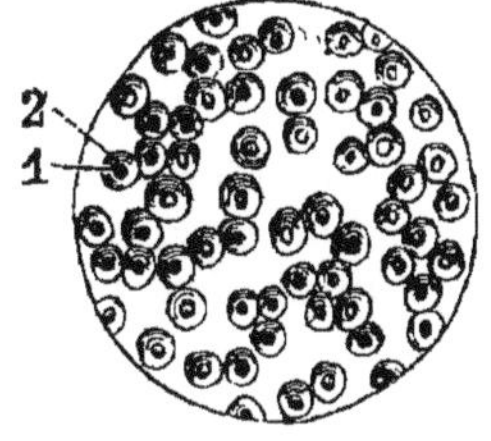

Fig. 155. — Coupe transversale des canalicules den-
taires.

1. Lumière du canalicule. —
2. Membrane tapissant sa paroi.
(Grossissement, 450 diamètres.)

Ivoire.—L'*ivoire* ou *dentine*, masse principale de la dent, forme les parois de la cavité dentaire qui s'ouvre par un pertuis au sommet de chacune des racines. Cette substance est amorphe ; elle est creusée d'une quantité innombrable de petits tubes pleins de sérosité, étendus de la cavité dentaire à la face profonde de l'émail, et anastomosés entre eux. Ces tubes, appelés *canalicules dentaires*, sont tapissés par une pellicule et s'anastomosent avec les canalicules voisins au moyen de petits prolongements analogues à ceux qui réunissent les ostéoplastes.

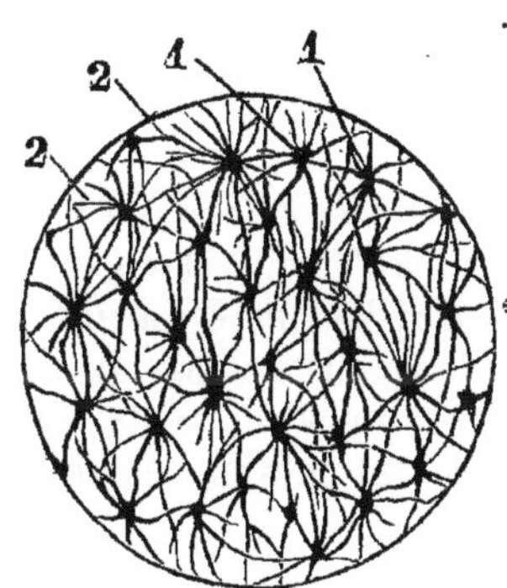

Fig. 156. — Anastomoses
des canalicules dentaires
de la racine.

1, 1. Canalicules.— 2, 2. Branches anastomotiques. (Grossissement, 350 diamètres.)

Du côté de l'émail, les canalicules dentaires s'ouvrent quelquefois dans de petites cavités situées entre l'émail et l'ivoire. Chaque cana-licule a de 0mm,001 à 0mm,002 d'épaisseur.

Émail. — L'*émail* ou *substance vitrée* est constituée par des fibres prismatiques juxtaposées. Ces fibres présentent l'une de leurs extrémités sur la surface de l'ivoire et l'autre à la surface libre de l'émail ; elles constituent de petits prismes à 4 ou 6 pans.

On ne trouve l'émail que sur la couronne des dents ; il s'amincit insensiblement jusqu'au collet, où il cesse.

Les fibres de l'émail sont unies sans intermédiaire d'aucune sub-stance. Lorsqu'on examine ces fibres au niveau de leurs extrémités libres juxtaposées, on voit une sorte de mosaïque régulière, analogue à celle que déterminent par leur juxtaposition les cellules d'épithélium pavimenteux.

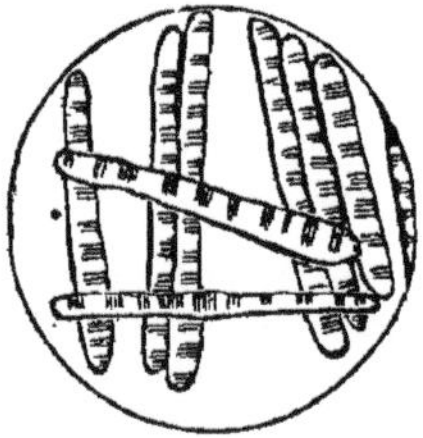

Fig. 157. — Fibres de l'émail vues à un grossissement de 350 diamètres.

Les fibres de l'émail présentent des stries transversales plus accusées lorsqu'on les a mises en contact avec de l'acide chlorhydrique étendu, ce qui leur donne une certaine analogie avec les fibrilles musculaires.

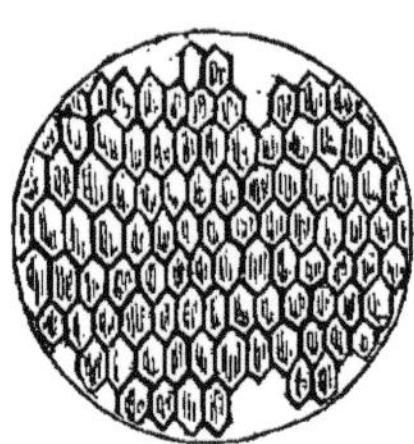

Fig. 158. — Extrémités juxtaposées des fibres de l'émail, telles qu'on les trouve à la surface des dents. (Grossissement, 450 diamètres.)

L'émail est revêtu d'une membrane très-mince qui porte le nom de *cuticule* ; elle adhère intimement à l'émail, et on ne peut l'en séparer qu'au moyen de l'acide chlorhydrique. C'est une membrane amorphe qui se moule sur les saillies formées par les prismes de l'émail; elle est extrêmement résistante aux agents chimiques, à l'eau bouillante, et constitue un puissant moyen de protection pour l'émail.

Cément.— Le *cément* se trouve seulement sur la racine, où il constitue une couche qui s'amincit progressivement à mesure qu'on se rapproche du collet; il est constitué par la matière amorphe de la substance des os et par les ostéoplastes ; on n'y rencontre que très-rarement des canaux de Havers et des vaisseaux.

Pulpe dentaire. — La *pulpe* ou *bulbe dentaire* est la matière molle qui remplit la cavité de la dent, depuis l'ouverture du sommet de la racine jusqu'au centre de la couronne. Cette matière est rougeâtre et très-adhérente à la face interne de l'ivoire ; elle est limitée par une membrane appelée *membrane de formation de l'ivoire*. La substance de la pulpe, située au-dessous de cette membrane, est formée par des cellules analogues à celles de l'épithélium cylindrique.

Ces cellules, régulièrement placées les unes à côté des autres dans les couches superficielles, prennent une forme sphérique et se trou-

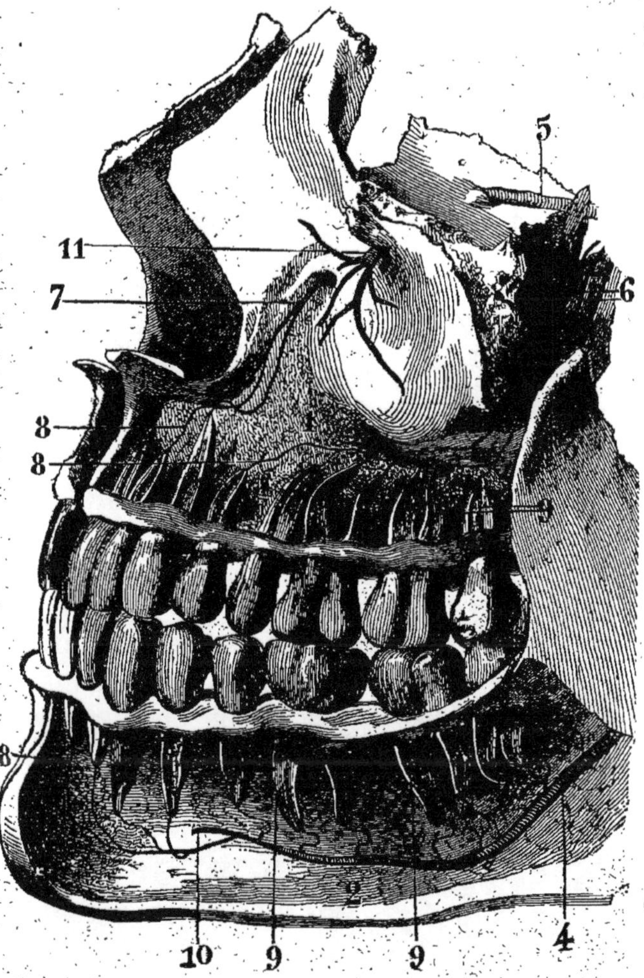

Fig. 159. — Vaisseaux des dents du côté gauche (adulte); l'écorce osseuse du maxillaire a été enlevée pour laisser voir la terminaison des vaisseaux et les racines des dents (d'après une pièce de M. Vasseur).

1. Surface grenue du maxillaire supérieur résultant de la décortication de l'os. — 2. Surface grenue du maxillaire inférieur. — 3. Apophyse coronoïde du maxillaire inférieur. — 4. Artère dentaire inférieure. — 5. Artère sous-orbitaire. — 6. Rameaux de l'artère alvéolaire se rendant aux molaires et passant par les mêmes trous que les nerfs dentaires postérieurs. — 7. Rameau de l'artère sous-orbitaire situé dans le canal du nerf dentaire antérieur (creusé dans la paroi antérieure du sinus maxillaire), et se rendant à la canine et aux incisives. — 8, 8, 8. Terminaison des artères dans les racines des dents. — 9, 9, 9. Les racines dentaires sont divisées par la moitié pour montrer la cavité dentaire et le vaisseau qui y est contenu. — 10. Rameau mentonnier coupé. — 11. Terminaison de l'artère sous-orbitaire.

vent disséminées sans ordre dans la partie profonde de la pulpe; entre elles on trouve un grand nombre de noyaux libres et de la matière amorphe.

C'est dans la pulpe dentaire que viennent se ramifier les vaisseaux et les nerfs; les artères sont nombreuses, elles pénètrent par l'orifice du sommet de la racine et forment dans l'épaisseur de la pulpe den-

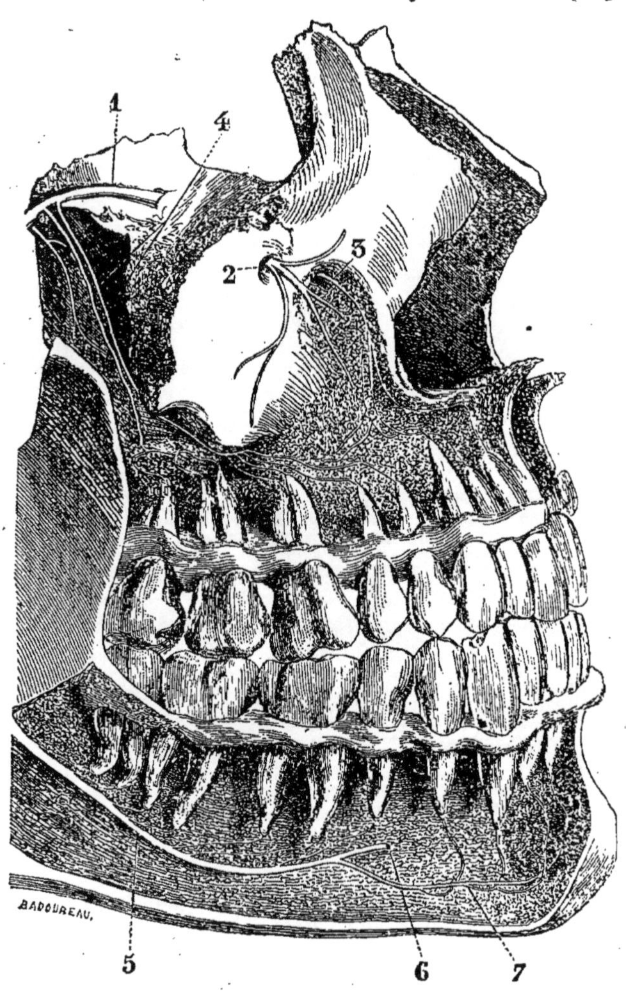

FIG. 160. — Nerfs des dents du côté droit (adulte). L'écorce osseuse a été usée pour montrer les racines des dents et leurs filaments nerveux (d'après une pièce de M. Vasseur, naturaliste).

1. Nerf maxillaire supérieur. — 2. Nerf sous-orbitaire. — 3. Nerf dentaire antérieur dans l'épaisseur de l'os. — 4. Nerfs dentaires postérieurs dans l'épaisseur de l'os. — 5. Nerf dentaire inférieur dans le canal dentaire. — 6. Rameau mentonnier coupé. — 7. Terminaison du nerf dentaire dans la canine et les incisives (rameau incisif).

taire un réseau très-serré, d'où naissent deux ou trois veines qui marchent en sens inverse et sortent par l'orifice de la racine pour se jeter dans les veines dentaires. (Fig. 159.)

Les *artères* des dents de la mâchoire inférieure viennent de la dentaire inférieure, branche de la maxillaire inférieure. Cette artère pénètre dans le canal dentaire, qu'elle parcourt jusqu'au niveau du trou mentonnier, où elle fournit l'artère mentonnière qui sort par le trou et un rameau qui se rend à la canine et aux incisives. Dans son trajet, elle abandonne un rameau pour chaque racine dentaire, rameau qui pénètre dans l'orifice de la racine pour concourir à la formation de la pulpe. Les veines des dents de la mâchoire inférieure suivent le trajet des artères.

Les dents de la mâchoire supérieure reçoivent leurs artères de l'alvéolaire et de la sous-orbitaire. L'alvéolaire pénètre dans l'épaisseur du maxillaire supérieur par de petits trous qui laissent aussi passer les nerfs dentaires. Ses branches cheminent dans l'épaisseur de l'os et se rendent aux racines des grosses et des petites molaires. L'artère sous-orbitaire fournit à la canine et aux incisives supérieures une branche qui descend dans un petit canal osseux situé dans la paroi antérieure du sinus maxillaire, canal qui prend son origine dans le canal sous-orbitaire, et dont on ne peut voir le trajet qu'après avoir enlevé l'écorce osseuse du maxillaire supérieur, comme on le voit dans la figure 159, 7.

Les *nerfs* des dents sont fournis par le trijumeau, ce qui explique pourquoi la carie dentaire détermine quelquefois des irradiations névralgiques dans toute la sphère de distribution de ce nerf. Le nerf dentaire inférieur, branche du maxillaire inférieur, se porte aux dents de la mâchoire inférieure en suivant le trajet de l'artère dentaire. Ce nerf abandonne un rameau au niveau de chacune des racines dentaires. Le rameau nerveux pénètre avec la branche artérielle dans la cavité de la dent, dont le sommet de la racine est toujours incliné du côté du nerf. De même que les artères, les nerfs des dents de la mâchoire supérieure viennent de deux sources : ceux des molaires, appelés *nerfs dentaires postérieurs* (4), viennent du maxillaire supérieur (1) et pénètrent par les trous que l'on trouve sur le bord postérieur du maxillaire supérieur ; les nerfs des incisives et de la canine, *dentaire antérieur*, viennent du sous-orbitaire (2), à son passage dans le canal du même nom ; ils naissent par un rameau qui accompagne l'artère et qui se porte aux mêmes dents.

Apparition des dents. — Les auteurs ne sont pas d'accord sur l'époque d'apparition des premières dents. Pour M. Cruveilhier, l'éruption des dents commence vers le sixième mois après la naissance pour se terminer vers le commencement de la quatrième année; pour M. Oudet, elles commencent à apparaître du septième au huitième mois ; pour M. Hervieux , vers le onzième, et pour M. Trousseau vers le treizième seulement.

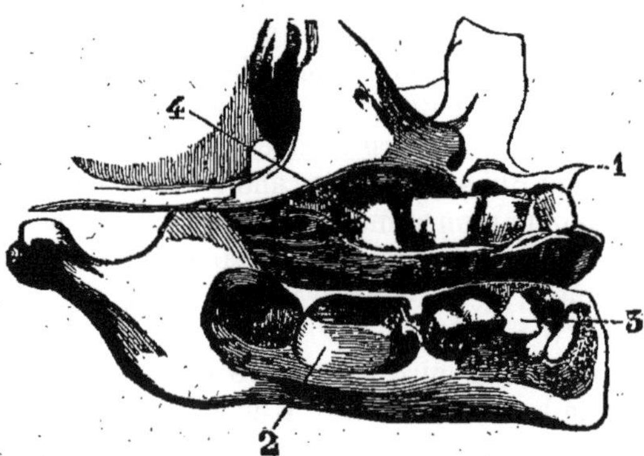

FIG. 161. — Dents de la première dentition chez le fœtus à terme. — Elles sont encore enfouies dans l'épaisseur du maxillaire et recouvertes par le rebord gengival.

1. Épine nasale antérieure. — 2. Première grosse molaire inférieure ou dent de sept ans. — 3. Première petite molaire. — 4. Première grosse molaire supérieure (d'après une préparation de M. le docteur Andrieu).

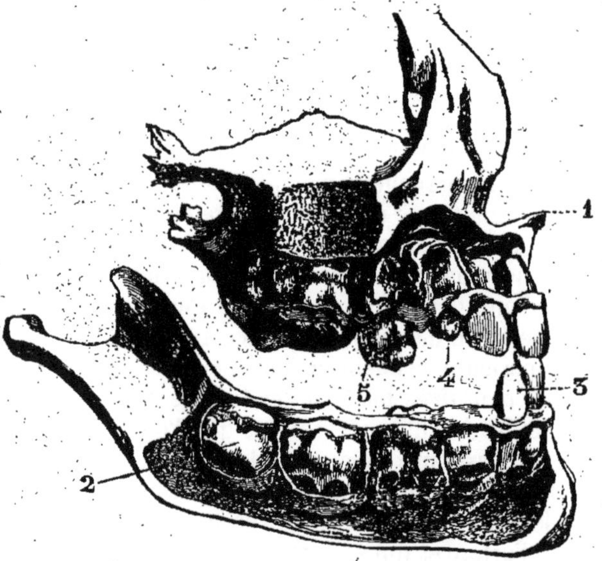

FIG. 162. — Évolution des dents chez un enfant de 2 ans. Les incisives sont complétement développées. On aperçoit déjà une portion des petites molaires et la pointe de la canine supérieure.

1. Partie antérieure de l'os, épine nasale. — 2. Grosse molaire dans le maxillaire. 3. Incisive latérale inférieure. — 4. Canine supérieure. — 5. Première petite molaire supérieure. (Dessin d'après une préparation du cabinet de M. le docteur Andrieu.)

De tout cela il faut conclure que cette époque est variable.

Ne sait-on pas, d'ailleurs, que Louis XIV et Mirabeau sont venus au monde avec des incisives?

Les dents de la première dentition apparaissent dans l'ordre suivant : 1° incisives moyennes inférieures, du quatrième au dixième mois; 2° incisives moyennes supérieures, quelque temps après; 3° incisives latérales inférieures, du dixième au seizième mois; 4° incisives latérales supérieures, quelque temps après; 5° petites molaires inférieures, de un an et demi à deux ans; 6° petites molaires supérieures, quelque temps après; 7° dans le cours de la troisième année, les canines inférieures; quelque temps après, les canines supérieures.

Les dents de la première dentition sont d'un blanc bleuâtre; leurs racines sont courtes, de même que leur couronne; enfin ces dents renferment moins de phosphate de chaux que celles de la deuxième

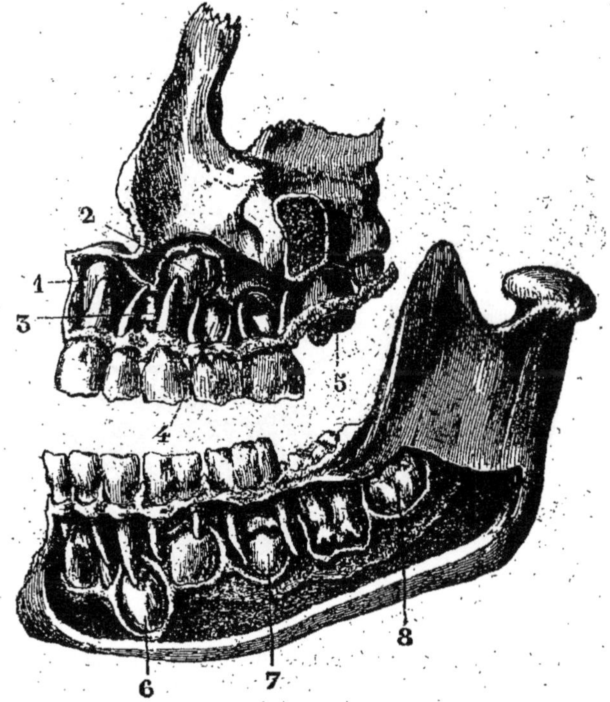

Fig. 163. — Évolution des dents (enfant de six ans et demi à sept ans). Les dents sont au nombre de 10, la dent de sept ans commence à se montrer.

1. Incisive de renouvellement. — 2. Canine de renouvellement.— 3. Deuxième incisive de renouvellement. — 4. Petite molaire de renouvellement. — 5. Dent de 7 ans. — 6. Canine inférieure de renouvellement. — 7. Deuxième petite molaire. — 8. Deuxième grosse molaire en voie de formation (d'après une préparation de M. Vasseur, naturaliste).

dentition et sont plus souvent affectées de carie. Elles sont usées et repoussées peu à peu de leurs alvéoles par les dents de la seconde dentition qui doivent les remplacer.

Les dents de la seconde dentition sont au nombre de trente-deux, dont vingt de remplacement et douze nouvelles. 1° La première qui apparaît est la première grosse molaire ; elle se montre à sept ans et est connue dans le vulgaire sous le nom de *dent de sept ans* ; elle a des racines très-longues ; 2° viennent ensuite les incisives moyennes inférieures, de sept à huit ans ; 3° les incisives moyennes supérieures, de huit à neuf ans ; 4° les incisives latérales, de huit à dix ans ; 5° la première petite molaire, de neuf à onze ans ; 6° quelque temps après, les canines ; 7° la deuxième petite molaire, de douze à quatorze ans ;

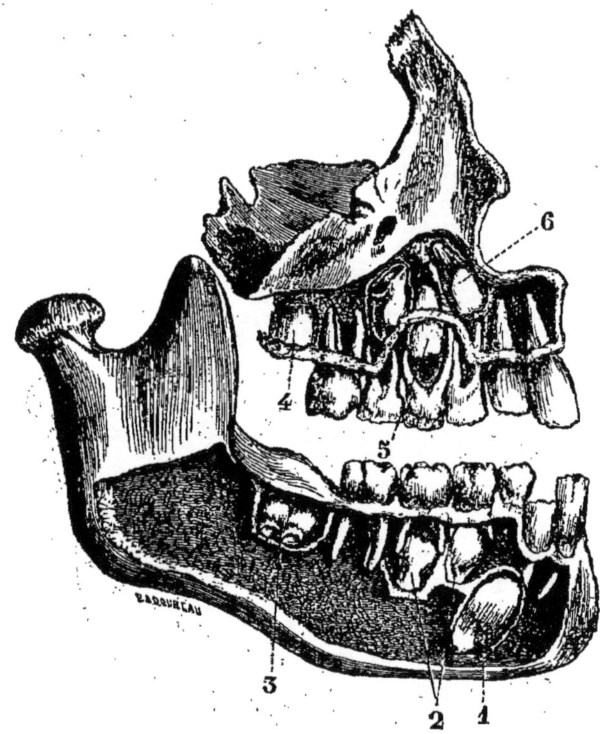

Fig. 164. — Évolution des dents (enfant de 8 à 9 ans). Toutes les dents de la première dentition et la dent de sept ans se sont montrées ; quelques dents de renouvellement sont sur le point de sortir.

1. Canine de la seconde dentition dans une cavité osseuse spéciale ; elle a déterminé la résorption de la racine de la dent de lait correspondante. — 2. Deux petites molaires de la seconde dentition qui chassent les dents de lait correspondantes. — 3, 4. Deuxièmes grosses molaires encore cachées dans les maxillaires. — 5. Première petite molaire prête à sortir, et repoussant la dent de lait correspondante. — 6. Canine supérieure de la seconde dentition. (Dessins d'après une préparation du cabinet de MM. les docteurs Andrieu et Delabarre.)

8° la deuxième grosse molaire, de treize à quinze ans ; 9° enfin, la dernière grosse molaire, ou *dent de sagesse*, entre vingt et trente-cinq ans.

Évolution des dents dans l'épaisseur du maxillaire.— Les dents de la première dentition apparaissent de la façon suivante dans l'épaisseur des mâchoires. Afin de nous faire comprendre, nous prendrons une dent isolée. Vers le deuxième ou le troisième mois de la vie intra-utérine, le bord du maxillaire se creuse d'une alvéole. La membrane gengivale qui bouche complétement à cette époque l'orifice de la cavité osseuse envoie dans cette cavité un prolongement creux qui la tapisse et qui doit constituer le périoste alvéolo-dentaire. En même temps, au fond de l'alvéole, se développe une petite saillie sous forme de papille qui augmente peu à peu de volume et qui doit former la pulpe dentaire ; elle renferme les vaisseaux et les nerfs. Une membrane analogue à une séreuse tapisse la surface interne du prolongement que la membrane gengivale envoie dans l'alvéole, et se réfléchit au fond de cette cavité pour tapisser la surface de la pulpe dentaire. Pour l'intelligence de la description, nous ne pouvons mieux faire que de comparer cette membrane à une séreuse dont le feuillet pariétal tapisserait la cavité alvéolaire et le feuillet viscéral la pulpe. La surface libre est lisse comme celle d'une séreuse ; sa cavité renferme un liquide transparent, visqueux, peu abondant. L'ensemble des parties contenues dans l'alvéole constitue le *follicule dentaire* ou *germe* ; l'espèce de membrane séreuse que nous venons de décrire forme la *membrane du follicule*. Les follicules sont intimement unis aux gencives : de sorte qu'ils restent appendus à celles-ci comme des grains de raisin, quand on vient à séparer du maxillaire les gencives qui le recouvrent.

Les dents de la seconde dentition diffèrent de celles de la première en ce que les follicules sont situés dans des alvéoles particulières postérieures aux alvéoles de la première dentition. Les follicules de la seconde dentition existent en même temps que ceux de la première : ce qui explique la présence de deux canaux dentaires chez le fœtus et l'atrophie de l'un d'eux lorsque les dents de la première dentition sont chassées des alvéoles.

Vers quatre mois et demi de la vie intra-utérine, le follicule présente la forme et les dimensions de la dent qu'il doit former : c'est alors que se produit l'*ivoire*. On voit à la surface de la membrane du follicule se former de petites écailles qui deviennent de plus en plus solides ; elles se réunissent entre elles et forment au follicule un étui complet. A mesure qu'on se rapproche de la fin de la grossesse, on voit cet étui dur se recouvrir à sa surface interne de nouvelles couches éburnées. La formation de l'ivoire est précédée par le développement d'une membrane molle, formée de cellules prismatiques qui s'incrustent de sels calcaires et qui forment l'*émail*. Vers la fin de la grossesse, l'ivoire se recouvre, au niveau de la racine, d'une matière amorphe qui s'ossifie directement, sans passer par l'état cartilagineux, pour former le *cément*.

Vers l'âge de cinq, six ou sept ans, les dents de la première dentition doivent être chassées par les dents permanentes. Celles-ci, en se développant, usent la cloison qui les sépare des alvéoles des premières; puis elles déterminent, par compression, l'usure moléculaire des dents qui y sont contenues jusqu'à la chute de ces dernières, dont elles prennent la place.

Certains auteurs, Blacke, M. Serres, admettent l'existence d'un petit canal, *iter dentis*, situé sur la lèvre interne du rebord alvéolaire des premières dents, et celle d'un cordon plein, un peu gros pour les incisives et les canines, filiforme pour les molaires, partant de la gencive pour se rendre aux follicules des dents permanentes et destiné à diriger ces dernières dans leur évolution. Ce cordon a été désigné sous le nom de *gubernaculum dentis*.

Les *dents surnuméraires* ou *surdents* sont formées par certaines dents de la seconde dentition, déviées par suite de la persistance des dents de lait.

Évolution des dents chez l'adulte et chez le vieillard. — Lorsque les trente-deux dents sont développées, elles ne grandissent pas; leurs changements ultérieurs consistent : 1° dans l'usure graduelle et insensible de l'émail, qui ne se renouvelle pas comme chez certains animaux; 2° dans la production, à la surface interne de l'ivoire, de nouvelles couches éburnées qui, en augmentant l'épaisseur de l'ivoire, diminuent la cavité de la dent et par conséquent la pulpe dentaire.

Chez les vieillards, les couches d'ivoire se sont tellement accrues que la cavité dentaire est effacée et la pulpe atrophiée. Il résulte de cette atrophie que les dents, dépourvues ou à peu près de vaisseaux et de nerfs, jouent le rôle de véritables corps étrangers, sur lesquels le tissu osseux agit par son élasticité et sa rétractilité. Les dents deviennent vacillantes et tombent. La chute opérée, l'alvéole se comble de tissu osseux.

IX. — Os hyoïde.

Position. — Placez la face convexe en avant et les petites cornes en haut.

L'os hyoïde est un petit os en forme de fer à cheval, situé entre les régions sus-hyoïdienne et sous-hyoïdienne, au-dessus du larynx, au-dessous de la langue. Il ne s'articule avec aucun os et il est suspendu au milieu des parties molles de la région antérieure du cou. Il présente un corps et deux extrémités.

Le corps est aplati d'avant en arrière et convexe en avant ; on lui considère une face antérieure, une face postérieure, un bord supérieur, un bord inférieur.

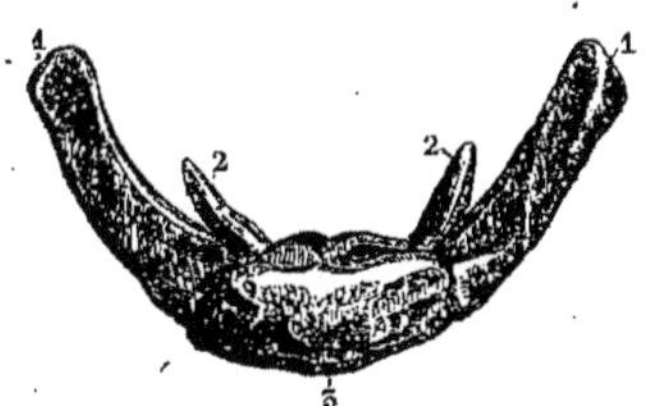

FIG. 165.—Os hyoïde **vu** par sa face antérieure.

1, 1. Grandes cornes. — 2, 2. Petites cornes. — 3. Corps.

Face antérieure. — Elle présente une saillie en forme de croix et donne insertion aux muscles génio-hyoïdien, mylo-hyoïdien, stylo-hyoïdien et digastrique.

Face postérieure. — Concave, elle est en rapport avec la membrane thyro-hyoïdienne dont elle est séparée par du tissu cellulaire et une bourse séreuse découverte par M. Malgaigne. Deux muscles s'y insèrent : le génio-glosse et le thyro-hyoïdien.

Bord inférieur. — Mince, ce bord donne insertion aux muscles sterno-cléido-hyoïdien et omoplato-hyoïdien.

Bord supérieur. — Mince aussi, il donne insertion à une aponévrose qui se porte dans l'épaisseur de la langue, *membrane hyoglosienne*, à la membrane thyro-hyoïdienne et au muscle hyoglosse. Les extrémités sont bifurquées ; chacune des branches porte le nom de corne. La branche supérieure, ou *petite corne*, située à l'union du corps de l'os et de la grande corne, donne insertion au ligament stylo-hyoïdien, converti en os chez les animaux. La branche inférieure, ou *grande corne*, constitue les extrémités du fer à cheval ; elles sont aplaties de haut en bas et donnent insertion aux muscles thyro-hyoïdien, hyoglosse et constricteur moyen du pharynx.

Les deux cornes de l'os hyoïde ne sont pas en continuité de tissu avec le corps, elles sont articulées avec lui et recouvertes d'une couche cartilagineuse au niveau de cette articulation.

Développement. — Cinq points osseux, un pour le corps, un pour chaque corne.

ARTICLE II.

COLONNE VERTÉBRALE.

On appelle colonne vertébrale cette tige osseuse située à la partie postérieure du tronc, sur la ligne médiane. Cette tige osseuse présente plusieurs courbures qui correspondent à autant de régions différentes. De haut en bas, on remarque : 1° une courbure à convexité antérieure, c'est la *région cervicale* de la colonne ; 2° une courbure à convexité postérieure, c'est la *région dorsale* : elle correspond à toutes les côtes ; 3° une courbure convexe en avant, c'est la *région lombaire* ; 4° enfin une courbure plus marquée que toutes les autres, concave en avant : cette région s'appelle *sacro-coccygienne* ou *pelvienne*.

Vingt-six os composent la colonne vertébrale : les uns, parfaitement séparables, réunis au moyen de ligaments, sont au nombre de vingt-quatre. On les appelle *vraies vertèbres* ; il y en a sept à la région cervicale, douze à la région dorsale, cinq à la région lombaire.

Les autres, qui sont le *sacrum* et le *coccyx*, sont formés par plusieurs vertèbres incomplétement développées et soudées entre elles. On les appelle *fausses vertèbres* ; elles sont au nombre de neuf : cinq constituent le sacrum, quatre le coccyx.

Les vertèbres présentent à étudier :

1° Des caractères généraux qui s'appliquent à toutes les vertèbres ;

2° Des caractères particuliers qui s'appliquent à toutes les vertèbres d'une même région ;

3° Des caractères particuliers qui s'appliquent à l'étude de quelques-unes d'entre elles.

§ 1. — Caractères généraux des vertèbres.

Toute vertèbre mise en position présente :

A. Sur la ligne médiane, en allant d'avant en arrière : 1° un corps ; 2° un trou ; 3° une apophyse épineuse.

B. Sur les parties latérales, en allant d'avant en arrière, c'est-à-dire du corps vers l'apophyse épineuse : 1° un pédicule ; 2° deux échancrures ; 3° une apophyse transverse ; 4° deux apophyses articulaires ; 5° une lame.

Corps. — Partie la plus volumineuse de la vertèbre ; ses faces supérieure et inférieure donnent insertion au disque fibreux intervertébral ; sa face antérieure est creusée d'une gouttière transversale plus marquée sur les côtés que sur la ligne médiane ; sa face postérieure, plane, forme la paroi antérieure du canal rachidien ; elle présente un ou plusieurs trous volumineux qui donnent passage aux veines du corps de la vertèbre.

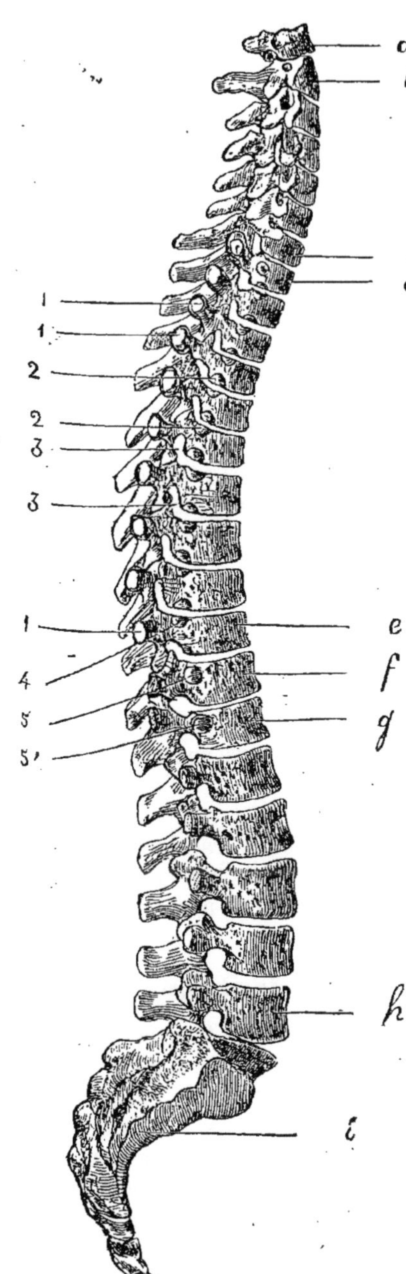

Fig. 166.
Colonne vertébrale.

a. Atlas. — *b*. Axis. — *c*. Septième cervicale ou proéminente. — *d*. Première dorsale. — *e*. Dixième dorsale. — *f*. Onzième dorsale. — *g*. Douzième dorsale. — *h*. Cinquième lombaire. — *i*. Sacrum.

1, 1, 1. Facettes articulaires des apophyses transverses s'articulant avec les côtes. — 2, 2. Deux facettes articulaires du corps des vertèbres s'articulant avec la tête des côtes. — 3, 3. Trous de conjugaison. — 4. Facette articulaire de la dixième dorsale. — 5, 5'. Facettes articulaires complètes des onzième et douzième dorsales pour la onzième et la douzième côte.

Trou vertébral. — Il sépare le corps de l'apophyse épineuse ; il forme avec le trou des autres vertèbres le canal rachidien.

Apophyse épineuse. — Elle se dirige en arrière sous forme d'épine ; elle forme avec les autres apophyses épineuses la crête épinière ; elle donne insertion à des muscles.

Pédicule. — On donne ce nom à cette portion étroite de la vertèbre qui réunit le corps aux autres parties. Le pédicule sépare les deux échancrures ; il est placé à égale distance de la face supérieure et de la face inférieure du corps si les deux échancrures sont égales, à une distance inégale si les deux échancrures n'ont pas la même profondeur.

Échancrures. — Au nombre de deux de chaque côté : l'une est placée sur le pédicule, l'autre est placée au-dessous. Les échancrures des vertèbres se correspondent ; en se réunissant, elles forment les *trous de conjugaison.*

Apophyses transverses. — Ce sont des prolongements latéraux de la vertèbre qui donnent insertion à des muscles. Il en existe une de chaque côté de la vertèbre.

Apophyses articulaires. — Au nombre de quatre, deux supérieures, deux inférieures ; elles s'articulent avec celles des vertèbres voisines ; les supérieures regardent en arrière, les inférieures en avant.

Lame. — Portion de vertèbre qui forme la paroi postérieure du canal rachidien ; elle réunit l'apophyse épineuse aux apophyses articulaires. Les ligaments jaunes unissent les lames à celles des vertèbres voisines.

Avec les caractères qui précèdent, on pourra reconnaître une vertèbre, la distinguer de tous les autres os ; mais on ne pourra dire à quelle région cette vertèbre appartient qu'après avoir étudié le chapitre suivant.

§ 2. — Caractères des vertèbres de chaque région.

Région cervicale. — Le corps est allongé transversalement ; il est surmonté, de chaque côté de la face supérieure, d'un crochet qui s'articule avec une échancrure située également de chaque côté de la face inférieure de la vertèbre qui est au-dessus. Le trou est triangulaire ; l'un des côtés du triangle est plus long que les deux autres, c'est celui que forme le corps. L'apophyse épineuse est courte, presque horizontale, bifurquée à son extrémité libre, creusée d'une gouttière sur sa face inférieure. Le pédicule est mince, situé à égale distance des faces supérieure et inférieure du corps, ce qui indique que les échancrures sont d'une égale profondeur au-dessus et au-dessous du pédicule. L'apophyse transverse est située sur les côtés du corps et non en arrière, comme cela se voit dans les autres régions. Elle est courte, bifurquée au sommet, percée d'un trou à la base pour laisser passer l'artère vertébrale, creusée à sa face supérieure d'une gouttière horizontale, sur laquelle passe le nerf qui sort du trou de conjugaison. Les apophyses articulaires supérieures regardent en arrière et en haut, les inférieures en avant et en bas. Les deux apophyses articulaires du même côté sont placées aux extrémités d'une petite colonne osseuse qui semble avoir été coupée obliquement à ses deux extrémités pour former les surfaces articulaires.

La lame est mince, allongée dans le sens transversal ; elle est un peu inclinée en bas et en arrière.

Région dorsale.—Le corps des vertèbres dorsales présente les diamètres transverse et antéro-postérieur égaux. La face supérieure et la face inférieure sont planes. On trouve de chaque côté du corps deux demi-facettes articulaires qui s'articulent avec les côtes. Le trou est rond, beaucoup plus petit que dans les autres régions. L'apophyse épineuse est longue, oblique en bas et en arrière, non bifurquée au sommet. Le pédicule est plus rapproché de la face supérieure du corps : donc les échancrures supérieures sont plus petites que les échancrures inférieures, comme 1 est à 3. L'apophyse transverse est longue, son sommet est volumineux, déjeté en arrière, muni en avant d'une facette articulaire qui s'articule avec la tubérosité de la côte qui lui correspond. Les apophyses articulaires font voir dans cette région qu'il est utile de ne pas confondre les mots *facette* et *apophyse*. En effet, les apophyses articulaires inférieures n'existent pas : ce sont des facettes creusées sur la face antérieure des lames, tandis que les apophyses supérieures sont très-marquées. Celles-ci sont minces, tranchantes, aiguës. Leur face articulaire regarde en arrière et un peu en dehors. La lame est épaisse. Elle représente un carré osseux dont le diamètre vertical et le diamètre transversal sont égaux.

Région lombaire.—Le corps est très-volumineux. Le diamètre transversal est un peu plus long que l'antéro-postérieur. Les faces supérieure et inférieure sont concaves. Le trou a la forme d'un triangle équilatéral. L'apophyse épineuse est grosse, horizontale, quadrilatère, munie à son sommet d'un tubercule volumineux. Le pédicule est plus rapproché de la face supérieure du corps. Les échancrures supérieures sont trois fois plus petites que les inférieures.

Les apophyses transverses sont minces, transversales, effilées. Les apophyses articulaires supérieures sont séparées l'une de l'autre par une distance plus considérable que celle qui sépare les deux inférieures. Elles forment une sorte de gouttière dont la concavité regarde en arrière et en dedans, gouttière dans laquelle viennent se placer les apophyses articulaires inférieures qui sont convexes en sens inverse, c'est-à-dire en avant et en dehors. Les apophyses articulaires supérieures présentent sur leur bord postérieur un tubercule osseux nommé *tubercule apophysaire*.

§ 3.—Caractères particuliers de quelques vertèbres.

Les caractères appartenant aux vertèbres des diverses régions se rencontrent dans les os du milieu de la région d'une manière tranchée ; mais, aux extrémités de chaque région, les vertèbres présentent une physionomie intermédiaire pour ainsi dire à celle des deux régions voisines. C'est ainsi que la douzième dorsale présente des caractères des vertèbres dorsales et des vertèbres lombaires.

Les première, deuxième et septième cervicales, les première, dixième, onzième et douzième dorsales, et la cinquième lombaire, telles sont les vertèbres qui offrent des caractères propres à les faire reconnaître au milieu de toutes les autres.

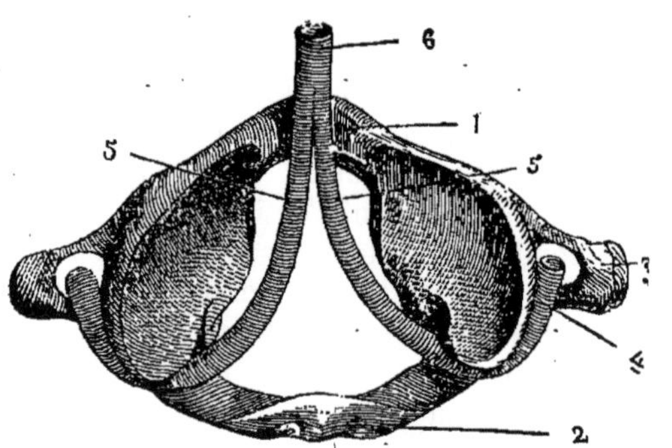

FIG. 167. — Atlas vu par sa face supérieure.

1. Arc antérieur. — 2. Arc postérieur. — 3. Apophyse transverse. — 4. Artère vertébrale contournant la partie postérieure de l'apophyse articulaire supérieure après avoir traversé le trou de l'apophyse transverse. — 5, 5. Artères vertébrales convergeant vers la gouttière basilaire de l'occipital après avoir passé par le trou de conjugaison formé par l'occipital et l'atlas. — 6. Artère basilaire.

1º Atlas ou première vertèbre cervicale.—Le *corps* de cette vertèbre est remplacé par un arc osseux, *arc antérieur de l'atlas* (1), qui présente en avant un tubercule pour l'insertion de ligaments, et, en arrière, une facette articulaire pour l'apophyse odontoïde de l'axis; ses bords supérieur et inférieur donnent insertion à des ligaments. Le *trou* est vaste; il loge dans sa partie antérieure l'apophyse odontoïde, et dans sa partie postérieure la moelle épinière. L'*apophyse épineuse* est remplacée par un tubercule rugueux (2) situé au milieu de l'arc postérieur.

De chaque côté de cet os, il existe deux masses osseuses volumineuses, *masses latérales de l'atlas*. Situées aux extrémités de l'arc
antérieur, ces masses présentent sur leur face interne des rugosités

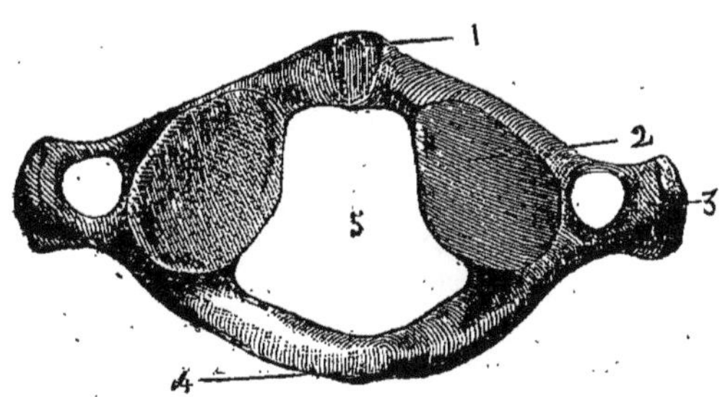

FIG. 168. — Atlas vu par sa face inférieure.

1. Tubercule antérieur. — 2. Facette articulaire inférieure. — 3. Apophyse transverse
percée d'un trou. — 4. Arc postérieur. — 5. Trou vertébral.

destinées à l'insertion du ligament transverse. Sur leur face externe,
se trouve l'apophyse transverse (3), volumineuse, triangulaire, dont
le sommet, très-gros et non bifurqué, donne insertion à des muscles.
Elle est traversée à sa base, comme les autres, par l'artère vertébrale (4). Sur leur face supérieure, on trouve la cavité glénoïde oblique en bas et en avant, regardant en haut et en dedans, s'articulant
avec les condyles de l'occipital. La facette articulaire inférieure est
placée sur la face opposée; elle est plane ou un peu concave, large,
et regarde en dedans et en bas. De la direction des deux facettes articulaires du même côté, il résulte que les masses latérales de l'atlas
présentent beaucoup plus d'épaisseur du côté de la face externe.
Immédiatement en arrière des masses latérales, on trouve les deux
échancrures. La supérieure, très-profonde, convertie souvent en trou
par une languette osseuse, forme une gouttière horizontale qui contourne la masse latérale pour se confondre avec le trou de l'apophyse
transverse. L'artère vertébrale passe dans cette gouttière. L'échancrure inférieure est profonde aussi; le pédicule qui les sépare est
mince et aplati; les lames, irrégulièrement cylindriques, se réunissent pour former l'*arc postérieur de l'atlas* (4), beaucoup plus grand
que l'arc antérieur.

2° Axis ou deuxième vertèbre cervicale.— Le *corps* de
cette vertèbre est petit; il est surmonté d'une saillie, *apophyse odontoïde*, qui présente une partie rétrécie ou col, une portion plus volumineuse ou tête. La tête est pourvue, en avant, d'une facette articulaire
pour s'articuler avec l'arc antérieur de l'atlas; en arrière, d'une facette

striée transversalement, sur laquelle glisse le ligament transverse.
Sur son sommet s'insèrent les ligaments occipito-odontoïdiens.
La *face inférieure* du corps est oblique en bas et en avant, concave
dans le même sens, convexe transversalement pour former avec la

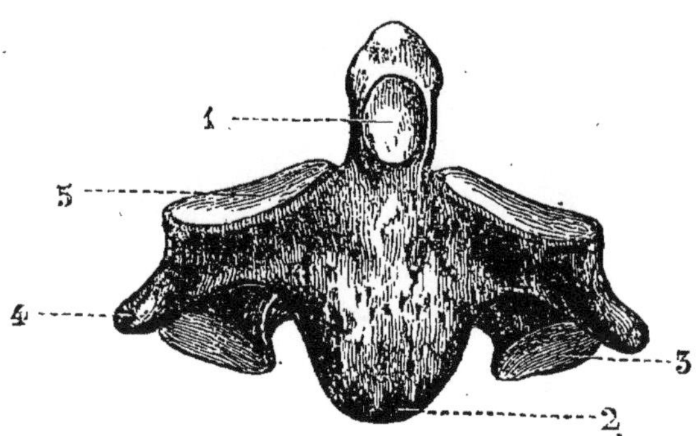

FIG. 169. — Face antérieure de l'axis.

1. Facette articulaire de l'apophyse odontoïde. — 2. Saillie inférieure du corps. — 3. Facette articulaire inférieure. — 4. Apophyse transverse. — 5. Facette articulaire supérieure.

troisième vertèbre cervicale une articulation par emboîtement réciproque ; elle se termine en avant par un tubercule qui descend devant
la vertèbre située au-dessous. La *face antérieure* est pourvue d'une
crête médiane et verticale, bifurquée en bas et séparant deux dépressions ; la *face postérieure* présente des trous nombreux pour le passage des veines.

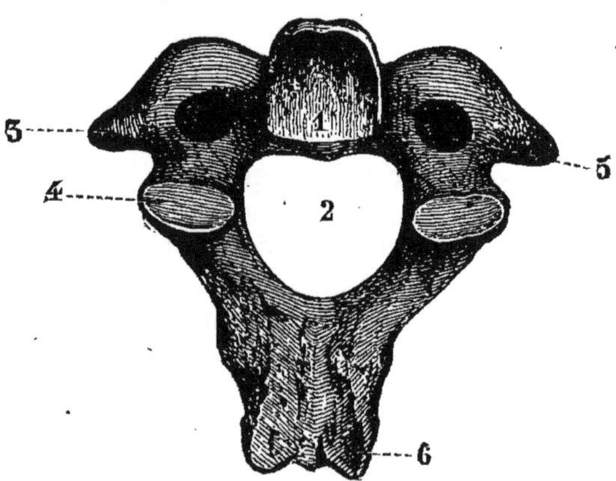

FIG. 170. — Face inférieure de l'axis.

1. Facette articulaire inférieure du corps. — 2. Trou vertébral. — 3. Apophyse transverse. — 4. Facette articulaire inférieure. — 5. Trou de l'artère vertébrale. — 6. Apophyse épineuse.

Le trou de l'axis a la forme d'un cœur de carte à jouer dont le sommet est dirigé en arrière ; il est moins large que celui de l'atlas et plus que celui des autres vertèbres cervicales. L'*apophyse épineuse* est très-développée et présente les mêmes caractères que les autres vertèbres cervicales, c'est-à-dire qu'elle est courte, presque horizontale, bifurquée au sommet, creusée d'une gouttière à la face inférieure. Sur les côtés du corps de l'axis, on trouve l'*apophyse transverse*, petite, triangulaire, percée d'un trou à la base, et présentant à son sommet un seul tubercule. Cette apophyse sépare les deux facettes articulaires du même côté. La facette supérieure, large, aplatie, regarde en haut et en dehors ; elle est très-rapprochée de l'apophyse odontoïde et s'articule avec la facette articulaire inférieure de l'atlas. La facette articulaire inférieure est conformée selon le type de celles des autres vertèbres cervicales ; elle a la même étendue et la même direction que celles-ci ; elle est séparée de la facette supérieure par l'apophyse transverse. L'échancrure supérieure est à peine marquée ; l'inférieure a une profondeur égale à celle des autres vertèbres cervicales. Le pédicule est gros et à peine distinct des lames qui sont conformées comme celles des autres vertèbres cervicales.

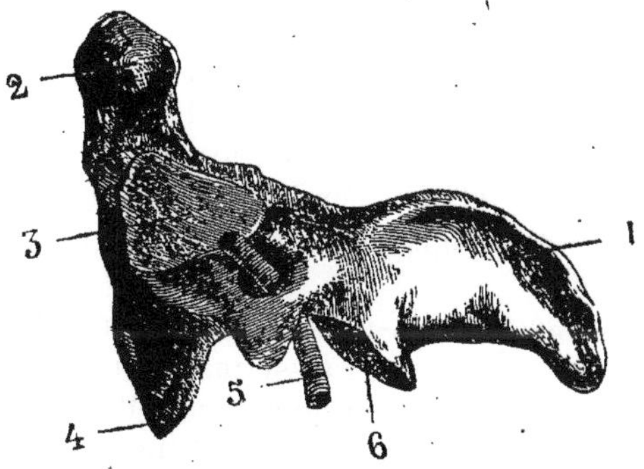

Fig. 171. — Partie latérale gauche de l'axis.

1. Apophyse épineuse. — 2. Apophyse odontoïde. —3. Facette articulaire supérieure.— 4. Tubercule inférieur du corps. —5. Artère vertébrale.—6. Facette articulaire inférieure.

3° Septième vertèbre cervicale ou proéminente. — Elle se distingue : 1° par son apophyse épineuse très-longue, qui lui a fait donner son nom ; 2° par son apophyse transverse ; le sommet présente à peine une trace de bifurcation, c'est le tubercule postérieur qui est surtout développé ; elle ne présente pas à sa base un grand trou, mais un ou deux petits trous rudimentaires à travers lesquels ne passe presque jamais l'artère vertébrale. (Fig. 166.)

4° Première vertèbre dorsale. — Cette vertèbre présente

un corps dont la physionomie rappelle une vertèbre cervicale. Il est pourvu de chaque côté de la face supérieure d'un petit crochet ; mais il se distingue des vertèbres cervicales, de même que des vertèbres dorsales, par la présence d'une facette articulaire complète sur les côtés du corps pour l'articulation de la première côte, et d'une petite portion de facette articulaire placée au-dessous de la précédente pour la seconde côte.

5° Dixième vertèbre dorsale. — Cette vertèbre se distingue des autres par la présence d'une seule demi-facette articulaire sur ses côtés ; elle est située à la partie supérieure du corps et s'articule avec la dixième côte. La facette inférieure manque, puisque la onzième côte ne s'articule qu'avec la onzième vertèbre.

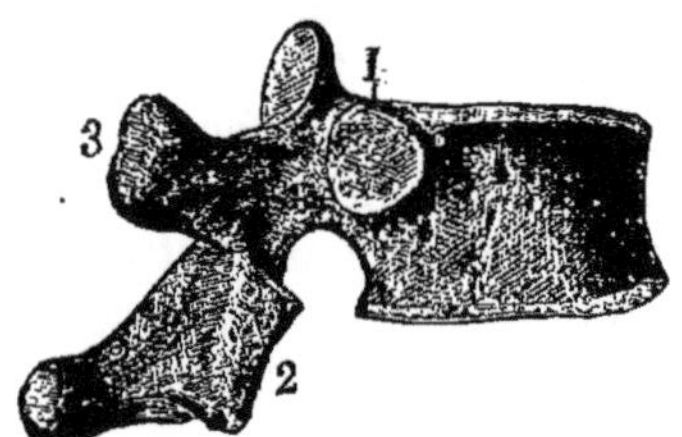

Fig. 172. — Onzième ver-
tèbre dorsale.

1. Facette articulaire complète pour la tête de la onzième côte. — 2. Apophyse articulaire inférieure. — 3. Apophyse transverse sans facette articulaire.

6° Onzième et douzième vertèbres dorsales. — Elles ressemblent, par leur aspect extérieur, à des vertèbres lombaires. Leurs caractères distinctifs consistent : 1° dans la présence d'une seule facette articulaire assez large sur les côtés du corps pour l'articulation des onzième et douzième côtes (1) ; 2° dans l'absence de facette articulaire aux apophyses transverses, qui sont rudimentaires (3, fig. 172 et 173).

Il existe un caractère très-marqué qui permet de distinguer ces deux vertèbres l'une de l'autre : c'est que les apophyses articulaires inférieures de la douzième, identiques avec celles des vertèbres lombaires, sont très-rapprochées l'une de l'autre et présentent leur convexité en avant et en dehors (2, fig. 173).

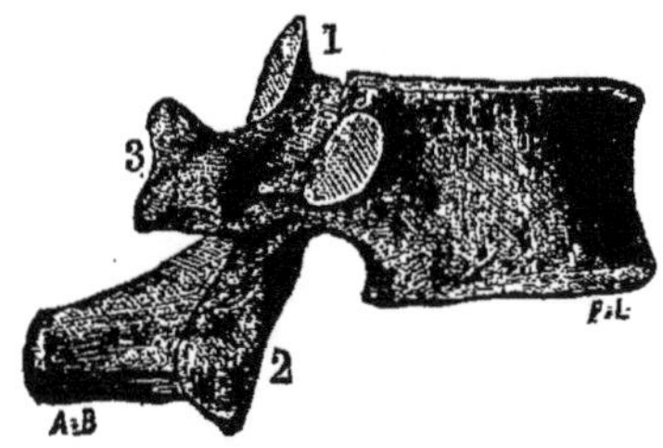

Fig. 173. — Douzième ver-
tèbre dorsale.

1. Apophyse articulaire supérieure. — 2. Apophyse articulaire inférieure. — 3. Apophyse transverse sans facette articulaire.

7° Cinquième vertèbre lombaire. — Elle se distingue des autres : 1° par son corps beaucoup plus épais en avant, car sa face inférieure est coupée obliquement de haut en bas et d'arrière en avant pour l'articulation du sacrum; 2º par ses apophyses articulaires inférieures, qui sont le plus souvent séparées l'une de l'autre par un espace plus considérable que celui qui sépare les supérieures; de plus, les facettes articulaires de ces apophyses sont planes et regardent en avant et un peu en dehors.

SACRUM.

Position.—Placez le sommet en bas, la face concave en avant.

Os impair, médian, symétrique, formé par la réunion de cinq fausses vertèbres, articulé avec la cinquième vertèbre lombaire en haut, le coccyx en bas, les os coxaux sur les côtés, affectant la forme d'une pyramide quadrangulaire à base supérieure, situé à la partie postérieure du bassin. Il présente à étudier quatre faces, une base et un sommet.

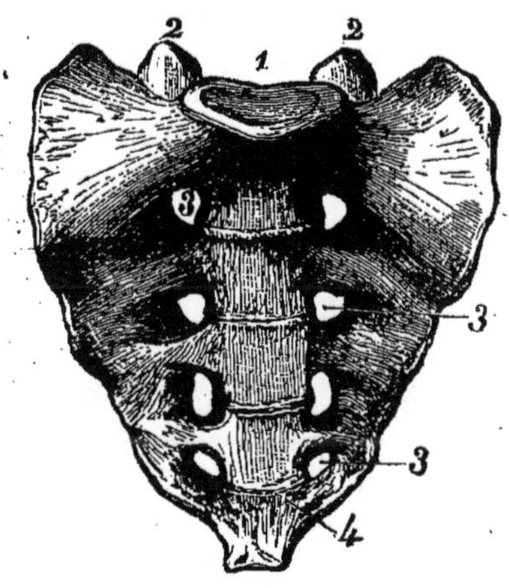

FIG. 174. — Face antérieure du sacrum.

1. Face supérieure du corps de la première vertèbre sacrée. — 2, 2. Apophyses articulaires du sacrum. — 3, 3. Trous sacrés antérieurs. — 4. Ligne transversale indiquant la soudure du corps des vertèbres sacrées.

Face antérieure. — Un peu plus concave chez la femme que chez l'homme, cette face présente sur la ligne médiane quatre lignes transversales, indice de la réunion des vertèbres sacrées; elles séparent des facettes planes correspondant au corps de ces vertèbres. De chaque côté, quatre trous, *trous sacrés antérieurs* (3), très-larges, qui donnent passage aux branches antérieures des quatre premiers nerfs sacrés. Ces trous sont continués en dehors par des gouttières lisses qui logent les nerfs. Entre ces gouttières, on remarque des surfaces qui donnent insertion aux digitations du muscle pyramidal. Cette face est en rapport avec le rectum et l'artère sacrée moyenne sur la ligne médiane, avec le plexus sacré sur les parties latérales.

Face postérieure. — Convexe, cette face présente toutes les parties que l'on trouve sur une vertèbre vue par derrière, mais modifiées par la soudure des cinq pièces qui constituent le sacrum. Sur la ligne médiane, on trouve la *crête sacrée* (fig. 175), formée par la réunion des apophyses épineuses ; de chaque côté de la ligne médiane, les *gouttières sacrées*, formées par la réunion des lames ; plus en dehors, une série de tubercules quelquefois peu marqués, formés par les apophyses articulaires ; immédiatement en dehors de ces tubercules, quatre trous, *trous sacrés postérieurs* (4, 4), plus petits que les antérieurs, qui donnent passage aux branches postérieures des quatre premiers nerfs sacrés ; enfin, en dehors de ces trous, une série de tubercules, plus marqués que les précédents, et formés par les apophyses transverses.

Faces latérales. — Triangulaires, larges en haut, amincies en bas, ces faces présentent : 1° en avant et en haut une facette articulaire, rugueuse, *facette auriculaire* (2, 2), inclinée obliquement de haut en bas, de dehors en dedans, inclinée encore d'avant en arrière, de dehors en dedans, pour se placer entre les deux os coxaux comme un double coin vertical et antéro-postérieur ; 2° en arrière, des inégalités très-prononcées pour l'insertion du ligament sacro-iliaque postérieur ; 3° en bas, un bord qui résulte de l'amincissement de cette face et qui donne insertion dans toute son étendue au grand ligament sacro-sciatique.

Base. — On y trouve les mêmes détails qu'à la face supérieure d'une vertèbre. Sur la ligne médiane : 1° la face articulaire supérieure du corps de la première vertèbre sacrée (1, fig. 174) ; 2° le trou de la même vertèbre ou orifice supérieur du canal sacré (1, fig. 175) ; 3° le commencement de la crête sacrée de chaque côté ; 4° l'échancrure supérieure de la première vertèbre sacrée qui concourt à la formation du vingt-cinquième trou de conjugaison ; 5° l'apophyse articulaire supérieure, large, plane, regardant en arrière et en dedans pour s'articuler avec la dernière vertèbre lombaire ; 6° en dehors, une surface triangulaire lisse, *aileron du sacrum*, qui fait partie du grand bassin et qui est séparée de la face antérieure par une ligne faisant partie du détroit supérieur du bassin. En se réunissant à la cinquième lombaire, le sacrum forme *l'angle sacro-vertébral* ou *promontoire des accoucheurs*.

Sommet. — Il présente : 1° une facette articulaire transversale, ovalaire, articulée avec le coccyx ; 2° en arrière de cette facette, de chaque côté de la ligne médiane, deux tubercules, *cornes du sacrum* (5, 5), s'articulant avec les cornes du coccyx et formant avec elles un dernier trou qui laisse passer les deux derniers nerfs sacrés ; 3° en arrière de la facette articulaire, sur la ligne médiane, l'orifice inférieur du canal sacré, en forme de gouttière. A l'état frais, la *membrane sacro-coccygienne*, étendue du sacrum au coccyx, ferme cette gouttière. Dans certains cas, on voit la première pièce du coccyx réunie au sacrum, qui présente alors cinq trous sacrés de chaque côté et un sommet différent.

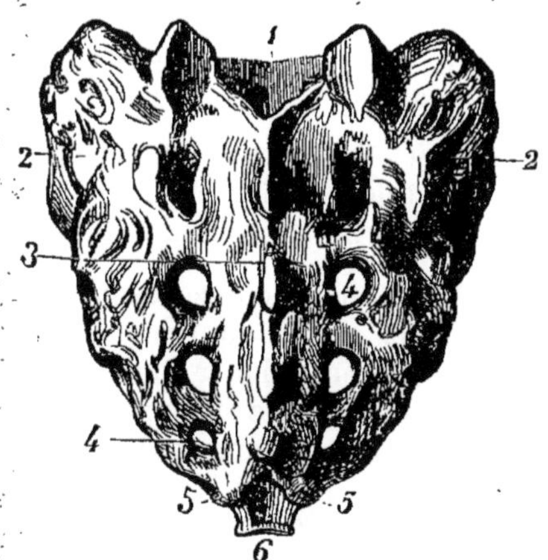

Fig. 175. — Face postérieure du sacrum.

1. Orifice supérieur du canal sacré. — 2, 2. Facette auriculaire du sacrum. — 3. Apophyses épineuses formant la crête sacrée. — 4, 4. Trous sacrés postérieurs. — 5, 5. Cornes du sacrum et orifice inférieur du canal sacré. — 6. Facette articulaire du sommet pour le coccyx.

Le sacrum est parcouru de la base au sommet par le *canal sacré*, triangulaire en haut, aplati d'avant en arrière en bas, communiquant avec tous les trous sacrés antérieurs et postérieurs, et logeant la terminaison de la queue de cheval. Il prolonge le canal rachidien, dont chaque trou de conjugaison est représenté par deux trous sacrés, antérieur et postérieur.

Coccyx.

Position. — Placez en bas le sommet, en avant et en haut la face lisse, un peu concave.

Petit os impair, médian, symétrique, formé de quatre fausses vertèbres rudimentaires, le plus souvent soudées entre elles, articulé avec le sacrum dont il continue la direction, très-mobile en arrière pour augmenter le diamètre antéro-postérieur du détroit inférieur du bassin. Il présente deux faces, deux bords, une base et un sommet.

Face antérieure. — Légèrement concave, elle offre, comme le sacrum, des lignes transversales qui séparent les fausses vertèbres. Elle est en rapport avec le rectum.

Face postérieure. — Convexe, rugueuse, irrégulière, elle est recouverte par la peau et par quelques insertions du muscle grand fessier.

Bords. — Rugueux, ils donnent insertion au grand ligament sacro-sciatique et au muscle ischio-coccygien.

A   B   FIG. 176.

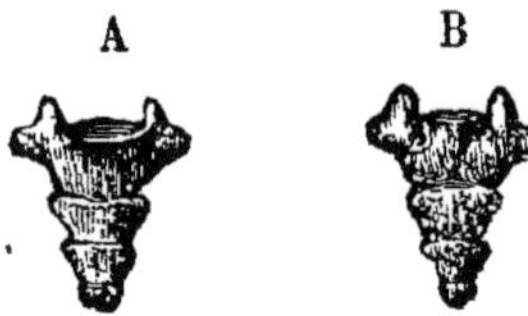

A. Face antérieure du coccyx. — B. Face postérieure. On voit sur ces deux figures le sommet du coccyx à la partie inférieure, et la base en haut, avec ses deux cornes.

Base. — Comme sur le sommet du sacrum, on y trouve une facette articulaire pour le sacrum et deux saillies en arrière, *cornes du coccyx*, qui s'articulent avec les cornes du sacrum.

Sommet. — Il est formé par un tubercule osseux souvent dévié en arrière, sur les côtés et surtout en avant, où il peut devenir un obstacle à l'accouchement. Il donne insertion à une bandelette fibreuse qui s'étend jusqu'à l'anus. Le muscle sphincter externe de l'anus s'insère sur cette bandelette et sur le sommet de l'os.

§ 4. — Développement des vertèbres.

Les vertèbres se développent chacune par huit points osseux : trois primitifs, un pour le corps, deux pour les parties latérales et cinq complémentaires, un pour le sommet de chaque apophyse transverse, un pour le sommet de l'apophyse épineuse, un pour la face supérieure du corps et un pour la face inférieure.

Les points primitifs apparaissent dans le cours du deuxième mois de la vie intra-utérine, les autres de quinze à dix-huit ans. La soudure complète de ces os a lieu de vingt-cinq à trente ans.

L'atlas se développe seulement par quatre points : deux pour l'arc antérieur, deux pour l'arc postérieur.

L'axis se développe par six points : deux pour les lames, deux pour le corps, deux pour l'apophyse odontoïde.

Septième vertèbre cervicale. — Huit points, comme dans les autres vertèbres. Il existe de plus un point pour la partie antérieure de l'apophyse transverse qui reste quelquefois séparée et qui produit alors une côte surnuméraire.

Sacrum. — Le sacrum présente trente-trois points osseux : vingt et un points primitifs, cinq pour chacune des trois premières vertèbres sacrées, trois pour les deux autres ; douze complémentaires, dont deux forment une lame osseuse qui supporte la facette auriculaire du sacrum, tandis que les dix autres forment les lames osseuses des faces inférieure et supérieure du corps des vertèbres sacrées.

Coccyx. — Le coccyx se développe par quatre points d'ossification, un pour chaque pièce.

ARTICLE III.

THORAX.

On donne ce nom aux parois osseuses de la grande cavité qui renferme les poumons et le cœur. Le thorax est formé par les vertèbres dorsales en arrière, le sternum en avant et les côtes sur les côtés.

§ 1. — Côtes.

Position.—Placez en arrière l'extrémité irrégulière, en dedans et en bas la gouttière qui est creusée sur la face concave.

Os plats pour la structure, longs pour la conformation extérieure. Ces os constituent des arcs osseux, flexibles, élastiques, qui, en se réunissant au sternum et à la colonne vertébrale, forment le thorax. On les désigne sous le nom de première, deuxième, troisième, etc., en comptant de haut en bas.

Au nombre de douze, les côtes se divisent en *vraies côtes*, au nombre de sept, et en *fausses côtes* au nombre de cinq. Les premières sont encore appelées *sternales*, parce qu'elles s'articulent au moyen d'un cartilage avec le sternum ; les autres, qui ne s'articulent pas avec cet os, s'appellent *asternales*. Les deux dernières côtes sont appelées *côtés flottantes*, parce que le cartilage qui les termine en avant se perd dans les parois de l'abdomen, et qu'elles ne s'articulent pas avec les apophyses transverses des vertèbres.

I. — CARACTÈRES GÉNÉRAUX DES CÔTES.

Les côtes s'articulent en arrière avec la colonne vertébrale, en avant elles donnent insertion au cartilage costal. Elles sont dirigées obliquement de haut en bas, d'arrière en avant, obliquité beaucoup plus marquée pour les côtes inférieures. Aplatis latéralement, courbés sur leur face, ces os présentent encore une courbure de torsion suivant les bords, courbure telle, que la côte ne touche que par deux points le plan horizontal sur lequel on la pose. Plus minces et plus fragiles chez le vieillard, les côtes sont plus longues vers le milieu de la région, ex. : septième ; plus courte, au contraire, aux extrémités de la région, ex. : première et douzième.

Les côtes présentent à étudier un corps et deux extrémités.

Le *corps* présente deux faces et deux bords.

Face externe. — Convexe, elle est pourvue vers le quart postérieur d'une saillie rugueuse, *angle de la côte*, correspondant à un point plus prononcé de la courbe que décrit cet os. Cet angle, à mesure qu'on se rapproche de la première côte, est moins éloigné de l'extrémité postérieure.

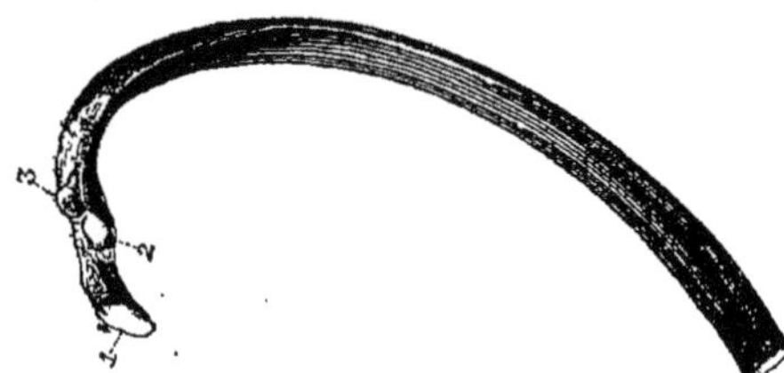

Fig. 177. — Côte vue par sa partie inférieure ; on y voit la gouttière costale et la courbure de la côte.

1. Tête. — 2. Col. — 3. Facette articulaire de la tubérosité.

Vers la partie antérieure de cette face il existe une saillie analogue, mais moins marquée, *angle antérieur* de la côte. Divers muscles s'insèrent sur cette face.

Face interne. — Concave, lisse, elle est recouverte par la plèvre.

Bord supérieur. — Mousse, il donne insertion aux deux muscles intercostaux.

Bord inférieur. — Semblable au précédent dans ses trois quarts antérieurs, il est pourvu d'une gouttière en arrière, *gouttière costale.* Cette gouttière, creusée en partie sur le bord inférieur et en partie sur la face interne de la côte, loge l'artère et la veine intercostales et le nerf intercostal. Elle donne insertion, par sa lèvre externe, au muscle intercostal externe, et par sa lèvre interne au muscle intercostal interne.

Extrémité antérieure. — Un peu renflée, elle présente une surface concave, rugueuse, non revêtue de cartilage, pour donner insertion au cartilage costal.

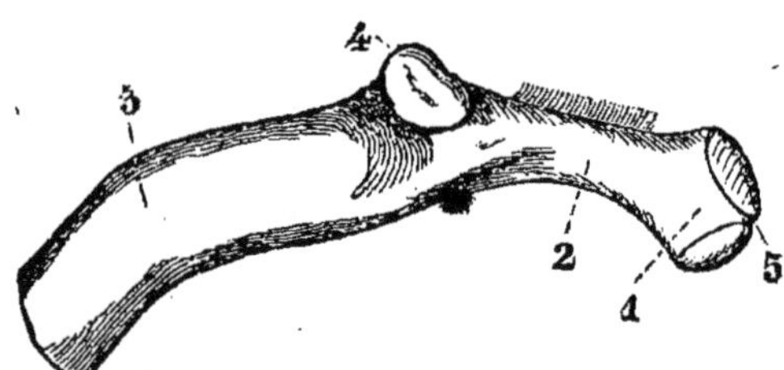

Fig. 178. — Extrémité postérieure d'une côte.

1. Tête. — 2. Col et ligament transverse costal. — 3. Angle. — 4. Facette articulaire de la tubérosité. — 5. Sommet de la tête séparant les deux facettes articulaires, et s'articulant avec le disque intervertébral.

Extrémité postérieure. — Elle présente à l'extrémité même une *tête*, en dehors une portion rétrécie ou *col*, plus au dehors une saillie ou *tubérosité.*

La *tête* (1) présente deux facettes articulaires qui s'articulent avec le corps de deux vertèbres voisines et qui se portent obliquement l'une vers l'autre pour former un sommet qui donne insertion au disque fibreux intervertébral.

Le *col* (2), placé au-devant de l'apophyse transverse de la vertèbre qui est au-dessus, donne insertion à un ligament. Il est pourvu en haut d'une crête longitudinale qui donne insertion au muscle sur-costal correspondant.

La *tubérosité* n'est marquée que sur la face externe de l'os. Elle présente en arrière et en haut une surface articulaire pour l'apophyse transverse de la vertèbre correspondante.

Les côtes ont la structure des os plats. Revêtues d'une lamelle de tissu compacte, elles sont formées au centre de tissu spongieux et n'ont pas de canal médullaire.

Les canalicules osseux dirigés dans le sens de la longueur de la côte sont d'une inégale grosseur : ce qui explique, selon Malgaigne, les dentelures fréquentes des fragments dans les fractures, car ces canaux se rompent à différentes hauteurs.

Développement. — Les côtes se développent par trois points osseux : un primitif, qui apparaît dans le corps, du quarantième au cinquantième jour de la vie intra-utérine ; deux épiphysaires pour la tête et la tubérosité, ils se montrent de seize à dix-huit ans. La soudure de ces trois points a lieu avant l'âge de vingt-cinq ans.

II. — Caractères particuliers des côtes.

Comme dans l'étude des vertèbres, nous remarquons ici que les côtes des extrémités de la région ont des caractères particuliers qui permettent de les distinguer des autres : ce sont la première, la deuxième, la onzième et la douzième.

Première côte. — Elle se distingue des autres : 1° par le corps, et 2° par les extrémités.

Corps. — Court, aplati de haut en bas et non sur les côtés, il présente une face supérieure et une face inférieure ; courbé sur ses bords, il a un bord interne et un bord externe. Il est horizontal, dépourvu de gouttière costale et d'angle postérieur. Il présente à la partie moyenne de sa face supérieure le *tubercule de Lisfranc* (2) qui donne insertion au muscle scalène antérieur. Ce tubercule sépare deux gouttières transversales : l'une antérieure, pour le passage de la veine sous-clavière; l'autre postérieure, pour le passage de l'artère sous-clavière.

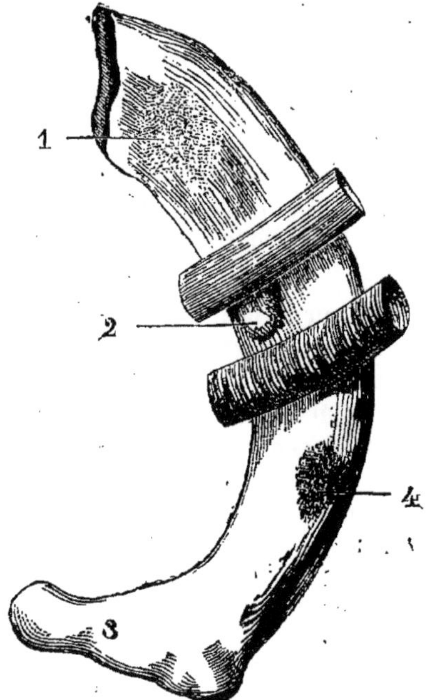

FIG. 179. — Première côte droite vue par sa face supérieure.

1. Surface rugueuse pour l'insertion du ligament costo-claviculaire. — 2. Tubercule du scalène antérieur ; en avant du tubercule on voit la veine sous-clavière ; en arrière, l'artère. — 3. Col. — 4. Insertion du scalène postérieur.

Extrémités. — L'antérieure, très-volumineuse, est pourvue à sa partie supérieure d'une facette articulaire pour la clavicule et de rugosités pour l'insertion du ligament costo-claviculaire. A l'extrémité postérieure, on trouve une tête arrondie, pourvue d'une seule facette articulaire qui s'articule avec la première vertèbre dorsale seulement. Le col est mince; la tubérosité, très-saillante, est confondue avec l'angle de la côte.

Deuxième côte. — Plus longue que la précédente, mais plus courte que la troisième, elle est dépourvue de gouttière costale. Elle ne présente pas de torsion sur ses bords. La face externe regarde en haut et en dehors; sa face interne, en bas et en avant. Sur la montée postérieure de sa face externe, il existe une empreinte rugueuse pour le muscle scalène postérieur. L'angle postérieur est très-rapproché de la tubérosité; sa tête est pourvue de deux facettes articulaires dont la supérieure est beaucoup plus petite que l'autre.

Onzième et douzième côtes. — Courtes, la douzième est plus courte que la onzième. A peine courbées, elles sont dépourvues de gouttière costale et de tubérosité. L'extrémité antérieure est mince et pointue, la postérieure est pourvue d'une seule facette

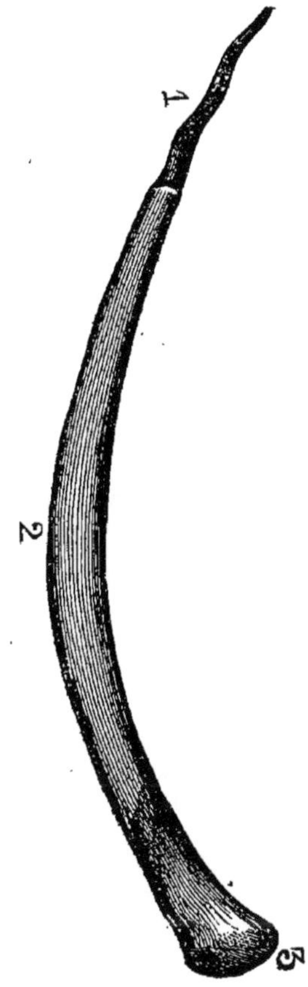

FIG. 180. — Douzième côte.

1. Cartilage costal. — 2. Corps de la côte. — 3. Tête arrondie de la côte.

convexe pour s'articuler avec une seule vertèbre. Ces deux côtes ne se développent que par un seul point osseux.

§ 2. — Sternum.

Position.—Placez la grosse extrémité en haut, la face convexe en avant.

Os impair, médian, symétrique, situé à la partie supérieure, anté-rieure et médiane du thorax, dirigé obliquement de haut en bas, d'arrière en avant. Il présente une forme irrégulière, que les anciens anatomistes comparaient à celle de l'épée des gladiateurs. L'os est, en effet, composé de trois parties qui permettent à la rigueur cette comparaison. La première, ou portion supérieure de l'os, était ap-pelée *manubrium* ou poignée ; la deuxième, ou portion moyenne , ou corps, représentait la lame, *mucro* ; l'extrémité inférieure, ou troisième portion, était appelée *processus ensiformis* ou pointe.

L'épaisseur de cet os diminue de haut en bas. Il a 12 millimètres à la partie supérieure, 6 à 8 millimètres à la partie moyenne ; il présente 2 millimètres seulement à l'appendice xiphoïde.

Articulé avec les deux clavicules et les sept premiers cartilages costaux, le sternum a la structure des os plats ; mais sa substance spongieuse est formée de minces cloisons qui limitent des aréoles très-larges et remplies d'un suc médullaire liquide et rouge.

Cet os présente à étudier deux faces, deux bords, deux extrémités.

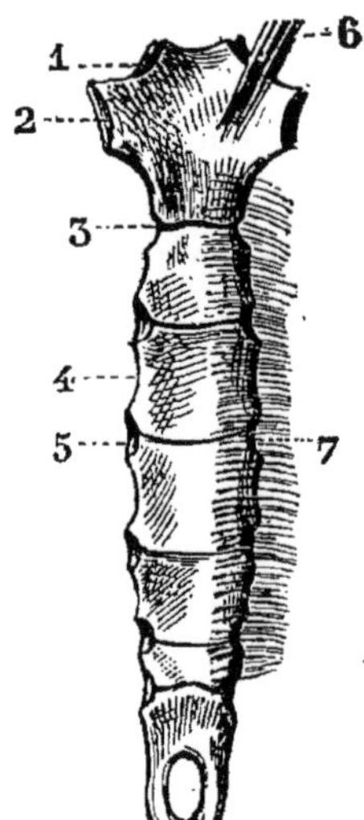

FIG. 181. — Sternum (face antérieure).

1. Facette articulaire pour clavicule. —2. Facette articulaire pour le premier cartilage costal. —3, 5. Facettes articulaires pour les cartilages costaux. — 4. Échancrure qui termine l'espace intercostal en avant. — 6. Faisceau sternal du sterno-cléido-mastoïdien. — 7. Insertion du grand pectoral.

Face antérieure. — Convexe, plus large en haut, elle présente six ou sept lignes transversales, rugueuses, séparant les diverses pièces osseuses qui constituent les trois portions du sternum. Ces lignes, plus rapprochées en bas qu'en haut, représentent les vestiges de la soudure des diverses pièces osseuses. La première, très-saillante, forme chez certains sujets une saillie qui a été prise quelquefois pour une tumeur. Il n'y a pas là, comme on pourrait le croire, une soudure osseuse, mais bien une articulation qui n'est envahie par l'ossification que dans la vieillesse. En 1842, dans un mémoire présenté à l'Académie de médecine, M. Maisonneuve a étudié cette articulation et ses luxations.

Entre les lignes rugueuses on trouve des surfaces planes formées par les diverses pièces de l'ossification. Trois muscles s'insèrent sur cette face : dans toute son étendue, le muscle grand pectoral ; à sa partie supérieure, sur la première portion du sternum, le muscle sterno-cléido-mastoïdien ; à la partie inférieure, sur les côtés, le muscle droit de l'abdomen. On trouve quelquefois, sur cette face, un trou, *trou sternal*, qui fait communiquer le tissu cellulaire sous-cutané avec le tissu cellulaire du médiastin.

Face postérieure. — Concave, elle présente les mêmes surfaces planes et les mêmes lignes transversales que la face antérieure ; seulement les lignes sont moins accusées. Trois muscles s'y insèrent : à la partie supérieure, près de la ligne médiane, le muscle sterno-thyroïdien ; en dehors de celui-ci, le muscle sterno-cléido-hyoïdien ; sur les côtés de la deuxième portion de l'os, le muscle triangulaire du sternum.

Cette face est en rapport avec le cœur, dont elle est séparée par le péricarde. Chez le fœtus, elle est en rapport aussi avec le thymus. A sa partie supérieure, elle est en rapport avec les gros vaisseaux veineux et artériels du thorax.

Bords. — Sinueux, contournés en *S* italique, concaves à la partie supérieure, convexes à la partie inférieure, ces bords présentent treize échancrures, dont six, plus étendues et moins profondes, font partie des espaces intercostaux, tandis que les sept autres, articulaires, moins étendues et plus profondes, reçoivent les cartilages costaux. Ces dernières échancrures alternent avec les autres ; elles correspondent toujours, excepté pour la première, à la ligne de réunion de deux pièces d'ossification du sternum, et sont, comme ces lignes, plus rapprochées à la partie inférieure.

Extrémité supérieure ou base. — C'est la partie la plus épaisse de l'os ; elle concourt à former l'orifice supérieur du thorax. Séparée de la colonne vertébrale par un intervalle de 5 centimètres, dans lequel se trouvent la trachée, l'œsophage et de nombreux vaisseaux, elle présente sur la ligne médiane une échancrure, *fourchette sternale*, et de chaque côté de la fourchette une surface articulaire, oblongue, à grand diamètre transversal, concave dans le même sens, convexe d'avant en arrière et destinée à s'articuler avec la clavicule. Elle ne donne insertion à aucun muscle, l'aponévrose omo-claviculaire seule s'y insère.

Extrémité inférieure ou sommet. — Cette extrémité, ou appendice xiphoïde, est cartilagineuse et ne commence à s'ossifier que chez le vieillard ; quelquefois même, dans la plus extrême vieillesse, on n'y trouve aucune trace d'ossification.

Cette extrémité est quelquefois déviée en avant, en arrière ou sur les côtés. Elle donne attache à la ligne blanche, et par sa face postérieure à quelques fibres de diaphragme. Elle est souvent percée d'un trou.

Développement. — Le sternum ne s'ossifie qu'à partir du sixième mois de la vie intra-utérine. On trouve un ou deux points osseux pour la poignée. Le corps de l'os, composé d'autant de pièces séparées qu'il y a d'espaces intercostaux, présente un ou deux points pour chacune de ces pièces. Si ces pièces sont formées de deux points osseux, ceux-ci se réunissent entre eux avant de se réunir à ceux qui sont au-dessus et au-dessous. Il existe un point seulement pour l'appendice xiphoïde. Les trois portions du sternum se soudent entre elles à un âge avancé. L'appendice xiphoïde se soude au corps de l'os vers quarante-cinq à cinquante ans. Le corps se réunit rarement à la poignée ; il se forme là une articulation qui est quelquefois masquée par une simple lamelle osseuse.

§ 3. — Thorax en général.

Le thorax, encore appelé *cage thoracique*, est une cavité conique à sommet supérieur, formée par la colonne vertébrale en arrière, le sternum en avant, les côtes et les cartilages costaux sur les côtés. Cette cavité présente une base, un sommet, une surface extérieure et une surface intérieure.

La base est limitée : en arrière, par le bord inférieur de la douzième côte ; sur les côtés et en avant, par les cartilages costaux des six dernières côtes et l'appendice xiphoïde du sternum. Cette base, qui donne attache par sa lèvre intérieure au muscle diaphragme, est pourvue en avant d'une échancrure considérable qui correspond à la région de l'épigastre.

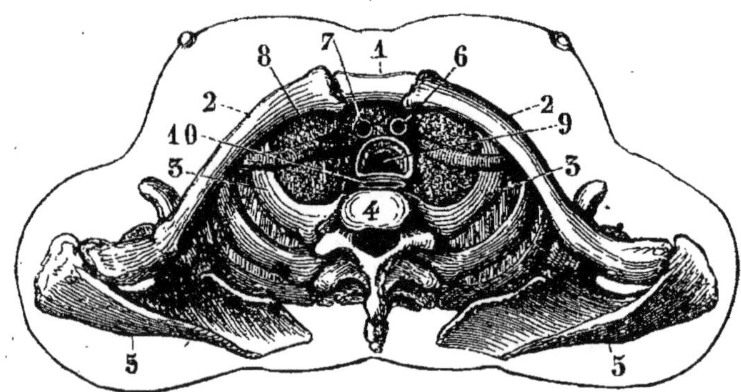

Fig. 182. — Orifice supérieur du thorax. Rapports des premières côtes avec les clavicules et les omoplates.

1. Base du sternum. — 2, 2. Clavicules. — 3, 3. Premières côtes. — 4. Corps de la première vertèbre dorsale. — 5, 5. Épine de l'omoplate. — 6. Coupe de l'artère carotide droite. — 7. Coupe de l'artère carotide gauche. — 8. Artère sous-clavière sur le sommet du poumon. — 9. Trachée. — 10. Œsophage.

Le **sommet** constitue une ouverture relativement très-étroite, limitée en avant par la base du sternum ; en arrière, par le corps de la première vertèbre dorsale ; sur les côtés, par le bord interne et concave de la première côte. Cette ouverture, dont les dimensions varient un peu, suivant les sujets, mesure de 8 à 10 centimètres transversalement, et 4 centimètres et demi à 5 centimètres d'avant en arrière. Elle est complétement remplie par les organes qui passent du cou dans le thorax, et du thorax dans le cou.

On y trouve le sommet des deux poumons, l'œsophage, la trachée, les artères carotides primitives et sous-clavières, les troncs veineux brachio-céphaliques et les nerfs grands sympathiques, phréniques et pneumogastriques.

Le sommet du thorax est à peu près horizontal, et son inclinaison est si peu marquée, qu'une ligne horizontale passant sur la fourchette du sternum correspond au disque intervertébral situé entre les première et deuxième vertèbres dorsales.

La **surface extérieure** du thorax peut être divisée en trois régions : 1° la face antérieure ; 2° la face postérieure ; 3° les faces latérales. La *face antérieure*, formée par le sternum et les cartilages costaux, est limitée par deux lignes obliques dirigées de haut en bas et de dedans en dehors et formées par la série des articulations des côtes avec les cartilages costaux. Cette face est recouverte par les muscles grands pectoraux dans presque toute son étendue ; à la partie inférieure, par le grand oblique de l'abdomen, et à sa partie supérieure, par le faisceau sternal du sterno-cléido-mastoïdien. Elle correspond au péricarde et au cœur, aux gros vaisseaux qui partent de cet organe ou qui s'y rendent, au bord antérieur des poumons et aux vaisseaux mammaires internes.

La *face postérieure* est limitée par deux lignes obliques, dirigées également de haut en bas et de dedans en dehors, et formées par l'angle postérieur des côtes. Nous savons, en effet, que l'angle des côtes s'écarte de l'extrémité postérieure de ces os à mesure qu'on s'éloigne de la première côte. Cette face postérieure présente, sur la ligne médiane, la série des apophyses épineuses des vertèbres dorsales, et sur les côtés, de dedans en dehors, les gouttières vertébrales, les séries verticales des apophyses transverses, enfin la partie postérieure des côtes et des espaces intercostaux. Des muscles nombreux, appartenant à la région dorsale, recouvrent cette face.

La *face latérale* est formée par les côtes qui limitent les espaces intercostaux. On y remarque l'inclinaison de ces os, qui est d'autant plus prononcée qu'on se rapproche de la dernière côte. Des muscles recouvrent cette face : le grand dentelé, le grand pectoral, le petit pectoral, les deux petits dentelés, le grand oblique de l'abdomen et le scalène postérieur.

La surface intérieure du thorax présente, à sa partie postérieure, une saillie très-considérable formée par la colonne vertébrale, et
en avant, le sternum. C'est entre la colonne vertébrale et le sternum
qu'on trouve une cloison appelée *médiastin*. Cette cloison sépare les
deux poumons et les deux plèvres. On trouve entre les côtes les muscles intercostaux qui s'étendent d'une extrémité à l'autre des espaces
du même nom.

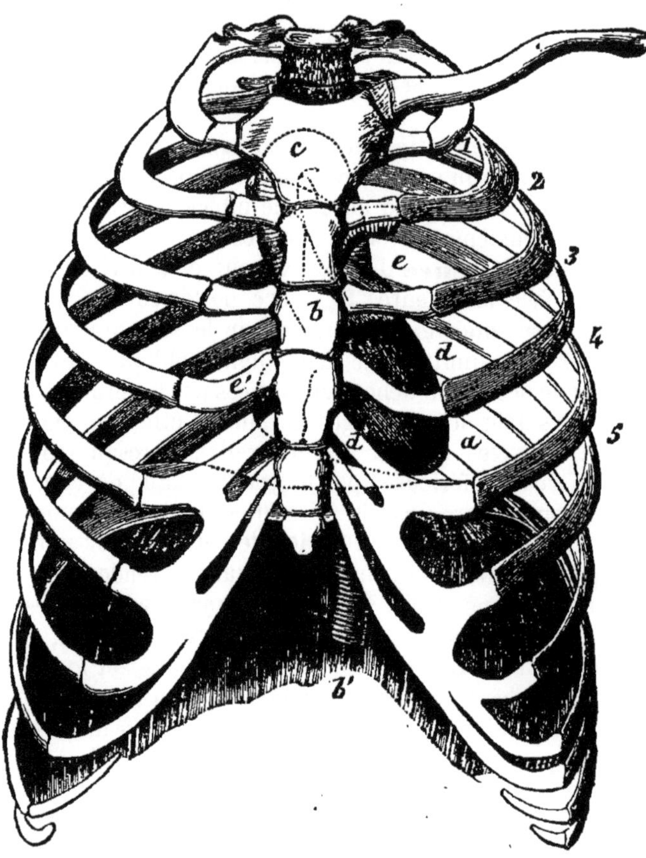

Fig. 183. — Cage thoracique. On y voit la position du cœur.

1, 2, 3, 4, 5. Côtes. — *a*, *d*, *e*. Espaces intercostaux. — *b*. Corps du sternum.
c. Base du sternum. — *e'*. Cartilages costaux. — *b'*. Aorte abdominale.

La cavité thoracique est remplie par des organes importants et
nombreux. Nous étudierons ces organes avec la splanchnologie.
Lorsqu'on examine le thorax recouvert des muscles, on voit que sa
forme est celle d'un cône dirigé en sens inverse de celui que repré-

sente la cavité thoracique du squelette ; le sommet de ce cône est situé à la partie inférieure du thorax , et sa base est supérieure. Cet aspect particulier de la partie supérieure de cette cavité est dû à la présence des omoplates et des clavicules, comme on peut le voir figure 182.

Nous pourrions nous étendre beaucoup plus longuement sur l'étude du thorax considéré d'une manière générale; mais il nous paraît plus conforme à la méthode de compléter cette description lorsque nous étudierons l'appareil de la respiration.

ARTICLE IV.

MEMBRE SUPÉRIEUR.

On le divise en quatre segments : l'*épaule* , le *bras*, l'*avant-bras* et la *main*. L'épaule renferme deux os : la clavicule et l'omoplate ; le bras est formé par l'humérus ; le cubitus et le radius sont les os de l'avant-bras; la main en renferme un grand nombre dont nous donnerons plus loin l'énumération.

I. — CLAVICULE.

Position. — Placez la grosse extrémité en dedans, la face qui présente une gouttière en bas, le bord le plus convexe en avant.

Os pair , long , non symétrique , situé à la partie supérieure et latérale du thorax. Il présente à étudier deux faces, deux bords, deux extrémités.

Face supérieure. — Elle est lisse, convexe, recouverte par le peaucier et la peau. A son tiers interne s'insère le muscle sterno-cléido-mastoïdien.

Face inférieure. — Elle présente une gouttière transversale , *gouttière sous-clavière*, où s'insère le muscle sous-clavier.

Bord antérieur. — Large et convexe dans les deux tiers internes où s'insère le muscle grand pectoral , il est mince et concave dans le tiers externe où s'insère le deltoïde.

Bord postérieur. — Large et concave dans les deux tiers internes , il est mince et convexe dans le tiers externe. Au niveau de sa portion concave, il est en rapport avec les vaisseaux sous-claviers ; sa portion convexe donne insertion au muscle trapèze.

Extrémité interne. — Volumineuse , à peu près quadrangulaire, elle présente une surface articulaire plane, large, qui s'articule

avec le sternum. En haut et en avant, on trouve des rugosités pour
des insertions musculaires ; en bas, des rugosités pour l'insertion du

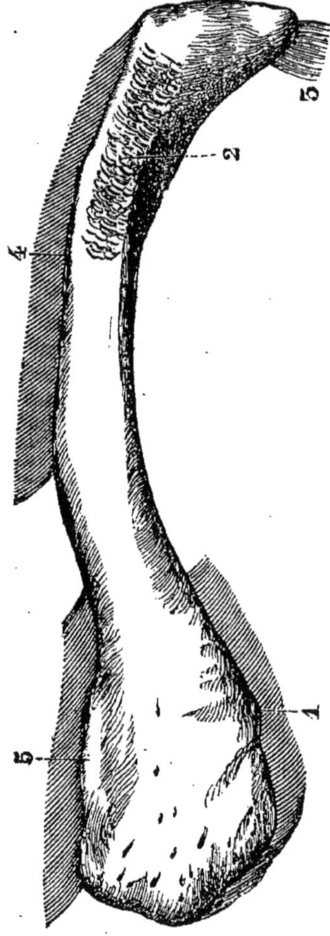

FIG. 184. — Face supérieure
de la clavicule gauche.

1. Insertion du trapèze. —
2. Faisceau claviculaire du sterno-cléido-mastoïdien. — 3. Insertion du sterno-cléido-hyoïdien.
— 4. Insertion du grand pectoral. — 5. Insertion du deltoïde.

ligament costo-claviculaire, et une facette articulaire qui s'articule
avec l'extrémité antérieure de la première côte ; en arrière, l'insertion du muscle sterno-cléido-hyoïdien.

Extrémité externe. — Aplatie de haut en bas, elle est terminée par une facette articulaire ovale, à grand diamètre antéro-postérieur, regardant en dehors et un peu en bas ; elle s'articule avec
l'acromion. Au-dessous de cette extrémité, on trouve des rugosités
pour l'insertion des ligaments coraco-claviculaires.

Développement. — La clavicule et le maxillaire inférieur sont les os qui s'ossifient les premiers. Un point *osseux primitif* se montre au milieu de son corps le trente-cinquième jour. A dix-huit

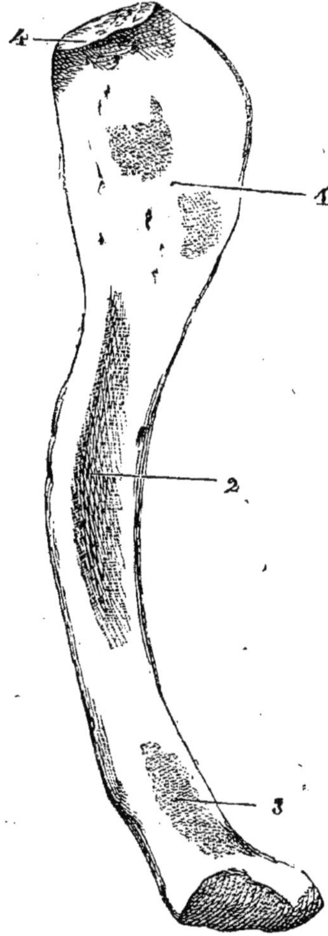

FIG. 185. — Face inférieure de la clavicule gauche.

1. Insertion des ligaments co-raco-claviculaires. — 2. Gout-tière sous-clavière pour l'inser-tion du sous-clavier. — 3. Sur-face rugueuse pour l'insertion du ligament costo-claviculaire. — 4. Facette qui s'articule avec l'acromion.

ans se développe à l'extrémité interne un petit point osseux complé-mentaire qui forme une partie de la surface articulaire et qui se soude au corps de l'os avant vingt-cinq ans.

On trouve quelquefois dans cet os un canal médullaire.

INSERTIONS, 6 MUSCLES.

Face supérieure, 1. . — Tiers interne, muscle sterno-cléido-mastoïdien.
Face inférieure, 1. . — Dans la gouttière, muscle sous-clavier.
Bord antérieur, 2. . — Deux tiers internes, grand pectoral; tiers ex-terne, deltoïde.

12*

Bord postérieur, 2. . — Extrémité interne, sterno-cléido-hyoïdien; tiers externe, trapèze.

Extrémité externe, 2.— En avant, deltoïde; en arrière, trapèze.

Extrémité interne, 3.— Au-dessus, sterno-cléido-mastoïdien; en avant, grand pectoral; en arrière; sterno-cléido-hyoïdien.

II. — Omoplate ou scapulum.

Position. — Placez la face munie d'une grande apophyse en arrière, le sommet de cette apophyse en haut et en dehors.

Os plat, pair, triangulaire, situé à la partie supérieure, postérieure et latérale du thorax, articulé avec l'extrémité externe de la clavicule et avec l'humérus, et enfoui au milieu des masses musculaires de l'épaule et du dos. Cet os et la clavicule forment l'épaule.

Il présente à étudier deux faces, trois bords, trois angles.

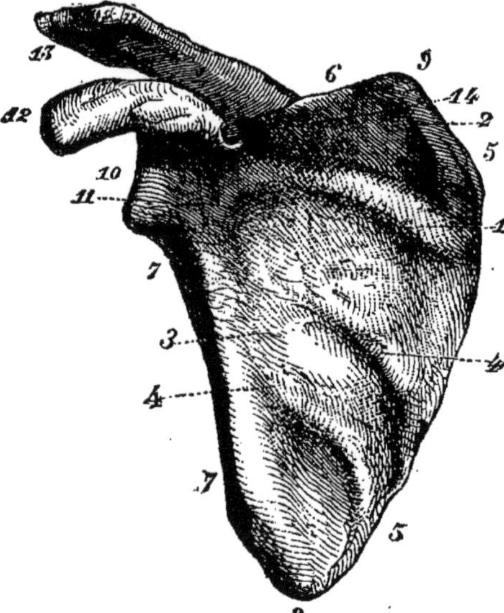

FIG. 186. — Face antérieure de l'omoplate droite.

1, 2, 3, 4, 4. Crêtes qui donnent insertion au muscle sous-scapulaire. — 5, 5. Bord interne. — 6. Bord supérieur. — 7. Bord externe. — 8. Angle inférieur de l'omoplate. — 9. Angle supérieur et interne. — 10, 11. Cavité glénoïde. — 12. Apophyse coracoïde. — 13. Acromion. — 14. Échancrure coracoïdienne.

Face antérieure. — Concave, elle forme la fosse sous-scapulaire, et présente des crêtes obliques en haut et en dehors pour l'insertion du muscle sous-scapulaire. Cette face se termine en haut et en bas par une surface triangulaire sur laquelle s'insère le grand dentelé.

Face postérieure. — On y trouve, à l'union du quart supérieur et des trois quarts inférieurs, une grande apophyse, *épine de l'omoplate*, triangulaire, confondue avec l'omoplate par son bord antérieur. Son bord postérieur, confondu en dedans avec le bord interne de l'omoplate, se termine en dehors, en formant avec le bord externe de l'épine une saillie, *acromion*. Ce bord, qu'on appelle *crête*, est très-épais. La lèvre supérieure donne insertion au trapèze, l'inférieure au muscle deltoïde. Le bord externe de l'épine est concave, lisse. L'acromion, qui fait suite à ces deux bords, est une apophyse dirigée en avant, en haut et en dehors. La base ou pédicule semble tordue ; son sommet donne insertion au ligament acromio-coracoïdien ; sa face supérieure est séparée de la peau par une bourse séreuse ; sa face inférieure, lisse, est en rapport avec la tête de l'humérus. Les bords se continuent avec les deux lèvres du bord

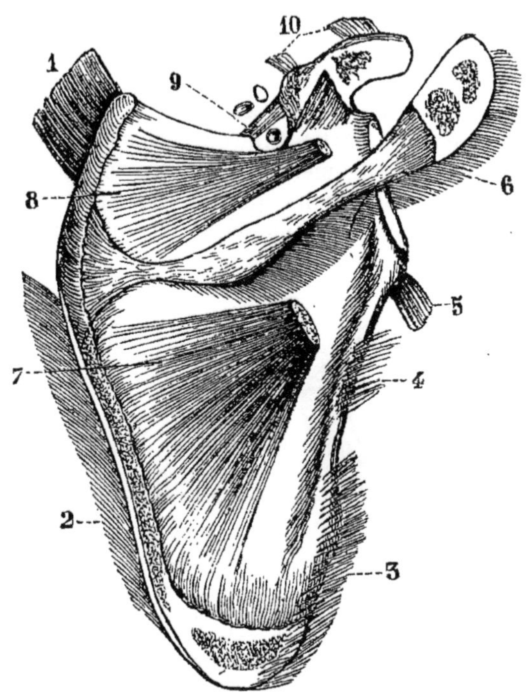

Fig. 187. — Omoplate droite avec les muscles. On y voit les points d'ossification complémentaires.

1. Muscle angulaire de l'omoplate. — 2. Rhomboïde. — 3. Grand rond. — 4. Petit rond. — 5. Longue portion du triceps. — 6. Deltoïde. — 7. Sous-épineux. — 8. Sus-épineux. — 9. Ligament qui convertit en trou l'échancrure coracoïdienne. — 10. Ligaments coraco-claviculaires.

postérieur de l'épine de l'omoplate ; l'externe est convexe, l'interne concave. Celui-ci présente à sa partie antérieure une facette ovale à grand diamètre antéro-postérieur, qui regarde en haut et en dedans pour s'articuler avec la clavicule. Au-dessus de l'épine, la dépression que l'on rencontre s'appelle *fosse sus-épineuse* et donne attache au muscle sus-épineux ; la dépression qui est au-dessous se nomme *fosse sous-épineuse* et donne attache au muscle sous-épineux. Elle est plus étendue que la première ; elle est bordée, à sa partie externe et inférieure, le long du bord externe de l'omoplate, par une surface rugueuse, allongée, divisée en deux parties par une crête oblique en haut et en dehors. A la partie supérieure s'insère le muscle petit rond, à la partie inférieure le muscle grand rond.

Bord interne ou spinal. — Le plus long des bords ; il est mince et présente, à l'union de son quart supérieur avec les trois quarts inférieurs, un angle qui correspond à l'origine de l'épine de l'omoplate. Au-dessus de l'angle s'insère le muscle angulaire de l'omoplate ; le rhomboïde s'insère au-dessous.

Bord supérieur ou cervical. — Le plus mince et le plus court, il présente à sa partie externe l'échancrure coracoïdienne convertie en trou par un ligament. Le nerf sus-scapulaire passe dans le trou sous le ligament, tandis que les vaisseaux sus-scapulaires passent par-dessus. Le muscle omoplato-hyoïdien s'insère en dedans de l'échancrure.

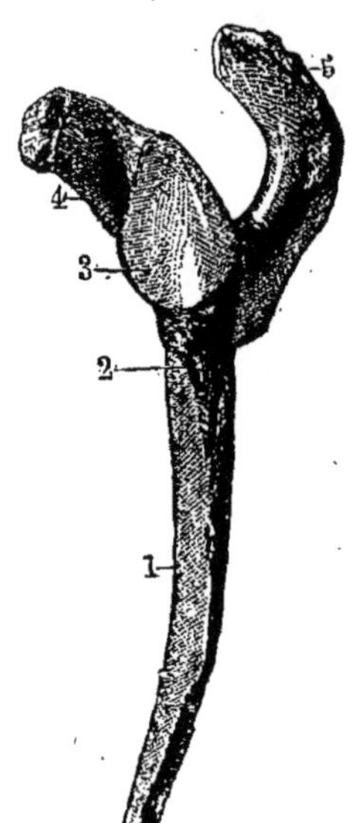

Fig. 188. — Omoplate vu du côté externe.

1. Bord axillaire. — 2. Insertion de la longue portion du triceps. — 3. Cavité glénoïde. — 4. Concavité de l'apophyse coracoïde pour le glissement du tendon du sous-scapulaire. — 5. Acromion.

Bord externe ou axillaire. — Très-épais, surtout à la partie supérieure, il présente au-dessous de la cavité glénoïde une surface rugueuse triangulaire pour la longue portion du triceps.

Angle supérieur. — Il est presque droit et donne attache au muscle angulaire de l'omoplate.

Angle inférieur. — Il est pointu.

Angle externe. — Très-volumineux, il présente : 1° la *cavité glénoïde*, articulaire, peu profonde, ovale, plus large en bas qu'en haut, s'articulant avec l'humérus; à l'état frais, le bourrelet glénoïdien la borde. On appelle *col de l'omoplate* la portion rétrécie qui supporte la cavité glénoïde; la longue portion du biceps s'insère à la partie supérieure de la cavité glénoïde de l'omoplate et se confond avec le bourrelet glénoïdien; 2° l'*apophyse coracoïde* qui constitue avec l'acromion une voûte osseuse à l'articulation scapulo-humérale. Cette apophyse est dirigée en avant, en haut et en dehors. Sa base est comprise entre la cavité glénoïde et l'échancrure coracoïdienne. Son sommet donne insertion au muscle coraco-brachial et à la courte portion du biceps réunis; son bord antérieur, au muscle petit pecto-ral; son bord postérieur, au ligament acromio-coracoïdien; sa face supérieure, convexe et rugueuse, aux ligaments coraco-claviculaires; sa face inférieure, concave et lisse, est en rapport avec la tête de l'humérus.

Développement. — Cet os se développe par six points d'ossi-fication : un primitif pour le corps et cinq complémentaires; un pour l'apophyse coracoïde, un pour le bord interne, un pour l'angle inférieur, deux pour l'acromion.

INSERTIONS, 18 MUSCLES.

Face antérieure, 2. — Sous-scapulaire dans la fosse; grand dentelé en haut et en bas.

Face postérieure, 6. — Deux sur l'épine : trapèze à la lèvre supérieure du bord postérieur et au bord interne de l'acro-mion, deltoïde à la lèvre inférieure et au bord externe de l'acromion; sus-épineux dans la fosse sus-épineuse, sous-épineux dans la fosse sous-épineuse, petit rond et grand rond en dehors.

Bord interne, 2. — Angulaire de l'omoplate dans le quart supérieur, rhomboïde dans les trois quarts inférieurs.

Bord supérieur, 1. — Omoplato-hyoïdien, en dedans de l'échancrure coracoïdienne.

Bord externe, 1. — Longue portion du triceps, sous la cavité glénoïde.

Angle supérieur, 1. — L'angulaire de l'omoplate se continue sur cet angle.

Angle inférieur, 1. — Quelquefois un faisceau musculaire du grand dorsal.

Angle externe, 4. — Longue portion du biceps, au-dessus de la cavité glénoïde, petit pectoral au bord antérieur de l'a-pophyse coracoïde, coraco-brachial et courte portion du biceps au sommet.

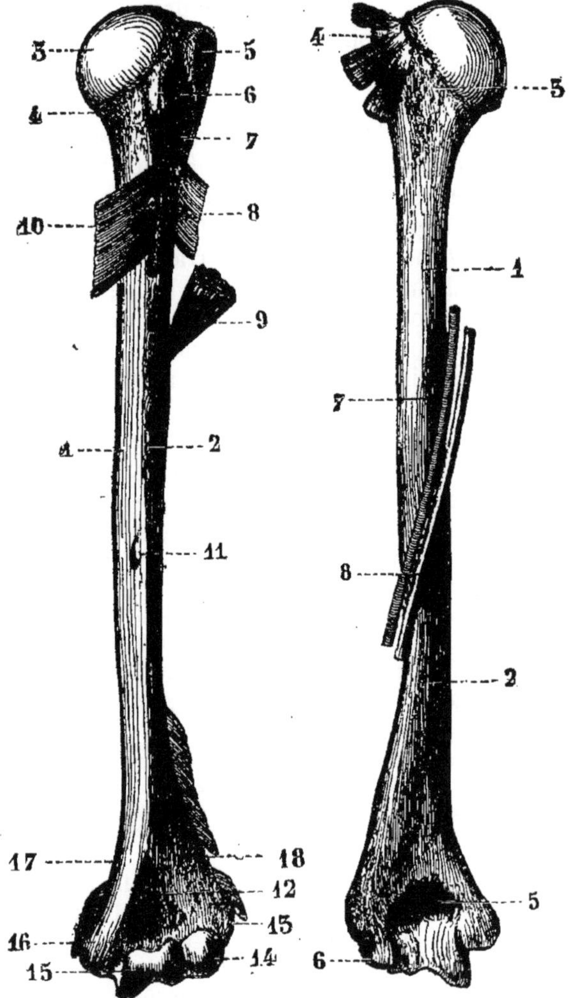

FIG. 189. — Humérus
(partie antérieure).

FIG. 190. — Humérus
(face postérieure).

Fig. 189. — 1. Face interne. — 2. Bord antérieur. — 3. Tête. — 4. Col anatomique. — 5. Grosse tubérosité. — 6. Petite tubérosité. — 7. Col chirurgical. — 8. Muscle grand rond. — 9. Deltoïde. — 10. Grand pectoral. — 11. Trou nourricier. — 12. Cavité coronoïde. — 13. Epicondyle. — 14. Condyle. — 15. Trochlée. — 16. Epitrochlée et rond pronateur. — 17. Bord interne. — 18. Bord externe. Au-dessus du chiffre on voit le long supinateur, et au-dessous, le premier radial.

Dans cette figure l'espace qui sépare le grand rond 8 du grand pectoral 10 constitue la coulisse bicipitale.

Fig. 190. — 1. Portion de la face postérieure sur laquelle s'insère le vaste externe. — 2. Insertion du vaste interne. — 3. Tête. — 4. Insertion des muscles sus-épineux, sous-épineux et petit rond. — 5. Cavité olécrânienne. — 6. Condyle. — 7. Artère humérale profonde dans la gouttière de torsion. — 8. Nerf radial.

III. — HUMÉRUS.

Position. — Placez la grosse extrémité en haut, la gouttière verticale qu'elle présente en avant, la surface articulaire en dedans.

Os pair, long, non symétrique, articulé avec l'omoplate, le radius et le cubitus, appelé aussi *os du bras*, et dirigé un peu obliquement de dehors en dedans et de haut en bas. Il présente un *corps* et *deux extrémités*.

Le **corps** est cylindrique en haut, parce que les bords y sont à peine marqués, prismatique et triangulaire au contraire en bas. Il est tordu sur son axe; de cette torsion résulte une gouttière oblique de haut en bas, de dedans en dehors, qui contourne la face postérieure et la face externe : c'est la *gouttière de torsion*, dans laquelle sont logés le nerf radial et l'artère humérale profonde.

Le corps présente trois faces et trois bords qui portent le même nom que les faces et les bords du tibia et du péroné.

Face postérieure. — Large en bas, elle est croisée obliquement par la gouttière de torsion. La courte portion du triceps s'insère au-dessous de la gouttière, tandis que la moyenne s'insère au-dessus.

Face interne. — Elle est plus étroite en bas qu'en haut. Au milieu, on voit des rugosités pour le muscle coraco-brachial.

Face externe. — Elle devient antérieure en bas ; on y trouve, au-dessus de la partie moyenne, des rugosités qui constituent l'*empreinte deltoïdienne* pour l'insertion du muscle deltoïde. Cette empreinte est triangulaire, à sommet inférieur ; elle est embrassée par une autre empreinte située un peu plus bas, qui donne attache au muscle brachial antérieur.

Bord antérieur. — Il commence en haut à la grosse tubérosité, forme dans son trajet la lèvre antérieure de la coulisse bicipitale, et se bifurque en bas pour embrasser la cavité coronoïde. Ce bord, qui est très-marqué dans toute son étendue, présente en dedans, un peu sur la face interne, le *trou nourricier* de l'os, dirigé de haut en bas. (Dans les trois os longs principaux des membres, le trou nourricier principal est situé du côté de la flexion de l'articulation qui réunit ces trois os : par conséquent, en avant pour l'humérus, le cubitus et le radius qui forment le coude, en arrière pour le fémur, le tibia et le péroné qui forment le genou. Dans ces mêmes os, le trou nourricier est dirigé vers l'articulation du coude pour les os du membre supérieur ; il s'éloigne au contraire de l'articulation du genou pour les os du membre inférieur. De plus, dans tous ces os, excepté pour le péroné, l'extrémité de l'os vers laquelle se dirige le trou nourricier se réunit la première au corps de l'os, quoiqu'elle se soit ossifiée la dernière.)

Bord externe. — Très-marqué en bas, il donne insertion au muscle long supinateur et au muscle premier radial externe ; il se termine en se dirigeant en avant sur l'épicondyle.

Bord interne. — Très-marqué aussi à la partie inférieure, il se termine sur l'épitrochlée, en donnant insertion au muscle rond pronateur.

Extrémité supérieure. — Elle présente : 1º une surface articulaire représentant le tiers d'une sphère, regardant en haut et en dedans, et s'articulant avec la cavité glénoïde de l'omoplate ; 2º une portion rétrécie qui limite cette surface : c'est le *col anatomique*, qui donne insertion à la capsule fibreuse de l'articulation ; 3º au-dessous de la tête, un rétrécissement, ou *col chirurgical*, qui se confond en dedans avec le col anatomique, et qui en est séparé en dehors par un espace dans lequel on trouve les deux tubérosités suivantes ; 4º entre les deux cols et en avant, une saillie appelée *trochin* ou *petite tubérosité de l'humérus*, où s'insère le muscle sous-scapulaire ; 5º entre les deux cols, en dehors de la petite tubérosité, une saillie appelée *trochiter*, ou *grosse tubérosité de l'humérus*, qui présente trois facettes : la supérieure pour l'insertion du muscle sus-épineux, la moyenne pour le sous-épineux, et l'inférieure pour le petit rond ; 6º entre ces deux tubérosités, en avant de l'extrémité supérieure de l'os, une gouttière, *coulisse bicipitale*, qui se prolonge sur le quart supérieur du corps de l'os ; la lèvre interne ou postérieure de cette coulisse commence à la petite tubérosité et se perd insensiblement sur le corps de l'os après 6 à 8 centimètres de trajet ; elle donne attache au muscle grand rond. La lèvre externe ou antérieure fait partie du bord antérieur de l'os, et donne attache au muscle grand pectoral. Le muscle grand dorsal s'insère au fond de la coulisse (fig. 190).

Extrémité inférieure. — Elle est aplatie d'avant en arrière, on y voit, en avant, une petite cavité, *cavité coronoïde*, qui loge l'apophyse coronoïde du cubitus ; en arrière, une cavité plus grande, *cavité olécranienne*, qui loge l'olécrâne. Cette extrémité présente de dehors en dedans : 1º une apophyse, *épicondyle*, qui donne insertion au ligament latéral externe de l'articulation et à six muscles de l'avant-bras ; 2º une surface articulaire, convexe, regardant en avant et en bas : c'est le *condyle* ou *petite tête de l'humérus*, en rapport avec le radius ; 3º une *poulie, trochlée humérale*, en rapport avec le cubitus ; le bord interne descend plus bas que l'externe ; la gorge est située plus près du bord externe, et dirigée d'arrière en avant et de dehors en dedans ; 4º une apophyse, *épitrochlée*, beaucoup plus saillante que l'épicondyle, située à un centimètre et demi au-dessus du bord interne de la trochlée, donnant insertion au ligament latéral interne de l'articulation et à cinq muscles qui forment les deux premières couches de la région antérieure de l'avant-bras.

Développement. — Cet os se développe par sept points d'ossification : un pour le corps, deux pour l'extrémité supérieure, et quatre pour l'extrémité inférieure.

INSERTIONS, 24 MUSCLES.

Corps, 4 :

Face postérieure. — Courte et moyenne portion du triceps.
Face interne. . . — Coraco-brachial.
Face externe. . . — Deltoïde, brachial antérieur.

Extrémité supérieure, 7 :

Petite tubérosité. — Sous-scapulaire.
Grosse tubérosité. — Sus-épineux, sous-épineux, petit rond.
Coulisse bicipitale. — Grand pectoral, grand rond, grand dorsal.

Extrémité inférieure, 13 :

Bord externe. . . — De bas en haut, premier radial, long supinateur.
Bord interne. . . — Au-dessus de l'épitrochlée, rond pronateur.
Épicondyle. . . — Second radial externe, court supinateur, anconé, cubital postérieur, extenseur commun des doigts, extenseur propre du petit doigt.
Épitrochlée. . . — Rond pronateur, grand palmaire, petit palmaire, cubital antérieur, fléchisseur commun superficiel des doigts.

IV. — CUBITUS.

Position.—Placez la grosse extrémité en haut, la grande surface articulaire qu'on y trouve en avant et la petite facette articulaire latérale en dehors.

Le plus long des os de l'avant-bras. Cet os est solidement articulé en haut avec la trochlée humérale, sur laquelle il ne peut exécuter que des mouvements de flexion et d'extension, en bas avec le pyramidal, en dehors avec le radius. Situé à la partie interne de l'avant-bras, cet os est dirigé un peu obliquement, de haut en bas, de dedans en dehors, de sorte qu'il forme avec l'humérus un angle saillant en dedans. Pour étudier le cubitus, on doit supposer le squelette debout, les bras pendants et la paume de la main tournée en avant.

Cet os présente un corps et deux extrémités.

Le **corps**, prismatique et triangulaire dans ses trois quarts supérieurs, est cylindrique dans son quart inférieur ; il augmente de vo-

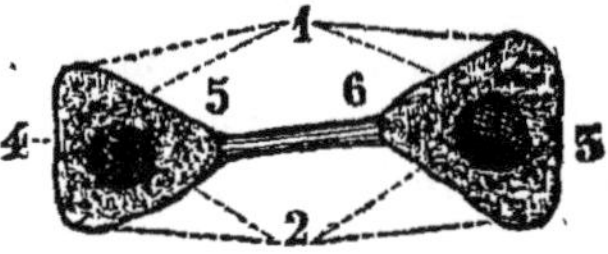

FIG. 191. — Coupe des deux os de l'avant-bras.

1. Les quatre lignes se rendent aux faces et aux bords antérieurs des deux os. — 2. Les quatre lignes se rendent aux faces et aux bords postérieurs des deux os. — 3. Face externe du radius. — 4. Face interne du cubitus. — 5. Bord externe du cubitus. —6. Bord interne du radius.

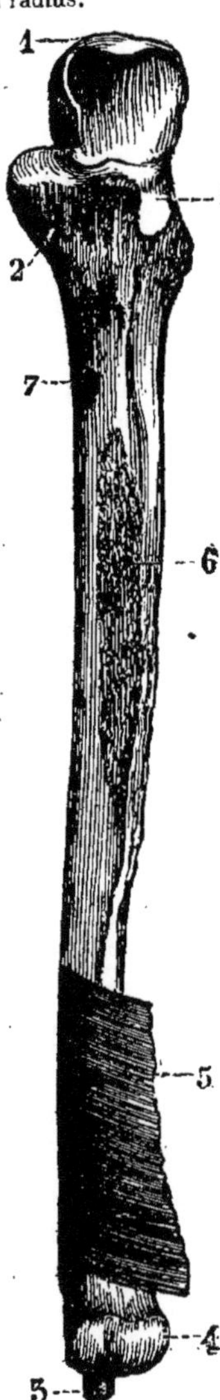

FIG. 192. — Cubitus vu par sa face antérieure.

1. Olécrâne. — 2. Apophyse coronoïde et insertion du brachial antérieur. — 3. Apophyse styloïde du cubitus. — 4. Surface articulaire pour le radius. — 5. Carré pronateur. — 6. Insertion du fléchisseur profond des doigts. — 7. Trou nourricier. — 8. Petite cavité sigmoïde.

lume à mesure qu'on s'approche de son extrémité supérieure. A sa partie inférieure, il est légèrement courbé et concave en dehors ; il présente trois faces et trois bords.

Face antérieure. — Légèrement concave, plus large en haut, elle donne insertion à trois muscles : fléchisseur profond des doigts au milieu, brachial antérieur en haut, carré pronateur en bas. On y trouve en haut le *trou nourricier*, dirigé de bas en haut.

Face postérieure. — Plus large en haut, elle est divisée en deux parties par une crête verticale : une partie externe sur laquelle s'insèrent de haut en bas les quatre muscles de la couche profonde de la région postérieure de l'avant-bras : long abducteur du pouce, court extenseur du pouce, long extenseur du pouce, extenseur propre de l'index ; une partie interne sur laquelle s'insère le cubital postérieur. A la partie supérieure de cette face, on trouve une surface triangulaire allongée commençant sur le côté externe de l'olécrâne et se terminant en pointe en bas : c'est la surface d'insertion du muscle anconé.

Face interne. — Plus large en haut, lisse, séparée de la peau par l'aponévrose antibrachiale et par quelques fibres du fléchisseur profond des doigts et du cubital antérieur, elle ne donne insertion qu'à ces muscles. Cette face est facilement sentie sous la peau.

Bord antérieur. — Il s'étend de la partie interne de l'apophyse coronoïde à l'apophyse styloïde.

Bord postérieur ou crête du cubitus. — Il est situé sous l'aponévrose. Il s'étend de l'olécrâne à l'apophyse styloïde, où il se rapproche insensiblement du bord antérieur, en rétrécissant de plus en plus la face interne ; ce bord sépare le cubital antérieur du cubital postérieur.

Bord externe. — Concave, il est très-marqué à sa partie moyenne, où il donne insertion au ligament interosseux et s'arrondit en bas en se rapprochant de la tête du cubitus. Il s'élargit en haut et forme une surface triangulaire rugueuse, située au-dessous de la petite cavité sigmoïde pour l'une des insertions fixes du muscle court supinateur.

Extrémité inférieure. — Petite, elle présente, en dedans et en arrière, une saillie, *apophyse styloïde*, mince, cylindrique, de 5 à 6 millimètres de long, revêtue de cartilage à son sommet pour s'articuler avec le pyramidal, et donnant insertion par sa surface au ligament latéral interne de l'articulation du poignet. On trouve en dehors de cette apophyse la *petite tête du cubitus* arrondie, s'articulant avec la cavité sigmoïde du radius et avec l'os pyramidal dont elle est séparée par un fibro-cartilage dit *ligament triangulaire*. Entre la tête et l'apophyse styloïde on trouve en avant une dépression qui les sépare, et en arrière, une gouttière verticale pour le passage du tendon du muscle cubital postérieur. L'extrémité inférieure du cubitus forme en arrière, en dedans et au-dessus du poignet une saillie considérable, beaucoup plus prononcée pendant la pronation.

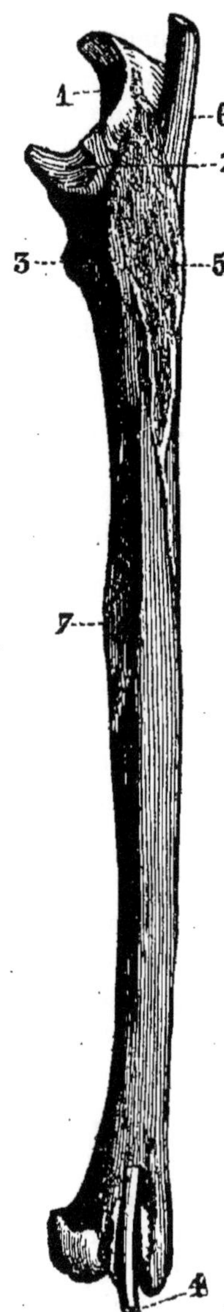

FIG. 193. — Cubitus vu par sa face postérieure.

1. Grande cavité sigmoïde. — 2. Apophyse coronoïde. — 3. Insertion du court supinateur. — 4. Tendon du cubital postérieur avec sa gaîne. — 5. Insertion de l'anconé. — 6. Tendon du triceps. — 7. Portion externe de la face postérieure du cubitus, donnant insertion aux muscles profonds et postérieurs de l'avant-bras dont les attaches sont indiquées par des lignes obliques.

Extrémité supérieure. — Volumineuse, elle offre deux apophyses qui par leur réunion forment la grande cavité sigmoïde. Articulée avec la trochlée humérale, cette cavité très-profonde, encroûtée de cartilage, est divisée en deux parties par une crête verticale ; la partie interne est un peu plus large. Au milieu de cette cavité existe une ligne transversale qui indique le point de soudure de ces deux apophyses. L'apophyse antérieure de cette extrémité, *apophyse coronoïde*, présente un sommet pour l'insertion du ligament antérieur de l'articulation, une base confondue avec l'os, une face supérieure articulaire, une face inférieure pour l'insertion du muscle brachial antérieur, un bord interne pour l'insertion du ligament interne de l'articulation, d'un faisceau du rond pronateur et du muscle fléchisseur superficiel des doigts, un bord externe pour l'insertion du ligament annulaire et du ligament latéral externe de l'articulation du coude. L'apophyse postérieure, *olécrâne*, est plus volumineuse, verticale, à sommet recourbé en avant. La base est confondue avec l'os ; le sommet, ou *bec*, est situé dans la cavité olécrânienne ; la face antérieure est articulaire et fait partie de la grande cavité sigmoïde. La face postérieure, rugueuse, donne insertion au muscle triceps. Le bord interne et le bord externe donnent insertion aux faisceaux postérieurs du ligament latéral interne et du ligament latéral externe. Entre l'olécrâne et l'apophyse coronoïde, sur la face externe de l'extrémité supérieure, il existe une petite cavité articulaire, *petite cavité sigmoïde*, allongée d'avant en arrière, articulée avec la tête du radius et donnant insertion, par ses extrémités, au ligament annulaire du radius.

Développement. — Le cubitus se développe par trois points d'ossification : un pour le corps, un pour chaque extrémité. L'apophyse coronoïde est une dépendance du point osseux du corps.

Insertions, 12 muscles.

Face antérieure, 3. . . .— De haut en bas : brachial antérieur, fléchisseur profond des doigts, carré pronateur.

Face interne, 2. . . . .— Quelques fibres du fléchisseur profond et du cubital antérieur.

Face postérieure, 6. . .— En haut : anconé ; en dedans de la crête, cubital postérieur ; en dehors, de haut en bas : long abducteur du pouce, court extenseur du pouce, long extenseur du pouce et extenseur propre de l'index.

Bord externe, 1. . .— En haut : court supinateur.

Extrémité supérieure, 3.— A l'apophyse coronoïde, le brachial antérieur et un faisceau du rond pronateur ; à l'olécrâne, le triceps.

V. — RADIUS.

Position.— Placez la grosse extrémité en bas, l'apophyse de cette extrémité en dehors, et les gouttières nombreuses qu'on y trouve en arrière.

Situé à la partie externe du cubitus, plus court de toute la longueur de l'olécrâne, articulé avec le condyle de l'humérus, le scaphoïde, le semi-lunaire et les deux extrémités du cubitus, cet os présente un corps et deux extrémités.

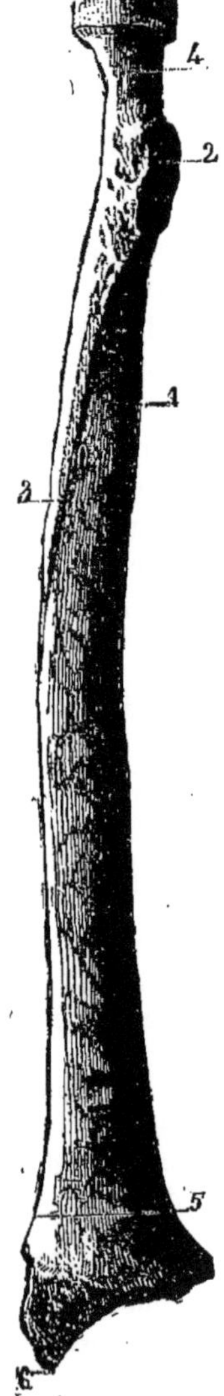

FIG. 194. — Radius vu par sa face antérieure.

1. Face antérieure du radius. — 2. Tubérosité bicipitale d'où part le bord antérieur 3. — 4. Col du radius. — 5. Ligne indiquant le point où se fracture ordinairement l'extrémité inférieure. On voit sur cet os le trou nourricier. — 6. Apophyse styloïde.

Le corps augmente de volume vers la partie inférieure en sens inverse du cubitus ; prismatique et triangulaire, il décrit une courbe à concavité interne et antérieure. Il présente trois faces et trois bords.

Face antérieure. — Plus large en bas , elle est excavée inférieurement et commence en haut au-dessous de la tubérosité bicipitale. Elle donne insertion à deux muscles , carré pronateur en bas et fléchisseur propre du pouce en haut. On y trouve en haut le *trou nourricier* dirigé de bas en haut.

Face postérieure. — Inégale, elle présente des crêtes obliques

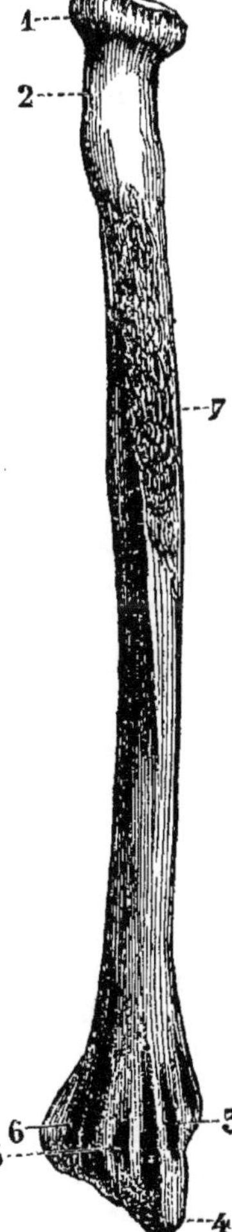

Fig. 195. — Radius vu par
sa face postérieure.

1. Tête du radius. — 2. Col.
— 3. Gouttière du long abducteur et du court extenseur du pouce. — 4. Apophyse styloïde. —
5. Gouttière des radiaux. —
6. Gouttière de l'extenseur commun des doigts et de l'extenseur propre de l'index. — 7. Court supinateur.

en bas et en dehors. A la partie supérieure, elle est arrondie pour l'insertion du court supinateur. Le long abducteur du pouce et le court extenseur du pouce s'insèrent au-dessous.

Face externe.—Convexe, elle donne insertion en haut au court supinateur, et au milieu, par une surface rugueuse allongée, au tendon du rond pronateur.

Bord antérieur.— Il s'étend de la tubérosité bicipitale à l'apophyse styloïde. Il donne insertion en haut à trois muscles : le fléchisseur propre du pouce sur la lèvre interne, le court supinateur sur la lèvre externe, le fléchisseur superficiel des doigts à l'interstice.

Bord interne. — Il s'étend de la tubérosité bicipitale à la cavité sigmoïde du radius, et il donne insertion au ligament interosseux.

Bord postérieur. — Il est marqué seulement à sa partie moyenne et ne présente rien à considérer.

Extrémité supérieure. —On y trouve, comme sur une côte, une tête, un col et une tubérosité. La *tête* est creusée d'une petite cavité ou *cupule* qui s'articule avec la petite tête de l'humérus. Elle est entourée par une surface articulaire qui se continue avec la cupule et qui a, du côté du cubitus, 6 à 7 millimètres de hauteur, tandis que du côté externe elle n'en a que 3 ou 4. Cette surface est entourée par le ligament annulaire du radius. Le *col* est cette portion cylindrique de l'os située au-dessous de la tête ; sa longueur est de 1 centimètre et demi à 2 centimètres ; sa direction, inverse de celle du corps, est oblique en bas et en dedans ; il forme avec le corps un angle saillant en dedans. La *tubérosité bicipitale* placée au sommet de cet angle est un gros tubercule d'un centimètre et demi de longueur, situé en avant et en dedans de l'os, lisse dans sa moitié antérieure, rugueux dans sa moitié postérieure, où il donne insertion au biceps.

Extrémité inférieure. — Volumineuse, formée de tissu spongieux très-fragile, elle a la forme d'une pyramide triangulaire dont le *sommet* se confond avec le corps de l'os, et dont la *base* s'articule avec le carpe. Cette base est articulaire, dirigée obliquement de dedans en dehors et de haut en bas, et divisée en deux parties par une crête antéro-postérieure : l'une externe, triangulaire et plus inférieure, s'articulant avec le scaphoïde ; l'autre interne, quadrilatère, plus supérieure pour le semi-lunaire. A la partie externe de cette base on trouve l'apophyse styloïde, placée plus bas que celle du cubitus, donnant insertion au ligament latéral externe par son sommet, au muscle long supinateur par sa base. La *face antérieure* concave présente en bas le bord de la surface articulaire, saillant, rugueux, qui donne insertion au ligament radio-carpien. Le muscle carré pro-

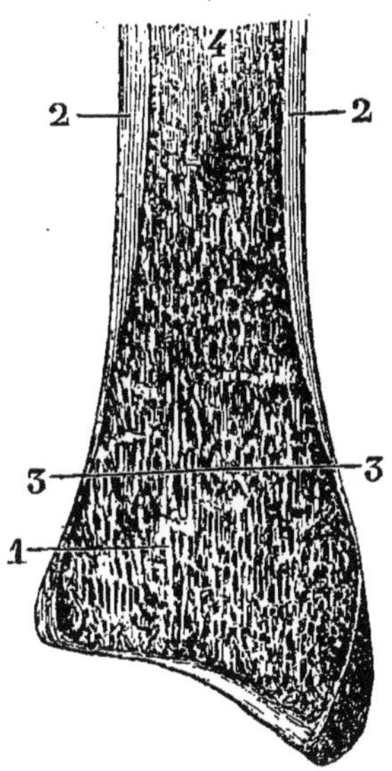

FIG. 196. — Extrémité inférieure du radius divisée pour montrer les substances compacte et spongieuse.

1. Substance spongieuse. — 2, 2. Substance compacte. — 3, 3. Ligne au niveau de laquelle se fracture le plus souvent le radius dans une chute sur la main, à cause de la mollesse relative de la substance spongieuse. — 4. Cavité du canal médullaire.

nateur recouvre le reste de cette face. La *face postérieure* est sillonnée de gouttières. Il en existe trois principales, et chacune d'elles est divisée en deux gouttières plus petites par de petites crêtes. Les gouttières principales sont, de dehors en dedans : 1° la première, oblique en dehors et en bas sur l'apophyse styloïde ; elle est petite et donne passage aux muscles long abducteur et court extenseur du pouce ; 2° la seconde, verticale, reçoit les tendons des muscles radiaux externes ; 3° la troisième, profonde, reçoit les tendons des muscles extenseur commun des doigts et extenseur propre de l'index. On voit entre la gouttière des radiaux et celle des extenseurs une petite gouttière très-accusée, oblique en bas et en dehors ; elle renferme le tendon du long extenseur du pouce. La *face interne* fait suite au bord interne de l'os, elle s'élargit en bas et présente une petite surface articulaire concave, *cavité sigmoïde*, s'articulant avec le cubitus.

Développement. — Cet os se développe par trois points d'ossification : un pour le corps, un pour chaque extrémité.

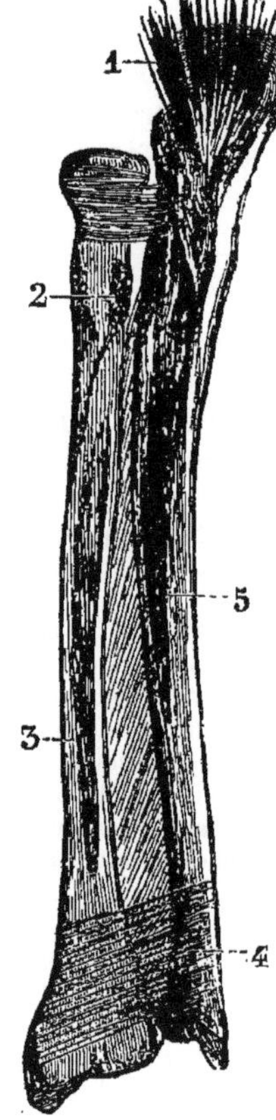

FIG. 197. — Face antérieure des os de l'avant-bras.

1. Tendon du brachial antérieur sur l'apophyse coronoïde.— 2. Tubérosité bicipitale d'où l'on voit partir le bord antérieur du radius. — 3. Fléchisseur propre du pouce. — 4. Carré pronateur, — 5. Fléchisseur profond des doigts.

INSERTIONS, 8 MUSCLES.

Face antérieure, 2. . . — Carré pronateur, fléchisseur propre du pouce.
Face postérieure, 3. . — Long abducteur , court extenseur du pouce, court supinateur.
Face externe, 1. . . — Rond pronateur.
Bord antérieur, 1. . . — Fléchisseur commun superficiel des doigts.
Extrémité inférieure, 1. — Long supinateur, à l'apophyse styloïde.

MAIN.

La main est divisée en trois parties : le carpe, le métacarpe et les doigts.

Carpe. — On donne ce nom à un groupe de petits os courts, situés entre les os de l'avant-bras et les métacarpiens. Ils sont au nombre de huit, disposés sur deux rangées. En comptant de dehors

en dedans , les os de la première rangée , ou rangée antibrachiale ,
sont : le *scaphoïde*, le *semi-lunaire*, le *pyramidal*, le *pisiforme*.
Ceux de la seconde rangée , ou rangée métacarpienne , sont : le *tra-pèze*, *le trapézoïde*, le *grand os*, l'*os crochu*. Ces deux rangées ne
sont pas exactement superposées, la supérieure déborde en dedans
où le pisiforme paraît presque libre, l'inférieure déborde en dehors.

Les os du carpe présentent à étudier des caractères communs et
des caractères différentiels qui les font distinguer les uns des autres.

1° *Caractères communs*. — Ce sont des os courts, dont la plupart
présentent six faces, quatre articulaires et deux non articulaires. Les quatre faces articulaires sont supérieure , inférieure et
latérales. Les faces non articulaires sont : l'une antérieure, plus petite,
concourant à former la concavité du carpe; l'autre postérieure, plus
grande, concourant à former la convexité. Les os qui sont placés aux
extrémités des deux rangées du carpe présentent en général en
moins une facette articulaire.

Le carpe, formé par l'ensemble dec es os, présente une face anté-

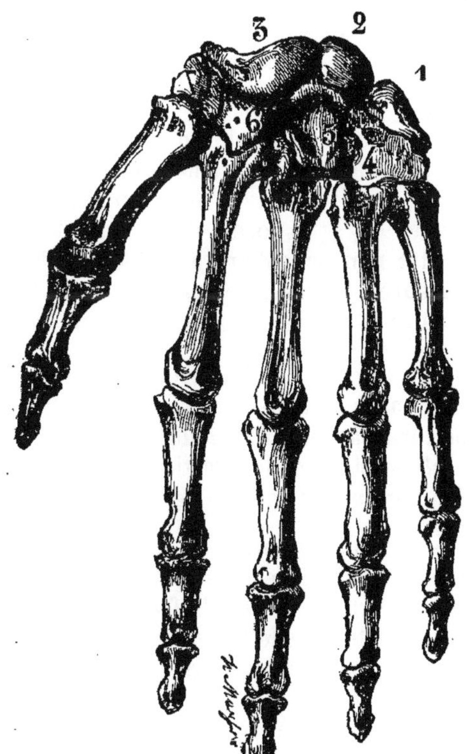

FIG. 198. — Face dorsale
de la main gauche.

1. Pyramidal.—2. Semi-lunaire.
3. Scaphoïde. — 4. Os crochu.
— 5. Grand os.—6. Trapézoïde.
— 7. Trapèze.

rieure en forme de gouttière, convertie en canal par le ligament annulaire antérieur du carpe ; dans ce canal passent les tendons de tous les muscles fléchisseurs des doigts, et le nerf médian. Cette gouttière est limitée en dedans et en dehors par deux saillies osseuses appelées *apophyses externes et internes du carpe*. L'apophyse interne et supérieure est formée par le pisiforme, l'apophyse interne et inférieure par l'os crochu, l'apophyse externe et supérieure par le scaphoïde, et l'apophyse externe et inférieure par le trapèze.

Il présente une face postérieure convexe sur laquelle glissent les muscles extenseurs des doigts, un bord supérieur qui s'articule avec les os de l'avant-bras, un bord inférieur qui s'articule avec les métacarpiens, et deux extrémités formées par les apophyses du carpe déjà indiquées.

2° *Caractères particuliers*. — Chacun de ces os présente un ou plusieurs caractères qui lui sont propres.

1° Scaphoïde. — Cet os, qui s'articule en haut avec le radius, en bas avec le grand os, le trapézoïde et le trapèze, en dedans avec le semi-lunaire par des facettes encroûtées de cartilages, présente : 1° la *forme d'une nacelle* à concavité inférieure ; 2° un *gros tubercule* en dehors et en avant, c'est l'apophyse externe et supérieure du carpe ; 3° une *gouttière rugueuse*, transversale, en arrière (1).

2° Semi-lunaire. — Cet os, qui s'articule en haut avec le radius par une facette convexe, en bas avec le grand os et avec l'os crochu par une facette concave, en dedans avec le pyramidal, en dehors avec le scaphoïde, présente : 1° la forme d'un *croissant* à concavité inférieure ; 2° la facette non articulaire antérieure beaucoup *plus large* que la postérieure ; 3° une *apophyse* qui termine en bas cette facette non articulaire et qui est déjetée en dedans (2).

3° Pyramidal. — Cet os, qui s'articule en bas avec l'os crochu, en haut avec le cubitus, en dehors avec le semi-lunaire, en avant avec le pisiforme, présente : 1° une forme à peu près *cubique* ; 2° sur sa face antérieure une *facette plane* et arrondie s'articulant avec le pisiforme et placée à la partie inférieure et interne de l'os.

4° Pisiforme. — Petit os arrondi, en forme de pois, pouvant être considéré comme un os sésamoïde développé dans l'épaisseur du tendon du cubital antérieur, et s'articulant avec la face antérieure du pyramidal par une *facette* semblable à celle de cet os. Quoi qu'en disent certains auteurs, il est impossible de distinguer le pisiforme droit du pisiforme gauche.

Les os que nous venons de décrire, moins le pisiforme, ont une concavité inférieure pour s'articuler avec la saillie du grand os et de l'os crochu, et une convexité supérieure pour s'articuler avec les os de l'avant-bras.

5° Trapèze. — Articulé en bas avec le premier métacarpien, en haut avec le scaphoïde, en dedans avec le trapézoïde et le deuxième métacarpien, cet os offre comme caractères distinctifs : 1° la *facette* qui s'articule avec le premier métacarpien, concave et convexe en sens contraire, comme une selle de cheval; 2° sur la face antérieure, un *tubercule* très-saillant qui constitue l'apophyse externe et inférieure du carpe; 3° en dedans de ce tubercule, une *gouttière* verticale destinée à donner passage au tendon du grand palmaire.

6° Trapézoïde. — Il s'articule en bas avec le deuxième métacarpien, en haut avec le scaphoïde, en dehors avec le trapèze, en dedans avec le grand os. Il présente : 1° quatre facettes articulaires qui forment les *quatre plans* d'une pyramide; 2° une facette antérieure non articulaire très-petite qui constitue le *sommet* tronqué de la pyramide ; 3° sur la face postérieure non articulaire qui forme la base de la pyramide, une *apophyse* externe qui se porte vers le scaphoïde et le trapèze.

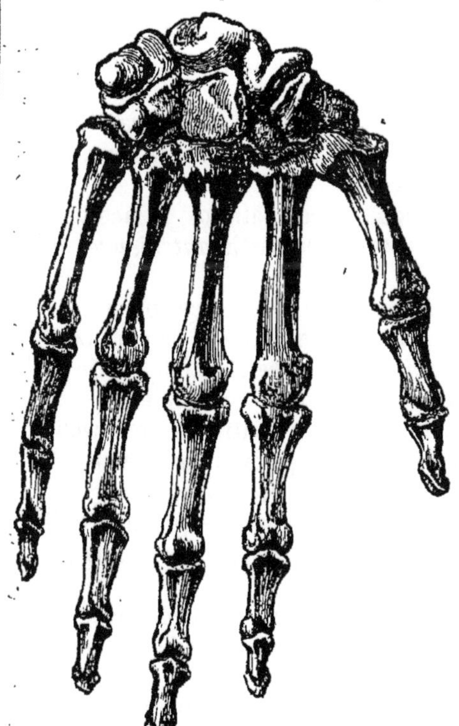

Fig. 199. — Face palmaire de la main gauche.

On y voit les huit os du carpe disposés sur deux rangées, les métacarpiens et les phalanges.

12***

7° Grand os. — C'est le plus volumineux des os du carpe, autour duquel viennent se grouper presque tous les autres. Il s'articule en bas avec les deuxième, troisième et quatrième métacarpiens, en haut avec le scaphoïde et le semi-lunaire, en dehors avec le trapézoïde, en dedans avec l'os crochu. Il présente : 1° à la partie supérieure, une partie renflée, c'est la *tête*; 2° au-dessous, un rétrécissement ou *col*; 3° en arrière et en bas, une *apophyse* qui se porte en dedans vers le quatrième métacarpien.

8° Os crochu ou unciforme. — Articulé en bas avec le quatrième et le cinquième métacarpien, en haut avec le pyramidal et le semi-lunaire, en dehors avec le grand os, il présente sur sa face antérieure l'*apophyse unciforme*, placée à la partie inférieure de la face antérieure et pourvue d'une concavité qui regarde en dehors.

On voit que, par les caractères particuliers qui viennent d'être indiqués, on peut distinguer, en les mettant en position, les os du carpe du côté droit de ceux du côté gauche. Nous savons que, pour placer un os pair, il faut connaître le rapport de trois plans de cet os, non opposés, avec les plans du squelette. Distinguons donc les os du carpe des deux côtés. Nous avons vu :

1° Sur le scaphoïde, qui s'articule avec cinq os, la face concave *inférieure*, le tubercule *externe* et la gouttière rugueuse *postérieure*.

2° Sur le semi-lunaire, articulé avec cinq os, la concavité *inférieure*, la largeur de la facette non articulaire *antérieure*, l'apophyse *externe* placée sur cette face.

3° Sur le pyramidal, qui s'articule avec quatre os, la facette articulaire plane pour le pisiforme, située à la partie *antérieure*, *inférieure* et *interne* de l'os.

4° Sur le pisiforme, il est impossible de trouver ces plans.

5° Sur le trapèze, qui s'articule avec quatre os, la surface concave et convexe à la partie *inférieure*, le *tubercule* à la partie antérieure et la *gouttière* à la partie interne de ce tubercule.

6° Sur le trapézoïde, articulé aussi avec quatre os, la largeur de la facette non articulaire *postérieure*, l'apophyse qu'on remarque sur cette face dirigée vers la partie *supérieure* et *externe*.

7° Sur le grand os, articulé avec sept os, quatre du carpe et trois du métacarpe, la *tête* à la partie supérieure, l'apophyse à la partie *postérieure* et *interne*.

8° Sur l'os crochu, qui s'articule avec cinq os, l'apophyse *unciforme* située à la partie *antérieure* et *inférieure* de l'os et pourvue d'une concavité *externe*.

Tous les os du carpe, sans exception, se développent par un seul point d'ossification. L'apparition de ces points osseux est tardive, celui du pisiforme surtout. Cet os, le dernier qui s'ossifie chez le squelette, présente un point osseux à l'âge de douze à quinze ans.

Métacarpe. — Le métacarpe constitue le squelette de la paume de la main. Les colonnes osseuses qui le constituent, au nombre de cinq, s'appellent *métacarpiens*, et sont désignés sous le nom de *premier, deuxième, troisième*, etc., en allant de dehors en dedans. Ils sont séparés par des espaces dits *espaces interosseux*.

Ces os présentent des caractères communs et des caractères particuliers.

1° *Caractères communs.* — Les métacarpiens sont de petits os longs terminés par deux extrémités volumineuses.

Corps. — Quoique prismatique et triangulaire, il est presque cylindrique. Le trou nourricier, presque toujours visible, est situé en avant et dirigé en haut. Les trois facettes de ces os sont les mêmes que celles de l'humérus, du tibia et du péroné, c'est-à-dire *postérieure, interne* et *externe*. Les bords sont *antérieur, interne* et *externe*.

Extrémité supérieure ou carpienne. — Elle représente un petit os court. On y trouve en général cinq facettes : trois articulaires pour les deux métacarpiens voisins et l'os du carpe correspondant, deux facettes non articulaires, rugueuses, donnant insertion à des ligaments, l'antérieure plus petite que la postérieure. Des trois facettes articulaires, l'une, celle qui correspond au carpe, est encroûtée de cartilages dans toute son étendue et forme une articulation par arthrodie. Les facettes articulaires latérales ne présentent de cartilage articulaire qu'à la partie postérieure. Elles sont rugueuses en avant pour l'insertion des ligaments. Ces facettes, incomplétement articulaires, constituent des articulations par amphiarthrose.

Extrémité inférieure. — Elle a la forme d'une tête arrondie, qui ne déborde pas la face postérieure de l'os, mais qui proémine sur la partie antérieure; appelée aussi *condyle*, cette extrémité présente une surface articulaire convexe pour la première phalange, beaucoup plus marquée en avant. De chaque côté on trouve une dépression située entre deux tubercules, dont l'un est placé en avant et l'autre en arrière. La dépression et le tubercule postérieur servent à l'insertion des ligaments latéraux de l'articulation métacarpo-phalangienne.

2° *Caractères particuliers.* — **Premier métacarpien.** — Très-gros et très-court, cet os présente en haut une seule facette articulaire, concave et convexe en sens inverse, pour l'articulation du trapèze ; il n'a pas de facette articulaire latérale, ce qui constitue l'indépendance de ses mouvements. Son corps est aplati d'avant en arrière. En arrière et en dehors de l'extrémité supérieure s'insère le muscle long abducteur du pouce.

Deuxième métacarpien. — Il est le plus long. Il présente à son extrémité supérieure une facette articulaire en dehors pour le troisième métacarpien, l'absence de facette articulaire latérale pour le premier, et trois supérieures pour les trois premiers os de la deuxième rangée du carpe. A la partie postérieure de cette extrémité, immédiatement au-dessous du trapézoïde, il existe une fossette profonde qu'on ne trouve pas sur les autres métacarpiens, au-dessous de laquelle s'insère le muscle premier radial externe.

Troisième métacarpien. — Il est très-long aussi, mais un peu moins que le précédent. Il présente à son extrémité supérieure les cinq facettes telles qu'elles ont été décrites dans les caractères généraux, seulement cette extrémité est pourvue à sa partie postérieure d'une apophyse assez forte qui se porte vers le trapézoïde et qui donne attache au muscle second radial externe.

Quatrième métacarpien. — Moins volumineux que le troisième, il se distingue des autres en ce qu'il présente en haut les cinq facettes qui ont été indiquées dans les caractères généraux. Cette extrémité supérieure, moins volumineuse que les autres, ne présente pas d'apophyse en arrière comme le troisième. Elle s'articule un peu avec le grand os en haut, mais surtout avec l'os crochu.

Cinquième métacarpien. — Mince, court, il présente à son extrémité supérieure une seule facette articulaire latérale pour le quatrième, et une surface articulaire supérieure concave et convexe en sens inverse pour l'os crochu. A la partie interne de cette extrémité se trouve une apophyse qui donne attache au cubital postérieur. Il est à remarquer que les caractères différentiels de ces os se tirent de l'extrémité supérieure, le reste de l'os étant le même pour tous.

Ils se développent par deux points osseux : un pour l'extrémité inférieure, un pour le corps et l'extrémité supérieure en même temps.

Doigts. — Les doigts sont composés dé phalanges ; chacun en possède trois, excepté le pouce, qui n'en a que deux. De haut en bas, on les appelle *phalange, phalangine, phalangette*, autrement appelées *première* ou *métacarpienne, deuxième, troisième* ou *unguéale*.

Il n'est pas possible de distinguer les phalanges du côté droit des mêmes phalanges du côté gauche. Il est difficile de distinguer dans une même main, sinon par leur longueur, les phalanges de même nom ; mais il est facile de distinguer les trois os du même doigt.

Première phalange. — Petit os long, dont le corps, aplati d'avant en arrière, est convexe sur la face postérieure, plane sur la face antérieure. Les bords rugueux donnent insertion aux gaînes fibreuses sous lesquelles passent les tendons des muscles fléchisseurs.

L'*extrémité supérieure* présente une seule facette concave, allongée transversalement, dont le grand diamètre croise celui du condyle du métacarpien. On trouve aussi, de chaque côté de cette extrémité et en avant, un tubercule très-fort pour l'insertion des ligaments latéraux.

L'*extrémité inférieure* a la forme d'une poulie divisée par la gorge en deux parties égales. Elle est plus étendue sur la face antérieure que sur la face postérieure de l'os. On trouve encore de chaque côté de cette extrémité une dépression, en avant et en arrière de laquelle existe un petit tubercule. La dépression et le tubercule postérieur donnent insertion, comme nous l'avons vu avec les métacarpiens, aux ligaments latéraux des articulations.

Deuxième phalange. — Petit os long, dont le corps présente deux faces et deux bords, exactement semblables à ceux de la première.

L'*extrémité inférieure* est identique avec l'extrémité inférieure de la première phalange, seulement elle est plus petite. L'extrémité supérieure, devant s'articuler avec une poulie, présente au milieu une crête correspondant à la gorge de la poulie, et de chaque côté de la crête une surface concave pour les parties latérales de la poulie. De chaque côté de cette extrémité, et un peu en avant, on remarque un tubercule pour l'insertion des ligaments latéraux.

Troisième phalange. — Petit os long très-raccourci, dont le corps est cylindrique. L'extrémité supérieure est identique à celle de la seconde phalange, car, comme elle, elle se moule sur une poulie. L'extrémité inférieure est aplatie et présente une convexité inférieure en forme de fer à cheval. Elle est rugueuse, surtout en avant, pour donner insertion à la pulpe du doigt.

Le pouce est dépourvu de seconde phalange, car les deux qu'il possède présentent les caractères des premières et des troisièmes phalanges.

Les phalanges se développent par deux points d'ossification : un pour l'extrémité supérieure, un pour l'extrémité inférieure et le corps.

ARTICLE V.

MEMBRES INFÉRIEURS.

Ils se divisent en quatre segments qui correspondent à ceux du membre supérieur : la *hanche*, la *cuisse*, la *jambe* et le *pied*.

I. — OS COXAL, OS ILIAQUE, OS INNOMINÉ, OS DES ILES.

Position. — Placez la cavité articulaire en dehors, le grand trou en bas, le bord qui présente la plus grande échancrure en arrière.

Cet os est formé de trois portions que quelques auteurs anciens décrivaient séparément : 1º le *pubis*, en avant, avec sa branche horizontale et sa branche descendante, qui forme une partie de la circonférence du trou obturateur ; 2º l'*ischion* en bas, limitant de ce côté le trou obturateur ; 3º l'*ilium*, en arrière. Ces trois portions se réunissent au fond de la cavité cotyloïde.

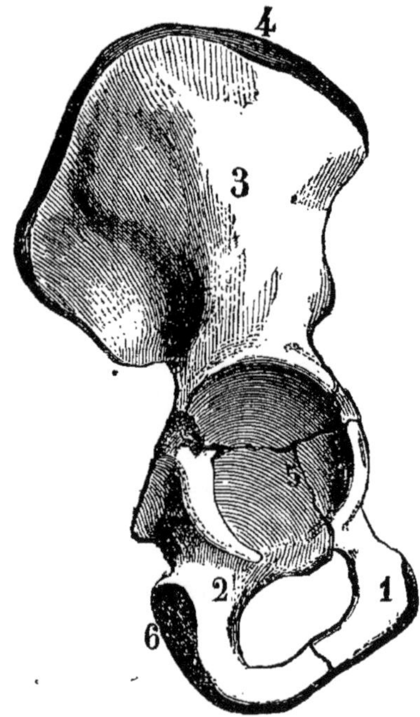

FIG. 200. — Os coxal avant la soudure des trois portions qui le constituent.

1. Pubis avec ses branches horizontale et descendante. — 2. Ischion. — 3. Ilium. — 4. Epiphyse marginale, point osseux complémentaire formant la crête iliaque. — 5. Point de soudure des trois os au centre de la cavité cotyloïde. — 6. Point d'ossification complémentaire de l'ischion.

Os plat, irrégulier, tordu sur lui-même, présentant à étudier deux faces, quatre bords, quatre angles.

Face interne. — Elle est divisée en deux parties par une crête saillante qui concourt à former le détroit supérieur du bassin. Au-dessus de cette ligne, la face regarde en haut, en avant et en dedans : c'est la *fosse iliaque interne* (2), sur laquelle s'insère le muscle iliaque. Au-dessous, la face regarde en dedans et en arrière. On y trouve le *trou obturateur* (8), ovalaire chez l'homme, triangulaire chez la femme, fermé par la *membrane obturatrice*. Le muscle obturateur interne s'insère au pourtour de ce trou et sur la membrane. A la partie supérieure du trou obturateur, il existe une gouttière antéro-postérieure, *gouttière sous-pubienne*, dans laquelle passent le nerf et les vaisseaux obturateurs. Les deux lèvres de cette gouttière sont formées par la partie postérieure et par la partie antérieure de la circonférence du trou ovale ou obturateur ; au lieu de se réunir en haut, elles interceptent un espace qui forme la gouttière et se terminent insensiblement sur l'os. En arrière du trou ovale on voit une surface plane quadrilatère, un peu inclinée en bas et en dedans, correspondant à la cavité cotyloïde, et sur laquelle s'insère l'obturateur interne. Le trou ovale est limité en bas par l'ischion ; en avant par le corps du pubis ainsi que par une portion osseuse qui le réunit à l'ischion, et qu'on appelle : dans sa moitié supérieure, *branche descendante du pubis*, dans sa moitié inférieure, *branche ascendante de l'ischion* ; en haut, par un prolongement osseux ou *branche horizontale* du pubis.

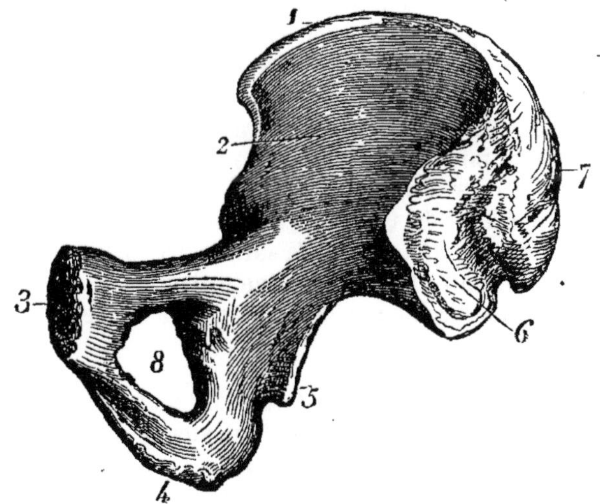

FIG. 201. — Face interne de l'os coxal.

1. Crête iliaque. — 2. Fosse iliaque interne. — 3. Pubis. — 4. Ischion. — 5. Épine sciatique. — 6. Surface auriculaire. — 7. Surface rugueuse pour des insertions ligamenteuses. — 8. Trou obturateur.

Dans cette figure l'os n'a pas la position qu'il occupe sur le squelette. La ligne qui réunit les chiffres 4, 5 et 6 devrait être verticale.

Face externe. — Elle présente, au milieu, la cavité cotyloïde qui regarde en dehors, un peu en bas et en avant; elle s'articule avec la tête du fémur, et présente au fond une petite surface non articulaire, rugueuse, plus profonde, se continuant en bas avec l'échancrure cotyloïdienne : c'est l'*arrière-fond* de la cavité cotyloïde. Le bord de la cavité, ou *sourcil cotyloïdien*, donne insertion, à l'état frais, au bourrelet cotyloïdien. Il présente trois échancrures qui portent le nom des portions d'os qu'elles séparent : une antérieure, *ilio-pubienne;* une postérieure, *ilio-ischiatique;* une inférieure, *ischio-pubienne* ou cotyloïdienne. De ces trois échancrures par lesquelles sort la tête du fémur dans les luxations, l'inférieure est la plus profonde ; elle est convertie en trou par le bourrelet cotyloïdien. Au-dessus de la cavité cotyloïde, on trouve une gouttière antéro-postérieure qui longe le sourcil, c'est la *gouttière sus-cotyloïdienne*, pour l'insertion du tendon réfléchi du muscle droit antérieur. La surface élargie qui se trouve au-dessus constitue la *fosse iliaque externe*. Elle regarde en dehors, en arrière et en bas. Elle présente deux lignes courbes, peu marquées et variables, qui partent de la grande échancrure sciatique, et qui se terminent : l'antérieure à l'épine iliaque antérieure et supérieure, la postérieure à la partie moyenne de la crête iliaque. En avant de la ligne antérieure, s'insère le muscle petit fessier ; entre les deux lignes, le muscle moyen fessier; en arrière, le muscle grand fessier. Au-dessous de la cavité cotyloïde, la face regarde en bas, en avant et en dehors; nous trouvons encore là le trou obturateur ; en avant de lui le corps du pubis, d'où partent sa branche horizontale et sa branche verticale, qui le réunissent en haut à l'ilium, et en bas à la branche ascendante de l'ischion formant la limite inférieure du trou. Le muscle obturateur externe s'insère sur la face externe de la membrane qui ferme le trou obturateur et au pourtour du trou. Le corps du pubis donne insertion au muscle droit interne tout près de la surface articulaire, et au muscle second adducteur entre le droit interne et l'obturateur externe. Sur la face externe de l'ischion et de sa branche ascendante s'insère le muscle grand adducteur.

Bord antérieur. — Il est formé de deux parties : la moitié interne, presque horizontale, la moitié externe, presque verticale. De dehors en dedans, on trouve sur ce bord quatre éminences osseuses et trois échancrures alternant avec elles : 1º *l'épine iliaque antérieure et supérieure*, où s'insèrent le muscle couturier, l'arcade crurale et le muscle tenseur du fascia lata ; 2º une *échancrure* au-dessous, où passe le nerf fémoro-cutané ; 3º *l'épine iliaque antérieure et inférieure*, où s'insère le muscle droit antérieur du triceps ; 4º une *gouttière* dans laquelle glisse le muscle psoas-iliaque;

5º l'*éminence ilio-pectinée*, sur laquelle s'insère la bandelette ilio-pectinée et le muscle petit psoas, quand il existe ; 6º la *surface pectinéale*, terminée en arrière par une crête, *crête pectinéale*, qui fait partie du détroit supérieur du bassin : sur cette crête s'insèrent le

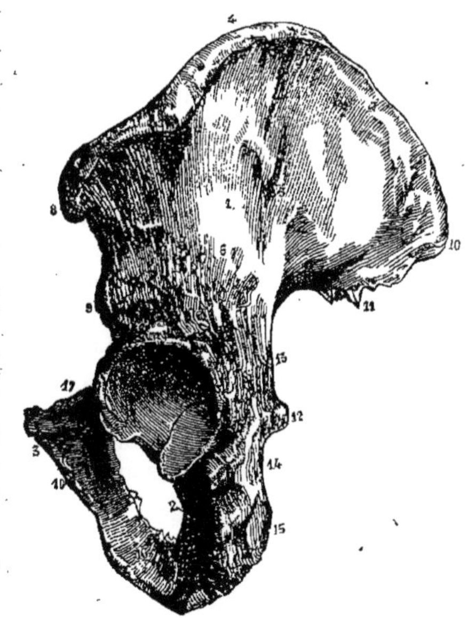

FIG. 202. — Face externe
de l'os coxal.

1. Fosse iliaque externe. — 2. Trou obturateur. — 3. Pubis. — 4. Crête iliaque. — 5, 6. Rugosités pour l'insertion des muscles fessiers. — 8. Épine iliaque antérieure et supérieure. — 9. Épine iliaque antérieure et inférieure. — 10. Épine iliaque postérieure et supérieure. — 11. Épine iliaque postérieure et inférieure. — 12. Épine sciatique. — 13. Grande échancrure sciatique. — 14. Petite échancrure sciatique. — 15. Tubérosité de l'ischion. — 16. Branche ascendante de l'ischion. — 17. Branche horizontale du pubis. — 18. Branche descendante du pubis.

ligament pubien de Cooper et le ligament de Gimbernat ; le muscle pectiné s'y insère aussi, de même que sur la face ; 7º l'*épine pubienne*, saillante, qu'il importe de ne pas confondre avec l'angle. Elle donne insertion au muscle premier adducteur, à l'arcade crurale, au pilier externe de l'anneau inguinal et au sommet du ligament de Gimbernat [1].

Bord postérieur. — Comme l'antérieur, il présente de haut en bas quatre éminences osseuses et trois échancrures. Il est *dirigé verticalement et parallèlement à celui du côté opposé*, chose importante à se rappeler lorsqu'on veut étudier l'os en position. On y trouve de haut en bas : 1º l'*épine iliaque postérieure et supérieure* ; 2º *une petite échancrure* insignifiante ; 3º l'*épine iliaque postérieure et inférieure*. Ces deux épines donnent insertion aux muscles de la masse commune, la supérieure est pourvue en dedans de nombreuses

1. Remarquez que cette épine est le point de rendez-vous de la crête pectinéale qui fait partie du détroit supérieur du bassin et de la moitié postérieure de la circonférence du trou obturateur qui forme, en se terminant, le bord extérieur de la gouttière sous-pubienne. Les deux lignes sont séparées par cet espace qu'on appelle *surface pectinéale*.

rugosités qu'on désigne sous le nom de *tubérosité iliaque*; en dedans et au-dessous de cette tubérosité, derrière la crête de la face interne de l'os coxal, se trouve une facette articulaire, rugueuse, triangulaire, analogue à celle du sacrum : c'est la *facette auriculaire* de l'os coxal; 4° au-dessous de l'épine iliaque inférieure, la *grande échancrure sciatique* convertie en trou à l'état frais par les deux ligaments sacro-sciatiques; elle donne passage au muscle pyramidal : ce muscle sépare les vaisseaux et nerfs fessiers qui sortent de l'échancrure au-dessus de lui des organes suivants qui passent au-dessous : grand nerf sciatique, vaisseaux ischiatiques, vaisseaux et nerfs honteux internes; 5° plus bas, l'*épine sciatique*, mince et saillante, donnant insertion par son sommet au petit ligament sacro-sciatique, par sa face externe au muscle jumeau supérieur, par sa face interne au muscle releveur de l'anus et au muscle ischio-coccygien; 6° au-dessous, la *petite échancrure sciatique*, convertie aussi en trou par les deux ligaments sacro-sciatiques; elle donne passage au muscle obturateur interne, aux vaisseaux et nerfs honteux internes qui rentrent dans le bassin après avoir contourné l'épine sciatique; 7° l'*ischion*, qui sera décrit avec les angles.

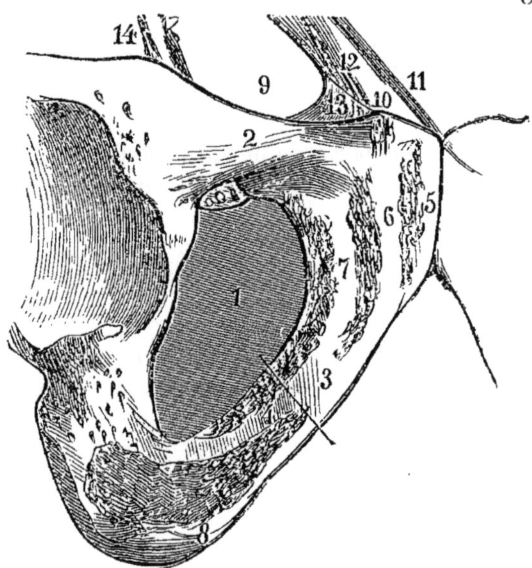

FIG. 203. — Pubis, ischion et trou obturateur.

1. Membrane obturatrice. — 2. Surface pectinéale sur la branche horizontale du pubis. — 3. Branche descendante du pubis. — 4. Branche ascendante de l'ischion. — 5. Muscle droit interne. — 6. Deuxième adducteur. — 7. Obturateur externe. — 8. Ischion et grand adducteur. — 9. Anneau crural. — 10. Anneau inguinal. — 11. Pilier interne de l'anneau inguinal. — 12. Pilier externe de l'anneau inguinal. — 13. Ligament de Gimbernat. — 14. Bandelette ilio-pectinée.

Bord supérieur ou crête iliaque. — Plus épais aux extrémités qu'à la partie moyenne, il a la forme d'un *S* italique ; sa partie antérieure est concave en dedans, sa partie postérieure concave en dehors. Ce bord, dirigé obliquement de dehors en dedans et d'avant en arrière, présente une lèvre interne pour l'insertion du muscle transverse de l'abdomen, une lèvre externe pour le muscle grand oblique, et un interstice pour le muscle petit oblique en avant et le muscle carré des lombes en arrière.

Bord inférieur. — Le plus court, il correspond aux branches ascendante de l'ischion et descendante du pubis ; il est mince, rugueux chez l'homme, lisse et déjeté en dehors chez la femme ; il donne insertion aux aponévroses du périnée, à la racine des corps caverneux et au muscle ischio-caverneux chez l'homme.

Angle antérieur et supérieur. — Cet angle n'est autre chose que l'épine iliaque antérieure et supérieure déjà décrite.

Angle antérieur et inférieur ou angle du pubis. — Il est placé à un centimètre et demi en dedans de l'épine pubienne. Sur sa face interne, on trouve une surface articulaire, rugueuse, allongée, placée sur le corps du pubis et se continuant avec le bord inférieur de l'os. En s'articulant avec celle du côté opposé, elle forme la *symphyse pubienne*. Sur l'angle s'insère le pilier interne de l'anneau inguinal. L'espace qui sépare l'angle de l'épine donne insertion, sur sa lèvre postérieure, au muscle droit de l'abdomen. Immédiatement en avant de cette insertion s'insère le muscle pyramidal et le pilier postérieur de l'anneau inguinal ou *ligament de Colles*. Cet espace constitue le bord inférieur de l'anneau inguinal ; le cordon spermatique repose sur lui.

Angle postérieur et supérieur. — Il est formé par l'épine iliaque postérieure et supérieure déjà décrite.

Angle postérieur et inférieur ou tubérosité de l'ischion. — C'est la portion la plus épaisse de l'os coxal ; c'est sur cet angle que repose le corps dans la station assise. Il se continue par sa branche ascendante avec la branche descendante du pubis ; il donne insertion : 1° en arrière et de bas en haut, au muscle demi-membraneux, à la longue portion du biceps et au demi-tendineux réunis, au jumeau inférieur ; 2° en dedans, au muscle transverse du périnée ; 3° en dehors, au muscle grand adducteur et au muscle carré crural.

Développement. — Cet os se développe par huit points d'ossification : trois primitifs pour l'ilium, le pubis et l'ischion ; cinq complémentaires, pour le fond de la cavité cotyloïde, pour la crête de l'os coxal (cette crête, formée par un seul point osseux, constitue l'épiphyse marginale), pour la partie inférieure de la tubérosité de l'ischion , pour l'angle du pubis et pour l'épine iliaque antérieure et inférieure.

C'est au fond de la cavité cotyloïde que se réunissent l'ilium , le pubis et l'ischion. A leur point de réunion , on voit trois lignes qui convergent comme les trois branches d'un Y. Le point osseux complémentaire de cette région a la même forme.

INSERTIONS , 34 MUSCLES.

Face externe, 7. . . . . — Grand, moyen, petit fessier, obturateur externe, deuxième et troisième
adducteurs, droit interne.

Face interne, 2. . . . . — Iliaque, obturateur interne.

Bord antérieur, 5. . . . . . . — Couturier, droit antérieur, petit psoas,
pectiné, premier adducteur.

Bord postérieur, 3. . . . . . . — Jumeau supérieur, releveur de l'anus,
ischio-coccygien.

Bord supérieur, 4. . . . . . . — Grand oblique, petit oblique, transverse, carré des lombes , grand
dorsal.

Bord inférieur, 1. . . . . . . — Ischio-caverneux.

Angle antérieur et supérieur, 2. . — Couturier, tenseur du fascia lata.

Angle antérieur et inférieur, 2. . — Pyramidal, droit antérieur de l'abdomen, muscle de Wilson.

Angle postérieur et supérieur, 2. — Masse commune.

Angle postérieur et inférieur, 6. . — Demi-membraneux, demi-tendineux,
biceps , jumeau inférieur , trans-
verse du périnée, carré crural.

DU BASSIN EN GÉNÉRAL.

Le bassin est un conduit osseux situé à la partie inférieure du tronc.

Nous venons d'étudier les os qui concourent à sa formation, sacrum, coccyx et os coxaux. Ces os réunis constituent une cavité, une sorte de canal auquel on peut considérer deux ouvertures et deux surfaces. La description des surfaces offrant peu d'intérêt, nous serons bref, attendu que leur étude a déjà été faite lorsque nous avons décrit les os qui constituent le bassin. L'étude du bassin en général n'offre d'intérêt qu'au point de vue de l'accouchement : c'est pour cette raison que les différentes dimensions que nous donnons dans cet article s'appliquent surtout au bassin de la femme.

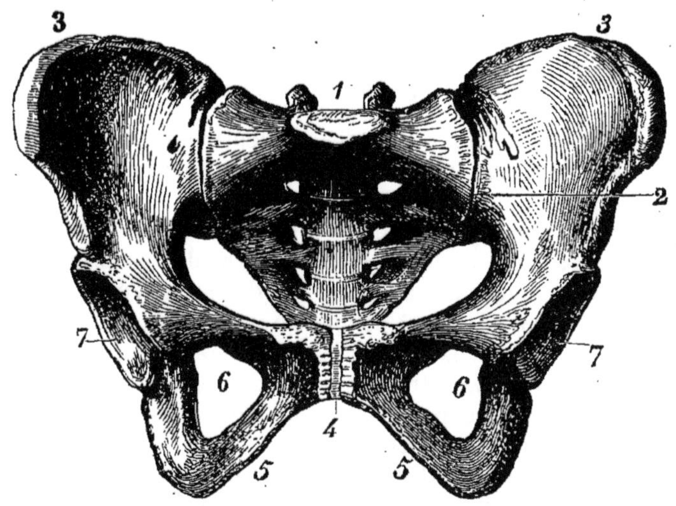

FIG. 204. — Bassin de femme.

1. Base du sacrum. — 2. Symphyse sacro-iliaque. — 3, 3. Crête iliaque. — 4. Symphyse du pubis. — 5, 5. Branches descendante du pubis et ascendante de l'ischion. — 6, 6. Trou obturateur. L'espace qui sépare ces deux trous est beaucoup plus considérable que chez l'homme. — 7, 7. Cavité cotyloïde.

Surface extérieure du bassin.

Vu à l'extérieur, le bassin présente une face postérieure, une face antérieure et deux faces latérales.

La *face postérieure* est représentée par la face postérieure du sacrum, déjà décrite, et par le bord postérieur des deux os coxaux qui la limitent. Cette limite est donc formée par deux bords verticaux présentant de haut en bas : 1° la tubérosité iliaque ; 2° la grande échancrure sciatique ; 3° l'épine sciatique ; 4° la petite échancrure sciatique ; 5° enfin, l'ischion.

La partie moyenne de cette face, formée par le sacrum, s'amincit insensiblement en bas et se termine à la pointe du coccyx. Entre la portion sacro-coccygienne du bassin et le bord postérieur des os coxaux, on trouve une vaste échancrure divisée en deux trous par les grands et petits ligaments sacro-sciatiques.

La *face antérieure* du bassin est fort courte, elle est uniquement constituée par les pubis et la symphyse pubienne ; elle sépare l'échancrure médiane de l'orifice supérieur de celle de l'orifice inférieur.

Les *faces latérales* sont uniquement formées par la face latérale externe de l'os coxal, à la description de laquelle nous renvoyons le lecteur, la description étant la même.

Surface intérieure du bassin.

A l'intérieur, le bassin présente des particularités fort importantes à connaître, résultant de l'articulation du sacrum avec les os coxaux et de ces os entre eux.

On remarque une ligne circulaire formée par la base du sacrum en arrière. et par une crête de la face interne de l'os coxal sur les côtés. Cette ligne se termine en avant, et de chaque côté du pubis, sur l'épine pubienne. Elle est complétée sur la ligne médiane par le bord supérieur des deux pubis. On lui donne le nom de *détroit supérieur du bassin*. Ce détroit se confond avec la crête pectinéale, en arrière de la surface pectinéale, et il donne insertion, à ce niveau, au ligament pubien de Cooper.

L'intérieur du bassin est divisé par cette ligne en deux parties : l'une supérieure ou *grand bassin*, l'autre inférieure ou *petit bassin*.

Le grand bassin est formé par les fosses iliaques internes et par les ailerons de la base du sacrum ; son étude offre peu d'intérêt.

Le petit bassin présente à étudier : 1° l'orifice supérieur ou *détroit supérieur*; 2° l'orifice inférieur ou *détroit inférieur*; 3° *l'excavation*.

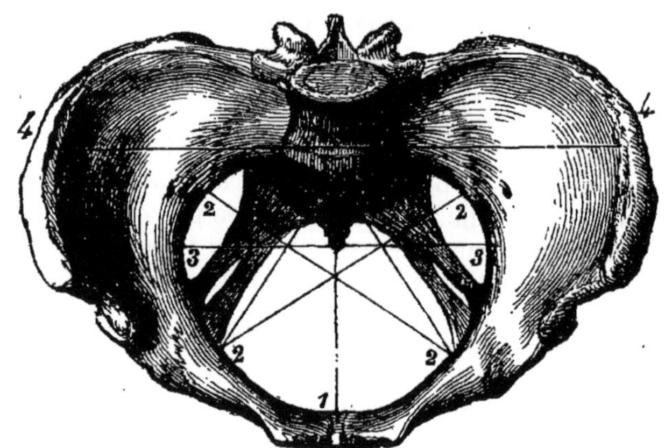

FIG. 205. — Diamètres du bassin.

1, 1. Diamètre sacro-pubien ou antéro-postérieur, 11 centimètres.—2, 2, 2, 2. Diamètres obliques, 12 centimètres. — 3, 3. Diamètre transverse, 13 centimètres et demi. — 4, 4. Diamètre bis-iliaque qui sépare les crêtes iliaques, 24 à 27 centimètres.

Détroit supérieur du bassin. — Le détroit supérieur sépare le grand bassin du petit bassin : c'est l'orifice supérieur du petit bassin, orifice beaucoup plus large chez la femme ; il est important à connaître au point de vue de l'accouchement. Cet orifice présente à étudier ses diamètres et le plan qui lui correspond.

Les *diamètres*, comme on le voit dans la figure 205, sont : l'antéro-postérieur (1,1), étendu de la base du sacrum à la symphyse pubienne, qui mesure 11 centimètres ; le transverse (3,3), mesurant 13 centimètres et demi, et l'oblique (2,2), étendu de la symphyse sacro-iliaque d'un côté à l'éminence ilio-pectinée du côté opposé, qui a 12 centimètres.

Le plan du détroit supérieur (fig. 206, A B) est un plan fictif passant par cet orifice. Ce plan présente une inclinaison tellement considérable, qu'il regarde en avant plutôt qu'en haut. Lorsqu'on le considère sur une femme debout, la paroi abdominale étant enlevée, on voit la cavité pelvienne dans son ensemble. Ce plan se rapproche de la direction verticale plus que de la direction horizontale ; il est incliné de 60° sur l'horizon.

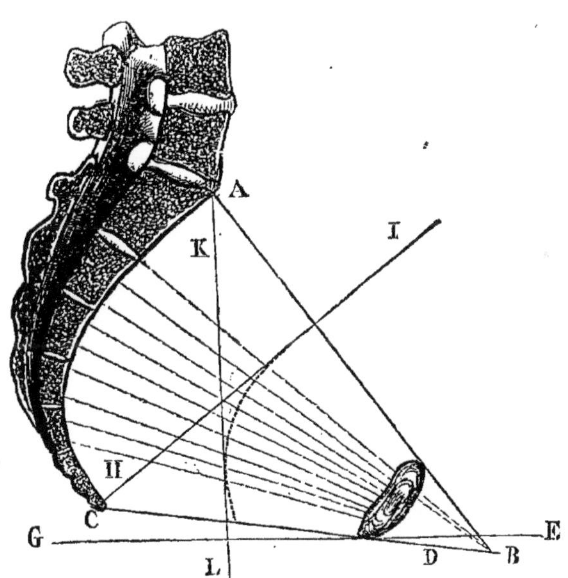

FIG. 206. — Axes et plans du bassin.

A, B. Plan du détroit supérieur. — B, C. Plan du détroit inférieur. — I, H. Axe du détroit supérieur. — K, L. Axe du détroit inférieur. — I, L. Axe de Nœgele. — G, E. Ligne horizontale passant sous le pubis. — C. Sacrum. Point de convergence des deux plans.

Détroit inférieur du bassin. — Le détroit inférieur ou orifice inférieur du petit bassin est un orifice moins régulier que celui du détroit supérieur; il est limité en avant par la partie inférieure de la symphyse pubienne, en arrière par la pointe du coccyx et sur les côtés par les ischions. Entre les ischions et la symphyse pubienne, on trouve les branches descendante du pubis et ascendante de l'ischion. Le bord inférieur du grand ligament sacro-sciatique concourt à la formation de cet orifice entre l'ischion et le coccyx.

Le détroit inférieur du bassin est rempli à l'état frais par des parties molles dont l'ensemble constitue le périnée. Chacun des trois diamètres de cet orifice mesure 11 centimètres; l'antéro-postérieur est étendu de la pointe du coccyx à la symphyse pubienne, le transverse d'un ischion à l'autre, et l'oblique de l'ischion d'un côté à la partie moyenne du ligament sacro-sciatique du côté opposé.

L'inclinaison du plan qui passe par le détroit inférieur (fig. 206, C,B) est de 11° sur l'horizon. Il se trouve, comme on le voit, à peu près horizontal.

Excavation du petit bassin. — La cavité du petit bassin, ou bassin proprement dit, est limité : en avant, par les pubis et la symphyse pubienne; en arrière, par la face antérieure du sacrum et du coccyx, et sur les côtés, par une surface osseuse qui correspond à la cavité cotyloïde.

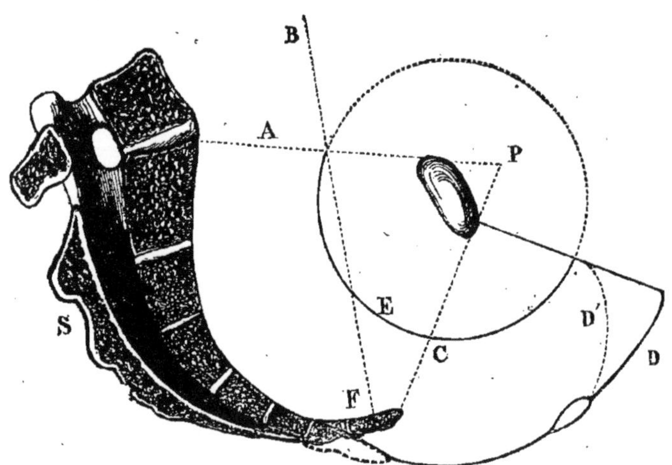

FIG. 207. — Axe de l'excavation.

A. Plan du détroit supérieur. — B. Axe du détroit supérieur. — C. Plan du détroit inférieur. — E. Axe du canal pelvien et cercle de Carus. — D. Paroi inférieure du canal pelvien lorsque la tête du fœtus a dilaté la vulve. — D'. Même paroi avant la dilatation.

Sa *face antérieure* est très-courte; elle mesure à peine 4 à 5 centimètres chez l'homme et un peu moins chez la femme. Cette face, formée par les pubis, est plane, inclinée obliquement en arrière et en bas; elle sépare la partie antérieure des deux détroits, et se trouve en rapport avec la vessie qui repose sur elle.

Sa *face postérieure*, formée par le sacrum et le coccyx, est concave et mesure une longueur de 16 centimètres. Elle est en rapport avec le rectum, qui présente une courbure représentée par celle de la paroi.

Ses *faces latérales* correspondent aux cavités cotyloïdes; elles forment deux plans inclinés obliquement de haut en bas, et un peu de dehors en dedans. Elles sont en rapport avec les muscles obturateur interne et releveur de l'anus.

L'axe de cette excavation passe nécessairement par le centre des deux détroits ou orifices du petit bassin; il représente une ligne courbe dont la concavité embrasse le pubis, et qui est, dans tout son trajet, également distante des parois du bassin. Cette ligne fait partie d'un cercle ayant pour centre la symphyse pubienne et pour rayon 6 centimètres. C'est le cercle de Carus (fig. 207).

L'axe de l'excavation se confond avec celui du conduit vulvo-utérin; il indique la direction que suit le fœtus pendant l'accouchement. *C'est une ligne courbe, fortement courbe, à concavité antérieure.* (Formule de M. Pajot.)

Différences entre le bassin de l'homme et celui de la femme.

Il est facile de distinguer le bassin dans les deux sexes. Ce qui frappe au premier coup d'œil, c'est la prédominance du diamètre vertical chez l'homme et celle des diamètres horizontaux chez la femme.

A. *Chez l'homme.* —1° L'épine iliaque antérieure est un peu plus déjetée en dedans, et la crête iliaque est contournée en *S*; 2° la fosse iliaque interne est plus concave et plus petite; 3° le détroit supérieur du bassin est plus étroit; 4° la paroi postérieure du petit bassin est moins concave; 5° le détroit inférieur est aussi plus étroit, l'arcade pubienne, formée par la branche descendante du pubis, est plus anguleuse, et le bord inférieur de l'os coxal, situé entre l'ischion et le pubis, est rugueux, souvent recouvert d'aspérités; 6° enfin, le trou obturateur est ordinairement de forme ovalaire, et l'espace qui sépare les deux trous obturateurs, par conséquent le pubis, est plus étroit que chez la femme.

B. *Chez la femme.* — 1° L'épine et la partie antérieure de la crête iliaque sont déjetées en dehors, ce que l'on voit aisément chez une femme nue, dont les hanches sont beaucoup plus saillantes que chez l'homme; 2° la fosse iliaque interne est plus large et plus aplatie; 3° le détroit supérieur est plus large, de sorte que l'espace qui sépare les deux cavités cotyloïdes est beaucoup plus grand que

chez l'homme, ce qui explique l'erreur d'un grand nombre d'anatomistes qui s'imaginaient, en voyant la saillie des grands trochanters, que le col du fémur était plus long chez la femme, tandis
qu'il est le même que chez l'homme. La même cause, c'est-à-
dire la prédominance du diamètre transverse chez la femme,
explique pourquoi le fémur est plus oblique chez elle; pourquoi
la surface articulaire du condyle interne de cet os dépasse plus que
chez l'homme le niveau de celle du condyle externe; pourquoi, enfin,
la partie interne du membre inférieur chez la femme forme un angle
saillant au niveau du genou, de sorte que la femme la mieux conformée est toujours un peu bancale; 4° la paroi postérieure du petit
bassin est plus concave; 5° le détroit inférieur est plus large, l'arcade
pubienne plus arrondie, le bord inférieur de l'os coxal plus arrondi
et plus lisse; 6° enfin le trou obturateur est à peu près triangulaire.

II. — Fémur.

Position. — Placez l'extrémité coudée en haut, la tête articulaire en
dedans, le plus saillant des bords en arrière.

Le fémur, os de la cuisse, est un os long, pair, articulé avec l'os
coxal, la rotule et le tibia, dirigé obliquement de haut en bas, de
dehors en dedans. Cette obliquité est beaucoup plus prononcée chez
la femme.

Il présente un corps et deux extrémités.

Le **corps** est pourvu de trois faces et de trois bords. Il décrit une
courbure à concavité postérieure.

Face antérieure. — Elle se continue en haut avec celle du col,
dont la sépare une ligne rugueuse, et présente en bas une concavité,
creux sus-condylien, qui reçoit la rotule dans l'extension du genou.
Cette face, convexe, donne insertion au muscle vaste interne.

Face interne. — Étroite en haut, elle s'élargit et devient postérieure en bas; elle donne insertion dans ses deux tiers supérieurs
au muscle vaste interne.

Face externe. — Étroite en haut, un peu plus large en bas,
elle se termine sur le condyle externe et donne insertion au muscle
vaste externe.

Bord interne. — Étendu du bord inférieur du col du fémur à
l'extrémité postérieure du condyle interne, il est arrondi.

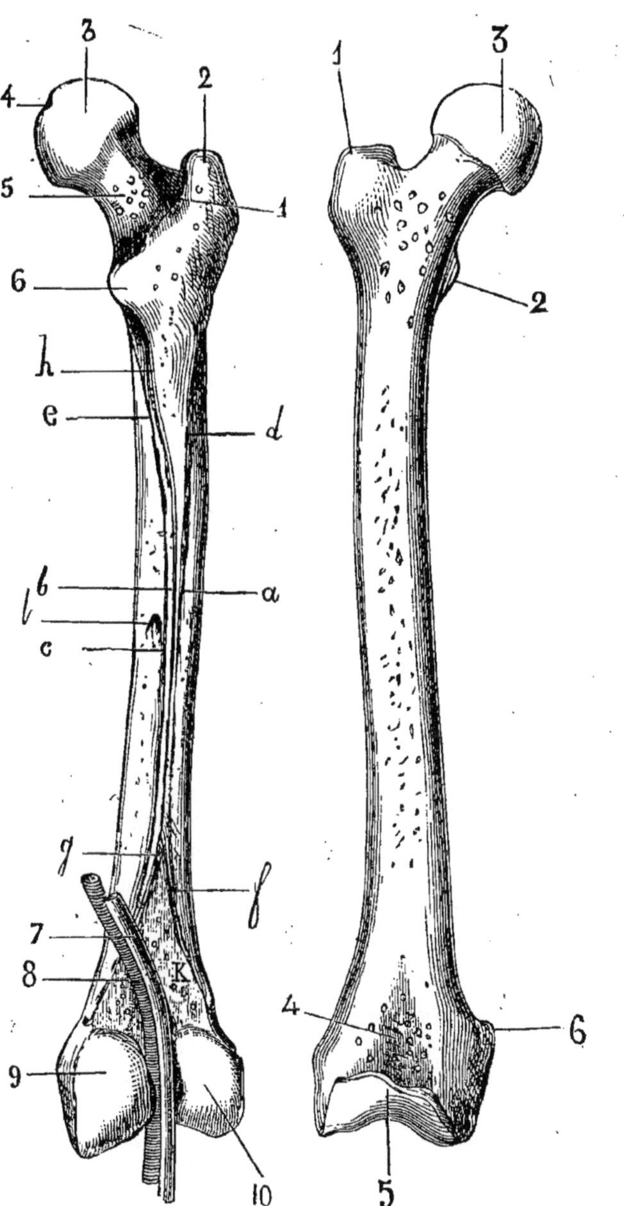

Fig. 208. — Partie posté-
rieure du fémur.

Fig. 209. — Face antérieure
du fémur.

Fig. 208.—1. Cavité digitale.—2. Grand trochanter.—3. Tête du fémur.—4. Dépression
pour le ligament rond de l'articulation.—5. Trous pour les vaisseaux nourriciers du col.—
6. Petit trochanter. — 7. Veine poplitée. — 8. Artère poplitée. — 9. Condyle interne. —
10. Condyle externe. — *a*. Lèvre externe de la ligne âpre. — *b*. Interstice. — *c*. Lèvre

interne. —*d*. Branche de bifurcation externe et supérieure pour le grand fessier. — *e*. Branche de bifurcation interne et supérieure pour le vaste interne. — *f*. Branche de bifurcation externe et inférieure pour le vaste externe. — *g*. Branche interne et inférieure pour le grand adducteur. — *h*. Branche de division moyenne pour le pectiné. — *k*. Surface poplitée. — *l*. Trou nourricier.

Fig. 209. —1. Grand trochanter.— 2. Petit trochanter. —3. Tête du fémur. — 4. Creux sus-condylien. — 5. Poulie fémorale. — 6. Tubercule d'insertion du grand adducteur situé à la partie postérieure du condyle interne.

Bord externe. — Il est étendu du bord antérieur du grand trochanter à l'extrémité antérieure du condyle externe.

Bord postérieur ou ligne âpre du fémur. — Il est hérissé de rugosités très-proéminentes, surtout à sa partie moyenne. Simple au milieu, il se ramifie aux extrémités. La partie moyenne donne attache par sa lèvre interne au muscle vaste interne, par sa lèvre externe au muscle vaste externe, et par son interstice aux trois muscles adducteurs et à la courte portion du biceps.

L'*extrémité inférieure de la ligne âpre* est bifurquée ; la branche interne de la bifurcation se termine au condyle interne sur le tubercule du troisième adducteur ; elle est effacée au milieu de son trajet par le passage de l'artère fémorale, et donne insertion au troisième adducteur. La branche externe se termine à la partie postérieure du condyle externe, et donne insertion au muscle vaste externe. L'espace triangulaire compris entre ces deux lignes constitue l'*espace poplité*.

L'*extrémité supérieure de la ligne âpre* est divisée en trois branches : l'externe, très-rugueuse, se dirige vers le bord postérieur du grand trochanter, elle est destinée à l'insertion du muscle grand fessier ; la moyenne se porte au petit trochanter, elle donne attache au muscle pectiné ; l'interne, quelquefois peu marquée, se dirige vers le bord inférieur du col et donne attache au vaste interne.

C'est sur le bord postérieur qu'on trouve le *trou nourricier* de l'os, dirigé en haut et situé vers le tiers supérieur du corps.

Extrémité supérieure. — Elle présente : 1° une *tête* articulaire ; 2° un *col* représentant le *col anatomique* de l'humérus ; 3° le *grand trochanter* ; 4° le *petit trochanter* ; 5° un col représentant le *col chirurgical* de l'humérus.

La *tête* est articulée avec l'os coxal ; elle représente les deux tiers d'une sphère régulière ; elle est creusée au sommet d'une dépression au fond de laquelle on voit de petits trous. Le ligament interarticulaire s'insère dans la dépression, et les vaisseaux qu'il porte traversent les petits trous pour se rendre à la tête de l'os (3).

Le *col du fémur* est l'analogue du col anatomique de l'humérus. Il est plus étroit au milieu qu'à ses extrémités. Il est aplati d'avant en arrière, dirigé obliquement en bas et en dehors. Son axe vertical est un peu incliné en bas et en arrière. On a beaucoup discuté sur les différences de longueur et de direction du col selon les âges et selon les sexes. M. Chassaignac en 1835, M. Rodet en 1844 et M. Malgaigne s'en sont surtout occupés.

Le col du fémur, aplati d'avant en arrière, a deux fois plus d'étendue en hauteur qu'en épaisseur. Cette disposition anatomique est en rapport avec sa destination de support; on sait, en effet, que la résistance des leviers va croissant comme le carré de leur dimension verticale. (Jarjavay, *Anatomie chirurgicale*, t. II, p. 654.)

La longueur du col est la même dans les deux sexes : il a de 3 à 5 centimètres, et s'il paraît plus long chez la femme, c'est parce que, chez elle, le diamètre transverse du bassin est plus grand et par conséquent le grand trochanter plus saillant. C'est la même cause qui détermine l'obliquité plus grande du fémur chez la femme et la saillie plus considérable du condyle interne. Quant à la direction, il résulte des recherches de M. Rodet qu'elle varie selon l'âge, le sexe et les individus. A l'état normal, le col du fémur forme avec le corps un angle de 145 degrés. Il peut, chez les vieillards, diminuer de 2 à 3 degrés, diminution qui concourt chez eux à l'abaissement de la taille. Chez la femme, le col est incliné de 2 degrés de plus que chez l'homme. Enfin on observe des différences d'inclinaison de 23 degrés en plus ou en moins, selon les sujets, de sorte que l'influence prédisposante de l'inclinaison du col relativement aux fractures est bien plus prononcée suivant les individus que suivant les âges, comme le fait observer M. Richet (*loc. cit.*, p. 926).

Il présente deux faces, deux bords, deux extrémités.

La face antérieure regarde un peu en bas ; elle est plane et se continue avec la face antérieure du corps de l'os.

La face postérieure, concave, moins étendue, regarde un peu en haut et donne attache à la capsule fibreuse de l'articulation. Cette insertion très-faible se fait à l'union du tiers externe, avec les deux tiers internes de la face postérieure du col. La face postérieure est creusée en dehors et en haut d'une dépression profonde, *cavité digitale* (1) ou *trochantérienne*, qui affaiblit singulièrement la résistance du col ; le muscle obturateur externe s'y insère.

Le bord supérieur, concave, de 3 centimètres de longueur, est presque horizontal.

Le bord inférieur, moins profondément concave, de 6 centimètres environ, est oblique en bas et en dehors.

Les deux faces et les deux bords sont criblés de petits trous à travers lesquels passent des vaisseaux nourriciers (5). A l'état frais, ces trous sont masqués par le périoste qui présente ici quelques particularités : 1° il a sur la face antérieure du col une épaisseur qui n'est jamais moindre d'un millimètre et qui peut aller jusqu'à 5 millimètres ; 2° il est formé non-seulement par la membrane fibro-vasculaire des os, mais encore par un grand nombre de fibres de la capsule fibreuse de l'articulation coxo-fémorale qui se réfléchissent sur la face antérieure du col au niveau du point où la capsule s'insère sur la ligne rugueuse étendue du grand au petit trochanter ; 3° il contient dans son épaisseur les vaisseaux qui se portent au col et qui proviennent des artères du voisinage (circonflexe et obturatrice). Ces vaisseaux affectent dans son épaisseur la disposition des sinus et restent béants quand on vient à diviser le périoste.

L'extrémité interne du col est séparée de la tête articulaire par une ligne inégale et circulaire.

L'extrémité externe, confondue avec les trochanters, est limitée en avant et en bas par une ligne rugueuse qui réunit les deux trochanters et donne attache à la capsule fibreuse de l'articulation ; en arrière, par une ligne saillante, unie, réunissant les deux trochanters et donnant attache au muscle carré crural ; en haut, par la cavité digitale surmontée du sommet du grand trochanter.

Le col du fémur est très-résistant chez les jeunes sujets et chez l'adolescent. Sciez, en effet, à cet âge, un fémur dans toute sa longueur, vous verrez que le canal médullaire ne dépasse pas en haut les trochanters et que le col est formé au centre par un tissu spongieux très-serré. On aperçoit à peine ses aréoles. Sa surface est formée par un tissu compacte très-épais, beaucoup plus épais sur le bord inférieur que sur le supérieur ; mais, vers l'âge de quarante-cinq à cinquante ans, on voit une raréfaction s'opérer dans le col : les cellules du tissu spongieux s'agrandissent par l'amincissement des lamelles osseuses qui les séparent ; l'écorce du col formée par le tissu compacte s'amincit. A mesure qu'on avance en âge, la raréfaction augmente, les cellules se confondent ; enfin il se forme dans le col un canal médullaire analogue à celui du corps et qui se remplit de moelle. L'amincissement de l'écorce compacte fait toujours des progrès. M. Malgaigne a montré que cette raréfaction n'a pas lieu chez tous les vieillards, mais on ignore complétement quelles sont les conditions qui la favorisent. Elle se montre plus rapidement et plus fréquemment chez la femme. Dans certains cas, elle est tellement exagérée, que le col est réduit à une coque osseuse, compacte, aussi fragile qu'une lame de verre et creusée d'une cavité. On conçoit, d'après cela, que les fractures du col du fémur doivent être plus fréquentes chez les vieillards et chez les femmes, et que, dans certains cas, la moindre chute, le moindre mouvement suffise pour déterminer une fracture.

Le *grand trochanter* est cette grosse tubérosité qui surmonte le corps et le col de l'os. Il est quadrilatère et présente deux faces

et quatre bords. La face externe présente une crête oblique en bas
et en avant, qui donne insertion au muscle moyen fessier. La face
interne, confondue avec l'os, forme en haut une partie de la cavité
digitale. Le bord inférieur, indiqué par une ligne un peu rugueuse,
et le bord antérieur aplati donnent attache au muscle vaste externe.
Le bord postérieur est destiné à l'insertion du muscle carré crural.

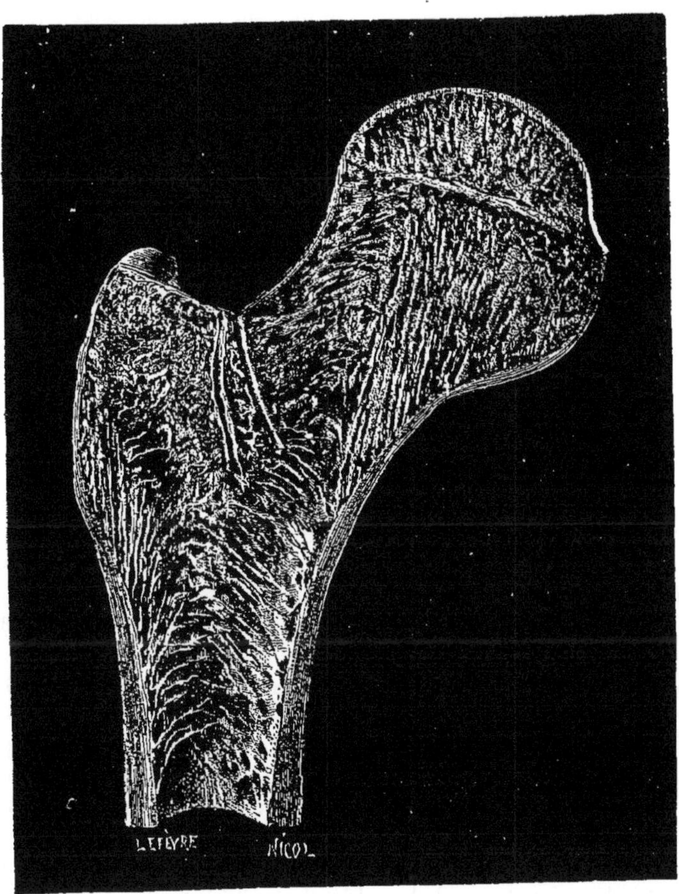

Fig. 210. — Section du col du fémur montrant un commencement de
raréfaction de la substance spongieuse chez un homme de 52 ans.

Le bord supérieur est recouvert par la partie inférieure du moyen
fessier. Il n'est pas exact de dire qu'il donne insertion aux muscles
pelvi-trochantériens, car ces muscles s'insèrent bien plus fréquemment dans la cavité digitale en confondant leurs tendons.

Le *petit trochanter*, éminence conique, est situé à la partie inférieure, externe et postérieure du col. Il représente la petite tubérosité de l'humérus, et donne insertion au muscle psoas-iliaque et au ligament de Bertin (6).

Le *col chirurgical*, ou portion rétrécie de l'os au-dessous des trochanters, est entouré, comme celui de l'humérus, par les artères circonflexes.

Extrémité inférieure. — Volumineuse, spongieuse, elle se termine par deux renflements osseux, *condyles fémoraux*[1]. On peut la considérer comme une pyramide triangulaire à base articulaire, à sommet confondu avec le corps de l'os. Les trois faces et les trois bords sont la terminaison des faces et des bords du corps, seulement ils ne conservent pas le même nom à cause de la déviation en bas de la face interne du fémur.

La face postérieure est formée par l'*espace poplité*, criblé de trous vasculaires.

La face antérieure et interne présente en avant le *creux sus-condylien* (4, fig. 208) et en dedans une saillie, *tubérosité interne*, placée à l'union du tiers postérieur avec les deux tiers antérieurs du condyle pour l'insertion du ligament latéral interne du genou.

La face externe, beaucoup plus étroite, est pourvue aussi, au même niveau, d'une saillie, *tubérosité externe*, pour l'insertion du ligament latéral externe. Cette face présente, de plus, en arrière, une gouttière profonde, oblique en bas et en avant, le long de la surface articulaire, pour l'insertion du muscle poplité.

Les bords antérieurs, interne et externe séparent les trois faces et font suite aux bords de l'os.

La base, articulée avec le tibia et la rotule, présente une surface articulaire en forme de poulie à la partie antérieure (5, fig. 208), divisée à la partie postérieure par une échancrure, *échancrure intercondylienne*. La poulie, articulée avec la rotule, est plus élevée du côté externe et plus large. Les condyles qui se séparent en arrière sont revêtus d'un cartilage articulaire qui se prolonge sur leur extrémité postérieure. Ils présentent quelques différences : le condyle interne est placé sur un plan inférieur; il est plus étroit et plus long, il est déjeté en dedans où il déborde complétement le plan du corps du fémur (9). Il présente en dedans la tubérosité interne, en dehors la face intercondylienne qui donne insertion au ligament croisé postérieur, en arrière un tubercule pour l'insertion du muscle grand adducteur et une dépression située en dessous pour l'insertion du

1. En raison de l'obliquité du fémur, plus grande chez la femme, le condyle interne est beaucoup plus saillant en dedans que chez l'homme, caractère qui contribue à faire distinguer cet os dans les deux sexes.

muscle jumeau interne. Le condyle externe est plus court, plus large, plus élevé; situé sur le plan du corps de l'os, il présente en dehors la tubérosité externe et la gouttière du muscle poplité, en dedans la face intercondylienne pour l'insertion du ligament croisé antérieur, en arrière une dépression pour l'insertion du muscle jumeau externe et plantaire grêle. Il reçoit aussi en arrière une expansion du tendon inférieur du muscle demi-membraneux (10).

Le fémur se développe par cinq points d'ossification : trois primitifs pour le corps et les extrémités, deux épiphysaires pour le grand et le petit trochanter.

Il est important de savoir que le point osseux de l'extrémité inférieure du fémur se montre dans les quinze derniers jours de la vie intra-utérine, car sa présence indique que le fœtus est à terme.

INSERTIONS, 23 MUSCLES.

Face antérieure, 1. . . . — Vaste interne.
Face interne, 1. . . . — Vaste interne.
Face externe, 1. . . . — Vaste externe.
Bord interne, 1. . . . — Vaste interne.
Bord externe, 1. . . . — Vaste interne.
Bord postérieur, 8. . . . — Premier, deuxième, troisième adducteurs, et courte portion du biceps.
Division supérieure : grand fessier, pectiné, vaste interne.
Division inférieure : vaste externe, grand adducteur.
Extrémité supérieure, 10. — Petit trochanter : psoas iliaque.
Grand trochanter : moyen fessier, obturateur externe, carré crural, petit fessier, pyramidal, jumeau supérieur, jumeau inférieur, obturateur interne, vaste externe.
Extrémité inférieure, 6. . — Jumeau interne, jumeau externe, plantaire grêle, grand adducteur, poplité, demi-membraneux.

III. — ROTULE.

Position. — Placez la facette articulaire la plus large en arrière et en dehors, le sommet en bas.

Os court, placé dans l'épaisseur du tendon du triceps (os sésamoïde) ; articulé avec la trochlée fémorale et de forme triangulaire. Cet os présente à étudier deux faces et une circonférence.

Face antérieure. — Convexe, elle est pourvue de stries verticales ; elle donne insertion à quelques fibres du triceps, tandis que d'autres glissent sur elle pour former le tendon rotulien. Elle est séparée de la peau par la *bourse séreuse prérotulienne*.

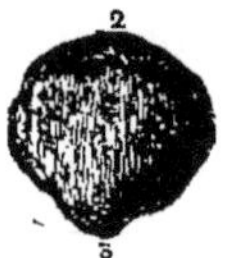

FIG. 211. — Rotule.

1. Face antérieure. — 2. Base. — 3. Sommet.

Face postérieure. — Articulaire, elle est divisée par une crête verticale en deux parties inégales : la portion externe, plus large, s'articule avec le condyle externe du fémur ; la portion interne, qui s'articule avec le condyle interne, présente en dedans une petite dépression en rapport avec le bord antérieur du condyle interne, et signalée par M. Lenoir.

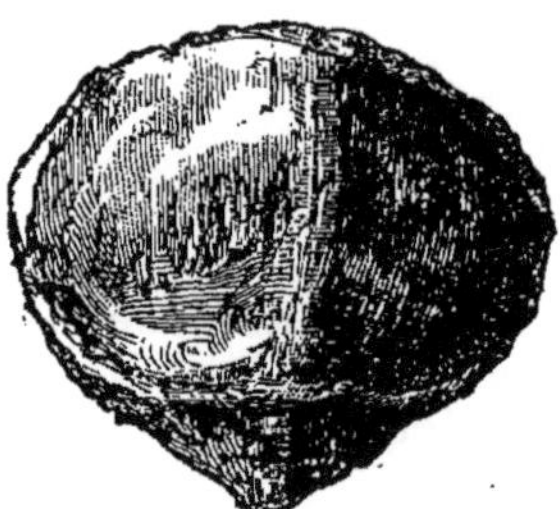

FIG. 212.—Face postérieure de la rotule gauche.

On y voit le sommet inférieur et la crête qui divise la face postérieure en deux parties dont l'externe est plus large.

Circonférence. — Large en haut, où elle constitue la *base* de la rotule, elle présente des rugosités pour l'insertion du tendon du triceps. Mince sur les côtés, où elle forme les *bords*, elle donne insertion aux ligaments rotuliens. En bas, elle forme une pointe, *sommet*, sur lequel s'insère le tendon rotulien.

Cet os se développe par un seul point d'ossification qui se montre à l'âge de deux ans et demi.

IV. — TIBIA.

Position. — Placez en bas la petite extrémité, en dedans l'apophyse qu'elle présente, et en arrière la face qui montre le trou nourricier.

Os long, vertical, placé à la partie interne de la jambe, articulé avec le fémur en haut, l'astragale en bas, le péroné en dehors. Cet os présente un corps régulièrement prismatique et triangulaire qui décrit deux courbures : la supérieure concave en dehors, l'inférieure concave en dedans.

Le *corps* présente trois faces et trois bords, de même nom que ceux de l'humérus et du péroné.

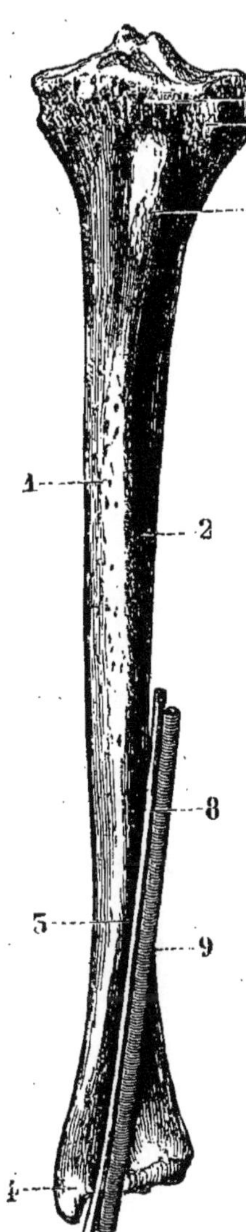

FIG. 213. — Tibia vu par sa
partie antérieure.

1. Face interne. — 2. Face externe. — 3. La face externe devient antérieure. — 4. Malléole
interne.—5. Tubercule de Gerdy.
— 6. Tubérosité antérieure du
tibia. — 7. Surface rugueuse, en
rapport avec le paquet adipeux du
genou.—8. Nerf tibial antérieur.
— 9. Artère tibiale antérieure.

Face interne. — Large en haut, étroite en bas, elle donne insertion en haut aux tendons des muscles de la patte d'oie (couturier,
droit interne, demi-tendineux) ; le reste de cette face, excepté au
niveau de l'extrémité inférieure, est recouvert par la peau et dépourvu d'aponévrose.

Face externe. — Concave en haut, elle devient antérieure en bas et convexe. Sur ses deux tiers supérieurs s'insère le muscle jambier antérieur.

Face postérieure. — Plus large en haut, elle présente à sa partie supérieure une ligne rugueuse, *ligne oblique du tibia* (3), dirigée de haut en bas, de dehors en dedans. Le muscle poplité s'insère sur la lèvre supérieure et sur toute la portion du tibia qui est au-dessus, le muscle soléaire sur l'interstice, le fléchisseur commun des orteils et le jambier postérieur sur la lèvre inférieure. Au-dessous de la ligne oblique, cette face est divisée en deux parties par une crête d'assez mince importance ; on y trouve encore, vers la partie moyenne, le trou nourricier de l'os dirigé en bas.

Bord antérieur ou crête du tibia. — Étendu de la tubérosité externe du tibia à la malléole interne, sinueux, il donne insertion à l'aponévrose jambière.

Bord interne. — Moins saillant, il se termine en bas derrière la malléole interne. Il donne aussi insertion à l'aponévrose jambière.

Bord externe. — Il commence à la facette articulaire péronéale où il est peu marqué, devient très-saillant à la partie moyenne pour donner insertion au ligament interosseux et se bifurque en bas pour former une surface concave qui reçoit le péroné.

Extrémité supérieure. — Elle est volumineuse, spongieuse. On y trouve :

1º Une face supérieure articulaire, divisée en deux portions, *cavités glénoïdes*, par une saillie médiane, *épine du tibia* : ces deux cavités sont sur le même plan, ovales, à grand axe antéro-postérieur; l'externe est plus large et plus courte que l'interne : l'épine qui les sépare est formée de deux tubercules d'où partent les ligaments croisés ; deux surfaces rugueuses triangulaires en avant et en arrière de l'épine donnent insertion aux cartilages semi-lunaires.

2º Une face antérieure, triangulaire, à sommet inférieur, criblée de trous vasculaires en rapport avec un paquet graisseux qui la sépare du tendon rotulien. Au sommet de ce triangle, la *tubérosité antérieure* (6) donne insertion, par sa partie inférieure, au tendon rotulien, séparé de la partie supérieure par une bourse séreuse.

3º Une face postérieure pour l'insertion du poplité, présentant en haut des rugosités pour l'insertion du ligament postérieur de l'articulation du genou.

4º Une face interne saillante, *tubérosité interne du tibia*, pourvue d'une gouttière horizontale qui longe la cavité glénoïde et contient

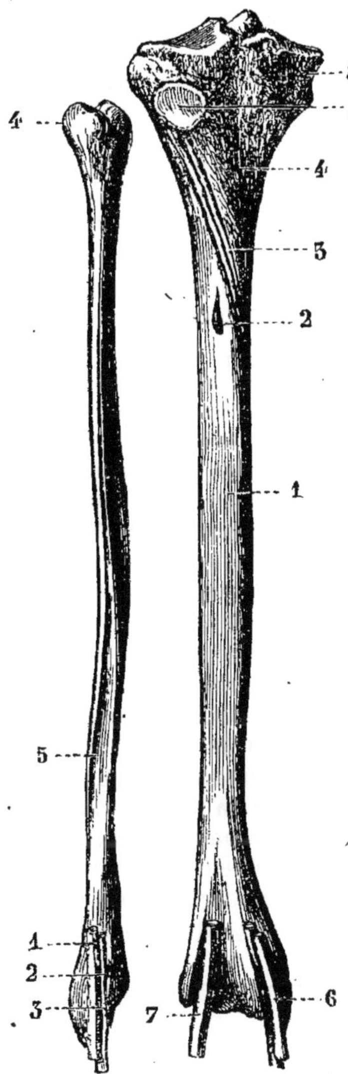

Fig. 214. — 1. Tendon du long péronier latéral. — 2. Tendon du court péronier. — 3. Échancrure à la face interne de la malléole servant à mettre l'os en position. — 4. Apophyse styloïde.

Fig. 215. — 1. Face postérieure du tibia. — 2. Trou nourricier. — 3. Ligne oblique du tibia avec les deux lèvres et l'interstice. — 4. Surface triangulaire pour l'insertion du poplité. — 5. Facette articulaire pour le péroné. — 6. Tendons du fléchisseur profond et du jambier postérieur. — 7. Tendon du fléchisseur propre du gros orteil.— 8. Gouttière de la tubérosité interne qui loge un faisceau du demi-membraneux et l'artère articulaire inférieure et interne.

Fig. 214. — Péroné vu par sa face postérieure.   Fig. 215. — Tibia vu par sa face postérieure.

le faisceau antérieur du tendon du demi-membraneux et l'artère articulaire inférieure et interne ; au-dessous de la gouttière, une crête qui donne insertion au ligament latéral interne.

5º Une face externe plus saillante encore, *tubérosité externe*. Elle est pourvue, en arrière, d'une surface articulaire, plane, petite, qui regarde en bas, en arrière et en dehors, pour le péroné. En avant, un tubercule saillant, *tubercule de Gerdy* ou du *jambier antérieur*, placé à égale distance de la facette articulaire péronéale et de la tubérosité antérieure du tibia, donne insertion au jambier antérieur.

Extrémité inférieure. — Elle est plus petite, quadrilatère. On y voit :

1º Une face inférieure articulaire pour l'astragale, divisée par une crête antéro-postérieure en deux parties, l'externe plus large.

2º Une face antérieure sur laquelle reposent les tendons, les vaisseaux et nerfs de la région antérieure de la jambe, et sur laquelle s'insère en bas le ligament antérieur de l'articulation tibio-tarsienne.

3º Une face postérieure, au milieu de laquelle existe une gouttière verticale peu marquée pour le passage du tendon du fléchisseur propre du gros orteil.

4º Une face externe, formée par la bifurcation du bord externe de l'os, présentant à sa partie inférieure une surface articulaire qui reçoit le péroné et au-dessus des rugosités pour l'insertion d'un ligament qui réunit ces deux os.

5º Une face interne lisse, sous-aponévrotique, se terminant en bas par une saillie, *malléole interne*, pyramidale, confondue avec l'os à sa base, échancrée au sommet pour l'insertion du ligament interne de l'articulation, articulaire en dehors pour la face interne de l'astragale, convexe et sous-aponévrotique en dedans. Son bord antérieur, rugueux, donne insertion au ligament antérieur de l'articulation ; son bord postérieur est creusé d'une gouttière oblique en bas et en dedans pour le passage des tendons des muscles jambier postérieur et fléchisseur commun des orteils.

Cet os se développe par trois points d'ossification : un pour le corps, un pour chaque extrémité.

INSERTIONS, 10 MUSCLES.

Face interne, 3. . . . . . . — Demi-tendineux, couturier, droit interne.
Face externe, 1. . . . . . — Jambier antérieur.
Face postérieure, 4. . . . — Poplité, soléaire, fléchisseur commun des orteils, jambier postérieur.
Extrémité supérieure, 2. — Triceps à la tubérosité antérieure, par le tendon rotulien; demi-membraneux à la tubérosité interne.

V. — PÉRONÉ.

Position. — Placez en bas, en arrière et en dedans, l'échancrure profonde que vous trouverez sur l'une des extrémités.

Voici un os dont l'étude est difficile en apparence, mais dont, en réalité, la description est simple. Rappelons-nous que cet os a trois faces et trois bords de même nom que ceux du tibia et de l'humérus. Nous savons qu'il existe un rapport entre la déviation des faces et des bords des os longs et la déviation des vaisseaux principaux et des muscles placés au voisinage de ces os. Nous verrons, en effet, que les deux muscles péroniers latéraux s'insèrent par leur partie supérieure à sa face externe, tandis qu'à la partie inférieure leurs tendons se dévient en arrière pour passer derrière la malléole externe. La face externe de l'os subit cette déviation et entraîne avec elle une déviation des autres faces et des trois bords de l'os. C'est ainsi que la face interne devient antérieure, la face postérieure interne, le bord antérieur externe, le bord externe postérieur et le bord interne antérieur.

Nous avons vu également la face externe du tibia devenir antérieure parce que l'artère tibiale antérieure et les tendons des muscles subissent une déviation. De même pour la face interne du fémur et pour l'humérus.

Le corps du péroné est mince, flexible, situé sur le côté externe du tibia, irrégulièrement prismatique et triangulaire. On lui considère trois faces et trois bords.

Face externe. — La plus régulière ; elle devient postérieure en bas. Sur le tiers supérieur s'insère le muscle long péronier latéral et sur le tiers moyen le court péronier latéral.

Face interne. — Elle est divisée en deux parties par une crête verticale et devient antérieure en bas. La crête donne insertion au ligament interosseux. La partie de la face interne qui est en arrière de la crête donne insertion au muscle jambier postérieur. La portion de face interne qui est en avant de la crête donne insertion en haut au muscle extenseur commun des orteils, et vers la partie inférieure au muscle extenseur propre du gros orteil. Tout à fait en bas, la face interne, devenue antérieure et même externe, présente une deuxième crête verticale qui sépare du reste de la face une surface triangulaire, allongée, placée sous l'aponévrose et surmontant la malléole. (Fig. 216).

Face postérieure. — Rugueuse dans son tiers supérieur, où elle donne insertion au muscle soléaire, lisse dans le reste de son étendue, elle donne attache, en bas, au muscle fléchisseur propre du gros orteil. Le *trou nourricier*, situé sur la face postérieure, se dirige en bas.

Bord antérieur. — Il devient externe en bas et donne attache à la cloison aponévrotique qui sépare les muscles de la région antérieure de ceux de la région externe.

Bord externe. — Il devient postérieur et donne attache à la cloison aponévrotique qui sépare les muscles de la région externe de ceux de la région postérieure.

Bord interne. — Il donne attache au muscle jambier postérieur.

Extrémité supérieure. — Elle est volumineuse et renflée. Elle présente : 1° une surface articulaire plane regardant en haut, en dedans et en avant, d'un centimètre de diamètre environ, qui s'articule avec le tibia ; 2° en avant, un tubercule qui donne insertion à l'origine du muscle extenseur commun des orteils ; 3° en dehors, un tubercule pour l'insertion de l'extrémité supérieure du muscle long péronier latéral (1) ; 4° en arrière, un tubercule pour l'insertion de l'extrémité supérieure du muscle soléaire ; 5° en arrière et en dehors, il existe une saillie qui surmonte la surface articulaire, c'est l'*apophyse styloïde* (4) du péroné qui donne insertion au muscle biceps et au ligament latéral externe de l'articulation du genou.

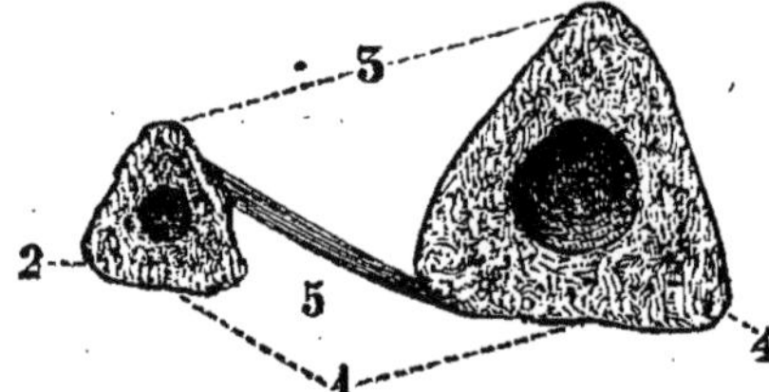

FIG. 216. — Coupe des os de la jambe.

1. Face postérieure du tibia et du péroné. — 2. Bord externe du péroné. — 3. Bord antérieur des deux os. — 4. Bord interne du tibia. — 5. Ligament interosseux s'insérant sur le bord externe du tibia et sur la crête de la face interne du péroné.

Extrémité inférieure. — Elle a la forme d'une pyramide triangulaire à sommet inférieur. Connue sous le nom de *malléole externe* (3), cette pyramide présente une base confondue avec le corps de l'os et correspondant à la surface articulaire de l'extrémité inférieure du tibia, un sommet donnant insertion au ligament péronéo-calcanéen, un bord externe faisant suite au bord antérieur de l'os, un bord interne faisant suite au bord externe de l'os, un bord antérieur convexe saillant pour l'insertion du ligament péronéo-astragalien antérieur, une face interne articulaire pour la face externe de l'astragale et pourvue d'une échancrure profonde, à la partie postérieure, pour l'insertion du ligament péronéo-astragalien postérieur, une face externe convexe sous-cutanée, une face postérieure verticale pourvue d'une gouttière pour les muscles long et court péronier latéraux. La malléole externe descend plus bas que l'interne, elle est plus saillante.

Cet os se développe par trois points : un pour le corps, un pour chaque extrémité.

INSERTIONS, 8 MUSCLES.

Face externe, 2. . . . . . . — Long péronier latéral, court péronier latéral.
Face interne, 3. . . . . . . — Extenseur commun des orteils, extenseur propre du gros orteil, jambier postérieur.
Face postérieure, 2. . . . — Soléaire et fléchisseur propre du gros orteil.
Extrémité supérieure, 4. — Extenseur commun des orteils, long péronier latéral, soléaire, biceps.

PIED.

Le pied est au membre abdominal ce que la main est au membre thoracique. Il présente avec la main de grandes analogies. Comme

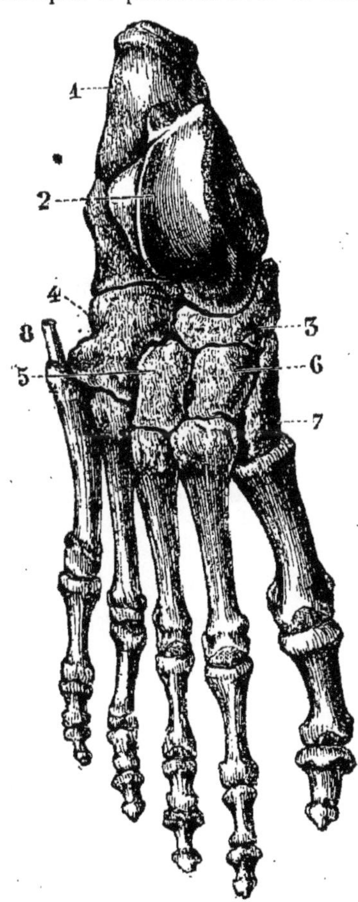

FIG. 217. — Face dorsale du pied.

1. Calcanéum. — 2. Astragale. — 3. Scaphoïde. — 4. Cuboïde. — 5. Troisième cunéiforme. — 6. Deuxième cunéiforme. — 7. Premier cunéiforme. — 8. Tendon du court péronier latéral.

cette dernière , il se divise en trois parties : le *tarse*, le *métatarse* et les *orteils*.

Tarse. — Massif osseux, placé au-dessous des os de la jambe, en arrière du métatarse, formant par sa face inférieure une concavité en forme de voûte , et par sa face supérieure une convexité dont le point culminant est la poulie de l'astragale.

Les os qui le composent sont au nombre de sept : le calcanéum, l'astragale , le cuboïde , le scaphoïde et les trois cunéiformes , désignés sous les noms de *premier*, *deuxième* et *troisième*, en allant de dedans en dehors. Ces os sont disposés sur deux rangées. Le calcanéum et l'astragale forment la rangée postérieure ; les cinq autres forment la rangée antérieure.

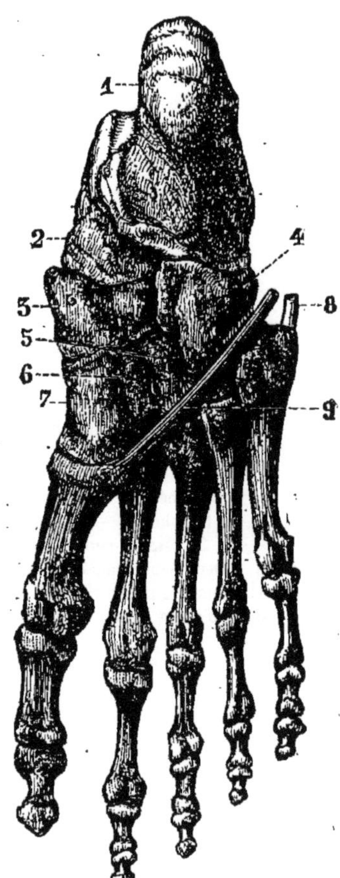

FIG. 218. — Face inférieure du pied.

1. Calcanéum. — 2. Astragale. — 3. Scaphoïde. — 4. Cuboïde. 5. Troisième cunéiforme. — 6. Deuxième cunéiforme. — 7. Premier cunéiforme.—8. Tendon du court péronier latéral. — 9. Tendon du long péronier latéral.

Ils se rapprochent tous plus ou moins de la forme cubique, quoique certains soient assez irréguliers ; néanmoins , comme à un cube , je considérerai à chacun d'eux six faces , si ce n'est au scaphoïde. Ils appartiennent à la classe des os courts.

I. — CALCANÉUM.

Position. — Placez la petite apophyse de cet os en avant et en dedans, la facette articulaire qu'elle présente en haut.

Le plus volumineux des os du tarse , le calcanéum présente six faces.

Face inférieure. — Elle est pourvue en arrière de deux tubercules : l'un interne, gros, donnant insertion au muscle court fléchisseur plantaire , à l'adducteur du gros orteil et à l'aponévrose plantaire ; l'autre externe, petit, pour l'insertion de l'abducteur du petit orteil. Au-devant de ces tubercules existe une concavité pour l'insertion du muscle accessoire du long fléchisseur commun des orteils , et plus en avant, une saillie pour l'insertion du gros ligament calcanéo-cuboïdien inférieur.

Face supérieure. — Libre dans sa moitié postérieure, où elle est en rapport avec le tissu cellulo-graisseux placé en avant du tendon d'Achille , elle s'articule en avant par deux facettes avec l'astragale : l'une interne, plane ou légèrement concave, ovale, située sur la petite apophyse du calcanéum ; l'autre beaucoup plus grande, convexe, située en arrière de la précédente , dont elle est séparée par une gouttière profonde , oblique d'arrière en avant et de dedans en dehors, qui donne insertion au ligament calcanéo-astragalien. Immédiatement en avant de cette facette, il existe une dépression concourant à former le creux calcanéo-astragalien , et qui donne insertion au muscle pédieux.

Face externe. — Elle est sous-cutanée, inégale ; il existe vers le tiers antérieur un tubercule qui sépare deux gouttières obliques en bas et en avant. La gouttière antérieure donne passage au tendon du muscle court péronier latéral ; la postérieure , à celui du muscle long péronier latéral.

Face interne. — Concave et lisse, elle est rendue plus profonde par la saillie de la petite apophyse du calcanéum et du gros tubercule de la face inférieure. Elle est en rapport avec les vaisseaux et les nerfs plantaires qu'elle protége. Le tendon du fléchisseur propre du gros orteil s'applique immédiatement au-dessous de la petite apophyse. A la partie antérieure de cette face, la *petite apophyse* du calcanéum fait saillie et donne insertion au ligament annulaire interne du tarse et au faisceau superficiel du ligament latéral interne de l'articulation tibio-tarsienne.

Face antérieure. — Articulée avec le cuboïde, irrégulièrement convexe de haut en bas et concave transversalement, cette facette est supportée par la *grosse apophyse* du calcanéum. Cette apophyse présente, en dedans et en haut, un tubercule osseux qui proémine en avant.

Face postérieure. — Rugueuse en bas pour l'insertion du tendon d'Achille, elle est lisse et terminée en pointe en haut où se trouve une bourse séreuse qui sépare le tendon de l'os.

11. — ASTRAGALE.

Position.— Placez en bas la face concave articulaire, en avant la tête, et en dehors la face latérale complétement articulaire.

Cet os irrégulier est placé au-dessous du tibia, en arrière du scaphoïde, au-dessus du calcanéum et en dedans de la malléole externe, avec lesquels il s'articule. La portion antérieure convexe a reçu le nom de *tête*; elle est limitée par une portion rétrécie, le *col*, qui la sépare du *corps*. De même que le calcanéum, l'astragale est pourvu de six faces.

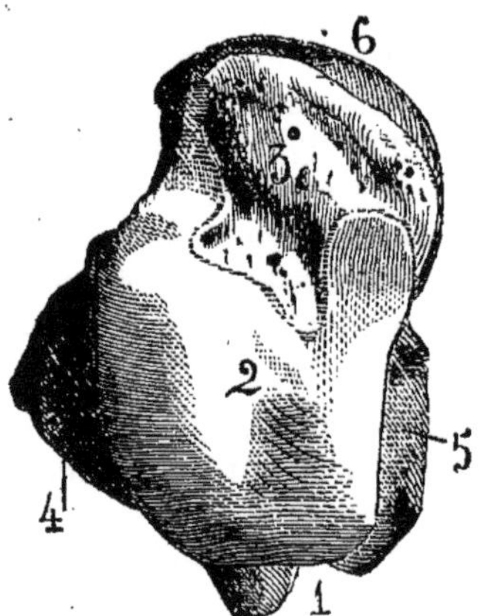

FIG. 219. — Face supérieure de l'astragale gauche.

1. Gouttière postérieure pour le tendon du fléchisseur propre du gros orteil. — 2. Face articulaire en forme de poulie. — 3. Partie supérieure du col. — 4. Face externe. — 5. Face interne. — 6. Tête.

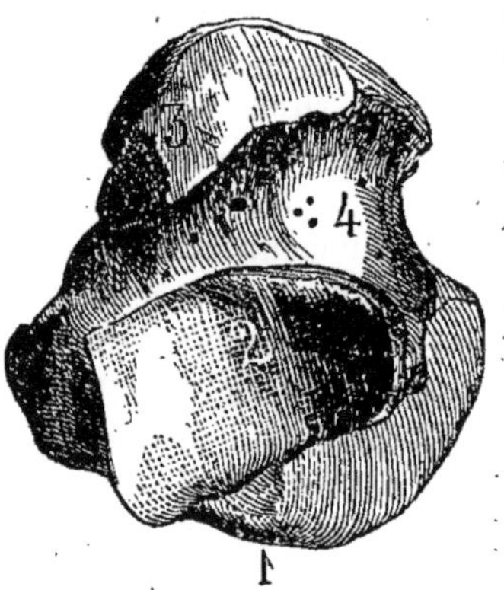

FIG. 220. — Face inférieure de l'astragale.

1. Partie postérieure. — 2. Large facette articulaire concave. — 3. Petite facette articulaire plane. — 4. Gouttière profonde qui sépare les deux facettes.

Face supérieure. — Articulaire dans presque toute son étendue, elle est convexe d'avant en arrière, concave transversalement en forme de poulie dont la gorge antéro-postérieure, peu profonde, la divise en deux parties inégales, la partie externe plus large. C'est la *poulie astragalienne* qui, s'articulant avec le tibia, est limitée en avant par une dépression faisant partie du col.

Face inférieure. — Concave, elle présente deux facettes articulaires séparées par une gouttière, *rainure astragalienne*, semblable à celle qui sépare les deux facettes du calcanéum : l'une, interne et antérieure, petite, plane ou presque plane, se continue souvent avec la surface articulaire de la tête de l'os, et s'articule avec la petite apophyse du calcanéum ; l'autre, externe, beaucoup plus large et concave, s'articule avec la grande facette convexe de la face supérieure du calcanéum.

Face antérieure. — Convexe, volumineuse, elle forme la *tête* de l'astragale et s'articule avec le scaphoïde.

Face postérieure. — Extrêmement petite, elle est réduite à un petit tubercule et à une gouttière oblique en bas et en dedans, dans laquelle passe le tendon du muscle long fléchisseur propre du gros orteil.

Face interne. — Étendue d'une extrémité à l'autre de l'astragale, et sans forme déterminée, elle est articulaire seulement en haut où elle touche la malléole interne, rugueuse dans tout le reste de son étendue. La portion articulaire, encroûtée de cartilage, se continue, de même que la face externe, avec la poulie astragalienne. La portion non articulaire donne insertion par sa partie moyenne au faisceau profond du ligament latéral interne de l'articulation tibio-tarsienne.

Face externe. — Elle n'existe que dans les deux tiers postérieurs, l'autre tiers formant le col et la tête de l'os. Triangulaire et complétement encroûtée de cartilage, elle s'articule avec la malléole externe qui descend plus bas que l'interne. Cette face surmonte le creux calcanéo-astragalien.

III. — CUBOÏDE.

Position. — Placez en bas la surface qui présente un tubercule et une gouttière, en avant cette gouttière se continuant sur le bord externe de l'os, et en dedans la grande face qui est incomplétement revêtue de cartilage articulaire.

Cet os, placé sur le bord externe du pied, s'articule en avant avec les deux derniers métatarsiens, en arrière avec le calcanéum, en dedans avec le troisième cunéiforme et souvent avec le scaphoïde. Il présente six faces.

Face supérieure. — Plane, rugueuse, large, inclinée en bas et en dehors, elle donne insertion à des ligaments.

Face inférieure. — Sur cette face, il existe d'avant en arrière : *a*, une gouttière oblique en dedans et en avant, convertie en canal par un ligament, et donnant passage au tendon du muscle long péronier latéral ; *b*, un tubercule placé derrière la gouttière, ayant la même direction, pour l'insertion du ligament calcanéo-cuboïdien ; *c*, une petite dépression remplie de tissu graisseux.

Face antérieure. — Elle est encroûtée de cartilage, et divisée en deux parties par une crête verticale. La partie interne, quadrilatère, complétement articulaire, s'articule avec le quatrième métatarsien ; elle est un peu oblique en dehors et en arrière. La partie externe, triangulaire, un peu plus large, plus oblique en dehors et en arrière, s'articule avec le cinquième métatarsien.

Face postérieure. — Irrégulièrement concave et convexe, en sens inverse, elle s'articule avec le calcanéum.

Face interne. — Large et très-rugueuse dans presque toute son étendue, elle présente en haut une surface articulaire pour le troisième cunéiforme, et quelquefois en arrière une petite surface articulaire pour le scaphoïde.

Face externe. — Cette face, très-petite, est réduite à l'état de bord, sur lequel on voit le commencement de la gouttière et du tubercule de la face inférieure de l'os.

A la partie postérieure et interne de cet os, il existe un tubercule qui se prolonge en arrière sous la grande apophyse du calcanéum, et qui arrête souvent le couteau dans l'*amputation de Chopart*. [On donne ce nom à l'amputation du pied pratiquée entre les deux rangées du tarse.]

IV. — SCAPHOÏDE.

Position. — Placez en avant la surface articulaire convexe, en dedans et en bas le tubercule de cet os.

Cet os, convexe en avant, où il s'articule avec les trois cunéiformes, concave en arrière, où il s'articule avec l'astragale, présente à étudier deux faces et une circonférence.

Face antérieure. — Articulaire, elle est divisée en trois parties par deux crêtes verticales pour s'articuler avec les trois cunéiformes. La facette interne qui correspond au premier cunéiforme est triangulaire à sommet supérieur ; celle des deuxième et troisième cunéiformes sont triangulaires à sommet inférieur.

Face postérieure. — Régulièrement concave, elle s'articule avec la tête de l'astragale.

Circonférence. — Rugueuse, elle donne insertion, en haut, en bas et en dehors, à des ligaments. Elle présente à la partie interne et inférieure une grosse saillie, *tubercule du scaphoïde*, sur laquelle s'insère le tendon du muscle jambier postérieur. On y trouve quelquefois une petite facette articulaire pour le cuboïde.

V. — Cunéiformes.

Ces os, au nombre de trois, ont une forme de coin ; ils n'ont par conséquent que cinq faces. De dedans en dehors, on les désigne sous le nom de *premier*, *deuxième* et *troisième cunéiformes*. Le premier est le plus gros, le deuxième est le plus petit.

Premier cunéiforme.

Position. — Placez en dehors la surface rugueuse sur laquelle on trouve une facette articulaire, en avant la surface articulaire en forme de croissant, en bas le bord arrondi et tuberculeux.

Cet os, articulé avec le premier métatarsien en avant, le scaphoïde en arrière, le deuxième cunéiforme et le deuxième métatarsien en dehors, présente cinq faces.

Face interne. — Elle est large, convexe, rugueuse, pour l'insertion des ligaments ; la peau la recouvre.

Face externe. — Rugueuse et inégale en bas, elle présente en haut deux facettes articulaires : l'une petite, antérieure, pour le deuxième métatarsien ; l'autre plus grande, pour le deuxième cunéiforme.

Face antérieure. — De forme semi-lunaire, à concavité externe, cette face s'articule avec le premier métatarsien.

Face postérieure. — Articulaire, en forme de triangle à sommet supérieur, elle s'articule avec le scaphoïde.

Face inférieure. — Étroite, tuberculeuse, elle donne insertion au tendon du muscle jambier antérieur.

Un bord supérieur articulé avec le deuxième cunéiforme et le deuxième métatarsien forme le sommet de l'os.

Deuxième cunéiforme.

Position.—Placez en haut la facette quadrilatère non articulaire, en avant la plus petite des deux facettes articulaires triangulaires, en dehors la face rugueuse sur laquelle on trouve en haut et en arrière une petite facette articulaire.

Cet os présente cinq faces.

Face antérieure. — Triangulaire, elle s'articule avec le deuxième métatarsien

Face postérieure. — Triangulaire, elle s'articule avec le scaphoïde.

Faces latérales.—Ces faces sont rugueuses; l'interne présente en haut et en avant une surface articulaire pour le premier cunéiforme, et l'externe une petite facette en haut et en arrière pour le troisième cunéiforme.

Face supérieure.—Quadrilatère, elle est rugueuse pour l'insertion des ligaments.

Un bord inférieur rugueux forme le sommet de cet os et se cache profondément entre le premier et le troisième cunéiforme.

Troisième cunéiforme.

Position. — Placez en bas le sommet du coin, en arrière la plus petite des deux facettes articulaires triangulaires, en dehors la face latérale la plus large qui présente une facette articulaire en arrière.

Tandis que le deuxième métatarsien pénètre dans le tarse pour s'articuler avec les trois cunéiformes, le troisième cunéiforme fait saillie du côté du métatarse pour s'articuler avec les trois métatarsiens correspondants. Il s'articule de plus en arrière avec le scaphoïde, en dedans avec le deuxième cunéiforme, et en dehors avec le cuboïde. Il présente cinq faces.

Face supérieure. — Elle est rugueuse, destinée à des insertions ligamenteuses.

Face antérieure. — Elle est articulaire, triangulaire pour le troisième métatarsien.

Face postérieure. — Articulaire, triangulaire, elle s'articule avec le scaphoïde.

Faces latérales. — Rugueuses en bas, articulaires en haut; du côté interne, l'os présente deux petites facettes distinctes qui s'articulent avec le deuxième métatarsien et le deuxième cunéiforme ; du côté externe, une petite facette en arrière, s'articulant avec le cuboïde et une petite facette tout à fait en avant pour le quatrième métatarsien.

Un bord inférieur, donnant attache à des ligaments, forme le sommet du coin.

Je ferai remarquer que, dans la description de ces os, nous avons vu toutes les facettes complétement articulaires et encroûtées de cartilages, être antérieures ou postérieures ; tandis que les facettes latérales, internes ou externes, sont en partie rugueuses et en partie articulaires. Cette disposition, qui n'a été signalée, que je sache, par aucun auteur, nous sera d'une grande utilité dans l'étude des articulations.

Métatarse. — Le métatarse est l'analogue du métacarpe. On y trouve aussi cinq os, *métatarsiens*, désignés sous le nom de *premier, deuxième, troisième*, etc., en comptant de dedans en dehors. Les espaces qui séparent les os s'appellent aussi *espaces interosseux* ; ils sont également remplis par les muscles interosseux. Ces os présentent des caractères généraux et des caractères particuliers.

Caractères généraux. — Ces os, étant construits sur le même plan que les métacarpiens, présentent la même description générale : chaque métatarsien représente un os dont le *corps* est triangulaire. Il possède une extrémité postérieure ou *tarsienne* avec cinq facettes, dont trois articulaires et deux non articulaires, et une *extrémité antérieure* ou *phalangienne*, aplatie latéralement, pourvue d'un condyle pour s'articuler avec la phalange, et munie sur ses côtés d'une dépression et d'un tubercule pour l'insertion des ligaments latéraux de l'articulation métatarso-phalangienne. Le condyle de l'extrémité antérieure s'articule avec la première phalange correspondante. Les deux facettes non articulaires de l'extrémité postérieure concourent à former les deux faces du pied. Des trois facettes articulaires, la postérieure, complétement articulaire, s'articule avec les os du tarse ; les latérales, incomplétement articulaires, s'articulent avec les métatarsiens voisins. Ils se distinguent des métacarpiens : 1º par leur direction qui est horizontale et non verticale ; 2º par leur extrémité tarsienne beaucoup plus volumineuse que l'extrémité carpienne des métacarpiens ; 3º par le corps qui est beaucoup plus long et plus étroit que celui des métacarpiens ; 4º par leur extrémité phalangienne, beaucoup plus aplatie latéralement que l'extrémité phalangienne des métacarpiens.

De la position de ces os, il résulte que la face postérieure d'un métacarpien correspond à la face supérieure d'un métatarsien, que l'extrémité supérieure correspond à la postérieure, etc.

Caractères particuliers. — **Premier métatarsien**.—Énorme, cet os présente, à son extrémité postérieure, une surface articulaire semi-lunaire, concave en dehors, une seule facette articulaire latérale très-petite pour le deuxième métatarsien, et un gros tubercule en bas et en dehors pour l'insertion du long péronier latéral. L'extrémité antérieure volumineuse est très-large transversalement, et présente à sa partie inférieure deux gouttières dans lesquelles sont logés deux os sésamoïdes.

Deuxième métatarsien. — Cet os est le plus long des métatarsiens ; il présente en arrière cinq facettes articulaires pour les trois cunéiformes et les deux métatarsiens voisins.

Troisième métatarsien. — Il est difficile à distinguer du quatrième ; il présente en arrière trois facettes articulaires dont l'externe possède une rainure horizontale séparant la portion articulaire qui est au-dessus de la portion rugueuse.

Quatrième métatarsien. — Mêmes caractères ; de plus, il présente en dedans une très-petite facette pour le troisième cunéiforme ; la face articulaire postérieure est moins étendue en hauteur que celle du troisième ; elle est un peu oblique en dehors et en arrière, tandis que celle du troisième métatarsien est transversale.

Cinquième métatarsien. — Il n'existe pas dans cet os de facette articulaire latérale à la partie externe de l'extrémité postérieure ; facette articulaire postérieure très-oblique en arrière et en dehors ; apophyse énorme en dehors et en arrière pour l'insertion du muscle court péronier latéral au sommet, et du muscle péronier antérieur à la partie supérieure.

Orteils. — Les os qui les composent portent le nom de *phalanges*. Elles sont en même nombre qu'à la main ; elles ont la même configuration, et seraient complétement identiques si leur corps n'était raccourci, surtout dans la deuxième phalange des quatre derniers orteils. Le gros orteil, qui remplace le pouce, n'a également que deux phalanges.

Os sésamoïdes.

On donne ce nom à de petits os courts qui se développent dans l'épaisseur des tendons, autour des articulations. Ils ont pour usage, en modifiant la direction des tendons, d'empêcher qu'ils ne s'insèrent parallèlement à l'os, et de donner ainsi plus de force aux muscles.

Les uns sont constants : ce sont la rotule, développée dans le tendon du muscle triceps, le pisiforme dans le tendon du muscle cubital antérieur.

On trouve souvent, mais non constamment, un petit os sésamoïde de chaque côté de l'articulation métacarpo-phalangienne du pouce et dans les parties correspondantes du gros orteil. Le tendon du muscle jambier postérieur en présente un presque constant au niveau de son insertion au scaphoïde. Chez les hommes très-vigoureux et fortement musclés, on observe quelquefois des os sésamoïdes au niveau de toutes les articulations métacarpo et métatarso-phalangiennes.

La structure de ces os est celle des os courts.

FIN DU TOME PREMIER.

TABLE DES FIGURES

DU TOME PREMIER.

FIN DE LA TABLE DES FIGURES DU PREMIER VOLUME.

TABLE DES MATIÈRES

DU TOME PREMIER.

INTRODUCTION.

PREMIÈRE PARTIE

NOTIONS PRÉLIMINAIRES D'ANATOMIE GÉNÉRALE ET DE PHYSIOLOGIE AVEC APPLICATIONS PATHOLOGIQUES.

CHAPITRE X.

DU SYSTÈME OSSEUX.

CHAPITRE XI.

DU SYSTÈME SÉREUX.

DEUXIÈME PARTIE.

OSTÉOLOGIE.

www.ingramcontent.com/pod-product-compliance
Ingram Content Group UK Ltd.
Pitfield, Milton Keynes, MK11 3LW, UK
UKHW020609230726
13926UKWH00005B/2298